常见病患者出院健康教育指引

主审 吁 英 | 主编 陈瀚熙

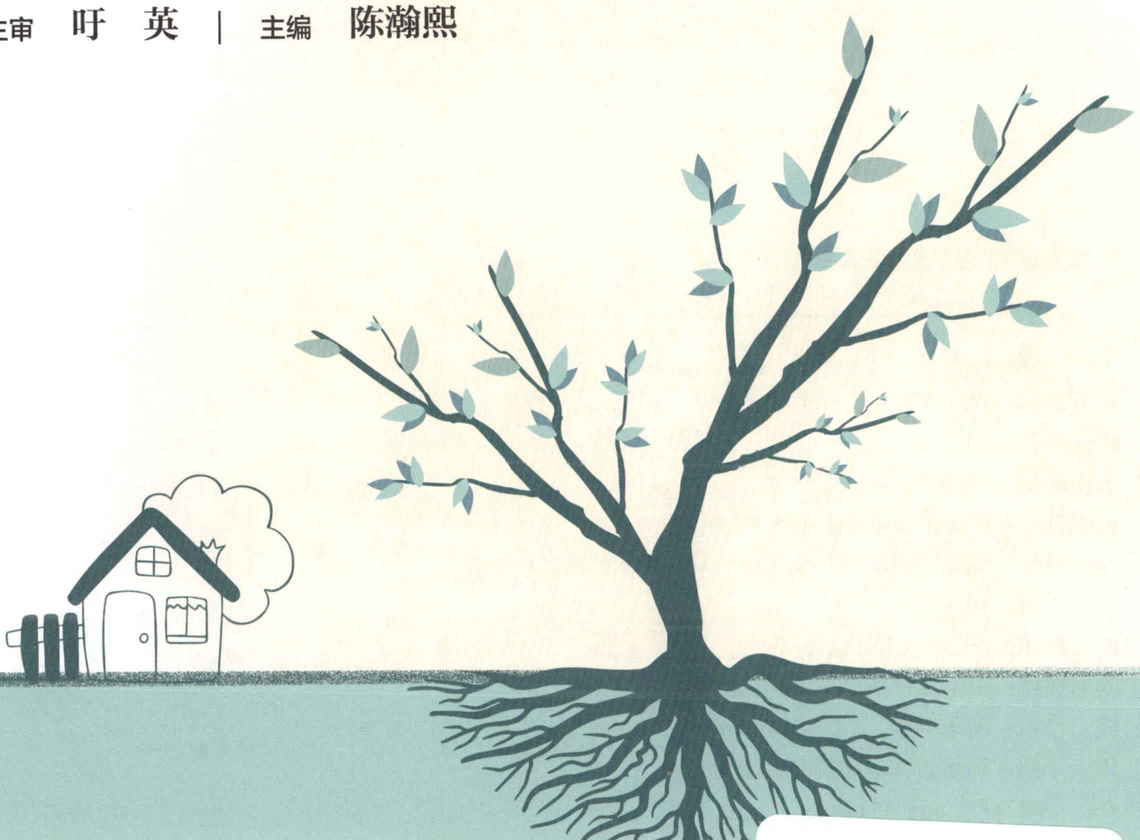

中华医学电子音像出版社
CHINESE MEDICAL MULTIMEDIA PRESS
北 京

图书在版编目（CIP）数据

常见病患者出院健康教育指引 / 陈瀚熙主编. 北京 : 中华医学电子音像出版社, 2024. 12. -- ISBN 978-7-83005-417-5

Ⅰ. R47

中国国家版本馆 CIP 数据核字第 2024JB5279 号

常见病患者出院健康教育指引

CHANGJIANBING HUANZHE CHUYUAN JIANKANG JIAOYU ZHIYIN

主　　编：陈瀚熙
策划编辑：张　宇
责任编辑：刘　溪
责任印刷：李振坤
出版发行：中华医学电子音像出版社
通信地址：北京市西城区东河沿街 69 号中华医学会 610 室
邮　　编：100052
E - mail：cma-cmc@cma.org.cn
购书热线：010-51322635
经　　销：新华书店
印　　刷：廊坊市祥丰印刷有限公司
开　　本：889 mm×1194 mm　1/16
印　　张：27.5
字　　数：836 千字
版　　次：2024 年 12 月第 1 版　　2024 年 12 月第 1 次印刷
定　　价：118.00 元

内容简介

本书由国内多位知名临床护理及护理管理专家编写完成，体现以患者为中心、以健康教育为核心，旨在为患者提供全面、实用、科学的出院健康教育指导。全书共分为九篇，涵盖内科、外科、妇产科、儿科、肿瘤科、重症病房、精神心理科及其他科室常见疾病患者的出院健康教育，不仅详尽阐述了健康教育的基本概念与理论框架，还深入探讨了不同科室患者健康教育的具体需求及实施策略，包括但不限于疾病相关知识、伤口护理指导、用药指导、并发症的观察及处理、疾病预防指导、运动康复指导及复诊与随访指导等内容，有助于提升医护人员对出院患者开展健康教育的能力和水平，保证健康教育的连续性和有效性，同时也能帮助患者及其家属掌握必要的出院健康教育知识，有效提高患者出院后的生活质量，提升患者及其家属的健康素养。本书内容全面、丰富，具有较强的学术性、实用性和可读性，可作为广大医护人员及护理学专业学生的指导用书，也可作为那些希望了解自身健康状况并寻求专业医学建议的患者及其家属的参考用书。

主审简介

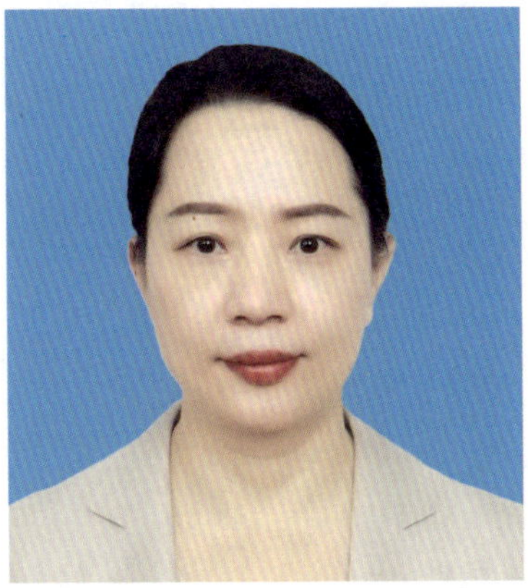

吁英，主任护师，硕士研究生导师，毕业于香港理工大学护理学院，广东省首届赴港培训重症监护病房（ICU）专科护士，基础生命支持（BLS）和高级心血管生命支持（ACLS）导师，现任广州市卫生健康委员会保健局副局长。曾任广州市第一人民医院护理部主任，广州市卫生健康委员会医政医管处副处长（分管护理工作）。

从事重症监护、护理管理、“互联网+护理服务”、医政管理等研究工作30余年。主持及参与多项省市级重点科研项目，获得发明专利5项，发表学术论文30余篇；主编《护士核心能力读本（重症监护与危重病护理篇）》《“互联网+护理服务”工作规范》等专著。获得广东省抗击非典二等功、广州市抗击非典标兵、广东省优秀护士、广东省最具亲和力最美天使、广州市优秀护士、广州市女职工经济技术创新能手、广州市卫生系统青年文明岗位能手、羊城杰出白衣天使、广州市静脉输液技能竞赛三等奖等荣誉。

主编简介

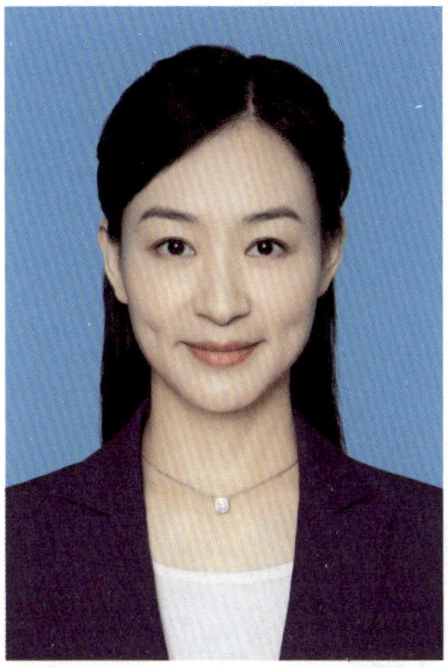

陈瀚熙，主任护师，医学硕士，澳门大学博士在读，暨南大学附属广州红十字会医院护理部主任，硕士研究生导师。曾任职于广东省人民医院，现兼任广东省护理学会灾害护理专业委员会主任委员及广东省护理学会医学转化专业委员会副主任委员、广东省护士协会社会科学与质性研究护理分会副会长及烧伤康复分会副会长、广东省医疗行业协会护理管理分会常务委员、广东省卫生经济学会护理分会常务委员、中华护理学会灾害护理专业委员会委员、中国老年医学学会烧创伤分会康复护理专业委员会委员、中国康复医学会烧伤治疗与康复学专业委员会委员。广东省岭南南丁格尔护理研究院专家、广州市医学会医疗事故技术鉴定和医疗损害鉴定专家、广州市健康科普专家库成员。兼任《数字医学与健康》杂志编委。

长期从事临床护理、护理管理及护士培训等工作，致力于研究并推动心身护理理念的落实，并为患者提供身体、精神心理及社会功能康复的整体护理。主持及参与省部级及以上课题20余项，发表SCI等高水平学术论文40余篇，以主编、副主编、编委等身份参编著作8部。荣获国家发明专利及实用新型专利16项，成功转化专利4项。荣获第二届岭南杰出护理工作者、广东省创新工作先进个人、广东省创新转化先进个人、广东省十佳优秀护理创新发明者等称号，获得首届全国卫生健康行业青年创新大赛铜奖、广东省南粤女职工医疗护理岗位创新技能大赛二等奖、广东省护理学会第四届科学技术奖二等奖、广东省护理学会护理用具创新大赛一等奖、广东省护理持续品质管理（QC活动）成果展示特等奖等奖项。

编　委　会

主　审　吁　英　广州市卫生健康委员会保健局

主　编　陈瀚熙　暨南大学附属广州红十字会医院，广东药科大学，澳门大学

副主编　马　芳　昆明医科大学第一附属医院
罗思妮　南方医科大学附属广东省人民医院（广东省医学科学院）
杨祖莲　广州市第一人民医院
李惠平　南方医科大学附属广东省人民医院（广东省医学科学院）
郑　莉　南方医科大学附属南方医院
钟玉娱　东莞市寮步医院
李淑芳　广州中医药大学附属佛山中医院（佛山市中医院）

编　委（按姓氏笔画排序）
马　芳　昆明医科大学第一附属医院
王　玮　南方医科大学附属广东省人民医院（广东省医学科学院）
文瑞君　广州市第一人民医院
田杏音　广州市第一人民医院
白阳娟　昆明医科大学第一附属医院
冯　茜　南方医科大学附属南方医院
成守珍　中山大学附属第一医院
任晓晓　南方医科大学附属广东省人民医院（广东省医学科学院）
刘慧玲　南方医科大学附属广东省人民医院（广东省医学科学院）
刘燕燕　广州中医药大学第一附属医院
李沁芳　广东省第一荣军优抚医院
李淑芳　广州中医药大学附属佛山中医院（佛山市中医院）
李惠平　南方医科大学附属广东省人民医院（广东省医学科学院）
杨祖莲　广州市第一人民医院
杨静华　南方医科大学附属南方医院
肖爱祥　广州医科大学附属脑科医院
余红春　南方医科大学附属广东省人民医院（广东省医学科学院）
张朝晖　中山大学附属第一医院
陈　敏　广州医科大学附属第五医院
陈丽映　暨南大学附属广州红十字会医院
陈秀梅　南方医科大学附属广东省人民医院（广东省医学科学院）
陈思茵　广东药科大学

陈颖珍　广州医科大学附属第五医院
陈瀚熙　暨南大学附属广州红十字会医院，广东药科大学，澳门大学
罗思妮　南方医科大学附属广东省人民医院（广东省医学科学院）
郑　莉　南方医科大学附属南方医院
钟玉娱　东莞市寮步医院
黄文静　广州中医药大学
黄金焕　东莞市寮步医院
黄惠亭　广州南方学院
黄颖雯　广东药科大学
曹玲玲　南方医科大学附属广东省人民医院（广东省医学科学院）
梁立雪　广州中医药大学附属佛山中医院（佛山市中医院）
曾秀群　南方医科大学附属广东省人民医院（广东省医学科学院）
谢　飞　广州医科大学附属脑科医院
熊代兰　南方医科大学附属广东省人民医院（广东省医学科学院）
樊　萍　中山大学附属第三医院

编写秘书　黄颖雯　广东药科大学

序　言

《"健康中国2030"规划纲要》设定了全面提升国民健康水平的战略目标，致力于实现全民健康覆盖，力求至2030年基本达到健康公平的目标。与此同时，《中国的全面小康》白皮书进一步明确了到2035年实现"健康中国"的宏伟蓝图。《全国护理事业发展规划（2021—2025年）》指出，护理事业的发展必须紧密围绕人民群众的健康需求，构建一个全面且高效的护理服务体系，以满足民众日益增长的多样化护理需求。

健康教育作为一种通过传播、教育、干预等方式帮助个体和社会群体转变不健康的行为模式、建立健康的生活方式，进而促进健康的活动，是实现上述目标的关键路径之一。为积极响应国家号召，落实国家健康发展战略，《常见病患者出院健康教育指引》应运而生。本书由暨南大学附属广州红十字会医院护理部陈瀚熙主任护师主编，汇聚了全国多家医院拥有丰富临床经验的护理骨干和知名护理专家的智慧。基于临床实践需求，本书系统整合了内科、外科、妇产科、儿科、肿瘤科、重症病房、精神心理科及其他科室常见疾病患者的出院健康教育资料，主要涉及疾病相关知识、伤口护理指导、用药指导、并发症的观察及处理、疾病预防指导、运动及康复指导、复诊与随访指导等多个方面的内容，力求以通俗的语言高效地传播专业的健康教育知识，具有较高的学术价值及科普价值。

《常见病患者出院健康教育指引》着眼于促进患者康复，凭借其系统性、实用性的特点，为出院患者提供了宝贵的健康知识和行为干预指导，填补了国内有关患者出院健康教育方面指导用书的空白。本书内容丰富、语言精炼、结构清晰，适合出院患者和普通大众学习并了解疾病康复知识，有助于提升健康素养，采纳健康的生活方式，促进坚持合理用药的理念，同时也可作为临床护理工作者、护理专业学生及基层医院医务人员开展健康教育的指导用书。

衷心希望本书的出版能够为全面提升国民健康水平贡献新的力量！

广东省护理学会理事长

第48届南丁格尔获奖得者

2024年9月

前　言

《中国的全面小康》白皮书明确提出到2035年建成“健康中国”的宏伟目标。《全国护理事业发展规划（2021—2025年）》强调，护理事业应当紧密围绕人民的健康需求，构建全面、全程、优质、高效的护理服务体系，以满足群众多样化的护理需求。在医疗技术不断进步的今天，患者得以从疾病中康复并重返社会，然而，出院并非治疗的终点，而是患者健康管理的新起点。为了响应这些重要的指导方针，帮助患者更好地适应出院后的生活并提高生活质量，笔者集合了来自全国多家医院的知名临床护理专家及护理管理专家，倾注心血，经过反复论证与讨论，编写完成《常见病患者出院健康教育指引》。本书凝聚了编者们多年临床护理工作的经验，更是对临床护士及患者对出院健康教育内容迫切需要的积极回应。

全民健康素养的提升，特别是健康知识的普及程度是衡量一个国家健康水平的重要标志。健康教育通过传播、教育、干预等多种手段，旨在帮助个体或群体改变不良习惯，树立健康行为，最终达到促进健康的目的。健康教育不仅是患者康复过程中不可或缺的一部分，更是影响疾病恢复程度的关键因素。随着医学技术的进步和社会经济的发展，公众对获取健康与疾病相关知识的需求日益增加，然而，由于患者出院后对疾病认识的局限性和健康教育资源的匮乏，往往导致自我护理能力和治疗依从性有所下降，进而影响康复效果。因此，在治疗过程中引入有效的健康教育以促进健康行为的形成显得尤为重要。

近年来，健康教育逐渐受到社会各界的广泛关注，并成为临床护理和基层健康教育工作者的重要职责之一。然而，目前市场上尚缺乏一套系统化、专业化的出院患者健康教育指导教材，这使本书的出版变得尤为迫切。本书涵盖了内科、外科、妇产科、儿科、肿瘤科、重症病房、精神心理科及其他科室常见疾病患者的出院健康教育内容，不仅详尽阐述了健康教育的基本概念与理论框架，还深入探讨了不同科室患者健康教育的需求特点，并提出了针对性的出院健康教育指引。本书的编写旨在通过健康教育，使患者掌握必要的疾病管理知识，转变消极的态度，积极参与自身健康管理，提高治疗依从性，认识康复的重要性，进而促进自身更快、更好地康复，并有效提高生活质量。

我们深知，患者出院后面临各种挑战，他们需要来自家人、医护人员和社会各界的支持与帮助。希望本书的出版，能搭建沟通的桥梁，让患者感受到温暖与关怀，让他们在康复之路上不再孤单。同时，也希望本书能够帮助医护人员更好地履行职责，为患者提供更加优质的护理服务。

在此，特别感谢所有参与本书编写的知名临床护理及护理管理专家们，他们的敬业精神和卓越贡献是本书得以顺利完成的关键。同时，也诚挚邀请广大读者和同行给予批评和指正，提出宝贵意见，以便再版时进一步修改和完善，为实现“健康中国”的目标贡献一份力量。

本书既是我们对患者健康的一份承诺，也是我们多年护理工作的一份结晶。我相信，通过这本书，可以帮助更多的患者实现疾病的长期管理，提高生活质量，重拾健康生活，回归幸福家庭。让我们携手共进，为患者的健康保驾护航！

2024年9月

目　　录

第一篇　概　　论

第二篇　内科常见病患者出院健康教育指引

第三篇　外科常见病患者出院健康教育指引

第四篇 妇产科常见病患者出院健康教育指引

第五篇 儿科常见病患儿出院健康教育指引

第六篇 肿瘤科常见病患者出院健康教育指引

第七篇 重症病房常见病患者出院健康教育指引

第八篇 精神心理科常见病患者出院健康教育指引

第九篇 其他科室常见病患者出院健康教育指引

第一篇 概论

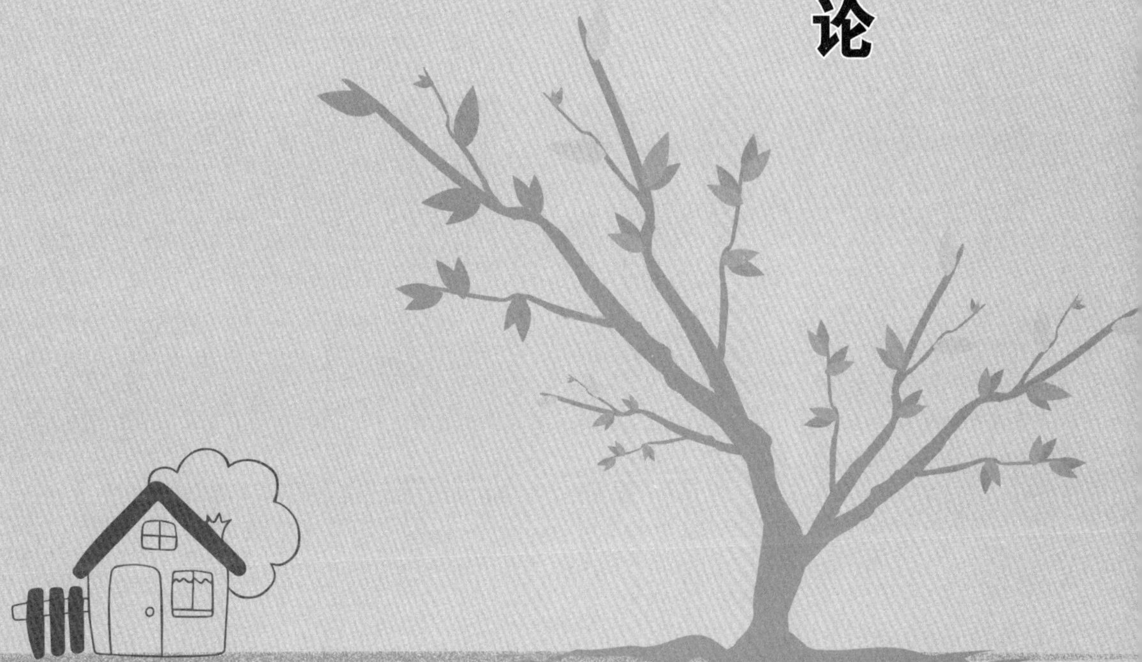

第一章 健康教育概述

一、健康教育的定义

随着现代社会的发展，人们对健康的需求和关注度日益提高，健康教育（health education）的重要性也日益凸显。通过健康教育，能帮助人们了解并养成健康的生活方式，以改善和提高全民健康水平。国际上关于健康教育的概念（或定义）有多种说法，目前还没有统一且公认的概念或定义，即便在世界卫生组织（World Health Organization，WHO）的有关文件中对健康教育的定义也不统一。作为健康教育专业人员，不必要追求全世界公认和使用的十分准确的健康教育概念或定义，但需要正确理解健康教育的内容和实质，能解释什么是健康教育。

国际上对健康教育做出定义的典型事件举例如下：①健康教育是一门研究以传播保健知识和技术来影响个体和群体行为、消除危险因素、预防疾病、促进健康的科学（1988年第13届世界健康教育大会）。②健康教育帮助并鼓励人们有达到健康状态的愿望，知道怎样做才能达到保持健康状态的目的，每个人或集体都尽力做好，并知道在必要时如何寻求适当的帮助（最早由WHO健康教育处处长Moarefi博士于1982年提出，在1983年第36届WHO大会专题技术讨论会报告中正式使用）。③健康教育工作的着眼点是群众和他们的行为。总的来说，就在于鼓励并促使人们养成并维持有益于健康的生活，合理而明智地利用已有的保健设施，自觉地实行改善个人和集体健康状况或环境的活动（1969年WHO《健康教育规划及评价专家会议报告》）。④健康教育和一般教育一样，关系到人们的知识、态度和行为的改变。一般来说，它致力于引导人们养成有益于健康的行为，使之达到最佳的健康状态（1954年WHO《健康教育专家委员会报告》）。

本书对健康教育的定义是以教育、干预、传播为手段，以帮助个体和群体建立健康行为为目标，以促进健康为目的，所进行的系列活动及其过程。向受众传播健康信息，对目标人群进行健康观、价值观的认知教育及保健技能的培训，针对特定行为进行干预，使人们采取有益于健康的行为和生活方式，帮助个体和群体掌握卫生保健知识，树立健康观念，自愿采纳有利于健康的行为和生活方式的教育活动与过程。

健康教育的核心是通过干预活动改善个体或群体的健康行为。然而，受个人行为、文化背景、社会条件等多种因素的影响，个人行为的改变会遭遇重重阻碍。因此，要改变健康行为还必须增进有利于健康所必需的条件，如提供充足的卫生资源、有效的社会支持及基本的医疗保健服务等。健康教育不仅是为了提高群众的医疗卫生知识水平，更重要的是让群众树立健康的信念，采取各种方法帮助群众了解自身健康状况，通过连续不断的学习养成健康的行为。因此，健康教育是有计划、有组织、有系统的行为教育过程。

二、医院健康教育

（一）医院健康教育的概念

1. 狭义的医院健康教育 又称“临床健康教育”或“患者健康教育”，是以患者为中心，针对到医院接受医疗保健服务的患者及其家属所实施的有目的、有计划、有系统的健康教育活动，其目的是防治疾病、促进身心康复。

2. 广义的医院健康教育 以健康为中心，以医疗保健机构为基础，为改善患者及其家属、医院员工、社区居民的健康相关行为所进行的有目的、有计划、有组织的健康教育。

（二）医院健康教育的形式

1. 医护人员健康教育

（1）专/兼职健康教育人员业务培训：采用讲座、案例分析、小组讨论等形式，使学员系统学习健康教育的基本理论和方法，掌握健康促进的基本理论、必要的传播手段和沟通技巧，同时组织学员进行健康教育实践操作，包括制订健康教育计划、开展健康教育活动、制作健康教育宣传资料等。

（2）全体医护人员培训：以业务学习、专题讲座等形式，结合专业特点及工作需要，向全体医护人员普及疾病健康教育的有关知识和技能，对其进行人际沟通技巧培训，提高其健康教育的技能及工作热情。

2. 患者健康教育

（1）门诊健康教育

1）候诊健康教育：候诊健康教育是指在患者候诊期间，针对候诊知识及该科室常见疾病的防治知识进行的教育。可以通过在候诊厅放置健康知识资料、设置健康教育宣传栏和电子屏幕、提供杂志借阅等形式对患者进行教育。要做到内容新颖、标题醒目、形式美观、通俗易懂，并注意科学性、针对性、通俗性和艺术性。

2）随诊健康教育：随诊健康教育是指健康保健者在对患者的诊疗过程中，根据患者所患疾病的有关问题进行简短的讲解和指导。

3）健康咨询：健康咨询是指健康保健者对咨询者提出的有关疾病和健康的问题进行解答和医学指导。可通过网络问诊及在医院设置咨询点向患者提供健康咨询服务。

（2）住院健康教育

1）入院健康教育：入院健康教育通常由护士承担，采用口头教育或宣传资料等形式，旨在使患者和陪护人员尽快熟悉住院环境，稳定情绪，遵守医院规章制度。

2）病房健康教育：病房健康教育是指在患者住院期间进行的经常性的健康教育工作。可采用口头教育、健康教育专栏、宣传资料等形式进行病房健康教育，另外，可通过定期向患者及其家属开展健康教育讲座来提高患者的健康素养水平。

3）出院健康教育：出院健康教育是指患者病情稳定或康复出院时进行的健康教育。医护人员应根据患者的疾病恢复情况，以口头谈话和健康教育处方形式向患者及其家属介绍治疗效果、病情现状、巩固治疗效果及防止复发的注意事项，帮助患者建立健康的生活习惯和行为方式。

4）随访健康教育：随访健康教育是指出院后医疗保健者根据患者的健康状况进行的健康指导，主要针对慢性病患者。医疗保健者可以通过定期或不定期家访、电话及网络咨询等形式，针对患者的病情现状和需求修订治疗方案，给患者提供长期、动态的健康咨询和指导。

（三）医院健康教育的功能

医院健康教育的功能：①帮助人们建立健康的生活方式；②预防慢性非传染性疾病；③预防传染病；④适应人民群众日益增长的心理健康服务需求。

（四）医院健康教育的实施

1. 评估教育需求 首先要明确患者及其家属的健康教育需求。由于疾病种类繁多，患者又存在个体差异和不同的生活方式，而且对患者进行教育的时间有限，因此，明确患者对健康教育的需求成为制订患者健康教育计划的先决条件。

2. 确定教育目标 根据不同种类疾病制定具体的教育目标。制定教育目标时应考虑患者的文化程度、接受能力、经济实力、缺乏的知识、缺少的技能、兴趣等因素，并制定阶段目标，按顺序完成。

3. 制订教育计划 拟订健康教育计划时需考虑教育的时间、教育的场合、教育的内容、授教人员、教育的方式和工具等因素。

4. 实施教育计划

（1）医疗保健者与患者对话的态度：医疗保健者与患者对话需客观、公正，采取接纳的态度，不能批评、训诫、嘲笑；避免医疗保健者之间不统一的建议，以免加重患者的心理负担或导致医疗纠纷；要使患者自觉、自决，不能为患者包办一切，应使用科学的事实说服患者；对患者要有热心，适当加以鼓励，增强患者信心，满足患者的心理需求。

（2）医疗保健者与患者对话的技巧：换位思考，体谅患者的病痛；倾听患者的陈述；注意观察患者的症状和情绪；问话语气要婉转、中肯，态度要和蔼，表达要通俗且易于接受；考虑不同类型患者的特点，有针对性地对患者进行教育；掌握会谈时间，把握会谈重点。

5. 评价教育效果 评价是教育的重要一环，“计划—实施—评价”是一个连续的过程。效果评价有利于随时修订原有计划、改进工作。可以使用问卷调查、工具测评、观察记录等方法，并依据相应的指标对教育过程和教育效果进行评价。

（陈瀚熙　马　芳）

第二章 我国医院健康教育管理体系的建立与实施

随着医疗卫生事业的迅速发展，医院作为健康教育的重要平台，在健康教育管理体系的建立和实施方面面临着新的机遇和挑战。本章主要探讨在我国建立和实施有效的医院健康教育管理体系的策略，以期提高公众健康水平，优化医疗资源配置，提高医疗服务的整体质量。通过分析当前健康教育的实践和挑战，提出一系列具体的实施步骤和策略，为优化我国医院健康教育管理体系提供理论支持和实践指导。

一、我国医院健康教育管理的现状

《“健康中国2030”规划纲要》强调健康教育的重要性，并将其纳入国民教育体系。2017年党的十九大报告提出“实施健康中国战略”，明确指出国民健康目标的实现对于我国国民未来的发展至关重要。2022年发布的《全国护理事业发展规划（2021—2025年）》指出，以人民健康为中心，以群众需求为导向，以高质量发展为主题，以改革创新为动力。该规划的主要任务之一是完善护理服务体系，进一步强化护士队伍建设，提升护理管理水平，推动护理高质量发展，努力为人民群众提供全方位、全周期的优质护理服务。通过加强护士队伍建设，提高护士的数量和素质，推动护理工作向高质量、多元化、个性化方向发展。同时，拓展护理服务领域，扩大护理服务覆盖面，为人民群众提供全方位、全周期的护理服务。此外，还应加强护理质量安全管理，提高护理服务效率和质量，加强护理科技创新和人才培养，推动护理事业向更高水平发展。通过完善护理服务体系，可以更好地满足人民群众的健康需求，推动护理事业向更高水平发展，为实现健康中国的目标做出更大的贡献。

（一）健康教育

健康教育可以帮助人们消除或减轻影响健康的危险因素，预防疾病，促进健康，提高生活质量。其核心是教育人们树立健康意识，促使人们改变不健康的生活行为方式，养成良好的生活行为方式，以减少或消除影响健康的危险因素。在医院，健康教育往往是针对患者及其家属进行的。

（二）医院健康教育

医院健康教育是患者就医过程中的重要环节之一，始终贯穿整个就医过程乃至出院后的延续过程。

一般来说，健康教育管理包括健康教育计划制订、健康教育课程设计、健康教育宣传推广、健康教育效果评估等多个环节，通过对这些环节进行规范化管理，可以确保健康教育工作的科学性、规范性和有效性。

在医院管理中，应以提高医务人员的健康教育意识和能力、规范健康教育流程、提高患者健康意识和行为能力、提高医疗服务质量为目的，构建医院健康教育管理体系。过去我国医院健康教育管理存在一些问题：①医院对健康教育管理的重视程度不足，部分医院缺乏对健康教育管理的投入，导致健康教育管理工作的开展受到一定程度的限制；②医院健康教育管理的制度建设有待完善，尚缺乏科学、规范的健康教育管理制度；③医院健康教育管理专业人才匮乏，缺乏专业的健康教育管理人才；④缺乏对健康教育管理的效果评价等。随着“十四五”时期全面推进健康中国建设，护理事业的发展又有了新的要求，要以人民为中心，为人民提供全方位全周期的健康服务。护理事业要紧紧围绕人民健康需求，构建全面全程、优质高效的护理服务体系，不断满足群众差异化的护理服务需求。各级医院也更加关注和重视健康教育管理，增加健康教育的投入和关注度，建立科学、规范的健康教育管理制度，加强健康教育管理专业人才培养，提高管理工作的专业性和有效性，建立健康教育管理效果的评价和反馈机制，及时发现和解决问题，提高管理工作质量，确保管理工作有序进行。

二、我国医院健康教育管理体系的实施

随着人们对医疗保健需求的不断增长，健康教育在提升公众健康意识和预防疾病方面发挥着

越来越重要的作用。医院作为主要的健康教育平台，在建立有效的健康教育管理体系方面仍面临新的挑战，这不仅涉及如何提升医疗服务质量，还关乎如何更广泛地影响公众健康。因此，探索和实施有效的健康教育管理策略成为当前的重要议题。

（一）构建高效的管理和运作框架

1. 建立全面的医院健康教育管理体制 在建立全面的医院健康教育管理体制方面，首要任务是形成一个跨部门协作的平台，确保各相关部门（如临床、护理、宣传等部门）能够有效沟通和协同工作。这样的平台不仅可以促进资源共享和经验交流，还能增强健康教育的整体效果。同时，制定清晰的管理流程和指导原则也至关重要，可以为健康教育的各个方面提供标准化的操作模式，其中包括教育内容的制定和更新机制，以及如何有效地将这些内容传达给目标群体。此外，培训医院员工特别是一线医护人员，使其成为健康教育的积极推动者，对增强患者健康教育的影响力至关重要。

2. 制订全面的医院健康教育实施策略和行动计划 医院应根据健康教育目标制订健康教育总计划，包括教育内容、教育方式、教育时间、教育人员等。各科室部门按照医院健康教育总计划，结合科室或部门实际情况，制订与专科相关的健康教育计划。

（1）确定健康教育策略的重点领域：在确定健康教育策略的重点领域时，医院需识别最迫切关注的健康问题，如慢性病防治、传染病控制和健康生活方式的推广等。这需要基于当地的健康数据和疾病流行趋势进行分析，以确保教育内容与患者群体的实际需求相符合。同时，考虑到人群的多样性，健康教育的内容应包括针对不同年龄、性别和社会经济背景群体的定制化信息。此外，重视患者的参与程度也是制定有效健康教育策略的关键，这意味着要通过问卷调查、焦点小组讨论等方式直接听取患者的意见和建议，这种多维度的分析和设计使健康教育策略更具有针对性和实效性，从而有效提高公众的健康水平和生活质量。

（2）制订详细的行动计划和时间表：制订详细的行动计划和时间表是实现健康教育目标的关键，这涉及细致地规划活动类型、确定教育材料的开发和分发时间点，以及设定具体的执行步骤。行动计划中还应包括对各类健康教育活动（如讲座、研讨会、互动工作坊等）的安排，确保这些活动能覆盖不同的患者群体，并适应他们的特定需求。时间表的制订不仅包括活动的安排情况，还应包括对项目进展情况进行定期评估和调整，以确保整个健康教育计划的连贯性和有效性。

3. 明确医院健康教育的具体目标并分步推进

（1）确定健康教育的具体目标：在确定健康教育的具体目标这一环节中，医院应根据患者和社区的需求，确定健康教育目标，提高患者维护健康的意识，帮助患者掌握维护健康的知识和技能，养成良好的卫生行为习惯和生活方式，促进患者健康水平的不断提高。重点是明确健康教育计划所要达成的具体成果，包括设定具体、可衡量的目标，如提高特定疾病的知晓率及健康教育覆盖率、改善患者的生活习惯、降低某些健康危险因素的发生率等。

（2）制定实现目标的具体策略：在制定实现健康教育具体目标的策略阶段，核心在于设计有效且切实可行的方法来达成设定的目标，这涉及挑选适合的教育和沟通手段，如开展面对面的教学、线上课程、互动研讨会，或者印刷电子宣传材料等。这些手段需要根据目标人群的特性和偏好来选择，以确保信息传达的效果。例如，年轻人可能更多地使用数字媒体和社交平台，而老年人可能更依赖传统的宣讲和印刷材料。此外，健康教育策略的制定还要考虑资源的有效利用，包括人力、财力和物力资源，以确保计划的可持续性。

（3）制定阶段性目标和检查点：在制定阶段性目标和检查点环节，医院需要将长期的健康教育目标分解为更具体、可操作的短期目标。例如，如果长期目标是提升社区对糖尿病管理的认识，短期目标可能包括每季度举办1次针对糖尿病管理的公开讲座，或者每个月发布一系列相关的健康教育资料。同时，可以设定检查点，如每隔一段时间对教育活动的参与度和患者的反馈进行评估，以确保活动符合预定目标。这种阶段性的方法不仅有助于提高执行率，还能及时发现并解决实施过程中可能出现的问题。

（4）实施和监督计划：按照健康教育计划，医院通过多种方式进行健康教育，如定期举办健康讲座、提供健康咨询、发放健康宣传资料、进行健康检查等。在实施和监督健康教育计划阶段，确保每个环节的顺利进行至关重要。这要求对整个教育活动从开始到结束要进行全面监控，包括监督课程的准备情况、实施过程中的教学质量及对参与者的反馈收集情况等。监督工作还需要评估活动是否按照预定的时间表进行，以及是否达到了预期的效果。因此，可以利用问卷调查、参与者反馈及定期的绩效评估会议来收集数据和意见。通过这种周密的实施和监督过程，可以确保健康教育计划有效地达到目标，为提升公众健康做出贡献。

（5）定期评估和调整：在健康教育计划的定期评估和调整阶段，医院应对健康教育效果进行评估，包括对患者的健康知识、健康行为、健康状况等方面的评估，关键在于系统地回顾和分析已实施活动的成效，并根据评估结果进行必要的调整。这个过程涉及收集和分析各种数据，包括参与者的满意度、知识改变情况、行为改变情况等指标，对这些数据的分析有助于揭示教育活动的强项和弱项，从而指导未来活动的改进。医院应根据评估结果，及时调整健康教育计划，不断增进健康教育效果，提高患者和社区群众的健康水平。例如，如果发现某个主题讲座的参与度不高，可能需要调整讲座的内容或方法，或者改变宣传策略。

（二）实施扎实有效的健康管理活动

实施扎实有效的健康管理活动要求深入理解目标人群的需求，并采用多样化的方法来满足这些需求。这意味着需要设计针对不同人群的教育材料和活动，如专门为老年人、儿童或慢性病患者制定的程序，这些活动不仅要涵盖健康知识的传授，还要包括实践技能的训练，如健康饮食的烹饪课程或应急情况下的自救技能等。同时，利用现代技术（如移动应用和在线平台）可以扩大健康教育的覆盖范围和影响力。

医院通过构建高效的管理和运作框架，明确教育目标并分步实施，是确保健康教育计划成功的必要条件。本章为建立医院健康教育管理体系提供了具体的框架和指导原则，对于提升公众健康意识、提高医疗服务质量，以及应对当前和未来的公共卫生挑战具有重要意义。此外，医院健康教育管理体系还应结合健康中国战略，以降低医疗费用和促进卫生资源高效配置为目标，充分考虑我国居民面临的健康问题和健康风险因素，调动一切社会资源，对个体和群体进行健康监测、健康评估、健康指导及健康危险因素干预，确保以最小的投入获取最大的健康效益。

（陈瀚熙　陈颖珍　陈　敏）

第三章 我国出院健康教育研究现状与展望

一、我国护理健康教育的发展

随着社会的进步和科技的发展、护理知识体系的完善和扩展，以及研究领域的深入和教育水平的提高，护理学已逐渐成为一门独立的一级学科。护理健康教育随着护理学科的发展也逐渐成为一门新兴、多学科交叉的基础学科。近代护理学和护理健康教育的创始人弗罗伦斯·南丁格尔曾提出“护士应当同时也是卫生导师和宣传教育家”的观点。20世纪70年代，美国护理学家提出“护理是一种教育手段”的观点，要求现代护士应具备为患者提供保持健康的生活方式、良好的功能状态和心理健康方法的能力。

20世纪初以来，我国健康教育事业逐步得到发展，经历了由卫生宣传到健康教育，再到健康促进的过程，健康教育的概念得到进一步延伸，成为健康服务体系的重要组成部分。20世纪50年代一般多为简单的卫生知识宣传；20世纪70年代开始针对患者的需求开展门诊、候诊教育活动；20世纪80年代医院健康教育逐步走上规范化道路；自20世纪90年代初开始推广和实施系统化整体护理后，护理健康教育已逐渐成为规范化和程序化的护理工作。

进入21世纪，健康已然成为促进人类全面发展的必然要求，也是社会经济发展的基础。因此，为建立健康促进体系，促进社会全面健康发展、提高人民健康水平和生活质量，有必要制定和出台相关的政策和措施以推动健康教育和健康促进。在2012年召开的第五届中国健康教育与健康促进大会上，时任中国健康教育中心主任毛群安提出“医院是健康教育的主阵地，医务人员是健康教育的主力军”。2016年中共中央、国务院印发《“健康中国2030”规划纲要》，提出要把健康融入所有政策，全方位、全周期保障人民健康，大幅度提高人民健康水平。《全国护理事业发展规划（2021—2025年）》明确指出，要把保障人民健康放在优先发展的战略位置，坚持护理工作服务于人民健康。随着医药卫生体制改革的不断深化和人民群众对健康服务需求的日益提高，护士在促进医学发展、满足人民健康需求等方面起到举足轻重的作用。

二、我国护理健康教育的分类

护理健康教育分类广泛，按教育场所可分为医院护理健康教育、社区护理健康教育、家庭护理健康教育等；按目标人群可分为儿童护理健康教育、青少年护理健康教育、妇女护理健康教育、老年护理健康教育等；按健康教育的时机可分为门诊护理健康教育、住院护理健康教育、出院护理健康教育、随访护理健康教育等。

出院健康教育是指在患者出院前，向患者及其家属说明住院治疗的效果、疾病现状和预后，告知合理用药和定期复查等注意事项，对其进行生活方式和家庭护理指导的健康教育活动。出院健康教育是在患者出院后进一步巩固治疗效果、防止疾病复发、促进康复的重要手段。患者出院前，由责任护士或主管医师作为施教者对患者所患疾病的治疗过程、治疗效果进行系统回顾，为患者讲解疾病康复的相关知识，帮助患者掌握康复的基本技能。

三、我国出院健康教育的现状

（一）出院健康教育的施教者

我国出院健康教育的施教者一般为具有医学背景的医务人员。院内的施教者包括医师、技师、护士；院外的施教者一般是基层社区服务中心的医务人员和基层社会工作者等。这些人员具备对患者的健康进行指导、管理及院外延续护理的能力。

（二）出院健康教育的对象

患者出院后一般居家进行康复和治疗，因此，健康教育的对象主要为患者及其家属。但随着整体护理模式和“以健康为中心”的护理理念的发展，出院健康教育的对象不再单纯是患者，还包括患者家属、照顾者、患者家庭成员、社区基层工作者和有健康教育需求的人群等。

（三）出院健康教育的内容

出院健康教育针对不同疾病类型的出院患者提供相应的健康教育内容和行为指导，指导患者纠正不良的生活行为方式，宣传健康知识和健康理念，让其养成良好的生活行为方式，如普及疾病相关知识、用药指导、伤口护理指导、并发症预防指导等，不断完善患者对疾病的认识。同时指导出院患者进行病情监测、饮食和生活方式管理、合理运动、康复锻炼，并做好复诊指导，科学有效地预防或延缓并发症的发生。出院健康教育工作包括线上和线下健康教育，充分结合线上和线下的优势，采取综合干预措施，提升患者的健康素养水平，对促进健康和降低疾病复发率、再次住院率及医疗费用具有重大意义。

（四）出院健康教育的形式

出院健康教育工作的形式日益丰富。传统的出院健康教育是在患者出院前，以护士为主体，以口头宣教、书面语言及发放健康教育小册子等形式对患者及其家属进行疾病健康教育，适合受限于网络教育或不信任网络教育的受众群体。随着信息技术的进步和移动医疗服务的推进，越来越多的出院健康教育开始使用手机软件、短信、微信公众号、短视频等移动医疗途径，让受众群体更加广泛，进一步拉近教育者与患者之间的距离，更有利于患者配合治疗和随访，落实健康教育措施。

随着患者需求的不断增长，一些创新的健康教育方式随之出现，例如，健康教育棋盘游戏将棋盘游戏与疾病健康教育知识相结合，将健康教育知识制作成知识问题卡片，然后玩家在游戏过程中抽取卡片回答问题；团体沙盘游戏是多人共用一个沙盘，合作或平行制作沙盘作品，通过分析患者的沙盘作品，引导患者对自身疾病尤其是心理健康教育方面的重视。以游戏方式进行的健康教育可以弥补传统健康教育方式和基于网络信息技术健康教育方式的不足，形成具有娱乐性的健康教育方式。

（五）出院健康教育的模式

出院健康教育模式现主要以知-信-行健康教育模式、回授法健康教育模式、基于达标理论健康教育模式来开展。不同的出院健康教育模式可以满足不同患者的个性化健康教育需求。

1. 知-信-行健康教育模式 知-信-行健康教育是一种常用的护理模式，通过调控人类健康行为、知识信念，达到改变行为、纠正不良生活方式的目的，在多种疾病护理中取得了显著效果。将其运用在出院患者健康教育中，通过培养患者良好的学习习惯，可帮助其有效掌握相关知识，形成良好的健康行为，促进身体康复。

2. 回授法健康教育模式 回授法健康教育是施教者采用双向信息传递模式进行健康教育的方法，即对患者讲授相关健康教育知识后，通过不断地提问，让患者复述或演示，以评估患者对知识的理解及掌握程度。针对患者未能理解或理解错误的健康教育知识，由施教者再次有针对性地指导和纠错，直至其完全掌握所有相关的健康教育知识。回授法被广泛应用于出院健康教育中，可以结合遗忘曲线、微视频和思维导图等多种形式对出院患者进行健康教育。

3. 基于达标理论健康教育模式 达标理论重点强调在护理过程中以患者为中心，鼓励患者参与健康照护，通过互动评估、护患共同制定目标、互动执行达标措施、效果评价4个环节，有效促进患者在短期内达到最佳状态。达标理论注重患者体验，将其运用在出院患者健康教育中，可激发患者积极参加自身康复护理的主动性和参与度，提升患者出院后的居家自我护理能力，提高患者的出院健康教育质量。

四、对我国出院健康教育未来发展的展望

随着人民群众对健康的重视程度不断提高，出院健康教育的需求也越来越高，出院健康教育逐渐成为医疗服务的重要环节。因此，亟须加强对出院健康教育的投入，以向患者提供更全面、更有效的健康教育服务。

我国出院健康教育的理念以更注重预防疾病复发为主，通过向患者提供科学、有效的健康教育，可以引导患者养成良好的生活习惯，提高依从性，预防疾病复发和再次入院。因此，医疗机构和社会各界应加强合作，推动出院健康教育的可持续发展，提高人民群众整体健康水平。此外，出院健康教育可进行跨学科合作，医学、心理学、康复学等多个领域的专家应共同参与，为患者提供综合性的健康教育服务，进一步满足患者的生

理、心理、饮食、运动康复等方面的需求。

随着科技的不断进步、大数据时代的发展及互联网和移动设备的普及，出院健康教育将呈现数字化、在线化的趋势。通过互联网平台可以为患者提供丰富的信息资源，包括动画、视频、图像及互动式的学习工具。出院健康教育将以数字化的呈现方式便利地为患者提供更形象、更生动的健康知识，有利于患者更好地理解和吸收这些知识。通过互联网平台提供即时、个性化的健康教育内容有利于患者提高健康素养和促进身体康复。当然，医疗机构在提供在线出院健康教育的同时还应解决信息真实性和患者数字化素养的问题，从而确保患者从中获得最大的收益。

（陈瀚熙　李沁芳　黄颖雯）

第四章 出院患者健康教育需求分析

一、出院患者健康教育的需求

1. 政策层面的需求 我国基本公共卫生服务对健康教育工作需求量大、要求高。2022年国务院办公厅印发《“十四五”国民健康规划》，明确提出普及健康生活方式、全方位干预健康问题和影响因素。通过培训、远程等方式，在医疗联合体内将优质护理、康复护理、居家护理及安宁疗护等延伸至基层医疗卫生机构。

2. 实践层面的需求 健康促进始终贯穿患者的疾病发展过程，健康教育成为健康促进不可或缺的工作方式，起到先导和基础性的作用。健康教育能提高患者对疾病相关知识的知晓率，有利于患者采取健康的行为和生活方式，进而消除或减轻健康危险因素，促进疾病三级预防，最终达到促进全民健康的目的。无论在城市还是农村，患者对健康教育的需求都在不断深化。例如，慢性疾病出院患者希望得到用药指导、运动指导等方面的健康教育，外科创伤性疾病出院患者希望得到伤口护理、并发症预防等方面的健康教育，妇产科疾病出院患者希望了解妇科疾病日常生活方式指导和产后期的保健知识。由于群众缺乏对健康知识的了解，未被发现的健康教育需求仍广泛存在。

二、出院患者对健康教育的需求内容

1. 生理支持的需求 患者在住院期间虽然接受了系统化的专业诊治和护理，但由于疾病的影响，其生理方面的损伤在出院后仍可持续较长时间。不同疾病出院患者的生理支持需求也有所不同，如心血管疾病出院患者受血压、心率波动的影响，出现胸闷、头晕等症状；骨科出院患者存在术后疼痛、功能位改变、术区感染、瘢痕形成、伤口迁延不愈等情况，甚至可能发生骨筋膜室综合征；造口患者存在对造口袋更换操作、日常生活指导、并发症观察等知识的需求。患者在出院后往往存在漫长的恢复过程，相关知识的缺乏会导致患者对自身疾病、护理和康复过程存在质疑和困惑，帮助患者解决生理方面的问题是最基本的要求。专业的健康教育有助于患者生理功能的恢复，减少并发症的发生，协助患者管理自身健康，优化治疗，帮助患者更多地获得对生活的控制感和安全感，满足患者对生理支持方面的健康教育需求。

2. 心理支持的需求 在出院患者漫长的康复过程中，心理压力可来自多个方面，主要包括对疾病的恐惧、内心的冲突及复发的不确定性。内科出院患者的心理健康问题主要反映在疾病病程长、具有迁延性、需要定期复查和长期治疗等方面；外科创伤性疾病患者的心理健康问题主要反映在疾病带来的自我形象改变上。患者在出院后需要逐步适应生活的变化，康复过程中的不适及经济压力等因素会使患者出现抑郁、焦虑等心理问题，而负性情绪会降低患者的治疗依从性和应对能力。研究表明，患者对疾病的接受程度越高，生活质量越高，医护人员越可以通过鼓励和促进的激励式护理健康教育来满足患者的心理需求，从而有效改善患者的心理状况。对患者进行心理支持相关的健康教育，有助于满足患者的心理健康教育需求。

3. 社会支持的需求 患者出院后往往需要继续康复、提高生活质量，以便能重新回归之前的生活。除生理、心理支持的需求外，社会支持因素与出院患者的生活质量息息相关。患者的社会支持程度越高，回归社会的程度就越高。出院患者由于受疾病的影响，社交活动减少，可出现不同程度的社会疏离与社交障碍。以往的研究调查显示，患者出院后的社会支持常限于家庭，缺少同伴支持，而同伴支持可以帮助患者提高社会适应能力。因此，患者的社会支持不应仅限于家庭，还应包括同伴及工作的支持等。然而，由于身体状况的限制，部分患者面临就业问题，尤其是中青年患者渴望尽快返回工作岗位。针对这一情况，社会组织及政府部门需要建立支持体系，帮助出院患者寻找合适的职业并培训必要的技能。社区支持是患者康复的重要因素，社区可向康复患者提供与他人进行情感交流和信息共享的渠道，如社区集会、交流会、康复工作坊等形式可以帮助患者尽快融入正常的社会生活。患者可以在这些社区活动中与他人进行交流和分享，尤其是通过与有类似疾病和生活经历的患者交流，可以获得相关信息，学会从不同的角度看待问题，借助他人的经验，给予自己康复的希望和动力，同时获得康复过程中所需要的支持和建议。患者社会功能的恢复有赖于对患者进行社会支持方面的健康教育，社会支持要成为出院患者建立康复机制、提高生活质量、维持生活稳定、参与社会活动的桥梁，是帮助患者融入家庭、重返社会的重要途径。

（陈瀚熙　李沁芳　黄颖雯）

第五章 医护人员在出院患者健康教育中的作用

患者出院后，医护人员的职责远不止疾病治疗和护理，他们在出院患者健康教育中扮演着不可或缺的角色。在这个关键时刻，医护人员的责任是确保患者不仅能理解治疗方案，更能在日常生活中有效地应用这些知识，以达到最佳的康复效果。为此，本章主要介绍医护人员在出院患者健康教育中所起到的关键作用。

一、帮助患者面对各种挑战

患者在出院后需要面对康复期的各种挑战，包括药物管理、饮食控制、锻炼和病情监测等。医护人员通过系统的健康教育，可以帮助患者更好地理解和应对这些挑战，提高生活质量，减少复发风险。

二、制订个性化教育计划

医护人员要根据患者的具体病情、健康状况和生活方式制订个性化的健康教育计划。这涉及详细治疗方案的说明、药物管理和饮食建议及定期锻炼的推荐等，确保患者能够全面理解并正确执行医疗建议。

三、与患者沟通及有效合作

有效的沟通是医护人员与患者之间建立信任关系和合作的基础。通过与患者沟通，医护人员能更好地了解患者的需求、顾虑和期望，从而调整教育内容，确保信息的准确传递。这种合作关系不仅可以增强患者对医疗建议的理解，还有助于患者与医护团队之间建立持久的紧密联系。

四、设定可行的康复目标

医护人员与患者共同制定切实可行的康复目标，可以帮助患者逐步适应新的生活方式和健康习惯。这种目标设定的过程不仅关注康复本身，还关注患者的个人意愿和期望，从而减少因期望过高而导致康复过程中挫折感的出现。

五、实践中的教育传递

医护人员在健康教育中不仅要关注知识的传递，还要确保患者能够将所学知识应用于实际生活。通过演示、模拟和实际操作，医护人员可以帮助患者培养正确的健康行为，提高他们在自我管理方面的实际操作能力。

六、持续关怀和支持

患者在出院后仍然需要医护人员的持续关怀和支持。通过定期的随访、电话咨询或电子邮件沟通，医护人员可以及时了解患者的健康状况，解答其疑虑，向其提供必要的支持和建议。这种持续的关怀不仅有助于患者的康复，也在很大程度上增加了患者在康复过程中的信心和动力。

七、激发患者的自我监测力

医护人员在出院患者健康教育中的一个关键作用是激发患者的自我责任感和自主管理能力。通过培养患者对自身健康的责任心，医护人员能帮助他们更主动地参与康复过程，包括鼓励患者主动监测症状、定期接受健康评估及积极参与康复计划的执行等。

患者在康复过程中的自主管理能力对长期健康维护至关重要。医护人员通过教育患者如何有效地管理疾病（包括合理使用药物、定期锻炼、保持健康饮食等），可以培养患者对自身健康的主动关注和管理能力。这种自主管理的能力不仅可以提高患者的生活质量，还可以减少对医疗资源的过度依赖。

在此过程中，医护人员扮演了引导者的角色，通过激发患者的自我责任感，使其更积极地参与自身健康的管理。医护人员可以引导患者设定具体可行的目标，监测目标的落实情况，并根据实际情况进行调整。这不仅有助于患者更好地适应康复生活，还可以使患者在长期康复过程中能更加独立地面对各种挑战。

综上所述，医护人员在患者出院后可以通过制订个性化的健康教育计划、有效地沟通与合作、设定切实可行的康复目标、在实践中进行教育及持续的关怀和支持，为患者提供全方位的指导。在这个关键时刻，医护人员不仅是治疗者，更是患者康复之路上的伙伴和引导者。

通过健康教育，患者能更好地理解自身疾病及康复所需，提高对治疗方案的依从性，降低疾病复发风险，提高生活质量。个性化健康教育计划的制订、与患者的有效沟通和合作、设定切实可行的康复目标、在实践中进行教育及持续的关怀和支持，构建了一个全面的康复支持体系，为患者在康复过程中提供更多的可能性并增强患者的信心。

医护人员通过激发患者的自我责任感和自主管理能力，使患者成为康复过程中的积极参与者，而非被动接受者。这不仅可以促进患者更独立地面对各种挑战，还可以为他们长期维护健康打下坚实的基础。医护人员在出院患者健康教育中的关键作用是患者顺利走向康复之路不可或缺的一环。

（陈瀚熙　罗思妮　李沁芳）

第六章

出院患者健康教育需求特点及实施对策

第一节　内科患者出院健康教育需求特点及实施对策

出院健康教育在降低内科疾病复发风险、促进患者康复、预防并发症、提高患者生活质量、促进患者健康行为和自我管理能力等方面发挥重要的作用，因此，应该充分认识并重视内科疾病患者的出院健康教育。

一、概述

医学的主要任务是探索疾病发生和发展的规律，研究疾病的预防和诊疗对策。在我国，战国至秦汉时期，历代许多医家广泛收集并整理当时积累的医疗经验和思想，不断丰富其内容，增补汇集而成《黄帝内经》，这是我国古代经验型医学理论的代表著作。在国外，希波克拉底被尊为“医学之父”，希波克拉底的弟子和后人整理和汇集其医学论著并融入同时代其他古希腊医界论著而成《希波克拉底文集》，其集中代表了古希腊时期的经验型医学理论，为西方医学的发展奠定了基础。内科护理学是建立在基础医学、临床医学、人文科学基础上的一门综合性应用学科，也是一门认识疾病、防治疾病、护理疾病、促进疾病康复的重要临床学科，它阐述了内科疾病患者生物、心理和社会等方面健康问题的发生、发展规律，综合体现了在护理理论框架下通过护理手段观察和处理患者的健康问题，从而达到维持和促进患者健康的目的。目前的内科疾病护理主要涵盖呼吸、循环、消化、泌尿、血液、内分泌与代谢等不同系统疾病患者的护理，以及传染病、神经系统疾病患者的护理。内科主要运用非手术方法治疗患者，即内科的诊疗手段一般不具有创伤性，或者仅有轻微创伤。药物是内科的代表性治疗手段，其他治疗方法还有氧疗，输血，营养支持，采用医疗设备进行器官支持、替代治疗，采用导管或内镜施行介入诊断及治疗等，而内科患者的健康教育也主要围绕上述方面开展。

二、内科患者出院健康教育需求特点

出院健康教育可以弥补患者住院期间所接受的健康教育的不足。通过出院健康教育，医护人员可以向患者传授疾病知识、用药方法、饮食和锻炼等方面的技能，帮助患者更好地管理自身健康问题。出院健康教育可以满足患者的个性化需求。通过出院健康教育，患者可以更好地了解自身疾病，掌握更多的健康知识和技能，从而更好地管理自己的健康。由此来看，出院健康教育是非常必要的。

（一）健康教育护士的要求

内科护士是患者的直接护理者，同时还承担教育者、研究者、协调者等角色。内科护士作为健康教育者的作用越来越受到重视，其原因是多方面的。随着健康观念的转变，人们对卫生服务的需求从以治疗疾病为中心向增进健康、预防疾病扩展，健康教育就是满足这一转变需求的主要手段之一。在慢性疾病的人群干预和患者管理中（包括住院患者的出院指导），健康教育均是主要手段。内科疾病的多年龄阶段跨越性、复杂性等特点要求内科护士应具备以下能力。

1. 专业知识与技能　护士应具备相关的医学、健康教育学知识及沟通技巧，了解常见疾病的预防、治疗和康复内容，熟悉健康教育的理论和方法，以便向患者提供准确、科学的健康教育服务。

2. 沟通与倾听能力　护士应具备良好的沟通能力和倾听技巧，能与患者进行有效的沟通，了解患者的需求和关注点，向患者提供个性化的健康教育服务，帮助患者理解和接受相关的健康知识。

3. 组织合作与协调能力　护士应具备组织合作与协调的能力，能够与其他医护人员、患者及其家属、社区等各方进行有效的沟通与协作，共同推进健康教育工作的开展。

4. 需求评估能力　护士应具备对个人和社区的需求进行评估的技能，能够针对不同的健康

问题对患者制订个性化的健康教育计划，并对社区的健康教育需求进行评估。

5. 制订计划与实施计划能力 护士应掌握制订健康教育和健康促进计划的原则与方法，掌握组织实施计划的基本要求，能根据患者的具体情况和需要制订科学合理的健康教育计划并组织实施。

6. 评价与反思能力 护士应具备评价健康教育效果的能力，能对健康教育效果进行客观的评价，并及时调整和改进健康教育计划和方法。

7. 持续学习能力 护士应具备持续学习的能力，能不断更新健康教育的理念和方法，学习新的医学知识和技能，不断提高自身专业素养和综合能力。

（二）健康教育对象的需求

内科护理的服务对象包括青少年、中年人、老年人直至高龄老人。服务对象的年龄跨度大，各种健康问题和对卫生保健的需求非常复杂。老年人可能对慢性疾病管理有更迫切的需求，而年轻人可能更关注疾病的预防和早期筛查。同时，慢性疾病患者和急性疾病患者也有不同的健康教育需求，慢性疾病患者期望了解如何调整生活方式、控制病情发展、减少并发症的发生等，他们通常需要接受长期的健康教育，包括如何合理饮食、规律作息、正确用药等。急性疾病患者需要在短时间内了解病情的变化和诊断结果，以及如何配合治疗和护理。他们需要接受及时、有效的健康教育，以减轻焦虑和恐惧情绪，提高治疗信心。肿瘤患者需要在心理上得到支持和安慰，同时需要了解肿瘤的相关知识和治疗后的注意事项。他们需要接受专业的心理疏导和健康教育，以增强治疗的信心和生活的勇气。不同的服务对象有不同的健康教育需求，护士应根据患者的需求给予其个性化指导。但这些患者的需求也有共性，如大多数患者有对疾病知识、用药指导、饮食与营养指导、复查与随访指导等方面的需求。

（三）健康教育内容的需求

1. 疾病指导需求 知识是行为改变的必要条件，掌握疾病知识有助于提高患者的自我管理能力。患者在了解自己的病情后，可以更好地管理自己的健康，预防并发症的发生。例如，糖尿病患者在了解糖尿病的基本知识后，可以更好地控制饮食、规律地锻炼，以及正确地使用药物，从而降低并发症的发生风险。

2. 运动与康复需求 运动康复是指通过科学合理的运动训练和康复措施，帮助人们恢复或增强身体功能，提高生活质量。出院后进行合理的运动，可以增强肌肉力量与关节活动度，促进康复进程。参加康复锻炼能消除或减轻病、伤、残者的身心和社会功能障碍，使其达到或保持最佳的功能水平。例如，慢性支气管炎患者出院后可进行深呼吸、缩唇呼吸、腹式呼吸锻炼等。

3. 复诊与随访需求 复诊和随访教育能及时发现治疗过程中可能出现的问题，如病情恶化、药物不良反应等。在复诊中，医师可以密切关注患者的病情变化，一旦发现异常，可立即采取相应的措施。随访教育可让患者及其家属在日常生活中及时发现并解决问题，有效降低就医成本，同时还可以提高患者的生活质量，预防疾病复发。

4. 心理支持需求 面对慢性疾病或重大疾病时，保持积极的心态至关重要。通过充分了解病情，患者可以更理性地面对疾病、降低心理压力并坚定治疗信心。例如，癌症患者在了解癌症的本质和治疗方法后，可以更积极地配合治疗并保持乐观的心态。

5. 日常生活注意事项 指导患者在日常生活中注意身体状况，如监测血压、血糖、心率等指标，以及如何调整生活方式以促进健康等。

6. 资源获取需求 多数内科疾病患者缺乏疾病知识的获取途径。疾病的发生与发展是一个复杂的过程，涉及多种因素，如身体状况、遗传因素、生活方式等。患者通常需要了解更多关于自身疾病和治疗选择的信息，以便做出明智的决策。然而，很多患者对健康信息的来源还主要依赖医疗专业人士，如医师、护士、药师等，这些因素可能会限制患者对疾病资源的获取，并影响他们的健康状况和生活质量，因此，向患者提供多种健康资源的获取途径非常必要。

（四）健康教育方式的需求

要想使健康教育行之有效，护士应评估患者或其他学习者的学习需求和学习能力，选择适当的教育方法、教具和资料，运用恰当的表达和沟通技巧实施健康教育。

1. 口头教育　通过面对面的口头交流，向目标人群传授健康知识、技能和行为。

2. 图文教育　通过文字、图片、图表等方式，向目标人群传递健康信息。

3. 影像教育　通过电影、电视、录像等影像资料，向目标人群传播健康知识和行为。

4. 示范教育　通过示范、演示等现场操作，向目标人群传授健康技能和行为。

5. 互动教育　通过互动游戏、角色扮演等方式，让目标人群积极参与，增强对健康信息的记忆和理解。

6. 网络教育　通过网络平台，向目标人群提供健康知识和行为信息，实现远程教育。

三、内科患者出院健康教育实施对策

（一）患者出院前的评估与准备工作

在患者出院前，医疗保健者需要对患者进行全面的评估，包括病情状况、治疗反应、心理状态、家庭环境等。根据评估结果，与患者及其家属共同制订出院计划，包括后续治疗方案、健康教育措施和生活方式调整建议等。

（二）疾病相关的详细指导

根据患者的具体情况，为患者制定详细的健康教育和指导策略，包括药物治疗、自我护理技巧、病情监测、及时就诊等。同时，向患者及其家属提供相关的健康资料，如宣传册、视频等，以便患者在家中继续进行自我健康管理。

（三）多层次的个性化关注

根据患者的文化背景、教育程度、生活习惯等因素，将患者分为不同的层次，针对不同层次的患者采取不同的教育方法和内容，确保全面覆盖知识点且引起患者的共鸣。例如，对于文化程度较低的患者，可以采用简单易懂的语言和图文并茂的形式进行教育；对于文化程度较高的患者，可以向其提供更深入的专业知识和疾病发展的动态信息。

（四）心理支持

为患者提供心理支持是医疗护理不可或缺的一部分。医护人员应该关注患者的心理健康状况，了解他们的需求和情感，积极倾听与共情，必要时适时引入专业心理援助，营造支持性氛围，正确引导家属参与，反思和改进自己的工作方式和方法，以向患者提供更好的心理支持服务，帮助患者更好地应对疾病带来的挑战，促进身体康复。

（五）多学科团队参与合作

出院患者的健康教育需要多学科团队的共同参与，包括医师、护士、物理治疗师、作业治疗师、营养师等。通过多学科团队参与管理，可以确保患者在各个方面都得到全面的照顾，从而提高其生活质量。同时，多学科团队的参与也有助于提高整体诊治水平，为患者提供更优质的服务。

（六）多种教育方式相结合

为了更好地普及内科知识，应整合线上线下资源，实现线上线下资源的有机结合。

1. 网络平台　利用医院或社区的网络平台，如官方网站、微信公众号或应用（application，APP）等，向患者及其家属提供线上健康教育内容和互动交流平台。例如，可以制作易于理解的内科知识视频、图文信息等，方便患者和公众随时随地学习。同时，应注重线上平台的互动性，如设置在线问答、论坛讨论等环节，及时解答患者的疑问并向其提供有针对性的建议。

2. 线下活动　定期组织线下健康教育活动，如专家讲座、健康义诊、宣传展览等。这些活动可以吸引患者和公众的参与，提高他们对内科知识的认知和兴趣。同时，通过线下活动可以为线上平台吸引更多的用户。

（七）运动和康复训练指导

根据患者的病情和康复需求提供相应的康复和运动指导，如肢体功能锻炼、呼吸训练等。同时，根据患者的病情建议患者在家中进行适当的运动，以促进身体康复和生活质量的提高。

（八）为患者制订定期复诊与随访计划

内科疾病多为慢性疾病，在出院计划中，应指导患者和家属如何在出院后继续治疗和定期随访，如何自我管理以保持病情稳定，如何识别病情变化并及时就诊。通过电话、短信等方式，及时了解患者的病情变化和治疗反应，以便及时调整治疗方案并向患者提供必要的帮助。同时，医护人员还应向患者提供相应的健康建议和指导，以促进身体康复和生活质量的提高。

（九）健康教育效果评价

采用多种措施对内科出院患者进行健康教育后，需要对健康教育的效果进行评价，为后期健康教育工作的开展提供启发和改变，同时也为患者对疾病的管理提供反馈。护士可以通过定期回访、问卷调查、实地观察、访谈等方式与患者及其家属进行深入的交流，了解他们对出院健康教育的掌握程度。

综上所述，内科患者出院健康教育需要从多个角度考虑、多个方面开展。内科患者在出院时，护士应对其进行全面评估，了解其疾病恢复情况、心理状态及其对自身疾病的认知等，以便制定后续的出院指导。考虑大多数患者的知识相对缺乏，应搭配多种健康资源和多层次健康教育团队向患者提供多种健康教育方式和健康教育资源，以帮助患者获取健康知识和采取健康行为。另外，内科疾病患者出院后，需要对其进行随访和复查，以随时获取其健康状况并及时处理，避免疾病进一步发展。同时，有必要对患者的健康教育成果进行评价，以向患者提供需遵循的信息。出院健康教育对内科疾病患者非常必要，能促进患者康复，提高患者的生活质量。

（陈瀚熙　马　芳　罗思妮）

第二节　外科患者出院健康教育需求特点及实施对策

外科患者出院健康教育属于一种干预行为，主要通过护理人员的影响力对患者进行健康指导，促进患者康复。外科患者出院健康教育是外科医疗服务的延伸，也是治疗的重要组成部分。受疾病种类的影响，患者出院并不意味着康复，仅代表病情处于稳定状态，仍存在潜在的风险，需要向其提供护理并进行干预。基于此，本节主要对外科患者出院健康教育需求特点及实施对策进行阐述。

一、概述

19世纪克里米亚战争爆发，现代护理学创始人弗洛伦斯·南丁格尔在前线医院看护伤病员的过程中，成功应用了清洁、消毒、换药、包扎伤口、改善休养环境等护理手段，注重伤病员的心理调节和营养补充，使伤病员的病死率从42.0%降至2.2%，充分证实了护理工作在外科患者治疗过程中的重要地位和特殊意义，护理学由此而创建，并逐渐延伸出外科护理学。外科护理学是基于外科学的发展而形成的，是主要阐述和研究对外科疾病患者进行整体护理的一门临床护理学科。外科疾病是指那些只有通过手术或手法整复处理才能获得最好治疗效果的疾病。按病因不同，外科疾病可大致分为损伤、感染、肿瘤、畸形、内分泌功能失调、寄生虫病、其他（器官梗阻、血液循环障碍、不同原因引起的大出血）七大类。患者在医院接受手术或手法整复处理，使疾病得到治愈或控制，即将出院时需要护士为其提供伤口护理、功能锻炼、饮食、活动、复诊等疾病相关的信息和指导，以促进康复并恢复社会功能。

二、外科患者出院健康教育需求特点

随着社会的发展，外科患者的出院健康教育越来越重要，护理人员需要依据患者的病情、需求等开展健康教育工作，帮助患者树立正确的护理意识。外科患者在手术治疗后，需要接受身体和心理多个层面的护理。出院健康教育作为护理工作的一部分，对患者的术后恢复起到积极的促进作用。

（一）健康教育护士的要求

随着护理事业的发展和护理模式的转变，护士的角色扩展为照顾者、决策者、教育者、咨询者等多元化的角色。作为患者出院健康教育的实施者，护士需要具备如下能力。

1. 良好的沟通能力　能够与患者进行有效的交流和沟通，了解患者的需求和问题，并给予其合适的建议和指导。

2. 扎实的医学知识和护理技能　能够根据患者的病情和康复需求，向其提供专业的健康教育和指导。

3. 良好的组织能力　能够制订科学、合理的健康教育计划，并按照计划有序地进行教育和指导。

4. 敏锐的观察力和解决问题的能力 能够及时发现并解决患者可能出现的问题，为患者提供优质的护理服务。

5. 良好的情绪管理能力 能够冷静地处理患者的情绪问题，给予患者关爱和支持，增强患者的信心和勇气。

6. 良好的自我管理能力 能够严格要求自己，不断提高自身的专业素养和工作能力。

7. 良好的团队合作能力 能够与其他医护人员协作，共同为患者提供全面的医疗护理服务。

8. 持续学习的能力 能够不断更新医学知识和护理技能，不断提高自身专业水平，为患者提供更好的护理服务。

总之，护士作为患者的教育者需要具备全面的专业素养和综合能力，以更好地为患者提供优质护理服务。

（二）健康教育对象的需求

外科出院健康教育的对象大致可分为两类。第一类是普通患者。护理人员需要充分了解外科疾病患者的病情、手术情况等，然后对患者开展出院健康教育，主要是为了让患者深入了解自身情况，以及疾病相关知识、运动力度、饮食注意事项等。同时，还需要关注患者提出的疑问，帮助患者解答这些疑问，使其能有较强的信心进行术后康复。除此之外，护理人员还需要鼓励外科患者，使其在出院护理过程中能够更加配合。第二类是老年患者。与普通患者相比，老年患者一般伴有慢性疾病、基础性疾病等，一些基础性疾病对老年患者的健康有较大的影响，如慢性支气管炎、高血压等，同时疾病之间又相互影响，出院后的注意事项更多，因此，在开展出院健康教育时，要更加细心、耐心。护理人员要告知患者疾病的轻重缓急，做出疾病预防、护理及康复的预案，使患者在保持良好心态的基础上稳定地恢复健康。

（三）健康教育内容的需求

加速康复外科强调五大核心内容，分别为营养的管理、输液的管理、疼痛的管理、活动的管理及管道的管理。外科患者出院时会出现很多情况，如患者带引流管出院、卧床出院、伤口未完全愈合出院、未完全正常进食出院、器官功能未完全恢复出院等。因此，教会患者解决现有问题是外科患者出院健康教育的一大特点。外科患者出院健康教育应重点关注引流管护理、伤口护理、减轻患者的疼痛与不适症状、药物指导、并发症预防、营养与饮食宣教、居家活动康复、功能锻炼、心理指导、复诊指导及疾病相关知识宣教等内容，同时还要关注患者的自我保健意识及家庭护理认知水平对患者健康教育知识接受程度的影响。外科患者的出院健康教育应紧密围绕以下内容开展工作。

1. 加快康复速度 通过健康教育，患者可以了解正确的康复方法和注意事项，从而加快康复速度。

2. 预防并发症 手术后患者可能会面临发生并发症的风险，如感染、血栓等。健康教育可以帮助患者了解并发症的预防措施，学会正确处理可能出现的问题，从而降低并发症的发生率。

3. 促进身心健康 手术对患者的身体和心理都会产生一定的影响。健康教育可以通过向患者提供有关心理支持、建立健康的生活方式等方面的知识，帮助患者更好地恢复身心健康。

4. 告知患者日常注意事项 如保持伤口干燥、按医嘱定期换药、避免剧烈运动等。

5. 向患者提供必要的健康咨询 如应该如何控制饮食、如何正确服用药物等。

6. 提醒患者定期复查 确保疾病的恢复情况符合预期。

7. 向患者及其家属提供必要的支持 如告知家属如何协助患者进行康复训练、如何给予患者必要的心理支持等。告知家属可能发生的并发症（如感染、血栓等）及应对措施。

8. 向患者及其家属提供必要的训练 如告知家属如何协助患者进行日常生活能力的训练，如洗澡、穿衣等。

9. 向患者及其家属提供必要的资源 如向患者及其家属提供医院或医师的联系方式，以便在需要时寻求进一步的帮助。

（四）健康教育方式的需求

医院针对外科患者出院健康教育的方式主要有观看教育视频、发放指导手册、患者实例分析及护理人员个别指导等。就外科患者的需求来看，术后以护理人员指导为主。护理人员个别指导方式最为基础，效果也最佳。

三、外科患者出院健康教育实施对策

临床实践证明，做好外科患者出院健康教育工作，还需要把握两个概念，即患者出院准备和出院指导的质量，因此，在患者出院前就应该制订详细的健康教育计划并按计划实施，从而奠定患者出院后康复的基础，加速患者出院后的康复。外科患者出院健康教育实施对策应包括以下内容。

（一）全面评估患者情况

对于患者而言，任何疾病都会影响患者的生理健康及心理健康，因此，在外科患者出院前，护理人员需要对患者的健康状况进行全面评估，以了解患者的恢复情况、生活质量情况及患者对自身病情的认知情况等。此外，还应对患者的社会支持、心理情绪等方面进行调研，以为其提供更健全的出院健康教育指导。例如，若患者的心理状态不佳，护理人员需要及时满足患者的心理需求，并积极与患者家属进行沟通，让家属了解患者的情况，对患者实施有效的干预措施。

（二）构建和谐的护患关系

护患关系与外科患者出院健康教育指导之间有密切的关系，外科患者只有足够信任护理人员，才能真正地遵从医嘱。传统的护理观念对患者的主观意识存在一定程度的忽视，影响了患者对护理计划的认同感。因此，需要构建和谐的护患关系，了解患者的主观意愿，然后结合患者的需求制定护理方案。

（三）制订针对性的健康教育计划

外科患者面临的出院康复问题有较高的共性，但是由于疾病种类及手术方案的差异，出院健康教育指导也存在一定的差异。为了满足外科患者的健康需求，护理人员可以根据疾病特点、手术方案及患者的病情和康复需求，制订个性化的健康教育计划，明确健康教育的内容、方法和时间。计划内容应包含知识指导和行为指导两部分，以此提高出院健康教育的针对性。

出院健康教育计划需要根据患者住院期间发生的问题动态地制订及调整，而不是等患者出院时才制订。例如，入院时护士对患者进行评估，出院时根据患者的病情及需求制订出院计划，内容包括出院后的居住地、出院后的照顾者、出院交通工具、康复器具、复诊方式等。患者术后病情稳定后，护士可围绕患者自身及家庭情况做出院准备，包括心理、环境等方面。若确定患者要出院，护士可根据患者的实际情况再进行系统、有针对性的宣教，内容包括心理与康复、饮食、后续治疗、药物服用注意事项、自我检测、功能锻炼、自我护理措施、复查时间、家属及陪护的照顾、再住院途径等。

（四）制定个性化干预方案

外科患者对自身病情的认知存在差异，部分患者会存在一些心理误区，如认为出院就是治疗结束、不重视出院后的护理、不按时吃药、不定期复查等。因此，护理人员要观察每位患者的实际情况及心理状况，然后在围手术期对患者进行个性化的心理干预，避免患者过分忧虑或盲目乐观。

（五）成立出院健康教育团队、规范化开展出院健康教育

出院健康教育团队应包括护士长、护理组长、责任护士、上级医师、主管医师，团队成员要具有良好的语言沟通及交流能力，尽量减少因人员因素导致的出院健康教育质量的降低。可通过多种宣教方式提高健康教育的质量。通过正确的宣教，可帮助患者改善术后的营养情况及生活质量。由护士长或护理组长负责监管，责任护士负责落实，分病种开展健康教育，形式多样化，可单独或集中进行健康教育，或者通过发放健康教育手册、面对面教育、电话随访、微信随访等形式进行出院健康教育。

（六）丰富健康教育形式

针对外科患者的出院健康教育指导，可以通过丰富健康教育形式，构建以个别指导为基础、以健康手册和教育视频为辅的教育指导模式。个别指导的针对性比较强，针对病情复杂的特殊患者，需要对其进行个别指导。但是受护理人力资源的影响，针对病情稳定的普通患者，可以通过发放健康手册及播放健康教育视频的形式完成出院指导。外科患者如果存在疑惑，可以主动向护理人员咨询，护理人员在节约时间与精力的基础上，按需开展健康教育指导工作。

1. 提供书面资料　将健康教育内容整理成书面资料（包括康复方法、注意事项、饮食和运动建议等）发放给患者及其家属，以使他们更好地了解和执行资料上的内容。

2. 定期随访　在患者出院后，定期进行电话或面对面随访，了解患者的康复情况，及时发现并解决可能出现的问题。

3. 提供在线咨询平台　建立在线咨询平台，如微信公众号、小程序等，方便患者及其家属随时获取健康教育的信息和建议。

4. 开展专题讲座　定期开展专题讲座，邀请专业医师或护理人员讲解外科疾病康复知识和技巧，提高患者的自我保健能力。

5. 制作宣传册　将健康教育内容制作成宣传册，发放给患者及其家属，以便随时查阅。

6. 个性化指导　针对不同患者的康复需求提供个性化的康复指导和建议，包括运动、饮食、药物使用等方面的建议。

（七）开展延续护理、通过随访落实出院后健康教育

出院随访是出院健康教育的一种对策，是将住院护理服务延伸至社区或家庭的一种模式。护士应根据患者出院后亟须解决的护理问题，制订并落实具体的随访计划，以体现护理服务的延续性，让患者享受全程、专业的护理服务。

1. 出院前对患者进行全面评估，确定患者是否需要随访及随访的方式，告知患者并取得患者的联系方式及配合。

2. 对随访工作人员进行培训，内容包括礼貌用语、健康宣教流程、常见专科疾病知识、沟通技巧、药物不良反应及处理措施等。随访人员应根据随访计划及出院时的评估情况实施随访，在随访中加强沟通。

3. 随访方式分为常规随访、专科随访、专病随访及计划随访等。计划随访是随访人员确定需要计划随访的患者，制订随访计划，按计划实施随访。随访的形式有电话随访、网络随访、门诊随访等。一般首次随访要求于出院后1周内完成。

4. 随访内容包括了解患者出院后的治疗效果、心理状况、康复情况及根据病情变化实施的指导及监督情况，指导患者服用药物、进行康复锻炼，了解患者的满意度，指导患者到门诊复诊等。

（八）严格把控出院健康教育质量

出院健康教育贯穿整个住院过程，高质量的出院健康教育有利于疾病恢复、预防并发症、确保患者出院后继续遵医嘱治疗及有效康复。临床实践证明，高质量的出院健康教育可降低患者并发症的发生率及再入院率。医务人员通过加强出院健康教育，可帮助患者树立信心，促进患者成功过渡到家庭。医院应对出院健康教育进行质控及反馈，发现问题应进行原因分析，持续改进健康教育。在患者出院后，应定期对患者进行评估，了解患者的康复进展和发生并发症的情况，及时调整健康教育计划。

（九）建立健康档案、提供社会支持

为每位患者建立健康档案，记录患者的病情、手术情况、康复进展、随访情况等，以便医师和护理人员更好地了解患者的状况。积极联系社会资源，为患者提供必要的支持和帮助，如医疗救助、心理支持等。

（十）关注出院健康教育的注意事项

出院健康教育的时间应避开就餐、午/晚休时间等。应礼貌、有耐心地倾听患者或照顾者的主诉，专业、规范地解答患者及照顾者的问题并提供指导。对当时不能回答的问题，可通过跨专业团队讨论或咨询、查阅资料后另行答复。建立健康教育档案，在健康教育过程中应注意技巧及方式，采用让患者容易接受的方式进行。

综上所述，外科患者的临床治疗并不能做到“药到病除”，还需要一段时间的康复。术后康复是一个漫长的过程，需要良好的指导和护理，才能促进患者早日康复。外科患者出院后需要连续的护理服务，因此，需要对其进行出院健康教育。结合外科患者出院健康教育需求特点，本节提出了全面评估患者情况、构建和谐的护患关系、制订针对性的健康教育计划、制定个性化干预方案、丰富健康教育形式等策略，以期促进患者康复，提高患者的生活质量。

（陈瀚熙　陈颖珍　陈　敏）

第三节 妇产科患者出院健康教育需求特点及实施对策

延续护理是整体护理的一部分，传统的延续护理是在出院时给予患者健康教育计划。在日益迭代更新的现代社会，孕产期妇女出院健康教育要符合现代生物-心理-社会医学模式，重视患者的生理因素、心理因素及环境因素，向患者提供适合个体的最佳健康教育。出院健康教育需求应从每位患者的身体出发，护理人员应注意其心理变化、生育咨询、孕产期保健、产后护理、新生儿喂养等方面的内容。在妇产科护理中，加速康复外科的理念已占据主导地位，即以多学科协作优化围手术期管理为手段，减少围手术期应激反应，降低术后并发症，促进患者康复。出院后的患者因医院与社区双向转诊流程不完善，部分患者不能就近到医院进行有效的随访及健康照护，而加强出院后患者的管理及健康教育，能有效提高患者的康复质量，使患者尽早回归社会。

一、概述

妇产科学及妇产科护理最早源于产科护理。自有人类以来，就有专人参与照顾妇女的生育过程，这就是早期的产科及产科护理雏形。约公元前1500年（距今约3500年前），古埃及的Ebers古书就有关于妇产科的专论，其被公认为最早记述医学特别是妇产科学及妇产科护理学发展的史书。现今，妇产科护理学强调以循证护理和价值医学为指导、以人为核心、以家庭为中心、以预防为主的女性全生命周期健康管理的整体护理，更加关注人的健康和疾病的预防。既要关注患者生殖系统内各器官疾病的相互影响，又要关注机体内不同系统间疾病的相互影响，特别要关注慢性疾病对妊娠母体和胎儿的影响。对患者要尊重，保护其隐私，加强人文关怀，关注其生活质量、心理健康和家庭支持情况。

二、妇产科患者出院健康教育需求特点

随着社会的发展，妇产科患者出院健康教育成为整体护理不可或缺的一部分。护理人员需要树立“大健康”观念，开展健康教育工作，帮助护理对象树立正确的健康意识和自我护理意识。

（一）健康教育护士的要求

随着护理事业的发展和护理模式的转变，护士的角色扩展为照顾者、决策者、教育者、示范者、咨询者等多元化角色。作为护理对象出院健康教育的实施者，需要具备如下能力。

1. 良好的沟通能力 能够与护理对象进行有效的交流和沟通，了解护理对象的需求和问题，并给予合适的建议和指导。

2. 扎实的医学知识和护理技能 能够满足护理对象的相关康复需求，向其提供专业的健康教育和指导。

3. 良好的组织能力 能够制订科学、合理的健康教育计划，并按照计划有序地进行教育和指导。

4. 敏锐的观察力和解决问题的能力 能够运用评判性思维及时发现并解决护理对象可能出现的问题，为患者提供优质护理服务。

5. 良好的情绪管理能力 能够冷静地处理护理对象的情绪问题，给予患者关爱和支持，增强患者的信心和勇气。

6. 良好的自我管理能力 能够严格要求自己，不断提高自身的专业素养和工作能力。

7. 良好的团队合作能力 能够与其他医护人员协作，共同为护理对象提供全面的医疗护理服务。

8. 良好的继续学习能力 能够不断更新医学知识和护理技能，不断提高自身专业水平，为护理对象提供更好的护理服务。

9. 良好的创新能力 能够与时俱进，使用更多科学的工具及“互联网＋”扩展健康教育的多元化平台，通过多种形式呈现健康教育内容，使用通俗易懂且被大众认可的能帮助记忆的健康教育口号，促进健康教育的可持续发展。

总之，护士作为护理对象的教育者，需要具备全面的专业素养和综合能力，以便更好地为患者提供优质的护理服务。

（二）健康教育对象的需求

妇产科出院健康教育的对象可大致分为以下3类。

1. 妊娠期对象　妊娠期对象的需求多元化且更愿意通过专业人员获取健康知识，同时因妊娠期对象的年龄跨度大、生育产次不一，需开展更多形式的健康教育和评估，让妊娠期对象获得更准确的健康知识。

2. 产后对象　良好的护患关系及护理人员丰富的专业知识对开展产后健康教育具有关键作用。护理对象更相信沟通交流能力强和专业水平高的护理人员，对这些护理人员的依从性更高。

3. 妇科患者　妇科患者需要循序渐进的跟踪指导，可通过延续护理的相关内容根据时间的推移向患者提供相应的健康教育。对于文化水平差异大的患者，需要护理人员评估患者的情况，通过文字、反复强调、家庭社会协助等方式帮助患者康复。

（三）健康教育内容的需求

妇产科患者出院健康教育的内容依据护理对象的不同而不同：①妊娠期对象，包含妊娠期营养健康信息、妊娠期常见健康不适的缓解、产前检查、新生儿保健、母乳喂养、胎教知识、分娩常识、孕产期运动指导、孕产期心理保健等内容；②产后对象，包含产后康复及护理、产后避孕指导、高危产妇产后创伤后应激障碍健康教育、新生儿护理等内容；③妇科患者，包含疾病相关知识、疾病进展及应急情况的处理、康复相关知识、运动指导、饮食指导、伤口相关护理、化学治疗（简称“化疗”）、居家护理指导等内容。对患者要循序渐进地跟踪指导。

妇产科患者出院健康教育应紧密围绕以下内容开展工作。

1. 促进康复速度　通过健康教育，患者可以了解正确的康复方法和注意事项，从而加快康复速度。

2. 预防并发症　妊娠相关并发症的早预防、早干预、早治疗至关重要，妇科手术后，患者可能会面临发生一些并发症的风险，如感染、血栓形成等。妇产科患者出院健康教育可以帮助患者了解预防并发症的措施，学会正确处理可能出现的问题，从而降低并发症的发生率。

3. 促进身心健康　妊娠期及产后的激素水平及手术都会对患者的身体和心理产生影响。健康教育可以通过向患者提供有关心理支持、建立健康的生活方式等方面的知识，帮助患者更好地恢复身心健康。

4. 告知患者日常注意事项　如运动锻炼、保持伤口干燥、按医嘱定期换药、避免剧烈运动等。

5. 向患者提供必要的健康咨询　如应该如何控制饮食、如何正确服用药物等。

6. 提醒患者定期产检或复查　确保妊娠期、产后的身体健康状态评估、胎儿发育情况评估、妇科术后恢复情况及化疗患者的健康状态符合预期。

7. 向患者及其家属提供必要的支持　如告知家属如何协助患者进行康复训练、如何给予患者必要的心理支持等。告知患者及其家属可能发生的并发症及应对措施，例如，告知家属如何识别并应对患者可能发生的并发症，如感染、血栓形成等。

8. 向患者及其家属提供必要的训练　如告知家属如何协助患者进行日常生活能力的训练，如洗澡、穿衣等。

9. 向患者及其家属提供必要的资源　如向患者提供医院或医师的联系方式，以便在需要时寻求进一步的帮助。

（四）健康教育方式的需求

医院针对妇产科患者出院健康教育的方式主要有小程序健康指导视频及留言、发放指导手册、对象实例分析及护理人员个别指导等。从产科对象的需求来看，孕产期保健知识、新生儿护理及自我心理调节教育可以长效视频或反复倾听指导为护理人员的主要健康指导工作；从妇科对象的需求来看，术后训练教育及疾病相关知识应以护理人员临床指导为主，护理人员应个性化分析患者的情况，做出相应的指导，效果会更理想。

三、妇产科患者出院健康教育实施对策

临床实践证明，做好妇产科护理对象出院健康教育工作，还需要把握两个概念，即患者出院准备度和出院指导的有效性，因此，出院前就应该制订详细的健康教育计划并按计划实施，从而奠定患者出院后康复的基础，加速患者出院后的康复。妇产科患者出院健康教育实施对策应包括以下内容。

（一）全面评估患者情况

对于妇产科患者而言，在出院前，护理人员

需要对患者的健康情况进行全面的评估，了解患者的经济状况、文化程度、理解和配合程度、恢复情况、生活质量情况、社会支持度及患者对自身的认知情况等。除此之外，还需要对患者进行心理相关的评估，以为其提供更加全面的出院健康教育指导。

（二）构建和谐的护患关系

护患关系与妇产科患者出院健康教育之间有密切的关系，只有患者足够信任护理人员，并相信护理人员的专业知识，才能具备良好的依从性。传统的护理观念缺乏对护理对象的主诉及理解能力的评估，从而影响护理对象对护理计划的认同感。因此，需要构建和谐的护患关系，了解患者的主观意愿，结合患者的需求，根据临床情景及适宜的经济支持情况，制订相应的护理计划。

（三）制订针对性的健康教育计划

孕产妇对胎儿安全、新生儿护理、自我保健及康复的关注度更高，因此，出院指导应根据不同的妊娠期、顺产或剖宫产产褥期的不同情况、高危孕产妇的重点管理情况，对护理对象制订相应的健康教育计划及复诊计划。妇产科患者面临的出院康复问题有较高的共性，但是由于疾病种类及手术方案的差异，出院健康教育在不同的患者之间也存在一定的差异。为了满足患者的健康需求，护理人员可以根据疾病、手术方案及患者的病情和康复需求，制订个性化的健康教育计划，明确健康教育的内容、方法和时间。健康教育计划的内容应该包含知识指导和行为指导两部分，旨在提升出院健康教育的效果。

出院健康教育计划需要根据护理对象出现的问题动态地制订及调整，而不是待患者出院时才制订。出院健康教育可围绕护理对象自身及家庭情况来准备，包括心理、环境等方面。确定患者出院后，护士应根据护理对象的实际情况再进行系统、有针对性的宣教，内容包括心理与康复、日常生活注意事项、饮食、后续治疗、药物服用注意事项、自我监测、功能锻炼、自我护理措施、复查时间、家属及陪护的照顾、再住院途径等。

（四）制定个性化的干预方案

妇产科护理对象因年龄跨度大、文化程度及经济情况不一，对自身情况或病情认知存在差异，部分护理对象可能存在一定的心理误区，如认为出院就是结束、不重视出院后的护理、不按时吃药、不定期复查、不注意健康的生活行为等。因此，护理人员需要观察每个护理对象的实际情况及心理情况，在住院期间对护理对象进行整体护理和个性化的心理干预，避免护理对象缺乏认知、过分忧虑或盲目乐观。

（五）成立出院健康教育团队、规范化开展出院健康教育

出院健康教育团队应包括护士长、护理组长、责任护士、上级医师、主管医师，团队成员要有良好的语言沟通能力及协作能力，尽量避免出现因人员因素导致出院健康教育质量的降低。通过统一培训，采取多种宣教方式，提高健康教育的质量，达到促进健康的目的。由护士长或护理组长负责监管，责任护士负责落实教育，分病种开展健康教育。形式可多样化，可对患者单独或集中进行健康教育，或者通过发放健康教育手册、面对面教育、电话随访、微信随访等形式进行出院健康教育。

（六）丰富健康教育的形式

妇产科患者的出院健康教育指导可通过多种丰富的健康教育形式，构建以个别指导为基础，以发放健康手册、视频教育为辅的健康教育模式。个别指导的针对性比较强，针对病情复杂、特殊的患者，需要对其进行个别指导。但是受护理人力资源的影响，针对病情稳定的普通患者，可以通过发放健康手册及观看健康教育视频的形式完成出院指导。主动告知妇产科护理对象联系方式，如果存在疑惑，可以便利地找到咨询方式，向护理人员咨询。护理人员应在节约时间与精力的基础上，按需开展教育指导工作。

1. 提供书面资料 将健康教育内容整理成书面资料，包括康复方法、注意事项、饮食和运动建议等，发放给护理对象及其家属，以便更好地了解和执行。

2. 定期随访 在护理对象出院后，定期进行电话或面对面随访，了解护理对象的康复情况，及时发现并解决可能出现的问题。

3. 提供在线咨询平台 建立在线咨询平台，如微信公众号、小程序等，方便护理对象和家属随时获取健康教育的信息和建议。

4. 开展专题讲座　定期组织专题讲座，邀请专业医师或护理人员讲解妇产科护理康复知识和技巧，提高患者的自我保健能力。

5. 制作宣传册　将健康教育内容制作成宣传册，发放给护理对象及其家属，以便随时查阅。

6. 个性化指导　针对不同护理对象的康复需求，提供个性化的康复指导和建议，包括运动、饮食、药物使用等方面的建议。

（七）开展延续护理、通过随访落实出院后健康教育

出院随访是出院健康教育的一种对策，是将住院护理服务延伸至社区或家庭的一种模式。护士应根据护理对象出院后最需要解决的护理问题，制订并落实具体的随访计划，保证护理服务的延续性，让护理对象享受全程、专业的护理服务。

1. 对患者进行全面评估　出院前对患者进行全面评估，确定其是否需要随访及随访的方式，并取得其认可及配合。

2. 对随访工作人员进行培训　培训内容包括礼貌用语、健康宣教流程、常见专科疾病知识、沟通技巧、药物不良反应及处理等。随访人员应根据随访计划及出院时的评估情况实施随访，在随访中加强沟通。

3. 随访方式　随访方式分为常规随访、专科随访、专病随访及计划随访等。计划随访是随访人员确定需要计划随访的患者，制订随访计划，按计划实施随访。随访的形式有电话随访、网络随访、门诊随访等。一般首次随访要求出院后1周内完成。

4. 随访内容　随访内容包括针对患者出院后的治疗效果、心理状况、康复情况、病情变化情况实施指导及监督，指导患者服用药物、康复锻炼，了解患者的满意度，指导患者到门诊复诊等。

（八）严格把控出院健康教育质量

出院健康教育贯穿整个住院过程，高质量的出院健康教育有利于孕产期保健、疾病治愈、预防并发症、确保患者出院后继续遵医治疗及有效康复。临床实践证明，高质量的出院健康教育可降低患者并发症的发生率及再入院率。医护人员通过加强出院健康教育，帮助患者建立信心，促进患者成功过渡到家庭。医院应对出院健康教育进行质控及反馈，发现问题及时进行原因分析，实施质量上的持续改进。在患者出院后，应定期对患者进行评估，了解患者的康复进展和并发症情况，及时调整健康教育计划。

（九）建立健康档案、提供社会支持

为每位护理对象建立健康档案，记录护理对象的基本信息、诊断、治疗过程、心理情况、康复进展、复诊情况、检验检查情况及随访登记情况，以便医师和护理人员更好地了解护理对象的状况，同时应记录每次健康宣教的情况。积极联系社会资源，为护理对象提供必要的支持和帮助，如医疗救助、心理支持等。

（十）关注出院健康教育注意事项

出院健康教育的时间应避开就餐、午/晚休时间等。有礼貌、有耐心地倾听护理对象或照顾者的主诉，专业、规范地解答护理对象及照顾者的问题并向其提供指导。对当时不能回答的问题，可通过跨专业团队讨论或咨询、查阅资料后另行答复。建立患者的健康教育档案，在健康教育过程中，注意技巧及方式，采用让护理对象容易接受的方式进行。

综上所述，妇产科护理对象的临床治疗并不仅限于住院期间，还需要一段时间的康复。康复是一个漫长的过程，需要良好的指导与护理，才能使患者早日康复。妇产科护理对象出院之后，需要延续护理服务，因此，对其进行出院健康教育非常必要。

（陈瀚熙　曾秀群）

第四节　儿科患者出院健康教育需求特点及实施对策

对于儿科出院患者来说，健康教育至关重要。它不仅可以帮助患儿及其家庭更好地理解和掌握疾病相关知识，提高生活质量，还可以增强其父母的自我管理能力和预防意识，预防疾病复发。

一、概述

20世纪初，随着儿童保健的普及和妇女在家庭中角色的转变，儿科护理逐渐受到重视。医

疗机构开始设立专门的儿科部门，以满足儿童患者的需求。第二次世界大战后，全球经济迅速发展，人们的生活水平逐渐提高，对儿童健康的需求也相应地增长。这一时期，儿科护理教育、研究和实践得到了空前的发展。进入21世纪，随着医疗技术的飞速进步，儿科护理在理论、技术和设备等方面都取得了重大的突破。如今，儿科护理已不仅局限于疾病的诊疗，更是扩展到儿童的生长发育、行为心理、营养教育等多个方面。住院患儿的父母普遍焦虑，担心患儿的恢复情况，同时担心患儿出院后因缺乏日常护理知识和护理能力而不能很好地照顾患儿。患儿在医院得到的是科学、专业的护理，出院后同样需要专业的护理。患儿父母希望医院能够提供学习机会，发放学习资料，使他们较好地掌握患儿日常护理知识和护理技能，减轻或消除影响健康的危险因素，从而达到预防疾病、促进健康和提高生活质量的目的。

二、儿科患者出院健康教育需求特点

（一）儿科患者的特殊性

1. 表达能力有限 儿科患者通常难以准确表达自己的感受和需求，给医患沟通带来困难。

2. 依从性较差 儿科患者可能对治疗和护理的依从性较差，从而影响康复效果。

3. 营养需求特殊 儿童处于生长发育的关键时期，对营养需求有特殊要求，出院后需关注其饮食健康。

4. 心理压力大 患病和住院对儿童心理造成一定的压力，可能会影响其情绪和行为。

5. 趣味性/游戏性/激励性的需求较高 患儿对充满趣味性、参与度高的游戏类健康教育更感兴趣，适当的激励措施可以激发其参与的热情。

（二）儿科出院患者健康教育的意义

1. 提高患儿生活质量 通过健康教育，患儿及其家长可以更好地了解疾病的治疗和护理方法，掌握正确的药物使用和家庭护理技巧，从而减少并发症的发生，提高生活质量。

2. 提高患儿自我管理能力 健康教育可以帮助患儿及其家长更好地理解和掌握疾病的相关知识，提高自我管理能力，如保持良好的生活习惯和饮食结构及适当的锻炼等。

3. 预防疾病复发 通过健康教育，患儿及其家长可以了解疾病的预防措施，增强预防意识，从而预防疾病复发。

4. 减轻社会负担 通过健康教育，患儿家长可以更好地管理患儿的健康，减少因疾病带来的社会负担，如医疗资源的浪费、工作时间的损失等。

（三）健康教育内容系统、全面

儿科患者出院健康教育应包括疾病知识的传授、自我管理技能的培养、康复指导、预防和应对并发症的教育、疾病特异性预防指导、家庭护理指导、就医指导、复诊指导、心理指导等。

1. 疾病知识的传授 为患儿及其家长提供患儿所患疾病的基本知识，包括病因、病理生理、临床表现、治疗方法等内容，使其对疾病有更深入的了解。

2. 自我管理技能的培养 教授患儿及其家长药物管理、饮食调理、运动锻炼的技能，使患儿能够主动参与自己的健康管理。

3. 康复指导 向患儿及其家长提供康复指导，包括如何进行日常生活的各项活动（如洗澡、穿衣、进食等），以及如何使用辅助器具等。

4. 预防和应对并发症的教育 教育患儿及其家长如何预防并发症的发生，并向其提供相应的应对措施及如何处理急性病情等。

5. 疾病特异性预防指导 如一些疾病有明确的致病因素、致病源或有明确的预防措施，应告知患儿及其家长避免接触相关的致病源，以及如何通过脱敏或接种相应的疫苗以预防疾病的发生。

6. 家庭护理指导 对于一些需要家庭护理的患儿，在出院前应给予患儿及其家长家庭护理指导，并评估其掌握情况，确保患儿及其家长掌握具体的方法。

7. 就医指导 对于医疗机构无法治疗的专科疾病，应向患儿及其家长提供权威的有专科治疗的医疗机构以供其参考。

8. 复诊指导 根据疾病情况，向患儿及其家长提供疾病复诊指导。

9. 心理指导 告知患儿及其家长心理情绪对疾病的影响，向其提供心理疏导的方法。

（四）健康教育方式灵活、多样、个性化

互联网时代，儿科患者出院健康教育方式应结合时代需求采取不同的健康教育方式，并根据患儿的疾病、生长发育阶段及性格开展不同方式的健康教育。

1. 面对面教育 由医护人员通过面对面的方式进行教育，通过讲解、示范等方式向患儿及其家长传授疾病相关知识和家庭护理技能。

2. 书面教育 出院前应制订健康教育计划，为患儿及其家长提供书面教育材料，包括宣教手册、健康处方、宣教卡片等，以供患儿及其家长在出院后进行复习和参考。

3. 多媒体教育 利用多媒体技术，如视频、音频等形式，向患儿及其家长传达相关的知识和技能。

4. 个性化健康教育 不同疾病、不同性格、不同年龄阶段患儿的接受能力不同，因此，需结合实际情况开展不同内容、不同方式的健康教育，如采用工作坊或翻转课堂等形式并配合激励性措施，可以提高患儿的参与度和专注度。

5. 小组教育 小组教育是一种让患儿相互交流、分享经验的教育方式。医师或护士可以组织类似的患儿及其家长参加健康教育小组，分享各自的经验和困惑，以便更好地理解和掌握相关知识。

（五）健康教育内容有儿科特色

患儿因生长发育有特殊性，健康教育应具有注重实践、游戏性强、科学性强等特点。

1. 注重实践 儿科患者的健康教育活动不仅要求患儿及其家长正确认识健康，还要求他们积极参与实践，如参加运动活动、洗手活动等。

2. 游戏性强 儿科患者的健康教育活动多以游戏性强的形式进行，如健康主题拼图游戏等，可以使患儿在轻松愉快的氛围中学习，减少患儿的焦虑、恐惧心理，提高其学习兴趣。

3. 科学性强 儿科患者的健康教育活动要从科学的观点出发，将健康知识以活动形式传授给患儿及其家长，使其能更好地理解健康的重要性。

三、儿科患者出院健康教育实施对策

（一）建立专业的健康教育团队

儿科患者的健康教育团队由儿科医师、护士、营养师、儿童保健医师、心理咨询师、社区工作者等多学科成员组成。团队成员针对患儿的具体问题进行指导和解答，确保患儿在出院后能得到全面、专业的健康教育。

1. 团队负责人 负责团队的组建、培训及日常管理工作。

2. 儿科医师 提供专业的医疗建议，制订健康教育计划。

3. 护士 负责实施健康教育计划，指导患儿及其家长掌握日常护理技能。

4. 儿童保健医师 指导家长如何监测孩子的生长发育指标，关注孩子的整体发展。

5. 心理咨询师 关注患儿及其家长的心理状态，向其提供心理辅导。

6. 营养师 提供饮食建议，指导患儿及其家长合理搭配饮食。

7. 社区工作者 组织各类活动，向患儿及其家长提供社会支持。

（二）制订科学的健康教育计划

根据患儿的疾病特点、生长发育特点、心理状况、家庭背景等情况，制订患儿出院健康教育计划，包括健康目标、健康教育内容、健康教育方式等，确保患儿及其家长在出院时能掌握相关的健康教育内容并能在出院后落实。

1. 制订详细的工作计划，包括健康教育内容、时间安排、人员分工等。

2. 定期进行工作总结，分析问题并制定改进措施。

3. 结合出院患儿的实际情况，开展针对性的健康教育活动。

4. 通过电话、短信、上门随访等方式，了解出院患儿的健康状况，向其提供必要的指导和帮助。

5. 与其他科室密切配合，共同推进出院患儿的健康教育工作。

6. 对出院患儿进行满意度调查，不断改进服务质量。

7. 定期组织团队成员进行业务学习和技能培训，提高团队成员的专业水平和服务质量。

8. 积极开展科研工作，探讨出院患儿健康教育的最佳实践和有效策略。

9. 加强与社区、学校等机构的合作，扩大健康教育覆盖面，提高公众健康素养。

10. 针对不同年龄段、不同疾病特点的出院患儿开展多样化的健康教育活动，增强患儿的参与度和学习效果。

11. 建立完善的健康教育资料库，整理和分享各类健康教育资源，方便医师和护士查阅和使用。

12. 在医院内部和社区等场所举办公开讲座或研讨会，分享健康教育的经验和成果，提高团队知名度和影响力。

通过实施以上措施，相信儿科出院患者健康教育团队的组建将为提高患儿及其家长的健康素养和自我管理能力发挥重要作用，为提高医疗服务质量和社会公众的健康水平做出积极贡献。

（三）儿科患者出院健康教育的实施模式

1. 回授法健康教育模式 回授法健康教育模式可以保障健康教育知晓率。医护人员采用双向信息传递模式进行健康教育，即对患儿及其家长讲授相关健康教育知识，然后通过不断地提问，让患儿及其家长复述或演示，评估患儿及其家长对知识的理解和掌握程度。对于患儿及其家长未能理解或理解错误的健康教育知识，由医务人员再次有针对性地进行指导和纠错，直至患儿及其家长完全掌握所有相关的健康教育知识。

2. "知-信-行"健康教育模式 通过"知-信-行"健康教育模式可以保障落实健康教育的执行率。该模式是改变人类健康相关行为的模式，通过改变患儿及其家长的自我管理行为，提高患儿及其家长的自我效能，让患儿及其家长认识到积极参与疾病管理的重要性，提升信念。

3. 多元化沟通健康教育模式 多元化沟通健康教育模式整合了多种途径、多种形式的新型健康教育模式，提升了患儿家长对护理的满意度。多元化沟通健康教育模式首先要组建专门的施行健康教育的护理小组，由经过统一培训的责任护士具体实施，实施计划和内容均在相关专业人员的讨论下形成。此外，在具体实践中，责任护士对患儿的具体病情及心理状态等进行有针对性的分析，与患儿家长讨论，保证健康教育实施的个体化、差异性。出院后主要采用网络支持形式，更符合现代社会的沟通交流需求。出院后网络支持形式的健康教育可为患儿家长实时提供在线提问、答疑解惑的宣教服务，同时医护人员通过微信群内家长反馈的内容，可以了解患儿出院后的康复效果，同时指导并纠正患儿家长不恰当的护理方法。

（四）开展延续护理，通过随访确保出院健康教育的有效执行

1. 建立出院后随访机制，适时地指导并解答家长在实际照护中遇到的问题，了解疾病的转归，评价健康教育的效果，确保出院健康教育的有效执行。

2. 通过对患儿及其家长的满意度调查等方式，了解患儿及其家长对健康教育的满意度及对教育内容和方法的评价，以便及时调整教育方式。

3. 建立微信群等互联网平台的健康互动，及时掌握患儿的情况，向患儿及其家长提供持续的健康教育。

4. 重视交流与合作。鼓励患儿及其家长与医护人员进行有效的沟通，培养家长成为孩子健康管理的合作伙伴，促进孩子在回归社会生活时得到持续的支持。

（陈瀚熙　余红春）

第五节　肿瘤科患者出院健康教育需求特点及实施对策

随着医疗技术的不断进步，肿瘤患者的治疗手段和效果得到显著的提升。肿瘤患者的健康教育需求也日益增长。然而，患者在出院后的康复阶段，仍然面临诸多健康教育的需求。了解肿瘤患者健康教育需求的特点，针对性地实施相应的健康教育对策，对于促进患者的身心健康、提高生活质量、降低复发率具有重要意义。然而，当前肿瘤患者出院健康教育仍存在一些问题，如教育内容单一、缺乏个性化指导、教育方式不灵活等，无法满足肿瘤患者的实际需求。因此，医护人员需要从肿瘤患者出院健康教育需求的特点入手，探讨实施的对策，以期为肿瘤患者的出院健康教育提供参考。

一、肿瘤科患者出院健康教育需求特点

（一）教育内容丰富多样

肿瘤患者出院健康教育的内容应涵盖心理、

营养、药物、自我护理等多个方面。患者出院后需要面对许多实际问题，如如何调整心态、如何合理饮食、如何正确使用药物等，这些问题都需要在健康教育中得到解答。

（二）教育方式灵活多样

肿瘤患者出院健康教育的形式应该灵活多样，以满足不同患者的需求。除传统的口头宣教外，还可以采用多媒体、互动式培训、在线教育等多种形式，使患者更易于接受和掌握相关知识。

（三）教育指导个性化

肿瘤患者的病情、生活方式、文化背景等均不同，因此，需要向其提供个性化的健康教育指导。医护人员应根据患者的具体情况，制订个性化的健康教育计划，以满足患者的实际需求。

1. 心理疏导需求　肿瘤患者经历着疾病带来的心理压力。在面对肿瘤的诊断和治疗时，患者不仅经历生理上的痛苦，还会出现心理压力。恐惧、焦虑、抑郁等情绪问题在肿瘤患者中尤为突出，因此，他们对专业心理疏导的需求也更为迫切。

肿瘤患者的心理压力主要来源于以下4个方面。

（1）对疾病的恐惧：由于肿瘤的不可预测性和治疗难度，患者常对未来的健康状况感到担忧，害怕失去生命。

（2）治疗的痛苦：化疗、放射治疗（简称“放疗”）等肿瘤治疗手段带来的不良反应（如恶心、呕吐、脱发等）使患者承受身体和心理方面的双重痛苦。

（3）社会角色的变化：受疾病的影响，患者可能需要暂时离开工作岗位或承担更多的家庭责任，这种社会角色的变化往往给他们带来更大的心理压力。

（4）对未来的不确定性：患者可能会对治疗效果、疾病的复发和转移等问题感到担忧，这种不确定性会加重他们的心理负担。

2. 营养指导需求　肿瘤患者的营养需求较高。肿瘤是一种消耗性疾病，它会增加患者体内营养物质的消耗。同时，肿瘤还可能引起各种症状，如恶心、呕吐、食欲缺乏等，使患者难以正常进食，这就进一步加剧了营养低下的问题。肿瘤本身和治疗过程都可能对患者的营养状况产生负面影响，因此，肿瘤患者对专业的营养指导有强烈的需求。专业的营养指导可以帮助患者了解自身的营养需求，并为他们提供合适的食物选择和饮食习惯的建议。这不仅可以满足患者的营养需求，还可以改善患者的食欲和消化情况，减少不良反应的发生。

3. 疼痛管理需求　肿瘤患者的疼痛管理是康复期的重要一环，他们需要学会如何正确地使用药物和物理方法来缓解疼痛。疼痛不仅会给患者带来身体上的痛苦，还会对其心理产生负面影响，进而影响其生活质量。因此，肿瘤患者需要学会如何正确地使用药物和物理方法来缓解疼痛，以便更好地完成康复治疗。

4. 康复锻炼需求　肿瘤患者有寻求恢复体力、预防并发症和提高生活质量的需求。

5. 自我监测需求　肿瘤患者需要了解如何自我监测病情、及时发现异常并采取相应的措施。肿瘤患者需要学习如何根据病情变化调整治疗方案。在自我监测过程中，如果发现病情变化，患者应及时与医师沟通，调整治疗方案。

二、肿瘤科患者出院健康教育实施对策

肿瘤患者出院后，其健康状况及康复过程备受关注。然而，由于肿瘤的复杂性和个体差异性，患者出院后的健康管理面临重要的挑战。为了有效地促进肿瘤患者的康复、提高其生活质量，实施以下策略具有重要意义。

（一）全面评估患者情况

在肿瘤患者出院前进行全面的评估是必要的，内容包括患者的生理状况、心理状况、社会支持系统及家庭环境等。通过全面了解患者的情况，医护人员可以更好地制订个性化的健康管理计划，促进患者的康复。

例如，对于那些经历手术的肿瘤患者，医护人员需要了解他们的疼痛控制情况、营养状况、活动能力及心理适应情况等；对于那些正在接受化疗的肿瘤患者，医护人员要关注他们的药物依从性、免疫状态及可能出现的不良反应等。

（二）建立紧密的医患关系

医护人员要与患者建立紧密的医患关系，以确保患者在出院后仍能得到必要的医疗支持。这可以通过定期的电话随访、邮件联系或面对面的咨询等方式来实现。

通过这些方式，医护人员可以及时了解患者病情的恢复情况，解答他们的疑问，并向其提供必要的建议和指导。同时，医护人员还可以鼓励患者积极参与自己的健康管理，提高其自我管理能力。

（三）建立专业的教育团队

建立由医师、护士、营养师、心理咨询师等专业人员组成的教育团队，针对患者的具体问题进行解答和指导，确保患者在出院后能够得到全面、专业的健康教育。

（四）制订个性化的教育计划

根据患者的具体情况制订个性化的教育计划，内容包括教育目标、教育内容、教育方式等，确保患者在出院后能够得到有针对性的健康教育。

1. 建立专业的心理健康教育团队 为肿瘤患者提供心理疏导、心理咨询等服务，帮助他们更好地面对疾病和治疗带来的压力。

2. 提供专业的营养指导 为肿瘤患者提供个性化的营养计划和饮食建议，帮助他们改善营养状况，增强抵抗力。

3. 提供疼痛管理教育 为肿瘤患者提供疼痛管理教育，包括药物和非药物治疗方法，帮助他们有效控制疼痛。

4. 提供康复锻炼指导 根据肿瘤患者的具体情况制订合适的康复锻炼计划，帮助他们恢复体力、提高生活质量。

5. 进行自我监测培训 为肿瘤患者提供自我监测培训，包括观察病情、定期检查、及时就医等，帮助他们更好地管理自身健康。

6. 加强心理健康教育 肿瘤患者常出现焦虑、抑郁等心理问题。因此，加强心理健康教育、为患者提供心理支持尤为重要。护士应关注患者的心理状态，鼓励他们积极面对疾病，增强信心和勇气。同时，还可以通过心理咨询、团体辅导等方式，帮助患者及其家属更好地应对心理问题。

（五）提供多元化的教育方式

采用多种形式的教育方式，如多媒体、互动式培训、在线教育等，使患者更容易接受和掌握相关知识。同时，还可以定期开展专家讲座、病友交流会等活动，增强患者的自我管理和自我保健能力。

1. 制定健康教育手册 根据患者的需求制定健康教育手册，包括疾病知识、治疗方法、康复锻炼、营养指导等方面的内容。手册可以采用图文并茂的方式，让患者更容易理解和接受。

2. 定期开展健康讲座 邀请专业医师或护士定期为患者开展健康讲座，针对患者的需求进行详细的讲解和指导。同时也可以通过互动环节回答患者的问题和疑惑。

3. 进行个性化指导 针对患者的具体情况和需求提供个性化的指导和建议。例如，心理疏导可以采取面对面交流的方式，了解患者的具体情况和需求；营养指导可以制订个性化的饮食计划和饮食建议；康复锻炼可以制订个性化的锻炼计划，并根据患者的恢复情况进行调整。

（六）建立健康档案

为肿瘤患者建立健康档案，详细记录其诊断、治疗、康复的过程，有助于医师全面了解患者的病情，为后续治疗提供参考。同时，通过跟踪患者的健康状况，可以及时发现并处理可能出现的问题。

（七）定期随访和监测

患者出院后需要对其定期进行随访和监测，以便及时发现并处理可能出现的问题。可以通过电话、微信等方式与患者保持联系，了解其健康状况和生活习惯，指导其正确用药和自我护理。同时，应安排患者定期复查和体检，以便及时发现肿瘤的复发或转移。

（八）强化社会支持体系

肿瘤患者需要得到广泛的社会关注和支持。政府、医院、社区等机构应加强合作，为患者提供多方面的支持。例如，为患者提供经济援助、医疗资源、康复设施等，以帮助其更好地渡过难关。另外，还可以通过开展宣传教育活动提高公众对肿瘤的认知和重视程度。

总之，针对肿瘤患者的出院健康教育需求采取有效的实施对策具有重要意义。通过建立健康档案、提供个性化的康复计划、加强心理健康教育、定期随访和监测及强化社会支持体系等措施，可以帮助患者更好地管理自身健康、提高生活质量。同时，这些对策的实施也有助于推动肿瘤治疗和管理水平的提升。

（陈瀚熙　陈秀梅　李惠平）

第六节　重症病房患者出院健康教育需求特点及实施对策

重症病房患者出院健康教育是一项重要的干预措施，其依托护理人员的专业知识与技能，为患者提供系统的健康指导，以促进患者全面恢复。重症病房患者出院健康教育不仅是重症护理的延续，也是整体治疗方案中不可或缺的一部分。由于重症疾病的复杂性和治疗的长期性，患者出院往往仅代表其生命体征暂时稳定，并不代表完全康复，仍可能存在复发或发生并发症的风险，因此，需要对患者进行持续的护理干预和支持。

一、概述

重症护理学是基于重症医学的发展而形成的，它是一门专注于对重症病房患者提供全面护理的临床护理学科。重症疾病通常指那些需要紧急处理、持续监测和支持治疗的疾病，如急性心肺功能衰竭、严重创伤、重症感染等。根据病因的不同，重症疾病可大致分为急性生理功能障碍、多器官功能衰竭、中毒、严重创伤、重症感染、急性代谢紊乱等类别。

重症病房患者在接受医院内的救治后，待其生命体征趋于稳定、即将转入康复阶段或准备出院时，护理人员要为其提供包括但不限于呼吸机撤离、生命体征监测、营养支持、心理疏导、康复锻炼等方面的指导和服务，以帮助患者逐步恢复生活自理能力和社会功能。随着现代医学的进步和发展，重症护理学的范围和内容也在不断扩展，《“健康中国2030”规划纲要》也强调，要全面保障人民健康，覆盖各个生命阶段。因此，护理工作不仅局限于患者住院期间，还应延伸至患者出院后的健康管理中。护理人员要具备应对患者病情变化的能力，并确保向患者所提供的健康管理服务既精准又及时，且在整个护理过程中保持连续性和一致性。《“健康中国2030”规划纲要》凸显了完善重症病房患者出院健康教育的重要性，以确保患者在出院后能够获得持续、高质量的健康支持。

二、重症病房患者出院健康教育需求特点

（一）健康教育护士要求

重症病房患者出院后的健康教育护士扮演着至关重要的角色。健康教育护士不仅要具备扎实的专业知识和丰富的临床经验，还要善于沟通，能够根据患者的具体情况制订个性化教育计划。健康教育护士需评估患者的整体健康状况，包括患者病情的稳定性、生命体征、营养状态、心理状况及家庭支持情况，以此为基础制定详细的健康教育方案。此外，还要向患者及其家属传授疾病管理的知识，包括药物使用方法、饮食指导、体位调整、伤口护理技巧、并发症的预防措施等。健康教育护士要指导患者如何识别病情恶化的早期迹象，并及时寻求医疗帮助，确保患者在家中也能有效管理自己的健康。

在患者出院后，健康教育护士可以通过电话随访或家庭访问的形式，持续跟进患者的康复进程，向其提供必要的支持与指导。这不仅有助于巩固住院期间的治疗效果，还能及时发现并解决患者在康复过程中遇到的新问题。健康教育护士还需关注患者的心理健康，向其提供情感支持，帮助患者树立积极的生活态度，克服康复道路上的种种挑战。

健康教育护士在重症患者出院后的康复过程中，既是教育者，又是支持者，通过对患者进行系统的健康教育与持续的关怀，可以帮助患者逐步恢复健康、提高生活质量。

（二）健康教育对象需求

重症病房患者由于其病情的复杂性和多变性，常伴随多种合并症，出院后依然面临生命体征不稳定的情况，易出现呼吸、循环、神经及代谢等方面的功能障碍。因此，患者在出院后需要接受持续的关注和管理，以确保能及时应对可能出现的健康问题，维护自身安全并促进康复进程。

重症患者往往因病情严重而产生巨大的心理压力，如恐惧、焦虑、抑郁等。在康复过程中，这些负面情绪可能会持续影响患者的心境。医护人员需重视患者出院后的心理健康需求，对其进行随访和延续性护理，帮助患者树立信心，维持积极、乐观的心态。与此同时，重症患者在康复阶段对营养的需求尤为突出，高蛋白、高热量及富含维生素和矿物质的饮食是促进身体恢复的关键。医护人员应依据患者的具体营养需求和个人

饮食习惯，制订科学、合理的膳食计划，确保患者出院后能获得必需的营养支持，加速康复进程。家庭和社会支持系统对患者的康复同样重要，医护人员应关注患者的社会支持网络，为患者及其家属提供必要的指导和支持，以保证患者出院后有顺利的康复进程。患者住院期间在接受高强度、高技术的治疗和护理时，通常会产生较高的医疗费用，因此，医护人员应在考虑患者经济状况的前提下合理规划后续治疗方案，确保患者能够负担得起并能持续接受必要的治疗与护理。

重症患者的康复是一个长期的过程，通过上述综合性健康管理措施及心理支持，重症患者能够在出院后更好地适应生活，最终实现身心健康的全面恢复。

（三）健康教育内容需求

在重症患者的康复上，需要密切关注其神经系统和肌肉骨骼系统功能障碍、慢性器官功能障碍及语言、认知和行为障碍等，要了解患者临床症状的改善情况，还要了解患者及家庭照顾者的情绪障碍。鉴于重症患者出院时可能存在某些特殊情况，如携带引流管出院、卧床出院、伤口尚未完全愈合出院、胃肠功能未完全恢复出院或器官功能未完全恢复出院等，健康教育的重点在于指导患者及其家属如何有效应对这些问题。

在重症患者出院健康教育中要向患者着重讲解引流管的正确护理方法，例如，如何观察引流液的颜色、量及性质的变化等。告知患者伤口护理的要点，尤其是换药、保持伤口干燥清洁及预防感染的方法。告知患者如何有效管理和减轻疼痛及不适症状。告知患者如何正确使用药物，包括用药时间、剂量控制及不良反应的识别与处理等。营养与饮食宣教同样很关键，尤其是在患者经口进食受限或需要依靠胃肠外营养的情况下，要确保患者摄取充足且均衡的营养，以促进身体功能的恢复。居家活动康复与功能锻炼有助于改善患者的肌肉力量和关节灵活性，减少长期卧床带来的并发症的发生风险。

重症患者的出院健康教育内容还应涵盖疾病相关知识的宣教，要提高患者及其家庭成员的自我保健意识，提升其对健康教育知识的理解与应用能力。另外，要向患者提供详细的复诊指导，包括复诊的时间、地点及随访流程等，确保患者能够及时接受后续的医疗检查与治疗。

综上健康教育内容，可以使重症患者更好地配合治疗与康复计划，促进身体全面康复。

（四）健康教育方式需求

在互联网时代背景下，重症病房患者的出院健康教育方式应与时俱进，融合多种教育手段，以适应不同患者的疾病特征、生长发育阶段及个性差异性。最基本且主要的教育方式当属口头讲解，这种方式是直接面向患者，向患者详细阐述疾病过程、症状处理、用药指导等内容。文字图册阅读是对口头讲解的一种有效补充形式，通过健康教育宣传手册和图文相册等形式，将复杂的教育内容通过易于理解的文字和形象的图案呈现给患者。多媒体技术的应用可进一步丰富教育手段，视频、音频等多媒体工具可以为患者及其家属提供更直观的学习途径。示教模仿则是另一种重要的教育形式，护士先进行实际操作示范，如术后正确卧位的调整、翻身技巧、有效的咳嗽与排痰方法、手语交流及早期床上功能训练等，再让患者及其家属现场模拟，护士可在一旁指导并予以纠正，确保患者及其家属能完全掌握，方便出院后居家完成。

患者出院后，通过随访教育可以与患者定期联系，持续关注患者的身体恢复情况，确保患者在出院后也能得到连续性的照顾与关怀。通过上述多样化的教育策略，不仅能有效提升重症患者的自我管理能力，还能促进其在出院后的顺利康复。

（五）健康教育的特点

重症患者的健康教育具有高度个性化的特点。由于重症患者病情复杂且个体差异显著，需根据每位患者的具体病情、生理特点及心理状态制订个性化的健康教育计划。健康教育内容应涵盖疾病管理、药物使用、饮食调节、体能锻炼等多个维度，确保患者能够根据自身状况进行有效的自我管理。

另外，重症病房患者的健康教育强调预警性与科学性。重症患者往往伴随基础疾病，易出现病情反复或并发症。因此，健康教育需要遵循科学的原则向患者及其家属传授如何识别病情恶化的早期迹象、如何采取及时的干预措施以防止疾病复发或并发症的发生等内容，要帮助患者建立科学的健康观念，理解并掌握疾病预防与管理的正确方法，促进康复进程。

三、重症病房患者出院健康教育实施对策

（一）建立专业的健康教育团队

健康教育团队应由重症病房医师、护士、专科医师、专科护士、营养师、康复治疗师、心理咨询师及社会工作者等人员共同组成，以便能针对患者的具体问题提供专业的指导与解答，确保患者出院后能获得全面的健康教育支持。医师作为团队的核心成员，主要职责在于评估患者的健康状况，制订个性化的健康教育计划，并解答患者在医学方面的疑问。护士负责实施具体的健康教育计划，涵盖饮食、运动及用药等多方面的指导，同时还承担出院后的随访任务，为患者提供家庭护理指导，并监督其遵从医嘱的情况。营养师的工作重点在于患者的营养评估，依据患者的病情及饮食习惯制订适宜的饮食计划，并向患者提供专业的营养咨询与建议。康复治疗师则负责患者的康复训练，包括物理治疗与运动锻炼，以促进患者身体功能的恢复及生活质量的提升。心理咨询师则专注于患者的身心健康，通过向患者提供心理支持与辅导，帮助患者调整心态、克服心理障碍。社会工作者的任务是协助患者解决社会支持层面的问题，连接家庭与社区资源，确保患者在社会环境中得到必要的支持。应实施多学科团队模式，与其他科室紧密合作，组织团队成员进行业务学习和技能培训，不断提升专业水平和服务质量。此外，要积极开展科研工作，探索最佳实践和有效策略，以提高健康教育的效果，共同促进出院患者的身体恢复。

（二）制订科学的健康教育计划

制订科学的健康教育计划是确保重症病房患者出院后能顺利康复的关键环节。应根据患者的疾病特点、基础疾病、心理状况及家庭背景等情况，制订翔实的出院健康教育计划，内容涵盖健康目标、教育内容及教育方式等要素，确保患者及其家属在患者出院时能掌握必要的健康知识，并能在出院后运用所学的内容。为此，需制订详细的工作计划，明确健康教育的内容、时间安排及人员分工，并定期进行工作总结，分析存在的问题，制定相应的改进措施。要结合每位出院患者的实际情况，开展针对性强的健康教育活动，同时可以通过电话、短信、上门随访等多种形式持续了解患者的健康状况，向其提供必要的指导与帮助。

（三）健康教育的实施模式

1. 通过回授法健康教育模式保障健康教育的知晓率　医护人员采用双向信息传递模式进行健康教育，即对患者及其家属讲授相关的健康教育知识后，通过不断地提问，让患者及其家属进行复述或演示，以评估患者及其家属对知识的理解和掌握程度。对于患者及其家属未能理解或理解错误的健康教育知识，医务人员可再次针对性地进行指导和纠错，直至患者及其家属完全掌握所有相关的健康教育知识为止。

2. 通过“知-信-行”健康教育模式保障落实健康教育的执行率　“知-信-行”模式是改变人类健康相关行为的模式，通过改变患者及其家属的自我管理行为，提高其自我效能，让其认识到积极参与疾病管理的重要性，提升自信心。

3. 采用多元化沟通健康教育模式　多元化沟通健康教育模式是整合了多种途径、多种形式的新型健康教育模式，有助于提升患者及其家属对护理工作的满意度。多元化沟通健康教育模式首先要组建专门施行健康教育的护理小组，由经过统一培训的责任护士具体实施，所实施的计划和内容均在相关专业人员的讨论下形成。此外，在具体实践中，责任护士会对患者的病情及心理状态等进行有针对性的分析，与患者及其家属进行讨论，保证健康教育实施的个体化、差异性。患者出院后，健康教育主要采用网络支持形式，更符合现代社会沟通和交流的需求。出院后网络支持形式的健康教育，可以为患者及其家属实时提供在线提问、答疑解惑的宣教服务，另外，医护人员通过了解微信群内家属反馈的内容，也能了解患者出院后的康复效果，同时能指导并纠正患者及其家属不当的护理方法。

综上，重症病房患者出院健康教育的意义在于可以显著提升患者的自我管理能力，帮助患者更好地应对自身疾病，学会识别疾病复发的早期信号，并采取相应的预防措施，减少因不当自我管理导致的病情恶化或复发，降低重症患者的复发率和并发症的发生率，从而有效避免或及时处理可能出现的并发症，进而提高生活质量。对重

症病房患者进行出院健康教育可以在促进患者康复的同时增进医患沟通与信任，医护人员在教育过程中与患者及其家属保持密切的联系、及时解答疑问，可以增强患者对医疗团队的信任感，构建和谐的医患关系。重症病房患者的出院健康教育是一项具有多重价值的举措，通过系统的健康教育与持续的关怀，可以使患者在出院后更好地适应生活，实现身心健康的全面恢复。

（陈瀚熙　钟玉娱）

第七节　精神心理科患者出院健康教育需求特点及实施对策

随着社会的发展和人们生活节奏的加快，心理精神疾病的发生率逐渐上升。心理健康问题逐渐受到越来越多的关注。对于住院治疗的患者，出院后面临如何适应社会、调整心态、自我管理疾病等问题，传统的健康教育模式往往不能满足患者的需求。因此，针对精神心理科患者出院健康教育需求的特点实施相应的对策，对于提高患者的生活质量和促进疾病的康复具有重要意义。

一、精神心理科患者出院健康教育需求特点

（一）疾病自我管理需求

精神心理科患者出院后，需要学会如何自我管理疾病，包括按时服药、定期复诊、合理饮食、保持健康的生活方式等。这些自我管理技能对于患者的康复和预防疾病复发至关重要。然而，很多患者及其家属对这些技能缺乏了解，导致出院后出现各种问题，如病情恶化、复发等。因此，精神心理科患者在出院前应接受全面的健康教育，包括自我管理技能的培养和训练，以更好地管理自身疾病，确保身体的持续健康和心理状态的稳定。

1. 疾病知识需求　患者出院后，对疾病的发病机制、治疗方法和预防措施等方面的知识存在强烈的需求。他们希望了解疾病是如何发生的，如何有效地进行治疗，以及如何预防疾病复发。然而，很多患者往往因为缺乏专业的医学知识，无法准确理解和掌握这些信息。因此，对于患者来说，拥有一本通俗易懂的疾病知识手册非常有必要。

2. 药物管理需求　精神心理疾病患者需要长期服药，因此，患者出院后希望得到关于药物使用方法及注意事项等方面的指导，需要密切关注自己的情绪及病情的变化，及时咨询精神科医师或心理咨询师以调整药物治疗方案。此外，患者需了解如何应对药物不良反应。在用药过程中，如果出现任何不适或异常反应，患者应立即停用药物并寻求医疗帮助。同时，患者还需了解如何正确存储药物，避免药物失效或滥用。

3. 康复技能需求　精神心理科患者在出院后存在学习康复技能的需要，如放松技巧和应对技巧是帮助患者适应社会、提高生活质量至关重要的康复技能。

（二）心理支持需求

精神心理科患者往往存在不同程度的心理问题，如焦虑、抑郁、自卑等。出院后，患者可能面临社会压力、家庭关系、就业困难等一系列问题，需要得到专业的心理支持和帮助，以更好地应对生活中的各种压力和挑战，学会自我调节情绪。同时，家庭和社会也应给予他们更多的关注和支持，使其保持良好的社交关系，增强心理韧性，更好地融入社会和生活。

1. 保持良好的社交关系　社交关系对于精神心理科患者的心理健康有重要的影响。出院后，患者需要积极参与社交活动，与家人、朋友和社区建立良好的关系，良好的社交关系可以帮助他们缓解压力，增强自信心，提高生活质量，同时还可以提供情感支持和帮助，让患者在面对困难时不再孤单。

2. 学会自我调节情绪　情绪管理技能可以帮助患者更好地理解自己的情绪，从而更好地应对生活中的挑战。一些简单的情绪管理技巧，如深呼吸、冥想、听音乐等可以缓解紧张和焦虑的情绪。患者还可以通过与家人和朋友交流、参加兴趣爱好小组等方式来转移注意力，提高情绪稳定性。自我反思、寻求帮助、与他人交流等方式都可以帮助患者更好地管理自己的情绪。此外，患者还要保持积极的心态和乐观的情绪，以更好地应对生活中的各种挑战和困难，还可以采取一些放松技巧。

3. 建立健康的生活方式　健康的生活方式对于精神心理科患者的身体和心理健康都非常重要。出院后，患者需要建立健康的生活方式，包括保证充足的睡眠、避免熬夜、减少不良习惯等。以下措施可以帮助他们保持身体的健康和心理的稳定。

（1）按时服药：按时服药是疾病自我管理的基础。精神心理科患者在出院后需要继续服用药物以维持病情的稳定。然而，一些患者可能会因为各种原因而忘记服药，这可能会导致疾病复发。因此，患者需要制订合理的服药计划并按时按量服药。如有任何疑问或困难，应及时咨询医师。

（2）合理饮食：精神心理科患者在出院后需要注意饮食卫生，避免暴饮暴食和食用不健康的食品。同时，他们也需要保持营养均衡，多吃富含维生素和矿物质的食物，以提高身体免疫力。

（3）适当运动：精神心理科患者在出院后需要进行适当的运动，以增强身体素质和免疫力。同时，运动也可以帮助他们释放压力、改善心情。患者在运动时要适度，避免过度劳累和受伤。

（三）社区资源需求

精神心理科患者出院后需要得到社区的支持和帮助。他们可能需要得到家庭医师、社工、志愿者等组织成员的支持和帮助，以更好地融入社会和家庭。精神心理科患者往往存在社交障碍和职业能力下降等问题，这使他们在出院后面临社会适应的困难。因此，他们需要接受一些社会适应技能的培养和训练，如社交技能、职业能力等，以更好地融入社会和生活。同时，社会也应该向其提供更多的支持和帮助，如提供就业机会、康复服务等，以帮助他们更好地适应社会和生活。

（四）健康教育方式需求

精神心理科患者在出院后需要得到全面的教育，以更好地管理自身疾病和融入社会。这些教育方式包括个人指导、团体辅导、讲座、康复中心训练等多种形式。患者可以根据自己的需求和实际情况选择合适的教育方式。同时，医师和专业人士也可以通过定期随访和评估来了解患者的病情和生活状况，并向其提供相应的建议和支持。

医院针对精神心理科患者出院健康教育的方式主要有观看教育视频、发放指导手册、患者实例分析及护理人员个别指导等方式。就精神心理科患者的需求来看，出院后的健康教育应以护理人员临床指导为主，护理人员个别指导的方式最为基础，效果也最佳。

（五）健康教育目标需求

精神心理科患者的出院健康教育应紧密围绕以下目标开展工作：①提高患者及其家属对精神心理疾病的认识和理解程度，增强自我管理的信心和技能；②帮助患者及其家属掌握药物管理的方法和技巧，提高药物治疗的依从性和效果；③培养患者积极的生活方式和心态，增强心理韧性，提高生活质量；④引导患者及其家属正确面对和应对疾病复发和不良事件，及时寻求医疗帮助和支持；⑤促进患者及其家属与医护人员的有效沟通和协作，提高疾病管理和康复的效率。

在健康教育过程中，需要注意以下9点：①根据患者的具体情况和需求，制订个性化的教育计划和方案；②制作和发放疾病知识手册，包括发病机制、治疗方法、预防措施等，帮助患者及其家属更好地了解和掌握疾病知识；③注重教育的实用性和实效性，让患者及其家属真正掌握知识和技能；④建立良好的沟通和合作关系，与患者及其家属共同参与教育过程；⑤及时评估教育效果，根据需要及时调整和完善；⑥开展药物管理培训，包括药物使用方法、注意事项、不良反应等，帮助患者正确使用药物，提高药物治疗的效果；⑦提供康复技能培训，包括放松技巧、应对压力的技巧等，帮助患者更好地适应社会和生活，提高生活质量；⑧进行心理咨询和心理治疗，帮助患者及其家属解决心理问题和困惑，增强其心理韧性；⑨组织社交活动，组建康复小组，向患者及其家属提供支持和帮助，使患者更好地融入社会和生活，提高其社会适应能力。

二、精神心理科患者出院健康教育实施对策

在临床实践中，对精神心理科患者的出院健康教育工作的重要性不言而喻。有效的出院健康教育不仅有助于患者的康复，还能预防疾病的复发。为了使出院健康教育工作更加完善，需要关注出院指导的质量，并从以下8个方面入手。

（一）制订全面的个性化健康教育计划

精神心理科患者出院前，应该根据患者的具体情况制订全面的健康教育计划，包括自我管理技能的培养和训练、心理支持、社会适应技能的培养和训练等。同时，精神心理科患者出院健康教育应注重患者的参与和互动，让他们主动参与健康教育过程。通过与患者的交流和互动，可以更好地了解他们的需求和问题，根据患者的文化背景、年龄、性别等因素提供更加个性化的指导和帮助。

（二）制订康复计划

精神心理科患者出院后，应帮助其制订康复计划，以使患者逐渐恢复社会功能和自我照顾能力。医护人员可以根据患者的具体情况制订个性化的康复计划，包括药物治疗、心理治疗、家庭治疗等内容。同时，还可以为患者提供康复训练项目，如认知行为疗法、社交技能训练等。

（三）加大心理健康教育的宣传力度，采用多种形式的出院健康教育方式

精神心理科患者出院健康教育的实施可以采取多种形式，包括个体指导和团体辅导、讲座和培训等。

1. 个体指导和团体辅导 精神心理科患者出院前可以接受个体指导和团体辅导。个体指导是根据患者的具体情况提供个性化的建议和治疗方案，帮助患者更好地管理自身疾病。团体辅导可以提供社交支持，帮助患者之间相互支持和鼓励，共同应对疾病。

2. 讲座和培训 医院可以定期组织讲座和培训，向患者及其家属介绍疾病知识和自我管理技能，包括药物治疗、饮食管理、康复技能等。讲座和培训可以采用通俗易懂的语言，结合实际案例进行讲解，以帮助患者更好地理解和掌握。

3. 采用多种形式的教育方式 如口头讲解、演示示范、案例分析、小组讨论等。同时，还可以借助一些现代化的手段，如网络平台、手机APP等，向患者提供更加便捷和高效的教育方式。

4. 制定健康教育路径 在精神心理科患者出院前，可以根据其具体情况制订个性化的健康教育计划。计划内容包括学习疾病知识、掌握药物管理技能、学习康复技能等，以帮助患者更好地管理自身疾病。

5. 提供专业的心理支持 为患者提供专业的心理支持和辅导，帮助患者解决情绪和心理问题，提高患者的心理健康水平。

（四）提供社区资源支持

精神心理科患者出院后，需要得到社区资源的支持和帮助。医院应与社区建立紧密的合作关系，建立完善的社区服务体系，为精神心理科患者在出院后提供更好的支持和帮助。可以与社区卫生服务中心、社工组织等机构合作，向患者提供相关的支持和帮助，包括康复服务、家庭访视、就业帮助等，以帮助患者更好地融入社会和生活。同时，应积极开展社区健康教育活动，提高社区居民对心理健康的认识和重视程度，为患者提供更好的社会支持和服务。

（五）加强随访管理

在患者出院前，医护人员应向患者及其家属提供详细的出院指导。指导内容应包括如何正确使用药物、如何调整生活作息、如何进行心理调适等方面的知识。此外，还应告知患者及其家属复诊的时间和地点，以及出现何种情况时需要及时复诊。

患者出院后，医护人员应通过电话、短信等方式进行随访，及时了解患者的康复情况，并给予必要的指导和帮助。随访内容包括患者的药物治疗情况、生活作息调整情况、心理状态变化情况等。

（六）提高患者及其家属的参与度

为了提高出院健康教育的效果，需要积极鼓励患者及其家属的共同参与。在制订出院计划时，应充分听取患者及其家属的意见和建议。在出院指导过程中，应耐心解答患者及其家属提出的问题，增强其信心和依从性。

（七）建立健康档案

为精神心理科患者建立健康档案是实施出院健康教育的重要步骤。健康档案可以记录患者的病情、治疗过程、出院医嘱等信息，为患者提供个性化的健康指导。医护人员可以通过定期随访了解患者的病情变化和康复情况，及时调整治疗方案和健康指导计划。

（八）定期评估与改进健康教育工作

为了不断提高出院健康教育的质量，需要定期对出院健康教育工作进行评估和改进。可以通过收集患者及其家属反馈的意见，对出院后患者的随访情况进行分析，发现存在的问题和不足，并提出改进措施。

综上所述，为了有效地实施精神心理科患者的出院健康教育工作，需要从建立专业的出院指导团队、制订个性化的出院计划、提供详细的出院指导、加强随访管理、提高患者及其家属的参与度及定期评估与改进健康教育工作等多个方面入手。通过实施这些措施，可以进一步提高出院健康教育的质量，为患者的康复和预防疾病复发提供有力的支持。

（陈瀚熙　李惠平）

第八节　中医科患者出院健康教育需求特点及实施对策

中医学蕴含中华民族几千年的健康养生理念及实践经验，是中华文明的瑰宝，凝聚着中华民族的博大智慧，发挥着防病治病的独特优势和作用。中医健康教育作为疾病治疗的重要组成部分，是中医护理的关键环节，贯穿患者入院到出院的全过程。护理人员只有熟练掌握各专科疾病的中医健康教育和康复指导内容，才能及时、准确地为患者提供疾病健康教育和康复指导，减轻患者的痛苦，促进疾病康复。

一、概述

中医护理基础理论指出，健康是人与自然界及自我内在的阴阳五行的平衡，如果出现阴阳某方的偏盛偏衰，阴阳互损、格拒、亡阴亡阳，或者五行之间相乘相侮失序的情况，人便会生病。中医学认为如果人体可以实现对内的稳态和对外的适应，就是健康的。中医健康教育基于中医护理学在中医学整体观、辨证观的理论指导下，历来强调“三分治、七分养”，在临床护理实践中将通过四诊收集的病情资料经过分析、综合而辨清疾病的病因、病位、病性及邪正之间的关系，从而概括判断为某种性质的证，根据辨证的结果确定相应的护理原则和方法，实施辨证施护，并给予患者中医健康教育和康复指导。《“健康中国2030”规划纲要》强调要全方位、全周期保障人民健康，这对护理范畴的要求更加广泛，对患者的健康教育应包括住院期间及出院后结合中医治疗实施的护理指导，并应保证健康管理服务实施的正确性、适时性、连续性和一致性。

二、中医科患者出院健康教育需求特点

随着疾病谱的变化、老龄化进程的加快及人们对医疗卫生需求和观念的转变，公众对疾病治疗的要求不再限于维持生命，而是更加重视身体功能的恢复、社会参与能力的恢复及生活质量的提高，社会对健康教育的需求大大增加。中医护理具有整体观、系统观和辨证施护的思维，在预防保健、疾病康复方面具有更加突出的优势。中医健康教育主要是医护人员根据患者的症候、主证提供符合患者体质和证型的中医护理措施，旨在促进疾病的恢复，延长患者的寿命。医护人员需要依据患者的病情、需求等特点，开展相应的中医健康教育工作，帮助患者树立正确的护理意识。

1. 健康教育护士的要求　随着护理事业的发展、护理模式的转变，护士的角色扩展为照顾者、决策者、教育者、咨询者等多元化角色。作为中医科健康教育的实施者，护士不仅要熟练掌握各专科疾病的中医健康教育和康复指导内容，还要具备全面的专业素养和综合能力，以更好地为患者提供优质护理服务。

2. 教育对象的需求　随着我国社会老龄化进程的日益加剧，如何对老年人进行有效的保护以保障老年人群的健康与生活质量逐渐成为重要的社会问题，同时也成为重要的医学问题。与普通患者相比，老年患者常伴有慢性疾病、基础性疾病等，因此，在开展健康教育时要更加细心、耐心，在健康指导过程中的注意事项也更多。医护人员无论是对待老年人还是其他患者均要告知其疾病的轻重缓急，做出疾病预防、治疗及康复的预案，使患者在保持良好心态的基础上稳定地恢复健康。中医科护士还要针对性地了解不同患者的症候、主证等，对患者开展个性化的中医宣教。与此同时，还要帮助患者答疑解惑，使其能有较强的信心促进身体康复。

3. 教育内容的需求 在教会患者解决现有问题的同时预防疾病的发生是中医健康教育的重要内容。中医理论向来强调治未病，也就是在患者还未出现疾病时，通过强身健体和其他提高身体素质的处理方式，达到未病先防的效果。中医健康教育应主要关注生活起居、饮食指导、用药指导、情志调理、康复指导、高危情景的识别与应对、复诊指导及疾病相关知识的宣教等内容。通过相应的护理手段促进患者康复，预防疾病的发生。

三、中医科患者出院健康教育实施对策

中医科患者的出院健康教育应紧密围绕以下目标开展工作。

1. 指导生活起居 做好个性化的生活起居，预防并促进疾病的康复。例如，通过顺应四时，增减衣物；气血亏虚者，注意休息，以免因过劳而耗伤气血，室温宜暖，防止外邪乘虚而入。

2. 提供辨证施膳 《黄帝内经》指出食物的性味既可营养五脏，又可伤害五脏，通过辨证施膳，利用食疗和药膳，在中医药理论的指导下，以膳食和药膳为工具，以食养和食疗为手段，对患者进行养生、保健，以防病治病、促进患者康复。如肺虚气弱者可给予党参煲猪肺，脾胃虚弱者可给予花生焖猪肚，这些均是中医健康教育的内容。

3. 指导用药护理 通过对患者病症的了解、药性的辨别，指导患者服药的方法、服药的时机、服药的频次及服药后的注意事项，加速药物的吸收，使药物发挥最大疗效，促进疾病恢复。如眩晕者中药宜温服，服药时嘱患者少量频服，以防呕吐。

4. 情志调护、促进身心健康 《黄帝内经》认为情志关系疾病的发展和预后，情绪刺激或情志过极可导致人体气血失调，气机不和，脏腑功能紊乱，诱发或加重疾病。《灵枢经·师传》指出，顺从患者之所愿以取得患者的合作，是施行各种治疗护理的前提。但对骄恣纵欲、不遵守疾病禁忌的患者，《黄帝内经》提出“禁之则逆其志，顺之则加其病”，此时应“告之以其败，语之以其善，导之以其所便，开之以其所苦”。这种开导教育的方法对现代护理学中的心理护理仍有深远的影响。中医健康教育通过向患者提供有关心理支持、建立健康的生活方式等方面的知识，可以帮助患者更好地恢复身心健康。

5. 加快康复速度 通过健康教育，告知家属如何协助患者通过中医手法进行康复训练，使患者了解正确的康复方法和注意事项，从而加快康复速度。

6. 高危情景的识别与处理 中医健康教育可以帮助患者了解并发症的预防措施，并学会正确地处理可能出现的问题，从而降低并发症的发生率。如胸痹的患者有出现厥脱的风险，应注意休息，出现胸闷、胸痛等不适应及时就医。

综上所述，中医科患者的康复是一个漫长的过程，需要医护人员有良好的中医理论基础及扎实的临床经验，通过耐心指导与护理，才能促使患者早日康复。结合中医科患者健康教育需求的特点，应全面评估患者病情，通过中医护理方法针对性地实施健康教育，对人体内外环境进行整体调节，使患者的机体达到阴平阳秘的状态，同时应将中医学和现代临床医学进行优势互补，提高患者的生活质量，促进患者身体的康复。

（陈瀚熙　刘燕燕）

第二篇

内科常见病患者出院健康教育指引

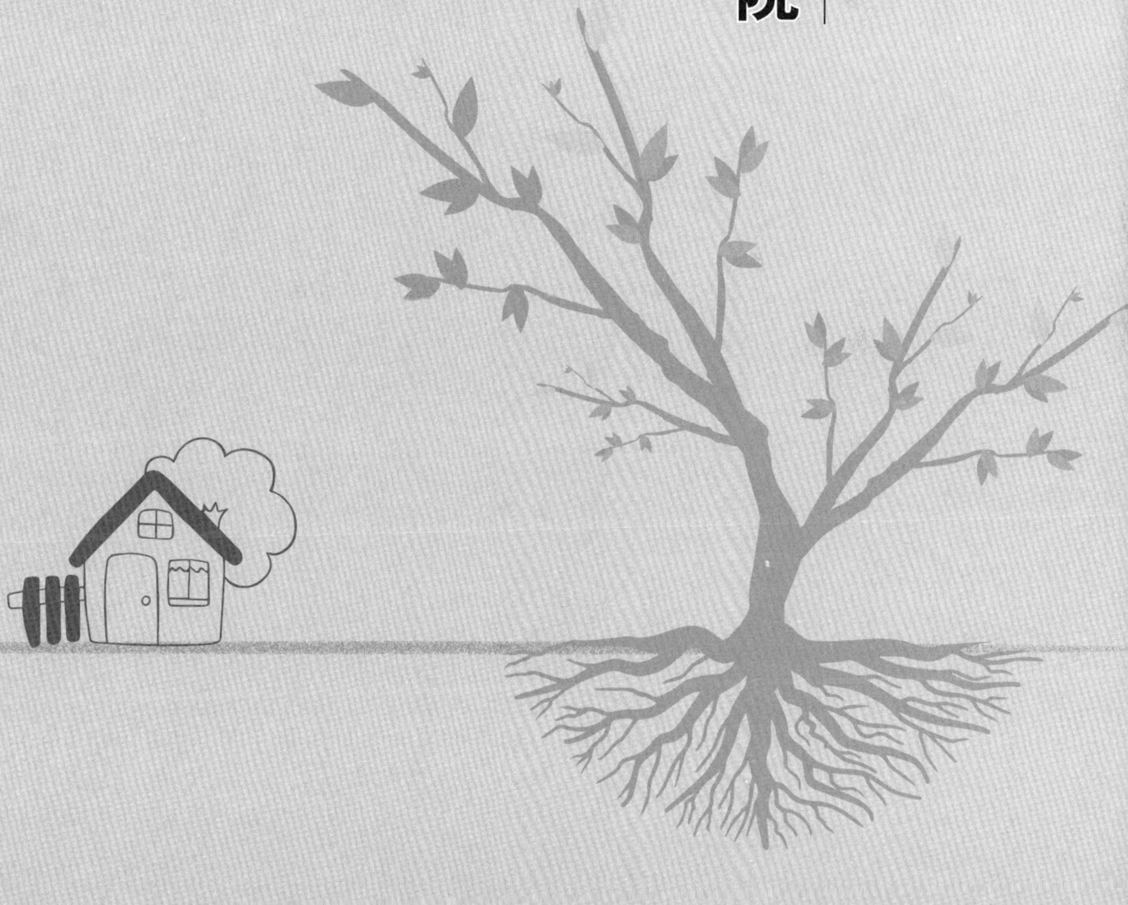

第一章 呼吸科常见病患者出院健康教育指引

第一节　支气管扩张症患者出院健康教育指引

一、疾病相关知识

支气管扩张症（bronchiectasis，或称支管扩张）是急、慢性呼吸道感染和支气管阻塞后，反复发生支气管化脓性炎症，使支气管壁结构被破坏，管壁增厚，引起支气管异常和持久性扩张的一类异质性疾病的总称。临床特点为慢性咳嗽、咳大量脓痰和/或反复咯血。

二、用药指导

注意用药反应，年老体弱、肺功能不全者在服用镇静药和镇咳药后，要注意观察呼吸中枢和咳嗽反射受抑制的情况，防止发生呼吸衰竭和窒息。

三、并发症的观察及处理

咯血时要保持情绪稳定，取患侧卧位，避免紧张，尽量将血咯出，不要憋气，保持呼吸道通畅。严禁用力咳嗽。咯血时应卧床休息，咯血量多时应取头高足低位，头偏向一侧，并禁食。

四、疾病预防指导

1. 支气管扩张与感染密切相关，应积极防治百日咳、麻疹、支气管肺炎、肺结核等呼吸道感染，及时治疗上呼吸道慢性疾病（如扁桃体炎、鼻窦炎等）。

2. 避免受凉，多休息，注意天气变化，随时增减衣物，防止感冒。

3. 减少刺激性气体的吸入。

五、饮食指导

饮食方面应多食高纤维素（如绿色蔬菜、水果等）、高蛋白（如瘦肉、豆制品、蛋类等）、粗纤维含量高（如芹菜、韭菜等）的食物，少食动物脂肪及胆固醇含量高的食物（如动物内脏等）。

六、运动及康复指导

1. 休息能减少肺活动度，避免因活动诱发咯血。少量咯血应静卧休息；大量咯血或病情严重时应绝对卧床，及时治疗呼吸道慢性疾病，防止吸入刺激性气体和异物。吸烟者应戒烟。

2. 避免剧烈运动，可采取饭后散步、踝泵运动、打太极拳、慢走、深呼吸锻炼等运动形式。注意劳逸结合，增强体质和机体免疫力，减少疾病的急性发作。

3. 向患者强调清除痰液对减轻症状、预防感染的重要性。指导患者及其家属学习和掌握有效咳嗽、胸部叩击、雾化吸入及体位引流等排痰的方法，并且长期坚持，以控制病情的发展。

七、复诊与随访指导

1. 1周内呼吸科随访。出现少量咯血时应及时就诊。

2. 准备复诊资料，如门诊病历、出院小结、检测登记本，以及相关的检验、检查结果等。

（马　芳　钟玉娱）

第二节　支气管哮喘患者出院健康教育指引

一、疾病相关知识

支气管哮喘（bronchial asthma）是以多种细胞（如嗜酸性粒细胞、肥大细胞、T淋巴细胞、中性粒细胞、气道上皮细胞等）和细胞组分参与的气道慢性炎症为特征的异质性疾病。这种慢性炎症与气道高反应性相关，通常出现广泛而多变的可逆性呼气气流受限，导致反复发作的喘息、气促、胸闷和/或咳嗽等症状。其强度随时间推移而变化，多在夜间和/或清晨发作并加剧，多数患者可自行缓解或经治疗后缓解。支气管哮喘如诊治不及时，随病程的延长可出现气道不可逆性缩窄和气道重塑。

二、用药指导

（一）糖皮质激素

吸入药物治疗的全身性不良反应较少，少数患者可出现口腔念珠菌感染和声音嘶哑。应指导患者在吸入药物后及时用清水含漱口咽部，选用干粉吸入剂或加用除雾器可减少上述不良反应的发生。口服药宜在饭后服用，以减少药物对胃肠道黏膜的刺激。气雾吸入糖皮质激素可减少其口服用量，当用吸入剂替代口服药时，通常需同时使用2周后再逐步减少口服用量。指导患者不得自行减量或停药。

（二）β受体激动药

指导患者遵医嘱用药，不宜长期、规律、单一、大量使用某种药物，因为长期使用可引起β受体功能下降和气道反应性增高，出现耐药性。应指导患者正确使用雾化吸入器以保证药物疗效。用药过程中要注意观察有无心悸、骨骼肌震颤、低血钾等不良反应。

（三）茶碱类药物

静脉注射茶碱类药物时浓度不宜过高，速度不宜过快，注射时间宜在10 min以上，以防中毒症状的发生。其不良反应有恶心、呕吐、心律失常、血压下降及多尿，偶有呼吸中枢兴奋，严重者可抽搐甚至死亡。茶碱的“治疗窗”窄且茶碱代谢存在较大的个体差异，因此，用药时监测血药浓度可减少不良反应的发生，其安全浓度为6～15 μg/ml。发热、妊娠、小儿或老年人，以及有心、肝、肾功能障碍及甲状腺功能亢进症者的不良反应会增加。合用西咪替丁、喹诺酮类药物、大环内酯类药物可影响茶碱代谢，使其排泄速度减慢，因此，应减少这些药物的用药量。茶碱缓/控释片有控释成分，不能嚼服，必须整片吞服。

（四）其他药物

吸入抗胆碱药后，少数患者可有口苦或口干感。酮替芬有镇静、头晕、口干、嗜睡等不良反应，高空作业人员、驾驶员、操纵精密仪器者在服用时应注意。白三烯调节剂的主要不良反应是轻微的胃肠道症状，少数可出现皮疹、血管性水肿及转氨酶升高，停药后可恢复。

三、疾病预防指导

1. 预防感冒，避免烟雾、粉尘等有害气体对呼吸道的刺激。
2. 戒烟，避免二手烟的危害。
3. 及时治疗鼻炎、荨麻疹、湿疹、慢性咽炎等过敏性疾病。
4. 规律生活，保证充足的睡眠和休息。
5. 避免诱发因素，避免接触过敏原。常见的过敏原包括鱼、虾、蟹、蛋、牛奶等食物，普萘洛尔、阿司匹林等药物，尘螨、花粉、真菌、动物毛屑等吸入性变应原等。
6. 适当参加体育锻炼，如慢跑、快走、八段锦、耐寒训练、呼吸保健操等。
7. 放松心态，遵医嘱治疗。

四、饮食指导

（一）合理膳食

日常饮食应营养丰富，以清淡饮食为宜。

（二）“六不过”

不宜过咸、过甜（如巧克力等）、过腻（如动物脂肪等）、过激（如冷、热、辣、酒、浓茶等）、过敏（如海鲜类等）、过饱。

（三）宜多食的食物

平日宜多吃萝卜、梨、枇杷、冬瓜等新鲜蔬菜和水果，以养肺、清热、化痰。

（四）应少食的食物

忌辣、荤腥、含酒精等刺激性食物或饮品。

五、运动及康复指导

（一）有氧运动

走路、跑步、骑自行车、游泳等运动可使哮喘的症状减轻。最初可从每周2～3次开始，逐渐提升至每周5次。最好在医院进行运动测试后，由医师制订运动计划。如果因各种原因不能进行心肺运动试验，也可使用6 min步行试验速度的80%作为初始运动强度，至少20～30 min/d，之后可逐步增加至40 min/d。

（二）抗阻训练

抗阻训练可以使用健身房的固定器械，也可以居家使用弹力带、小哑铃等器械进行锻炼。推荐以复合动作为主，如胸部推举、肩部推举、下拉、下背部伸展、卷腹、腿部推蹬、下蹲等，也可以进行一些重要肌群的单关节动作，如肱二头肌弯举、肱三头肌伸展、股四头肌伸展、腿弯举（小腿屈伸）、提踵等。以能完成10～15次比较合适，一次进行3～4组，同一块肌肉每周2～3次即可，建议每次锻炼的时间为30～40 min。

（三）哮喘患者运动注意事项

1. 正处于急性发作期（症状恶化）的哮喘患者不能进行训练。应待症状缓解、气道功能改善后再开始运动。

2. 根据医师的建议，可以在运动前或运动后使用短效支气管扩张剂来避免或治疗运动诱发的支气管收缩。

3. 应避免在寒冷的环境或有过敏原或污染物的环境中运动。

4. 运动诱发的支气管收缩，除可能被高强度运动诱发外，还可能被长时间的运动诱发，因此，应避免运动总时间过长。

5. 长期使用口服激素治疗哮喘的患者可能会出现外周肌肉萎缩，这类患者从抗阻训练中获得的益处可能更大。

六、复诊与随访指导

（一）哮喘发作先兆指导

1. 先兆症状　胸闷、鼻咽痒、咳嗽、打喷嚏等。

2. 自救　尽快脱离过敏原，使用硫酸沙丁胺醇吸入气雾剂。

3. 呼叫　若自救症状无缓解、咳嗽频繁、胸闷、呼吸困难加重，应寻求他人帮助或直接拨打120求救。

（二）随访指导

1. 1周内在呼吸与危重症医学科复诊。

2. 出现胸部发紧、呼吸不畅、喉部发痒、打喷嚏、咳嗽等症状，若自救不能缓解，应及时就诊。

3. 准备复诊资料，如门诊病历、出院小结、检测登记本，以及相关的检验、检查结果等。

（陈瀚熙　马　芳）

第三节　慢性阻塞性肺疾病患者出院健康教育指引

一、疾病相关知识

慢性阻塞性肺疾病（chronic obstructive pulmonary disease，COPD）简称"慢阻肺"，是以持续气流受限为特征的可治疗和预防的疾病，其气流受限多呈进行性进展，与气道和肺组织对香烟烟雾等有害气体或有害颗粒的异常慢性炎症反应有关。

COPD与慢性支气管炎和肺气肿密切相关。肺气肿是肺部终末细支气管远端出现异常持久的扩张，并伴有肺泡壁和细支气管的破坏，而无明显的肺纤维化。当慢性支气管炎和肺气肿患者的肺功能检查出现气流受限时，可诊断为COPD。如患者只有慢性支气管炎和/或肺气肿，而无持续气流受限，不能诊断为COPD。

一些有已知病因或有特征性病理表现的疾病也可导致气流受限，如支气管扩张、肺结核纤维化病变、严重的间质性肺疾病、弥漫性泛细支气管炎及闭塞性细支气管炎等，但这些疾病均不属于COPD。支气管哮喘也可出现气流受限，但其是一种特殊的气道炎症性疾病，这种气流受限具有可逆性，不属于COPD。

COPD是呼吸系统疾病中的常见病和多发病，其患病率和病死率均居高不下。近年来研究人员对我国7个地区20 245例成人的调查数据显示，COPD的患病率在40岁以上人群中占8.2%。COPD可引起肺功能进行性减退，严重影响患者的劳动力和生活质量，从而带来巨大的社会和经济负担。

二、用药指导

（一）稳定期

1. 支气管舒张药

（1）肾上腺素受体激动药：短效制剂如沙丁

胺醇吸入气雾剂，每次100～200 μg定量吸入，疗效可持续4～5 h，每24小时＜8喷。长效制剂如沙美特罗和福莫特罗等，每天仅需吸入2次。

（2）抗胆碱能药物：短效制剂如异丙托溴铵吸入气雾剂，定量吸入，疗效可持续6～8 h，每次40～80 μg（2～4喷），3～4次/天。长效制剂噻托溴铵吸入粉雾剂，每次吸入18 μg，1次/天。

（3）茶碱类药物：茶碱缓/控释片0.2 g，每12小时1次；茶碱0.1 g，3次/天。

2. 糖皮质激素 研究显示，高风险患者长期吸入糖皮质激素与长效β肾上腺素受体激动药的联合制剂可增加运动耐量、降低急性加重发作的频率、提高生活质量。常用药物有沙美特罗/氟替卡松、福莫特罗/布地奈德。

3. 祛痰药 痰液黏稠者可选用盐酸氨溴索30 mg，3次/天。N-乙酰半胱氨酸0.2 g，3次/天，或者羚甲司坦0.5 g，3次/天。

（二）急性加重期

1. 支气管舒张药 使用方法同稳定期。有严重喘息症状者可使用较大剂量雾化吸入治疗，如沙丁胺醇500 μg，或异丙托溴铵500 μg，或沙丁胺醇（1000 μg）＋异丙托溴铵（250～500 μg），通过小型雾化器吸入治疗可缓解症状。

2. 抗生素 当患者呼吸困难加重、痰量增多、咳脓性痰时，应根据常见或确定的病原菌种类及药敏试验选用抗生素。病情较轻者可使用青霉素、阿莫西林克拉维酸钾、大环内酯类或喹诺酮类药物、第一代或第二代头孢菌素，一般可口服给药。病情较重者可使用β-内酰胺酶抑制剂、第二代或第三代头孢菌素和喹诺酮类药物，一般多静脉给药。

3. 糖皮质激素 需住院治疗的急性加重期患者可口服泼尼松龙30～40 mg/d，或静脉输注甲泼尼龙40～80 mg/d，连续 5～7天，3次/天，酌情选用。

4. 祛痰药 溴己新8～16 mg，3次/天；或者盐酸氨溴索15～30 mg，2～3次/天，稳定期使用。

三、疾病预防指导

（一）避免有毒、有害气体

1. 减 减少厨房油烟、燃料烟雾等。

2. 避 避开有害气体和环境中的粉尘，避免直接吸入冷空气，可以戴口罩。

3. 戒 戒烟，避免吸入二手烟。

4. 通 常通风，室内通风≥2次/天，每次≥30 min。

（二）避开有害环境

1. 避 避免环境潮湿，避免受凉。

2. 免 避免到人多且嘈杂的公共场所。

3. 离 远离呼吸道感染者。

4. 保 佩戴口罩，适时增减衣物，保护身体免受环境影响。

（三）避免口腔真菌感染

1. 漱口时间 进食前后、吸入气雾剂后、睡前漱口。

2. 感受 注意观察是否有口腔干涩、异味、疼痛等情况。

3. 观察 注意观察口腔有无白斑、溃疡。

4. 预防 勤漱口和观察。

（四）增强免疫力

1. 休息与活动

（1）长期卧床者：取舒适体位或半坐卧位，进行呼吸功能训练，进行床上主动或被动肢体功能训练。

（2）床边活动者：床边活动肢体，进行呼吸功能训练。鼓励患者做到基本生活自理，发挥患者的主观能动性，家属应给予患者鼓励和协助。

（3）外出活动者：适当进行有氧运动，如步行、慢跑、八段锦、打太极拳等。

2. 运动原则 以不疲劳、无呼吸困难、无胸闷为宜。

3. 接种疫苗 流感好发季节应按时按需接种流感疫苗、肺炎球菌疫苗等。

四、饮食指导

（一）高蛋白质饮食

增加鸡、鸭、鱼、蛋等蛋白质含量高、易消化食物的摄入。

（二）高热量饮食

增加米、面等食物的摄入。

（三）高维生素饮食

多摄入新鲜蔬菜、水果，特别是猕猴桃、车厘子等。

（四）避免食用的食物

1. 致便秘的食物　如油炸类食物、干果、坚果等。

2. 刺激性食物　如油腻、辛辣的食物等。

3. 产气食物　如汽水、啤酒、豆类、马铃薯、胡萝卜、韭菜等。

（五）进餐时的注意事项

1. 休息　进餐前应休息片刻。

2. 环境　进餐环境愉快、舒适，与家人共同进餐。

3. 餐次　少量多次进餐，七八分饱即可。

4. 搭配　品种多样化，色香味兼具。

五、运动及康复指导

（一）运动指导

中度以上COPD急性加重期患者应卧床休息，患者可取舒适体位。极重度患者宜取身体前倾位，使辅助呼吸肌参与呼吸。视病情需要安排适当的活动，以不感到疲劳、不加重症状为宜。室内应保持合适的温度和湿度，冬季注意保暖，避免直接吸入冷空气。

（二）康复指导

1. 呼吸功能锻炼　COPD患者需要通过增加呼吸频率来代偿呼吸困难，这种代偿多依赖辅助呼吸肌的参与，即胸式呼吸。但是胸式呼吸的效能低于腹式呼吸，患者易疲劳，因此，护士应指导患者进行缩唇呼吸、膈式或腹式呼吸及使用吸气阻力器等，以加强胸、膈呼吸肌的肌力和身体耐力，改善呼吸功能。

（1）缩唇呼吸：缩唇呼吸的技巧是通过缩唇形成的微弱阻力来延长呼气时间，增加气道压力，延缓气道塌陷。患者闭嘴经鼻吸气，然后通过缩唇（吹口哨样）缓慢呼气，同时收缩腹部。吸气与呼气的时间比为1∶2或1∶3。缩唇的程度和呼气流量以能使距口唇15～20 cm处、与口唇等高水平的蜡烛火焰随气流倾斜又不至于熄灭为宜。

（2）膈式或腹式呼吸：患者可取站立位、平卧位或半卧位，两手分别置于前胸部和上腹部。用鼻缓慢吸气时，膈肌最大限度地下降，腹肌松弛，腹部凸出，手感到腹部向上抬起。呼气时经口呼出，腹肌收缩，膈肌松弛，膈肌随腹腔内压增加而上抬，推动肺部气体排出，手感到腹部下降。

另外，可以在腹部放置小枕头、杂志或书本等物品辅助训练腹式呼吸。如果吸气时物体上升，证明是腹式呼吸。缩唇呼吸和腹式呼吸每天训练3～4次，每次重复8～10次。腹式呼吸可增加能量消耗，因此只能在疾病恢复期或出院前进行。

2. 长期家庭氧疗

（1）达标：指脉氧为88%～93%。

（2）时长：10～15 h/d。

（3）流量：持续低流量吸氧，1～2 L/min。

（4）用氧安全：防火、防热、防油、防震、防污、防尘。

六、复诊与随访指导

（一）认识现状

咳、痰、喘是COPD的典型症状，该病病程较长，可治疗，可控制。

（二）出现异常应尽早就医

1. 急性发作　咳、痰、喘、闷等症状加重。

2. 咳嗽　咳嗽次数增多，比较频繁，夜间影响睡眠。

3. 痰液　痰液量增多，变成黄脓痰。

4. 喘息　喘息和胸闷加重。

5. 呼吸困难　气短或呼吸困难加重，使用吸入剂很难缓解。

（三）准备复诊资料

准备复诊资料，如门诊病历、出院小结、检测登记本，以及相关的检验、检查结果等。

（陈瀚熙　马　芳）

第四节 肺炎患者出院健康教育指引

一、疾病相关知识

1. 定义 肺炎是指终末气道、肺泡和肺间质的炎症，可由病原微生物、理化因素等引起。

2. 临床表现 主要临床表现：①咳嗽、咳痰；②原有呼吸道疾病症状加重，并出现脓性痰；③伴或不伴胸痛；④发热；⑤肺实变体征和/或湿啰音。

二、用药指导

遵医嘱服用药物，足量、足疗程服用，勿擅自停药、减药。一般需口服抗生素3～5天，支原体肺炎患者需用药2～3周。抗生素宜饭后服用，并与益生菌类药物间隔2 h。

三、疾病预防指导

1. 保持居室环境舒适，温度和湿度适宜（温度为22～24 ℃，湿度为40%～60%），勤开窗通风。
2. 适当户外活动，加强体能锻炼。
3. 注意气候变化，及时增减衣物。
4. 少去公共场所，避免交叉感染。
5. 肺炎虽可治愈，但易复发。因此，出院后应戒烟，避免淋雨、受寒，尽量避免到人多的公共场所。及时治疗上呼吸道感染，如有高热、寒战、胸痛、咳嗽、咳痰等症状时应立即就诊。必要时可接种流感疫苗、肺炎球菌疫苗等。

四、饮食指导

1. 进食高营养、清淡、易消化的食物，少量多餐。
2. 多吃水果、蔬菜，补充维生素及水分。
3. 少食蛋白质含量高的食物，可能会引起消化不良。
4. 适当限制钠盐的摄入，避免加重心肺负担。
5. 咳嗽时应停止进食，以免食物呛入气管。
6. 进食高热量、富含维生素、易消化的食物。建议半流质饮食，如牛奶、蛋羹、细软面条、鱼粥、瘦肉粥等，多饮水。忌食温热生痰的食物，如白果、柑、胡椒、龙眼肉等。

五、运动及康复指导

1. 坚持呼吸训练，如深呼吸、有效咳嗽等。
2. 适当活动，增加休息时间。
3. 长期卧床者要经常变换体位、翻身、叩背，随时咳出气道内的痰液。

六、复诊与随访指导

1. 1周内呼吸科复诊。有发热或咳嗽加剧时应及时就诊。
2. 准备复诊资料，如门诊病历、出院小结、检测登记本，以及相关的检验、检查结果等。

（陈瀚熙　马　芳）

第五节 肺癌患者出院健康教育指引

一、疾病相关知识

原发性支气管肺癌（primary bronchogenic carcinoma）简称“肺癌（lung cancer）”，是起源于支气管黏膜或腺体的恶性肿瘤。肺癌的发病率居癌症首位，且由于早期诊断率低而导致患者的预后较差。目前随着诊断技术的进步、各种新药及靶向治疗药物的出现，以及规范化、个体化、多学科、综合性治疗技术的进步，肺癌患者的长期生存率有所提高。

肺癌是严重危害人类健康和生命的疾病。WHO 2008年公布的资料显示，肺癌的发病率（160万例/年）和死亡率（140万例/年）均居全球癌症首位。在我国，肺癌已成为癌症患者死亡的首要病因。有资料显示，过去30年登记的肺癌患者的死亡率增加了464.8%，且其发病率和死亡率在不断上升。

二、用药指导

若疼痛明显且影响日常生活，应及早使用有

效的镇痛药。用药期间家属应配合，以确定患者服用有效镇痛的药物及其剂量。尽量口服给药，有需要时应按时给药，即3～6 h给药1次，而不是在疼痛发作时再给药。镇痛药的剂量应根据患者的需要由低到高直至疼痛消失为止。给药时应遵循WHO推荐的三阶梯给药法（表2-1-1）。注意观察用药效果，了解疼痛缓解的程度和镇痛作用的持续时间，以及生活质量的改善情况。当制定的用药方案不能有效镇痛时，应及时通知医师调整用药方案。注意预防药物不良反应，如阿片类药物有便秘、恶心、呕吐、镇静和精神错乱等不良反应，应嘱患者多进食富含纤维素的蔬菜和水果，或者服番泻叶冲剂等，以缓解和预防便秘。

表2-1-1　三阶梯给药法

阶梯	治疗药物
轻度疼痛	非阿片类镇痛药 ± 辅助药物
中度疼痛	弱阿片类镇痛药 ± 非阿片类镇痛药 ± 辅助药物
重度疼痛	强阿片类镇痛药 ± 非阿片类镇痛药 ± 辅助药物

三、并发症的观察及处理

（一）骨髓抑制

骨髓抑制表现为白细胞计数、红细胞计数、血小板计数等指标水平的降低。应定期复查，如有异常务必询问医师，必要时进行治疗。

（二）胃肠道反应

胃肠道反应表现为恶心、呕吐、食欲缺乏等，48 h后可逐渐消失。建议增加进食种类，多摄入易消化的食物。

（三）口腔溃疡

注意口腔卫生。

（四）肝肾功能受损

观察有无黄疸、皮肤瘙痒、肝区疼痛等，定期复查肝肾功能，坚持服用护肝、护肾的药物，每天饮水≥2500 ml。

（五）心脏毒性

观察有无胸闷、心悸、心动过速或心动过缓等，若有不适及时告知医师。

（六）脱发

头发脱落后可自行恢复生长，不必担心，可以佩戴假发。

四、疾病预防指导

提倡健康的生活方式，戒烟，避免被动吸烟。改善工作和生活环境，减少或避免吸入致癌物质（如污染的空气和粉尘）。肺癌高危人群应定期体检，以早期发现、早期治疗。40岁以上长期重度吸烟且有下列情况者应怀疑肺癌，并进行相关的排除检查：无明显诱因的刺激性干咳持续2～3周、治疗无效且患有肺部慢性疾病、咳嗽性质改变；持续或反复无其他原因可解释的短期内痰中带血；有反复发作的同一部位的肺炎、原因不明的肺脓肿，无明显症状，无异物吸入史，抗炎治疗效果不佳；原因不明的四肢关节疼痛及杵状指（趾）；胸部X线片示局限性肺气肿或段、叶性肺不张；孤立性病灶和单侧性肺门阴影增大，原有肺结核的病灶已稳定，但形态或性质发生改变；无中毒症状的胸腔积液且呈进行性增加。

五、饮食指导

（一）高蛋白饮食

增加鸡、鸭、鱼、蛋、奶等高蛋白、易消化食物的摄入。

（二）高热量饮食

增加米、面、大豆等食物的摄入。

（三）高维生素饮食

多摄入新鲜蔬菜、水果，特别是猕猴桃、车厘子、苹果等。

（四）避免食用的食物

1. **水果**　如柚子、橙子等。
2. **致癌食品**　如腌制食品、罐头、过夜食物等。
3. **刺激性食物**　如油腻、辛辣的食物等。
4. **产气食物**　如红薯、韭菜等。

（五）进餐注意事项

1. **休息**　进食前休息片刻。

2. 环境 进餐环境愉快、舒适，与家人共同进餐。

3. 餐次 少量多次进餐，避免过饱。

4. 搭配 品种多样化，色香味兼具。

六、运动及康复指导

（一）未手术患者

化疗或处于癌症晚期的患者，运动时需要注意运动量，并避免进行剧烈活动。通常不主张化疗患者大量运动，1个月内结束化疗，通常3～4周后可以根据自身体力状况，并在医师的指导下进行相关的运动。通常从比较轻的体力运动过渡到较重的体力运动。

（二）手术患者

如果患者接受了手术治疗，术后的康复运动量应呈逐步增加的状态。刚开始可以是散步，主要以打太极拳等运动形式为主，术后2周开始逐渐加量，可以侧重呼吸功能的锻炼，如吹气球或使用专门的呼吸功能训练器，有助于打开闭合的小气道，排出肺内残留的气体，促进肺复张。术后患者会缺少部分肺组织，胸腔会有残腔，如果存在肺不张，还可能会残留气体或液体，此时需要促进肺的复张，以促进液气胸的吸收。

所有患者均不建议剧烈运动，如对抗性运动、长跑或剧烈短跑等。

七、复诊与随访指导

1. 若发现以下情况，应及时就医：①生命体征异常，如体温≥37.3 ℃，脉搏≥100次/分，呼吸＞25次/分，呼吸困难、喘憋、发绀等；②频繁咳嗽，严重影响夜间睡眠质量；③一般症状加重，如咯血增加、乏力、视物模糊等；④疼痛加重，如胸痛、头痛、骨痛、肝痛等；⑤肿胀加重，如肢体肿胀、锁骨上淋巴结肿大、肝大等；⑥皮肤异常，如拔出引流管后伤口敷料有渗液、皮下血肿和/或气肿加重、全身淤血等；⑦突发意识障碍；⑧血检测结果异常；⑨进食时频繁呛咳。

2. 准备复诊资料，如门诊病历、出院小结、检测登记本，以及相关的检验、检查结果等。

（陈瀚熙　马　芳）

第六节　肺血栓栓塞症患者出院健康教育指引

一、疾病相关知识

肺血栓栓塞症（pulmonary thromboembolism，PTE）是肺栓塞（pulmonary embolism，PE）最常见的类型。肺栓塞是以各种栓子阻塞肺动脉或其分支为发病原因的一组疾病或临床综合征。当栓子为血栓时，称为肺血栓栓塞症，以肺循环和呼吸功能障碍为主要临床表现和病理生理学特征。大多数肺栓塞由血栓引起，但也可由脂肪、羊水、空气等所致。肺动脉发生栓塞后，如其所支配的肺组织因血流受阻或中断而发生坏死，称为肺梗死。

二、用药指导

1. 抗凝治疗 使用华法林抗凝治疗的患者避免食用维生素K含量高的食物，如动物肝脏、各种烹调油、菠菜、韭菜、甘蓝、莴苣、洋葱、豆奶等。华法林与多种药物之间存在相互作用，如同时服用其他药物应告知医师。

2. 遵医嘱服药 遵医嘱按时、按量正确使用药物，不可擅自停药。

3. 检测凝血指标 服用华法林等抗凝药的患者须定期复查凝血指标，若国际标准化比值（international normalized ratio，INR）＜1.5或INR＞2.5需及时就医。

4. 观察药物不良反应 观察有无出血的风险，特别是观察有无皮下瘀斑、牙龈出血、血便或黑便等，若突然剧烈头痛应警惕颅内出血。

三、饮食指导

1. 低盐、低脂、低糖饮食。

2. 戒烟、限酒。

3. 心功能无异常者应多饮水（饮水量≥2 L/d）。

4. 均衡饮食。适当补充蛋白质，增加新鲜蔬菜、水果的摄入，增加膳食钙的摄入。

5. 保持大便通畅，避免用力解大便，适当使用通便药物。

四、运动及康复指导

适量活动，如无禁忌，应鼓励患者尽早穿梯度压力袜下床行走和进行康复活动，以避免静脉血栓栓塞症的复发。告知患者若突然发生胸闷、咳嗽、发作性晕厥、低血压、下肢不对称性水肿等情况应及时就诊。注意休息，避免劳累和情绪激动。

五、复诊与随访指导

患者出院后至少进行短期（2周至3个月）随访。若症状或病情需要，应更早进行随访。关注患者的临床状态、抗凝方案（抗凝药的类型、剂量、持续时间及患者的依从性和耐受性）、血栓形成倾向的评估和适合年龄的癌症筛查。持续或反复出现症状的患者，如存在持续性或新发的呼吸困难，应接受检查以明确是否存在慢性血栓栓塞性肺动脉高压（pulmonary hypertension due to chronic thrombotic and/or embolic disease，CTEPH）或其他慢性血栓栓塞性疾病，并治疗相关的合并症。提醒置入可回收IVCF的患者在规定的时间窗内复诊并取出滤器。

（陈瀚熙　马　芳）

第七节　肺脓肿患者出院健康教育指引

一、疾病相关知识

肺脓肿是由多种病因引起的肺组织化脓性病变。早期表现为化脓性炎症，继而坏死，形成脓肿。多发生于壮年，男性多于女性。发病原因包括经气管感染、血源性感染和多发脓肿及肺癌所致感染等。肺脓肿也可以根据相关的病原体进行分类，如葡萄球菌性肺脓肿、厌氧菌性肺脓肿及曲霉菌性肺脓肿。自抗生素被广泛应用以来，肺脓肿的发生率已极大地降低。

二、用药指导

治疗急性肺脓肿的感染细菌（包括绝大多数厌氧菌）都对青霉素敏感，青霉素的疗效较佳，故最常使用。青霉素的使用剂量可根据病情来定，一般急性肺脓肿患者经青霉素治疗后可痊愈。脆弱拟杆菌对青霉素不敏感，可使用林可霉素肌内注射，病情严重者可使用静脉滴注，或口服克林霉素，或口服甲硝唑。对嗜肺军团菌所致的肺脓肿，红霉素有较好的疗效。可在全身用药的基础上加用局部治疗，如环甲膜穿刺、鼻导管气管内或纤维支气管镜滴药，常用青霉素，滴药后按脓肿部位的不同采取适当体位，静卧1 h。血源性肺脓肿为脓毒血症的并发症，应按脓毒血症治疗。

三、疾病预防指导

肺脓肿是由多种化脓菌混合感染引起的肺实质化脓性炎症。含病原菌的口、鼻、咽分泌物被吸入肺内是发病的主要原因。因此，预防本病的关键在于积极去除和治疗口、鼻、咽的慢性感染源，如龋齿、扁桃体炎、鼻窦炎、牙槽溢脓等。避免过量使用镇静药、催眠药、麻醉药，避免酗酒。对上呼吸道手术及昏迷、全身麻醉者应加强护理，预防肺部感染。治疗早期应使用强效抗生素，痰液引流亦是提高疗效的重要措施。肺脓肿患者在经过积极、有效的治疗后可痊愈。对于慢性肺脓肿患者，尤其是抗生素治疗3个月后仍有厚壁空洞或反复大咯血，可考虑手术切除治疗。

预防肺脓肿复发或病情加重的措施：①做好口腔清洁，常漱口，多饮水；②积极治疗口腔疾病，如龋齿、化脓性扁桃体炎、鼻窦炎等，防止病灶分泌物吸入肺内而诱发或加重感染；③积极防治皮肤外伤，如皮肤感染、痈、疖疮等，不挤压痈、疖疮，预防血源性肺脓肿的发生；④避免受凉、酗酒、极度疲劳等；⑤提高机体免疫力，注意休息，劳逸结合，生活有规律；⑥保持环境整洁，开窗通风，每天至少2次，每次30 min。

四、饮食指导

1. 加强营养，进食高蛋白、高热量的食物。
2. 增加饮水量（$>$1.5 L/d），以稀释痰液，利于排痰。
3. 戒烟、限酒。

五、运动及康复指导

（一）活动

经常活动、变换体位、翻身、叩背，以促进痰液的排出。

（二）排痰

1. 及时排痰 有痰即咳出。

2. 有效排痰的4种方法

（1）主动呼吸循环技术：主要包括腹式呼吸、胸廓扩张运动、用力呼气运动3个部分。

1）第一部分：腹式呼吸。手放于腹部，放松呼吸，用鼻吸气，平静地呼吸，然后用嘴呼气。吸气时感觉腹部向上鼓起，呼气时嘴唇呈吹口哨状，吸呼比控制在1∶3～1∶2。

2）第二部分：胸廓扩张运动。手放于胸廓上，用鼻深吸气，然后张开嘴慢慢吐气。吸气时肋骨向外扩张，呼气时肋骨往内收，每次5遍。

3）第三部分：用力呼气运动。手放于腹部，用鼻深呼吸，声门持续开放，然后张大嘴呼气，每次5遍。

腹式呼吸和胸廓扩张运动交替进行2次后，再交替进行腹式呼吸和用力呼气运动2次，此为1个循环。

（2）有效咳嗽法

1）适用对象：清醒且能配合的患者。

2）方法：患者取坐位，先进行深而慢的腹式呼吸5～6次，然后深吸气，再屏气3～5 s，继而缩唇，缓慢地经口呼出气体，再深吸一口气屏气3～5 s，身体前倾，从胸腔进行2～3次短促有力的咳嗽，将痰液咳出。

（3）胸部叩击法

1）可由家属协助进行。叩击者手指弯曲并拢，使掌侧呈杯状，用手腕部的力量叩击病变部位，由外向内，从下至上，迅速叩击胸部。

2）叩击后，若有痰液应及时咳出，或者指导/协助患者采用有效咳嗽/有效主动呼吸循环技术将痰液及时排出。

3）注意事项：使用单层薄布覆盖叩击部位；避开骨隆突处、乳房、心脏等部位，以及拉链和纽扣处。

（4）体位引流法：根据病变部位选择不同的体位引流方法，原则上病灶应在高位置，使引流支气管开口向下，以利于痰液的排出。

3. 排痰注意事项

（1）时间及频次：1～4次/天，每次15～20 min，于晨起、饭前30～60 min，饭后2 h排痰。

（2）注意观察：有无头晕、疲劳、面色苍白、发绀、心率≥120次/分等不适，如有应立即停止排痰。

（3）记录：痰液的量、性质、颜色、气味等。

（4）活动：经常活动。对于长期卧床的患者，应协助其变换体位，以利于痰液的排出。

（5）注意事项：咳痰后漱口，以减少细菌在口腔内的繁殖或影响食欲；发生咯血或高热时，不宜进行体位引流。

六、复诊与随访指导

1. 根据出院小结的提示，按时返院复诊。

2. 准备复诊资料，如门诊病历、出院小结、检测登记本，以及相关的检验、检查结果等。

（马　芳　钟玉娱）

第八节　肺结核患者出院健康教育指引

一、疾病相关知识

肺结核是由结核分枝杆菌引起的慢性传染性疾病，有较高的致死率，严重危害人民群众的健康。结核病的防治是一个需要高度重视的公共卫生问题。肺结核的化学治疗是治疗的核心，应遵循早期、规律、全程、适量、联合的原则。治疗方案分为强化期和巩固期两个阶段，其中强化期使用多种药物联合治疗，巩固期则减少药物种类，以提高疗效并减少耐药性的产生。常用抗结核药物包括异烟肼、利福平、吡嗪酰胺、乙胺丁醇等。这些药物对结核分枝杆菌具有不同的杀菌作用，且对不同代谢状态和部位细菌群的作用也有所不同。

二、用药指导

（一）遵医嘱治疗，不自行停药

确诊为肺结核后，应尽早遵医嘱开始正规治疗，且治疗期间不能轻易停药或自行调换药物。

（二）规律用药

严格遵照医嘱用药，不漏服，不停药，以避免耐药菌的产生。

（三）适量用药

给药剂量需根据患者的肝功能、体重等指标的具体情况进行调整。剂量过低可能会影响药物疗效，易产生耐药性，剂量过高可能会发生药物不良反应。

（四）全程用药

药物治疗要尽可能地杀灭病灶中的细菌，提高治愈率、降低复发率。

（五）服药时间

抗结核药物的最佳服用时间通常是早晨空腹，以确保药物的吸收和药物疗效。

（六）关注药物相互作用

某些药物（如利福平）与酒精同用可能会增加肝脏毒性，对氨基水杨酸盐类药物可能会导致利福平的血药浓度降低。

（七）按时复查

定期复查痰结核菌及胸部影像学，监测抗结核药物的不良反应，尤其要注意监测血常规和肝肾功能。

三、并发症的观察及处理

（一）肺部并发症

1. 肺结核空洞　肺结核空洞可能会导致咯血、感染等症状加重，甚至出现脓胸。对于反复咯血的患者，可能需要手术切除病变部位。

2. 支气管扩张　长期结核感染可能会导致支气管壁破坏，形成支气管扩张，增加感染的风险。应保持呼吸道通畅，进行抗感染治疗，必要时行手术治疗。

3. 肺气肿　结核引起的炎症反应可能会导致肺泡壁破坏，形成肺气肿。应戒烟、使用支气管扩张剂、进行氧疗等。

（二）肺外并发症

1. 结核性胸膜炎　结核性胸膜炎可导致胸腔积液，严重者可能出现呼吸困难。可抽取胸腔积液，进行抗结核治疗，必要时行手术治疗。

2. 结核性腹膜炎　结核性腹膜炎可引起腹痛、腹胀、腹水等症状。可进行抗结核治疗、营养支持，必要时行腹腔引流。

3. 结核性脑膜炎　结核性脑膜炎是一种严重的并发症，可导致头痛、呕吐、意识障碍甚至死亡。应早期诊断、早期治疗，使用大剂量抗结核药物，对症治疗，降低颅内压。

（三）药物相关并发症

1. 药物性肝损伤　抗结核药物可能会引起肝功能损害，表现为黄疸、转氨酶升高等。应停用可疑药物，进行保肝治疗，监测肝功能。

2. 药物性肾损伤　某些抗结核药物可能会导致肾功能损害，表现为蛋白尿、血尿等。应停用可疑药物，保护肾功能，必要时行透析治疗。

3. 药物过敏反应　部分患者对某些抗结核药物可能会出现过敏反应，如皮疹、发热等。应停用过敏药物，使用抗过敏药物，严重者须紧急处理。

（四）其他

1. 咯血　少量咯血时多以安慰和消除患者的紧张情绪、卧床休息为主，可应用氨基己酸、凝血酶、卡洛磺钠等药物止血。大咯血可危及生命，应特别警惕和尽早发现窒息的先兆征象。迅速畅通气道是抢救大咯血窒息的首要措施，包括体位引流、负压吸引、气管插管等。

2. 气胸　多发生于病变广泛或病变邻近胸膜者。对于闭合性气胸肺压缩＜20%、临床无明显呼吸困难者，可采用保守治疗；对于张力性气胸、开放性气胸及闭合性气胸超过2周仍未愈合者，常用肋间插管水封瓶闭式引流。

四、疾病预防指导

（一）控制传染源

早期发现和彻底治愈肺结核患者是控制传染源的关键。

（二）切断传播途径

保持空气新鲜、避免随地吐痰、使用公筷等。

（三）保护易感人群

卡介苗接种和化学药物预防是保护易感人群的重要措施。

五、饮食指导

（一）增加蛋白质摄入

肺结核患者应摄入充足的优质蛋白食物（如鸡蛋、肉类等），以补充因疾病消耗的蛋白质。建议蛋白质摄入量为1.2～1.5 g/kg，每天总摄入量为80～100 g，其中优质蛋白应占总蛋白质摄入量的50%以上。

（二）增加热量摄入

活动性肺结核患者的能量需求增加，推荐能量摄入量为35～40 kcal/（kg·d）。建议摄入高能量食物（如谷薯类），以补充能量消耗。

（三）增加维生素和矿物质摄入

应补充富含维生素的食物，尤其是维生素A、维生素D、维生素C及B族维生素，以增强身体抵抗力。需要补充含钙、铁和锌的食物，以促进结核病灶钙化，并起到补血的作用，促使身体痊愈。

（四）增加膳食纤维和水分摄入

增加膳食纤维的摄入，保证充足的饮水量，建议每天饮用白开水1500～1700 ml，以维持酸碱平衡、保持大便通畅、防止毒素吸收。

（五）饮食多样性

每天的膳食应包括谷薯类、蔬菜水果类、畜禽鱼蛋奶类、大豆坚果类等食物。

（六）避免摄入刺激性食物

应避免摄入油腻、辛辣、刺激性食物，以免影响消化和药物治疗效果。

（七）特殊注意事项

对于咯血患者，应增加铁的摄入量。对于长期低热的患者，可多摄入牛奶、鸡蛋、瘦肉、鱼、豆腐等，以补充蛋白质的消耗。

六、运动及康复指导

1. 进行运动前，患者应咨询医师或康复治疗师的建议，并根据自身情况制订适合自己的运动计划。

2. 注意避免过度劳累和受凉，密切关注身体状况，如出现不适或呼吸困难等症状，应立即停止锻炼并寻求医师的帮助。

七、复诊与随访指导

1. 建议患者定期门诊复诊，复查常规的实验室检查、胸部X线检查等。如有不适，应及时就医。

2. 准备复诊资料，如门诊病历、出院小结、检测登记本，以及相关的检验、检查结果等。

（张朝晖　成守珍）

第九节　间质性肺疾病患者出院健康教育指引

一、疾病相关知识

间质性肺疾病（interstitial lung disease，ILD）是一组异质性弥漫性肺部疾病，其病理特征主要表现为肺泡壁和肺泡腔的炎症和纤维化。ILD涵盖超过200种疾病，这些疾病在病因、病程（急性/慢性）、病理类型（肉芽肿性/非肉芽肿性）及是否与全身性疾病相关（原发性/继发性）等方面具有多样性。ILD的临床表现多样，主要症状为渐进性劳力性气促、干咳、双下肺吸气末捻发音或湿啰音，以及杵状指等。在影像学上，胸部X线或CT扫描常显示双肺弥漫性网格状影，这是ILD的典型表现。ILD的诊断和治疗需要多学科合作，包括呼吸科、影像科、病理科及风湿科等，以确保准确的诊断和个体化的治疗策略。ILD的治疗策略包括药物治疗、氧疗、肺康复、肺移植及针对特定病因的治疗。由于ILD的复杂性，多学科讨论在ILD的诊断和治疗决策中扮演着至关重要的角色，有助于提高诊断的准确性和治疗的有效性。

二、用药指导

1. 遵医嘱用药　患者需严格按照医师的指导使用肾上腺皮质激素、免疫抑制剂等药物治疗，不可随意停药或调整药物剂量，必须严格按照医师的处方和指导使用药物，因为不恰当地用药可能会导致病情恶化或产生严重的不良反应。

2. 观察药物不良反应　注意观察肾上腺皮质激素的不良反应，如满月脸、水牛背、多毛症、水肿、消化道大出血等，停药后症状可自行消退。

3. 及时处理并发症　定期监测血压和血糖，及时发现高血压、高血糖等并发症，并遵医嘱使用降压药、降糖药，及时处理骨质疏松。

三、并发症的观察及处理

1. 预防肺部感染　保持室内空气流通，避免吸入刺激性气体和粉尘。加强口腔护理，保持口腔清洁。鼓励患者咳嗽、咳痰，定期翻身、拍背，促进痰液排出。

2. 预防呼吸衰竭　改善生活习惯，戒烟、戒酒，避免摄入刺激性食物。加强呼吸锻炼，每天坚持做呼吸操，以增强呼吸肌的功能。慢性呼吸衰竭患者应坚持家庭氧疗，遵医嘱用药，预防并及时处理呼吸道感染。定时于专科门诊复查，如出现气促、发绀等症状，应立即就医。

四、疾病预防指导

1. 戒烟　避免上呼吸道感染。

2. 避免接触刺激物　减少接触可能引起肺部损伤的环境因素，如矽尘、石棉、粮食粉尘等。

五、饮食指导

1. 高维生素、高蛋白饮食　多摄入高维生素（如绿叶蔬菜、水果等）、高蛋白（如豆制品、瘦肉等）食物。

2. 高纤维饮食　增加粗纤维食物的摄入，如芹菜、韭菜等。

3. 低盐饮食　控制盐分的摄入，避免食用过咸的加工类食品。

4. 保证水分的摄入　充足的水分摄入有助于保持呼吸道黏膜湿润，辅助清除痰液。

六、运动及康复指导

1. 呼吸功能锻炼　指导患者进行呼吸功能锻炼，如腹式呼吸、缩唇呼吸、全身呼吸操等，以改善肺功能和呼吸困难的症状。

2. 适度运动　根据患者的具体情况制定科学、有效的运动方法，如太极拳等，可帮助患者有效缓解病情。

七、复诊与随访指导

1. 定期门诊随访　定期进行门诊随访，以便医师及时了解病情变化并调整治疗方案。

2. 家庭随访　根据患者的具体情况和医师的工作安排，选择合适的随访方式，如电话随访、门诊随访、家庭随访等。

（张朝晖　成守珍）

第十节　肺动脉高压患者出院健康教育指引

一、疾病相关知识

肺动脉高压分为原发性（或特发性）和继发性两类。其中原发性肺动脉高压是一种不明原因的肺中或小动脉痉挛、硬化、狭窄引起的以血管床阻力增加、肺动脉压升高、右心衰竭和低功能状态为特点的进行性加重的疾病。不经治疗，本病的死亡率非常高。特发性肺动脉高压的平均发病年龄为36岁，75%的患者集中于20～40岁年龄段，还有15%的患者年龄在20岁以下，几岁的儿童也会发病。这是一种极易被误诊的疾病，临床应提高警惕。特发性肺动脉高压临床较少见，其临床症状缺乏特异性，易被误诊为心脏病或哮喘。

二、用药指导

肺动脉高压患者的主要用药包括血管扩张药、抗凝药等。有心力衰竭的患者常使用利尿药、血管紧张素转化酶抑制剂或血管紧张素受体拮抗剂、洋地黄等。

1. 血管扩张药需长期服用，不可随意增减剂量或擅自停药。注意观察用药后血压的变化，避免出现直立性低血压。

2. 使用抗凝药时应注意观察黏膜、牙龈、皮肤及伤口有无出血及渗血情况。根据医嘱定期监测出凝血时间、凝血酶原时间、血小板计数、国际标准化比值（INR）等。

3. 使用利尿药者，应注意有无低钾血症或低钠血症的发生，若出现乏力、腹胀、心慌、食欲下降、精神差等症状应及时告知医护人员。

4. 使用血管紧张素转化酶抑制剂时应注意是否出现咳嗽等不良反应。

5. 使用洋地黄等药物时要学会自数脉搏，脉搏低于60次/分时应及时告知医护人员。

三、疾病预防指导

1. 外出时要注意保暖，避免感冒，尽量不去人群密集的地方。

2. 规律生活，按时作息，不要通宵达旦地看电视，要使身体生物钟保持良好的节律。

3. 情绪稳定，不大喜大悲，娱乐要有节制。

4. 注意饮食卫生，不要暴饮暴食，不吃太油腻的食物。

5. 不要讳疾忌医，应及时就诊。

6. 及时增减衣物，避免感冒。推荐接种流感疫苗和肺炎球菌疫苗。

7. 预防栓塞。适当活动，或者遵医嘱使用抗凝药，注意出血的发生风险。

8. 避孕。妊娠和分娩会使病情加重。

四、饮食指导

1. 饮食宜清淡、易消化、富含营养，每餐不宜过饱，多食蔬菜、水果，保持大便通畅，戒烟、限酒。

2. 右心衰竭的患者应限制水和钠盐的摄入。每天食盐的摄入量<5 g，服利尿药者可适当增加。限制含钠高的食品，如发酵面食、腌制品、海产品、罐头、味精、啤酒、碳酸饮料等，可用糖、醋、蒜调味以增进食欲。有水肿者，液体摄入量应控制在1500 ml/d以内，多食豆制品和鱼类，少食油煎炸或辛辣的食物。

五、运动及康复指导

1. 活动量以不引起心悸、气促等症状为原则，避免劳累，建议采取散步、打太极拳等运动方式。注意保证充足的睡眠。

2. 伴心力衰竭者应根据心功能分级合理安排休息和活动，应避免进行紧张性的运动。有条件者可在医师指导下行家庭氧疗。

3. 有晕厥者应注意安全，避免单独外出。

六、复诊与随访指导

避免诱因，如受凉感冒、接触高原环境等。尽量避免坐飞机，育龄期女性应采取避孕措施。避免过度劳累和体力活动、情绪激动、精神紧张、感染、饮食不当（如食物偏咸）、擅自停药或减量等。出现以下任何不适，应及时就医：①活动后呼吸困难加重、气促、呼吸频率≥25次/分；②指脉氧持续<88%；③头晕或晕厥、咯血；④双下肢水肿或较前加重；⑤食欲下降、腹胀；⑥结缔组织病发作，如皮疹、红斑、关节肿痛等。

（陈瀚熙　马　芳）

第十一节　肺源性心脏病患者出院健康教育指引

一、疾病相关知识

肺源性心脏病（简称“肺心病”）主要是由支气管-肺组织或肺动脉血管病变所致肺动脉高压而引起的心脏病。根据起病缓急和病程长短，肺心病可分为急性和慢性两类，临床以后者多见。本病进展缓慢，临床上除原有肺部、胸部疾病的各种症状和体征外，主要是逐步出现呼吸衰竭、心力衰竭及其他器官损害的征象。

二、用药指导

1. 二氧化碳潴留、呼吸道分泌物多的患者应慎用镇静药、麻醉药、催眠药。如必须用药，在使用后要注意观察是否有抑制呼吸和咳嗽反射减弱的情况。

2. 应用利尿药后易出现低血钾、低氯性碱中毒而加重缺氧的症状。过度脱水可引起血液浓缩、痰液黏稠而不易排出等不良反应，应注意观察及预防。

3. 使用排钾利尿药时，应督促患者遵医嘱补钾。利尿药尽可能在白天使用，避免夜间频繁排尿而影响睡眠。

4. 使用洋地黄类药物时，应询问患者有无洋地黄类药物用药史。遵医嘱准确用药，注意观察药物不良反应。

5. 应用血管扩张药时，应注意观察心率及血压情况。血管扩张药在扩张肺动脉的同时也可扩张体循环动脉，往往造成血压下降、反射性心率增快、氧分压下降、二氧化碳分压升高等不良反应。

6. 使用抗生素时，应注意观察感染控制的效果、有无继发性感染等。

三、疾病预防指导

1. 加强锻炼，提高机体抵抗力，积极治疗支气管和肺部疾病，防治感冒。

2. 生活规律，顺应自然，在秋、冬季节变换时注意保暖，以免受风寒而诱发疾病。宜进食高热量、高蛋白且易消化的食物。心力衰竭者应控制水和钠的摄入，戒烟、戒酒。

3. 能及时发现肺源性心脏病的前兆在于对身体的细致观察。应预防冷空气的刺激，因其可使呼吸道抵抗力下降，易诱发呼吸系统感染，使病情加重。

4. 尿量减少且合并水肿、不能平卧时预示心力衰竭，可适当服用利尿药及强心药。服用强心药（如地高辛和洋地黄毒苷等药物）的患者，应警惕洋地黄中毒。例如，出现恶心、呕吐、视物呈黄色或绿色、脉搏不齐或变慢（<60次/分），则是洋地黄中毒的表现，此时应立即停药并请医师诊治。

5. 吸烟对人体健康的危害人尽皆知，它是肺心病等疾病的重要致病因素。一支烟中含有尼古丁5.1 mg，尼古丁对呼吸系统、心血管系统的毒性十分明显，可渗入肺部神经，影响呼吸系统的正常运行。吸烟时所产生的尼古丁和一氧化碳可加速动脉粥样硬化和血栓形成，使儿茶酚胺及血管升压素分泌增多，心率加快，出现心律失常。长此以往会导致呼吸困难，肺部功能降低，从而导致肺心病。

四、饮食指导

给予患者高纤维素、易消化、清淡的饮食，防止因便秘、腹胀而加重呼吸困难。避免含糖量高的食物，以免引起痰液黏稠。如患者出现水肿、腹水或尿少时，应限制钠、水的摄入，每天摄入钠盐<3 g，水<1500 ml，蛋白质为1.0～1.5 g/kg，因碳水化合物可增加二氧化碳的生成量，增加呼吸负担，因此，一般情况下饮食中碳水化合物的含量应≤60%。少食多餐，以减少用餐时的疲劳感。进餐前后要漱口，以保持口腔清洁、促进食欲。必要时遵医嘱静脉补充营养。

五、运动及康复指导

1. 适当活动，如散步、练气功、打太极拳等，运动强度以不感觉疲劳为原则。

2. 进行呼吸功能训练，如缩唇呼吸、腹式呼吸等。

3. 进行排痰训练，如主动呼吸循环技术等。

六、复诊与随访指导

（一）及时就医

若出现以下任何不适，应及时就医。

1. 全身症状 体温≥37.3 ℃、乏力等。

2. 呼吸系统症状 呼吸困难加重、咳嗽剧烈、咳痰不畅、口唇发绀加重等。

3. 循环系统症状 心悸、心率增快、心律失常、尿量减少、双下肢水肿或加重等。

4. 神经系统症状 头痛、失眠、白天嗜睡甚至神志淡漠、谵妄、躁动等。

5. 消化系统症状 食欲下降、恶心、腹胀等。

（二）复查

1. 根据出院小结的提示按时返院复诊。

2. 准备复诊资料，如门诊病历、出院小结、检测登记本，以及相关的检验、检查结果等。

（陈瀚熙　马　芳）

第十二节　胸腔积液患者出院健康教育指引

一、疾病相关知识

胸腔积液（pleural effusion）是以胸膜腔内病理性液体积聚为特征的一种常见的临床疾病。胸膜腔为脏层和壁层胸膜之间的潜在间隙，正常人体胸膜腔内有5～15 ml液体，在呼吸运动时起润滑作用。胸膜腔内每天有500～1000 ml的液体形成与吸收，任何原因导致胸膜腔内液体产生增多或吸收减少，即可出现胸腔积液。

二、伤口护理指导

1. 观察脉搏和呼吸状况。

2. 保持伤口敷料干燥、清洁。观察穿刺部位有无红、肿、热、痛，以及渗血、渗液等。

3. 教会患者特别注意呼吸困难、咳嗽、发热、胸痛等术后并发症的早期迹象。一旦出现这些情况，应立即就诊。

三、用药指导

1. 按时服药，定期复查。

2. 严格按照医师规定的用药时间、给药途径和方法使用药物，向患者交代特殊注意事项。

3. 用药若有异常反应应及时就诊。

四、并发症的观察及处理

（一）肺损伤

注意观察有无胸痛、咯血、不同程度的呼吸困难、呼吸窘迫、休克等症状，及时治疗。

（二）肺水肿或循环衰竭

如出现呼吸困难、剧烈咳嗽、咳大量泡沫样痰、双肺满布湿啰音，可能是肺水肿或循环衰竭，应立即就医并抢救。

五、疾病预防指导

（一）预防原发病

胸腔积液患者在日常生活中以预防原发病为主，如预防肺结核、肺炎等。若患有可能导致胸腔积液的疾病，应积极治疗，避免出现胸腔积液。

（二）保证舒适的环境

在室内使用加湿器，有利于痰液的排出。减少对病原体的接触，保证良好的通风和舒适的环境，避免进入人群密集或患者群体聚集的场所。

（三）养成良好的睡眠习惯

养成良好的睡眠习惯，睡前进行放松训练，防止睡眠紊乱，每天睡眠不少于8 h。

（四）其他注意事项

1. 氧疗护理

（1）按患者缺氧情况给予低、中流量的持续吸氧，以弥补气体交换面积的不足，改善患者的缺氧状态。

（2）减少耗氧。大量胸腔积液致呼吸困难或发热者应卧床休息，胸腔积液消失后需继续休息2～3个月，避免疲劳。

2. 促进呼吸功能恢复

（1）体位：按照胸腔积液部位的不同采取适当的体位，一般取半卧位或患侧卧位，以减少胸腔积液对健侧肺的压迫。

（2）保持呼吸道通畅：鼓励患者积极排痰。

（3）呼吸锻炼：胸膜炎患者若在恢复期，应督促其进行缓慢的腹式呼吸，以减少胸膜粘连。

（4）缓解胸痛：患侧卧位，必要时用胶布固定胸壁，或者遵医嘱服用镇痛药。

（5）康复锻炼：待体温恢复正常、胸腔积液被抽吸或吸收后，应鼓励患者下床活动，以增加肺活量。

六、饮食指导

胸腔积液可为胸部或全身疾病的一部分，日常饮食管理十分重要，建议患者在日常生活中戒烟、限酒，以避免病情反复发作或加重。患者在日常生活中要注意清淡饮食，避免摄入过多辛辣刺激性食物，要注意饮食营养、丰富且均衡，以满足机体日常生活所需，可多吃蔬菜、水果，根据自身实际情况补充维生素等。如果是脓胸患者，可进食高蛋白、富含维生素的食物。

七、运动及康复指导

1. 出院后短时间内要注意休息，进行适量的体育锻炼，以增加肺活量。

2. 避免过度劳累，加强营养，提高机体免疫力。

3. 尽量减少出入公共场所的次数，以免因抵抗力下降而诱发感染。

4. 进行呼吸锻炼。胸膜炎患者若在恢复期，应督促其进行缓慢的腹式呼吸，以减少胸膜粘连。

八、复诊与随访指导

1. 定期遵医嘱到门诊复查。如出现咳嗽、胸痛、发热等症状，应及早到医院接受治疗。

2. 准备复诊资料，如门诊病历、出院小结、检测登记本，以及相关的检验、检查结果等。

（马　芳　钟玉娱）

第二章 心血管内科常见病患者出院健康教育指引

第一节　高血压患者出院健康教育指引

一、疾病相关知识

高血压是以收缩压≥140 mmHg和/或舒张压≥90 mmHg为主要临床表现。病因不明者为原发性高血压或原发性高血压病；继发于某些疾病，血压只是其中一种临床症状者为症状性高血压或继发性高血压。

二、用药指导

1. 了解长期药物治疗的重要性，降压治疗的目的是使血压达到目标水平，从而降低脑卒中、急性心肌梗死、肾脏疾病等并发症和死亡的发生风险，因此，应长期规律服药并按时、按量服药，勿自行增减或停用药物。经治疗后血压得到控制，仍需遵医嘱继续服药。

2. 出现血压明显下降并伴有头晕等不适症状时应在医师的指导下调整药物剂量。

3. 咨询医师前，不要擅自服用其他药物、维生素或膳食补充剂，如避孕药、激素、消炎镇痛药等均可影响血压。

三、疾病预防指导

（一）自我监测指导

1. 定时测量血压并做好记录，推荐使用合格的上臂式自动血压计。监测血压要做到“四定”，即定时间、定体位、定部位、定血压计。

2. 血压未达标者，建议每天早晚各测量血压1次，坐、卧位均可。每次测量2～3遍取平均值，连续测量5～7天，血压稳定后按需间断测量。复诊时携带记录结果供医师参考。

3. 患者有头晕、耳鸣、视物模糊等症状时，应卧床休息，抬高床头，床上改变体位时动作要缓慢，若需下床应有家属陪同。

（二）直立性低血压的预防及处理

1. 直立性低血压是血压过低的一种特殊情况，是指在体位变化时，如从卧位、坐位或蹲位突然站立（直立位）时，出现血压突然过度下降，同时伴有头晕或晕厥等脑供血不足的症状。一旦发生直立性低血压，应平卧，且下肢取抬高位，以促进下肢血液回流。

2. 预防直立性低血压的方法：避免长时间站立，尤其在服药后的最初几个小时内；改变姿势，特别是从卧位、坐位起立时动作宜缓慢；服药后应休息一段时间再进行活动；不宜大量饮酒。

（三）高血压急症的处理

定期监测血压，一旦出现血压急剧升高、剧烈头痛、呕吐、大汗、视物模糊、面色及意识改变、肢体运动障碍等症状，应绝对卧床休息，避免一切不良的刺激和不必要的活动，立即拨打120急救电话。

（四）其他注意事项

1. 戒烟、限酒　吸烟和被动吸烟都会显著增加心血管疾病的发生危险。不提倡高血压患者饮酒，如饮酒，应少量，白酒＜50 ml/d，红酒＜100 ml/d，啤酒＜300 ml/d。

2. 控制体重　高血压患者应控制体重，避免超重或肥胖。

3. 改善生活方式　保持情绪乐观，避免情绪激动或压力过大，维持规律的生活习惯，改善生活方式，尽量避免熬夜。

四、饮食指导

1. 低脂低热量饮食，限制饮食总热量，尽量不吃腌制、油炸、高胆固醇（如动物内脏、肥肉等）食物，戒烟、限酒。

2. 低盐饮食，减少钠盐的摄入，每天钠盐摄入量应低于6 g。

3. 营养均衡，增加新鲜蔬菜、水果及高纤维素、高蛋白食物的摄入，饮食量以不使体重超重为度。

4. 保持大便通畅，切勿用力排大便。排大便时间不超过10 min。排便困难时应使用缓泻剂或开塞露。

五、运动及康复指导

（一）休息与活动

早期高血压患者可以参加工作，但不要过度劳累，坚持适当的体育锻炼，保证充足的睡眠，避免精神激动，消除恐惧、焦虑等不良情绪。若晚期血压持续升高，伴有心、肾、脑等部位疾病时需卧床休息，协助患者进行生活护理，保持环境舒适、安静。

（二）定期体育锻炼

定期体育锻炼可以增加能量消耗、降低血压、改善糖代谢等。应选择适宜的运动方式，合理安排运动量，建议每周进行3～5次、每次30 min的有氧运动，如步行、慢跑、骑自行车、游泳、跳舞等。

六、复诊与随访指导

1. 定期于心内科或高血压专科门诊复查。经治疗后血压达标者，可每3个月随访1次；血压未达标者，建议每2～4周随访1次。当出现血压异常波动或有头痛、头晕、视物模糊、四肢麻木等症状时，应及时就医。

2. 准备复诊资料，如门诊病历、出院小结、检测登记本，以及相关的检验、检查结果等。

（陈瀚熙　罗思妮）

第二节　冠心病患者出院健康教育指引

一、疾病相关知识

冠心病（coronary heart disease，CHD）是指因冠状动脉粥样硬化造成管腔狭窄、阻塞和/或因冠状动脉功能性改变（痉挛）导致心肌缺血、缺氧或坏死而引起的心脏病。经皮冠脉介入术（percutaneous coronary intervention，PCI）是采用经皮股动脉或桡动脉穿刺法，将球囊导管沿主动脉逆行送入冠状动脉狭窄部位，利用加压充盈球囊的机械作用，直接扩张粥样硬化性狭窄部位，从而增大血管内径，改善心肌血供，达到缓解症状和降低心肌梗死发生率的目的。

二、伤口护理指导

（一）一般指导

术肢肿胀、穿刺口有瘀斑或皮下血肿者应避免热敷或使用跌打药酒揉搓、按摩。

（二）桡动脉穿刺口护理指导

1. 术后予以止血器压迫、包扎止血，压迫时间为8～12 h，勿擅自放松止血器。

2. 术肢保持水平位或适当抬高，术侧腕关节避免过度屈伸和进行大幅度旋转运动，勿用术肢撑床。可以紧握拳头，约5 s后缓慢放松，以减轻术肢肿胀情况。

3. 术后1天不提＞1.5 kg的重物。

（三）腹股沟动脉穿刺口护理指导

1. 术后予以弹性胶布或绷带压迫止血，需平卧12～24 h，术侧肢体保持伸直，可行踝泵运动，可以在床上水平位移动，对穿刺口以下肌肉可以按摩放松。

2. 应在拆除胶布或绷带1 h后伤口无渗血再起床活动。起床后应避免长时间站立或做深蹲动作，咳嗽前可用力压住伤口以免腹压增加而致穿刺口出血。

3. 如有出血应立即停止活动，卧床休息。

（四）正常伤口愈合指导

正常伤口的愈合时间需要1周。1周内应避免进行跑步、爬楼梯等剧烈运动。术后2天可以洗澡，勿用力擦洗伤口，及时更换止血贴，并学会触摸伤口情况。出院后伤口若出现血肿或出血不止等情况，请立即就诊。

三、用药指导

（一）抗凝药物

术后患者需遵医嘱服用抗凝药。术后需终身

服用阿司匹林类药物，支架置入术后需服用氯吡格雷或替格瑞洛至少1年，之后按门诊医师的要求服用。服药期间如出现以下出血症状，应尽快就诊。

1. 眼睛　出现紫斑（紫色、红色，巩膜充血）。

2. 尿液　尿液变成茶色或尿液中混杂着血液。

3. 皮肤　皮下出血点、瘀斑。

4. 鼻和牙龈　出血。

5. 大便　腹痛、呕血、血便（红色或黑色柏油样便）。

（二）其他药物

其余相关药物应遵医嘱服用，不能擅自停药及改药。自动监测药物不良反应。家里常备缓解心绞痛的药物，如硝酸甘油等，以备急需。若出现持续胸痛、胸闷或服药后不能缓解，应立即就诊。

四、并发症的观察及处理

（一）穿刺部位出血和血肿

密切观察血肿的程度、大小、有无硬结、有无血肿扩大的迹象，如血肿范围不断扩大，应立即门诊随诊。经腹股沟动脉穿刺患者术后应避免用力咳嗽、用力大便、憋尿等，以防伤口出血。不可过早活动术肢及过早下床活动。

（二）感染

观察伤口是否有红、肿、渗液等症状。术后48 h内应避免淋浴、盆浴等，以免伤口感染。如发现伤口感染的征象，应及时门诊随诊。

（三）出血

患者术后需遵医嘱服用抗血小板药物。服药期间如出现以下出血症状，应尽快就诊：口腔/鼻腔/牙龈出血不止、血尿、黑粪（排除食物引起）、皮肤瘀斑或有红色出血点等。

（四）假性动脉瘤和动静脉瘘

如触摸到穿刺口及其周围有肿块伴波动感，应立即门诊随诊。假性动脉瘤及动静脉瘘的产生原因：在穿刺过程中存在反复穿刺的现象，使邻近的血管受损；压迫止血部位方法不当或压迫不完全；患肢未能完全制动，活动过早。

五、疾病预防指导

1. 心绞痛发作时，应立即停止活动，卧床休息，保持环境安静，可自行舌下含服硝酸甘油，注意用药后心绞痛缓解的时间。部分患者用药后可能会出现面部潮红、头部胀痛、头晕、心悸等因血管扩张而引起的不适感。对此药敏感者易发生直立性低血压，故含服硝酸甘油时应取坐位或卧床休息。如用药后15 min仍不能缓解应警惕急性心肌梗死的可能，应立即拨打120急救电话并于急诊就诊。

2. 合理安排休息和活动，维持正常的生活规律，劳逸结合，保持心情愉快，保证充足的睡眠。室温不宜过低或过高，因过冷和过热会增加心脏负担，诱发心绞痛。

3. 肥胖者要逐渐减重。

4. 避免诱发因素。告知患者及其家属过劳、情绪激动、饱餐、用力排便、寒冷刺激等都是心绞痛发作的诱因，应尽量避免这些诱因。

5. 保持大便通畅，切勿用力排大便，排大便时间不超过10 min。排便困难时可使用缓泻剂或开塞露。

六、饮食指导

饮食原则为少量多餐，避免暴饮暴食，避免辛辣、刺激性食物（浓茶、咖啡），多食蔬菜、水果和粗纤维食物（如芹菜、糙米等）。术后当天尽量避免饮用浓茶、咖啡、可乐等含咖啡因的饮料及摄入牛奶、豆类等易引起腹胀的食物。具体饮食指导内容如下。

1. 戒烟、戒酒。

2. 低盐饮食。一般全天烹饪用盐量不超过6 g。

3. 低脂饮食。每天烹调用油不超过20 g，可选用植物油，多摄入瘦肉、牛肉、去皮禽肉、鱼和蛋类等。

4. 糖尿病患者应忌食甜食，少吃含糖量高的水果（如香蕉、西瓜等）。若以土豆、芋头作为主食，应将其计算在全天的主食量中。蔬菜应选择含糖量较低的，如小白菜、空心菜、芹菜、韭菜、海带、木耳、洋葱、南瓜、豆类、苦瓜等。

5. 术后应根据心功能情况饮水，以利尿、排出对比剂。心功能良好者术后3 h内可每小时饮水400～500 ml，特殊人群（如老年人）可减少至每小时250～300 ml，24 h共饮水2000～3000 ml。在术后增加饮水量的过程中，需注意观察排尿情况，如出现腹胀、尿量减少、血尿等症状应及时告知医务人员。

七、运动及康复指导

1. 选择合适的运动方式及运动量，以有氧运动为主，运动的强度和时间因病情和个体差异不同而不同，以不感觉疲劳为宜，可散步、打太极拳、做广播操等。肥胖者要逐步减重。

2. 避免强烈运动和长时间保持同一姿势，以防止血流不畅和肢体疲劳。在进行运动前，应进行适当的热身活动和伸展运动，以减少运动损伤的风险。

3. 提倡有氧耐力训练与间歇性力量训练相结合，推荐慢跑和游泳。运动频率一般以每周3～5次为宜，具体可根据运动量的大小来调整。如果每次运动量较大，运动频率可间隔1～2天；如果运动量较小，且身体允许，可以每天坚持运动1次。

4. 患者随身携带硝酸甘油，心绞痛发作时应立即停止一切活动，就地休息，舌下含服硝酸甘油并呼救。

八、复诊与随访指导

1. 出院后的第1、3、6、12个月于门诊复诊。如出现心绞痛发作频繁、程度较重、持续时间较长、发作后含服硝酸甘油的效果差等情况应及时就诊。

2. 准备复诊资料，如门诊病历、出院小结、检测登记本，以及相关的检验、检查结果等。

（陈瀚熙　罗思妮）

第三节　心力衰竭患者出院健康教育指引

一、疾病相关知识

心力衰竭（heart failure，HF）是一种由各种心脏疾病导致的心功能不全的临床综合征，因心肌收缩力下降而致心输出量不能满足机体生理需求，临床上以肺循环和/或体循环淤血及组织灌注不足为主要特征，主要表现为呼吸困难、体力活动受限和体液潴留。根据心力衰竭发生的时间、速度及严重程度，可将心力衰竭分为慢性心力衰竭和急性心力衰竭，其中以慢性心力衰竭居多。

二、用药指导

1. 规律服药，勿自行增减或停用药物，应在医师的指导下调整药物剂量。

2. 服用利尿药期间，要注意有无乏力、腹胀等症状，多食含钾丰富的食物，如香蕉、橙子、海带、紫菜、山药、西红柿汁、柑橘、枣、杏、无花果、马铃薯、深色蔬菜等。适当口服补钾药物并定期复查电解质情况，口服补钾宜在饭后进行，以减轻胃肠道不适。

3. 警惕洋地黄中毒。服用地高辛者要注意有无恶心、呕吐、食欲下降、头晕、头痛、黄视、绿视、心律失常等症状，若出现中毒反应，应立即停用药物并及时就医。

三、并发症的观察及处理

1. 观察有无心律失常。观察是否有心悸、胸闷、气短及心室率过快或过慢而导致低血压等情况，建议心率控制在60～100次/分，每分钟不超过110次。

2. 加强对心血管危险因素和生活方式的管理，如戒烟、减重、避免过量饮酒和适当运动，避免久坐、久卧，预防血栓栓塞。

四、疾病预防指导

1. 积极干预各种危险因素，包括控制血压（血压控制在130/80 mmHg以下）、血糖、血脂，积极治疗原发病。避免各种增加心力衰竭发生风险的行为，如吸烟、饮酒等。

2. 避免各种诱发因素，如感染（尤其是呼吸道感染）、过度劳累、情绪激动、输液过快过多等。育龄期女性应在医师指导下决定是否可以妊娠和自然分娩。

3. 注意保暖，预防感染，避免寒冷刺激，冬天外出时应戴口罩或围巾。

4. 保持大便通畅，大便干结时应使用缓泻剂。

5. 洗澡前应告知家属，患者的洗澡时间不宜在饥饿或饱餐后，水温勿过高、过低。

五、饮食指导

1. 低盐低脂饮食，少食多餐，忌暴饮暴食，戒烟、限酒，饮食宜富营养、易消化，每餐不宜过饱。

2. 每天食盐总量不超过3 g（约5角钱硬币大小的调料小量勺1勺的量）。限制含钠高的食物，如腌制或熏制品、香肠、罐头、海产品、苏打饼干等。注意烹饪技巧，可使用糖、代糖、醋等调味品以增进食欲。

3. 少吃油炸食物、动物油、动物内脏、动物脑、禽蛋黄、带壳海鲜、腌制品、熟肉制品（如香肠、酱牛肉等）、方便快餐食品、调味品（如腐乳、咸菜等）、比萨、汉堡、奶油、牛油等。

4. 多食富含纤维素的新鲜蔬菜及水果。多摄入优质蛋白，如鱼肉、去皮去油的鸡肉、瘦猪/牛肉等，多食燕麦（烹制软熟）。

5. 保持大便通畅，切勿用力排大便，排大便时间不超过10 min，排便困难时可使用缓泻剂或开塞露。

六、运动及康复指导

（一）活动指导

活动量以不引起心悸、气促等症状为原则，避免劳累，建议散步、打太极拳等，保证充足的睡眠。心功能Ⅳ级患者需卧床休息，日常生活由他人照顾。但长期卧床易致静脉血栓形成甚至肺栓塞，因此，卧床期间应进行被动或主动运动，如四肢屈伸运动、翻身、踝泵运动等，每天用温水泡脚，以促进血液循环，可选择呼吸肌训练（如缩唇呼吸、腹式呼吸、人工对抗阻力呼吸）、力量训练等。心功能Ⅳa级的患者可下床站立或室内缓步行走，在他人协助下生活可自理，以不引起症状加重为度，遵循卧床休息—床边活动—病室内活动—病室外活动—上下楼梯的活动步骤。心功能Ⅲ级的患者应严格限制一般的体力活动，鼓励患者日常生活自理，每天下床行走。心功能Ⅱ级的患者应适当限制体力活动，增加午睡时间，进行轻体力劳动或家务劳动，鼓励其进行康复运动。心功能Ⅰ级的患者不限制一般体力活动，鼓励其参加体育锻炼，但应避免剧烈运动。若活动中有呼吸困难、胸痛、心悸、头晕、疲劳、大汗、面色苍白、低血压等情况应立即停止活动。如患者经休息后症状仍持续不缓解，应及时通知医师。

（二）避免感冒

在感冒流行季节或气候骤变的情况下应做好保暖措施，避免去人群聚集的场所。

（三）其他注意事项

1. 监测体重　每天在同一时间、着同类服装、用同一体重计测量体重。测量时间以晨起排尿后、早餐前最为适宜。有腹水者应每天测量腹围，如发现体重持续增加（3天增加2 kg）或减轻并感觉头晕，请立即就医。

2. 监测血压、脉搏　建议每天自测血压、脉搏并记录，复诊时携带记录结果供医师参考。

3. 出入量管理　建议使用有刻度的量杯，以平衡食物、水分的摄入量和排出量，包括水、饮料、牛奶、汤等的摄入。液体摄入量限制在1.5～2.0 L/d，一般保持出入量负平衡约500 ml。如肺淤血、水肿明显消退，应减少液体负平衡量，逐渐过渡至出入量大致平衡。少吃粥及汤类食物。

七、复诊与随访指导

（一）随访指导

建议出院后每1～2个月随访1次，如有不适应及时就医，尤其是发生如下情况或出现新的症状时：①活动后呼吸困难、平卧后呼吸困难；②夜间阵发性呼吸困难；③频繁干咳，尤其是在平卧时；④疲倦、乏力、晕倒或头晕眼花；⑤足、踝和腿部水肿，恶心；⑥静息心率增加频率超过15次/分。

（二）复诊注意事项

准备好门诊病历、出院小结、检测登记本，以及相关的检验、检查结果等。

（陈瀚熙　罗思妮）

第四节 心律失常患者出院健康教育指引

一、疾病相关知识

心律失常（arrhythmia）是指心脏冲动的频率、节律、起源部位、传导速度或激动次序的异常，其可见于生理情况，更多见于病理状态，包括心脏本身疾病和非心脏疾病。射频消融术（radiofrequency ablation，RF）是利用电极导管在心腔内某一部位释放射频电流而导致局部心内膜及心内膜下心肌凝固性坏死，以达到阻断快速心律失常异常传导束和起源点的介入性技术。射频电流是一种正弦波形，是频率为300～750 kHz的交流电流。该手术具有创伤小、恢复快、成功率高、并发症少等优点，可减少长期服用抗心律失常药物的不便，减轻手术治疗的痛苦。

二、伤口护理指导

1. 正常伤口愈合时间需要1周，1周内避免跑步、爬楼梯等剧烈运动。术后伤口愈合前勿沾水，一般2天后可以洗澡，勿用力擦洗伤口，必要时可使用止血贴。

2. 手术伤口应避免热敷或使用跌打药酒揉搓。

3. 术侧肢体应避免长时间站立或做深蹲动作。

4. 若发现伤口周围红、肿，疼痛明显，有硬结、脓疱等情况，请立即就诊。

三、用药指导

术后患者需遵医嘱服用抗凝药。服药期间如出现以下出血症状，应尽快就诊：口腔/鼻腔/牙龈出血不止、血尿、黑粪（排除食物引起）、皮肤有瘀斑或红色出血点等。

1. 非心房颤动/心房扑动患者在射频消融术后应遵医嘱服用拜阿司匹林0.1 g，1次/天，持续1个月；心房颤动/心房扑动患者术后需口服抗凝药，如华法林、达比加群酯、利伐沙班等。服用达比加群酯及利伐沙班者在使用前应评估肝肾功能，使用后至少每3～6个月检查肝肾功能。

2. 服用华法林的患者需定期复查凝血指标，将INR控制在2～3，遵医嘱调整华法林的用量。

3. 达比加群酯每12小时服用1次，应按时服用。如出现漏服情况，若距离下次服药时间＞6 h应抓紧补服，若距离下次服药时间＜6 h勿补服。

4. 利伐沙班每24小时服药1次，应按时服药。如出现漏服情况，若距离下次服药时间＞12 h应抓紧补服，若距离下次服药时间＜12 h勿补服。

5. 部分接受消融术的患者，术后需服用胺碘酮，应遵医嘱按时服药（出院后第1周为0.2 g，3次/天，第2周为0.2 g，2次/天，第3周起为0.2 g，1次/天维持）。需每6个月进行甲状腺功能及胸部X线检查，必要时评估呼吸功能。至少每3个月进行电解质、肝肾功能及心电图的评估，每6个月进行1次动态心电图及超声心动图的评估。对使用胺碘酮者须告知其皮肤裸露部位要少晒阳光，以免发生日光性皮炎。同时应关注心率的情况，如心率＜60次/分，或者出现黑矇、晕厥等症状，应暂停服药并及时就诊。

6. 术后采用抑酸药物治疗时，心房颤动射频消融术患者应遵医嘱使用质子泵抑制剂进行抑酸治疗，以保护胃黏膜。

四、并发症的观察及处理

1. 穿刺部位出血和血肿 密切观察血肿的程度、大小、有无硬结、有无扩大的迹象，如血肿范围不断扩大，应立即就诊。术后应避免用力咳嗽、用力大便、憋尿等，以防伤口出血。不可过早活动术肢及过早下床活动。

2. 感染 观察伤口是否有红肿、渗液等症状。术后48 h内应避免淋浴、盆浴等，以免伤口感染。如发现伤口感染的征象，应及时门诊随诊。

3. 出血 患者术后需遵医嘱服用抗血小板药物。服药期间如出现以下出血症状，应尽快就诊：口腔/鼻腔/牙龈出血不止、血尿、黑粪（排除食物引起）、皮肤瘀斑或红色出血点等。

4. 假性动脉瘤和动静脉瘘 如触摸到穿刺口及周围组织有肿块伴波动感，应立即门诊随诊。假性动脉瘤及动静脉瘘的产生原因：穿刺过程中存在反复穿刺的现象，使邻近的血管受损；压迫止血部位方法不当或压迫不完全；患肢未能完全制动，活动过早。

5. 左心房-食管瘘/左心房-心包瘘 左心房-食管瘘是心房颤动射频消融术最严重的并发症，发生食管瘘的原因主要是消融温度过高，毗邻的食管组织出现水肿甚至坏死，如坏死灶与左心房后壁穿孔灶紧邻，则形成“瘘管”，一旦出现，绝大多数可致命或致残。消融术后数日至数周出现发热、畏寒和动脉栓塞症状，一定要警惕左心房-食管瘘，此时应避免再行经食管超声心动图（transesophageal echocardiography，TEE）检查，以免加重病情。计算机体层成像（computed tomograph，CT）和磁共振成像（magnetic reson-ance imaging，MRI）对于明确诊断有重要价值。消融术后应用质子泵抑制剂可预防左心房-食管瘘。

6. 其他并发症 若发生下肢皮温凉及无搏动、呼吸困难、剧烈腹痛等症状，应警惕下肢静脉血栓、血气胸、腹膜后血肿等，应立即拨打120于急诊就诊。

五、疾病预防指导

1. 注意劳逸结合，生活规律，保证充足的休息与睡眠，戒烟、限酒。

2. 保持乐观、稳定的情绪。避免饱餐、过度劳累、情绪激动及感染，以免诱发心力衰竭。

3. 日常生活中可以适当进行体育锻炼，如慢跑、打羽毛球等，以增强自身免疫力。

4. 培养健康的生活方式，通过冥想、深呼吸等技巧放松身心、控制压力。

5. 定期测量血压和血糖，遵循医师的建议接受治疗和控制病情。

6. 掌握终止阵发性室上性心动过速的方法，即兴奋迷走神经，如用手抠喉部以诱发恶心、呕吐，压迫眶上神经，深吸气后屏气，再用力呼气等。按摩一侧颈动脉，切忌双侧同时按摩。

7. 如有已知的心脏疾病或曾经发生过心律失常，应遵循医师的建议并及时治疗，以降低再次发作的风险。定期检查是预防和发现心律失常的关键，如有心律失常家族史，建议定期进行心电图和心脏超声等检查。

8. 有晕厥史者应避免从事驾驶、高空作业等有危险的工作，有头晕、黑矇时应立即平卧以免晕厥发作时摔伤。

9. 学会脉搏测量和心肺复苏的方法，以便自我监测病情和自救。心律失常发作时应及时到附近的医院就诊，若情节严重（如多次复发室性心动过速、心室颤动、晕厥等）应尽快到专科医院就诊。

六、饮食指导

1. 术后宜进食清淡、易消化的食物，尽量避免摄入浓茶、咖啡、可乐等含咖啡因的饮料及辛辣刺激性食物，戒烟、限酒。心房颤动/心房扑动的患者术后1个月内勿进食有刺、有骨头的食物，以软食为主。

2. 适量补充钙、镁及多种微量营养素和维生素，特别是维生素C和B族维生素（维生素B_1、维生素B_6和维生素B_{12}），适当增加叶酸的摄入。

3. 饮酒量应因人而异，并取得医师的同意。如有饮酒习惯，建议男性每天摄入酒精不超过25 g，女性减半。

4. 服用华法林的患者，应注意维生素K的拮抗作用，保持每天维生素K摄入量的稳定。维生素K含量丰富的食物有绿色蔬菜、鱼类、豆类、乳制品、动物内脏、麦麸等。

七、运动及康复指导

1. 术后1个月内勿进行剧烈运动及重体力劳动，同时尽量避免负重（>5 kg的用物）。

2. 坚持有氧运动。常见的有氧运动方式有慢跑、骑车、游泳等，但最好按照医师的运动处方进行运动，可使用运动强度控制工具（如运动手表）辅助安全运动。有效心率的计算公式为（220－年龄）×60%；安全心率的计算公式为（220－年龄）×80%。

3. 如患者在运动过程中出现心慌、心悸、胸闷、头晕等症状，需立即暂停活动，待症状缓解后门诊随诊，并在医师指导下服用抗心律失常药物。

八、复诊与随访指导

1. 服用华法林的患者应遵医嘱定时复查凝血指标以调整药物用量。

2. 出院后第1、3、6、12个月各复诊1次，如有不适随时就诊。

3. 准备复诊资料，如门诊病历、出院小结、检测登记本，以及相关的检验、检查结果等。

（罗思妮　王　玮）

第五节　先天性心脏病患者出院健康教育指引

一、疾病相关知识

先天性心脏病是指胎儿时期心脏血管发育异常导致的心血管畸形。常见治疗方法包括经皮房间隔缺损介入封堵术、经皮卵圆孔未闭介入封堵术、经皮动脉导管未闭介入封堵术、经皮室间隔缺损介入封堵术、经皮肺动脉瓣球囊成形术。

二、伤口护理指导

1. 经颈静脉穿刺者可下床活动。推荐股静脉穿刺部位使用沙袋压迫4 h，股动脉穿刺部位使用沙袋压迫6 h，或者使用弹性胶布/绷带压迫8～12 h。术后保持平卧，术侧肢体制动8～12 h，卧床8～12 h。

2. 穿刺侧下肢伸直，禁止屈髋、屈膝动作，原则上应保持穿刺侧下肢平直，每小时行踝泵运动5 min。打喷嚏、咳嗽时，可用手压迫伤口以减轻腹压，预防伤口出血。保持伤口周围皮肤干燥、清洁。出院后自行检查伤口有无红、肿、硬结、出血、胀痛、渗液等现象，如有应及时就医。若伤口局部结痂，不可强行撕脱。一般术后3天避免沾水，5～7天后伤口可完全愈合。

三、用药指导

使用抗血小板聚集药物的作用是防止封堵器表面血栓形成。

1. 室间隔缺损封堵术后口服阿司匹林肠溶片1片（100 mg），1次/天，术后服用6个月。

2. 经皮房间隔缺损介入封堵术、经皮卵圆孔未闭介入封堵术患者术后口服阿司匹林肠溶片1片（100 mg），术后服用6个月。氯吡格雷75 mg，每天1片，术后服用1个月。

3. 动脉导管未闭封堵术后不需要常规抗血小板治疗。

4. 注意药物不良反应。服药期间注意观察皮肤有无瘀斑和出血点，有无眼充血、鼻腔出血、牙龈出血、黑粪、血尿及严重头痛等症状，避免剧烈运动和皮肤破损。如有出血情况应及时就医。如有胃痛者可加用泮托拉唑或法莫替丁片。建议使用软毛牙刷，以减少外力刺激引起牙龈出血。穿刺后应延长按压时间。

5. 服药剂量和时长可根据出院医嘱和个人具体情况而定，勿自行增减药量或停药。

6. 进行有创操作前应咨询医师停用抗血小板药物的时间，再另行处理。

四、并发症的观察及处理

1. 术后卧床时间长，下肢及腰部会酸痛，可以适当左右移动腰部、骶尾部及下肢，进行踝泵运动，以减少血栓栓塞的发生。

2. 若术后出现恶心、呕吐等情况，可以采取闻柠檬、橘子、橙子等方法，同时头偏向一侧，避免呕吐时误吸。

3. 术后出现心悸、头晕、胸闷、活动后气促、发绀等症状时应及时就医。

五、疾病预防指导

1. 注意劳逸结合、生活规律，保证充足的休息与睡眠。

2. 保持乐观、稳定的情绪，避免饱餐、过度劳累、情绪激动及感染，以防诱发心力衰竭。

3. 注意气温变化，预防感染，避免受凉，避免与各种传染病患者接触。

六、饮食指导

1. 术前及术后当天勿进食产气的食物，以免引起腹泻。

2. 手术当天进食六七分饱，以免术中引起呕吐及术后腹胀等不适。

3. 日常饮食正常化，以易消化、清淡为原则，少吃油煎炸或辛辣的食物，戒烟、戒酒。

4. 保持大便通畅，切勿用力大便，大便时间不超过10 min，排便困难时应使用缓泻剂或开塞露。

七、运动及康复指导

1. 卧床时间结束后应按照床上坐起—床边扶着站立—床边走动—室内活动的顺序下床活动，每次活动3～5 min，未感不适可进行下一项活动，以免长期卧床后突然运动而引起头晕、跌倒等意外事件的发生。

2. 术后1～3个月内避免做剧烈运动，逐渐加强日常体育锻炼，避免竞技性运动。建议每天进行有氧运动，至少每周3次。

3. 每次有氧运动最少持续10 min。可以从既往的运动时长开始，逐渐延长至30～60 min，推荐八段锦、打太极拳、散步等运动形式。

八、复诊与随访指导

1. 建议出院后第1、3、6、12个月门诊复诊1次，如有不适应及时就医。

2. 复诊时应准备好门诊病历、出院小结，以及相关的检验、检查结果等。

3. 建议1年内不做MRI检查，若病情需要应咨询门诊专科医师。

（陈瀚熙　罗思妮）

第六节　心脏瓣膜病患者出院健康教育指引

一、疾病相关知识

心脏瓣膜病可以单个瓣膜发病，也可以多个瓣膜发病。瓣膜病变的类型通常是狭窄或关闭不全。传统开胸置换瓣膜手术需要在体外循环的前提下进行，对于部分高龄或高危患者来说，存在无法耐受的问题。近年来，经导管瓣膜病介入治疗得到了快速发展，主要有4种方式：①经导管主动脉瓣置换术（transeatheter aortic valve replacement，TAVR）；②经导管二尖瓣介入治疗；③经导管三尖瓣介入治疗；④经导管肺动脉瓣介入治疗。

二、伤口护理指导

保持伤口周围皮肤干燥、清洁，如有红、肿、硬结、出血、胀痛等现象应及时就医。若伤口局部结痂，不可强行撕脱。

三、用药指导

（一）术后用药

术后遵医嘱按时、按量服药，防止血栓形成。

1. 抗血小板药物　拜阿司匹林可终身服用。硫酸氢氯吡格雷片服用3～6个月（遵医嘱）。

2. 抗凝药　华法林或利伐沙班可终身服用（根据医嘱调整剂量）。

（二）服药注意事项

1. 服药期间要注意观察皮肤有无瘀斑和出血点，有无鼻腔出血、牙龈出血、黑粪、血尿及严重头痛等情况。避免剧烈运动和损伤。如有出血应及时就医。

2. 服用华法林需定期复查国际标准化比值（international normalized ratio，INR）。

3. 服药剂量和时间根据个人具体情况遵医嘱决定，勿自行增减药量或停药。

四、并发症的观察及处理

（一）出血

抗血栓治疗期间，要注意监测凝血指标，注意观察穿刺口处有无出血、血肿，有无牙龈出血、血尿、便血，血常规是否正常，血红蛋白水平有无明显降低等。若术后伤口渗血较多，应及时到附近医院就诊，并且增加包扎的压力，定期门诊换药，避免伤口感染。注意观察全身系统有无出血征兆，如神经系统改变（意识变化）、消化系统改变（大便颜色、性状及量的变化）、呼吸系统改变（咯血）、泌尿系统改变（血尿）及皮肤黏膜改变（皮下散在出血点、瘀斑，或口腔黏膜、牙龈出血）等，如有变化应及时向医师汇报。

（二）脑血管缺血

术后应注意意识及生命体征的变化，如出现一侧肢体乏力、语言不清、嘴角歪斜等症状时，应及时就医，并尽快通过CT或MRI检查确定脑血管缺血情况。

（三）传导阻滞

术后应注意观察有无明显的心率下降，学会自数脉搏。如出现脉搏频率明显下降、头晕、乏力等症状，应立即就医，并及时完善心电图检查。

（四）瓣膜反流

术后应注意观察有无胸闷、呼吸困难、乏力、头晕、晕厥等症状。术后应定期复查，检查瓣膜状态。

五、疾病预防指导

1. 注意休息，保持情绪稳定。

2. 监测生命体征，避免一切引起血压增高及心率增快的因素，如疼痛、用力排便、咳嗽、情绪激动、过度活动等。

3. 预防感染。保持室内环境适宜，建议早晚开窗通风，保持室内空气新鲜。外出时做好防护措施，建议少出入人多、环境密闭的公共场所。加强营养，增强体质。

六、饮食指导

1. 低盐低脂饮食，少食多餐，忌暴饮暴食，戒烟、限酒。

2. 每天食盐总量不超过5 g（1个矿泉水瓶盖的量约为6 g），进食胆固醇不超过300 mg。

3. 少吃油炸食物、动物油、动物内脏、动物脑、禽蛋黄、带壳海鲜、腌制品、熟肉制品（如香肠、酱牛肉等）、方便快餐食品、调味品（如腐乳、咸菜等）、比萨、汉堡、奶油、牛油等。

4. 保持大便通畅，切勿用力大便，大便时间不超过10 min，排便困难时应使用缓泻剂或开塞露。

七、运动及康复指导

1. 术后在医务人员指导下进行康复运动，3个月内避免做剧烈运动或竞技类运动。

2. 做适量、有规律的步行锻炼，逐日增加活动量，如散步、打太极拳等。起床、下蹲时动作要缓慢，注意安全，预防跌倒。

3. 保持情绪稳定、心情舒畅，保证充足的睡眠，避免受凉感冒、过度劳累，增强抵抗力。

八、复诊与随访指导

1. 建议术后第1、3、6、12个月门诊复诊，常规复查实验室指标、超声心动图、心功能、主动脉根部CT等。

2. 准备复诊资料，如门诊病历、出院小结、检测登记本，以及相关的检验、检查结果等。

（陈瀚熙　罗思妮）

第七节　主动脉夹层患者出院健康教育指引

一、疾病相关知识

主动脉夹层（aortiedissection，AD）是血液渗入主动脉中层形成夹层血肿，并沿着主动脉延伸剥离的严重心血管急症，一般可引起“撕裂样”或“刀割样”持续性难以忍受的锐痛、休克和压迫症状，造成相应的器官发生缺血症状。如血肿继续扩大，可向动脉壁外膜破裂而引起大出血，可导致死亡。高血压、动脉中层囊性病变和妊娠等多种因素与主动脉夹层的发病有关。主动脉夹层腔内修复术（endovascular aneurysm repair，EVAR）是在胸主动脉或腹主动脉内置入覆有人工血管薄膜的支架以治疗多种胸腹主动脉病变的微创治疗方法。利用置入的人工血管在主动脉腔内重建新的血流通道，以此隔绝腹主动脉内高压血流对血管壁的冲击，同时在瘤壁与人工血管之间继发血栓及机化，从而预防主动脉夹层或主动脉瘤的增大及破裂。EVAR是一种微创技术，其手术创伤较小，使许多不能耐受手术的高危患者获得救治的机会。

二、伤口护理指导

保持伤口周围皮肤干燥、清洁，检查伤口有无红、肿、硬结、出血、胀痛等症状，如有，应及时就医。如有伤口局部结痂，不可强行撕脱。

三、用药指导

（一）术后用药

规律服用降压药及控制心率的药物。支架置入术后的患者遵医嘱服用拜阿司匹林、硫酸氢氯吡格雷片等抗血小板药物。

（二）服药注意事项

1. 降压药可能会引起直立性低血压，因此，服药期间改变体位时需缓慢。避免驾车和高空作业，勿进行剧烈运动，出现头晕、乏力等症状时应立即坐下或躺下休息。

2. 服用预防支架堵塞的药物期间应注意观察皮肤有无瘀斑和出血点，有无鼻腔出血、牙龈出血、黑粪、血尿或严重头痛等症状。避免剧烈运动，防止皮肤破损。如有出血情况应及时就医。如有胃痛可在医师指导下加用护胃药，如泮托拉唑或法莫替丁片。

3．服药剂量和时长根据出院医嘱和个人具体情况由医师制定，勿自行增减药量或停药。

四、并发症的观察及处理

（一）出血

抗凝治疗期间注意监测凝血指标，观察穿刺口处有无出血、血肿，有无牙龈出血、血尿、便血，血常规是否正常，血红蛋白水平有无明显降低等。若术后伤口渗血较多，应及时到附近医院就诊，并且增加包扎的压力。定期门诊换药，避免伤口感染。观察全身系统有无出血征兆，如神经系统改变（意识变化）、消化系统改变（大便颜色、性状及量的变化）、呼吸系统改变（咯血）、泌尿系统改变（血尿）及皮肤黏膜改变（有无皮下散在出血点、瘀斑，或口腔黏膜、牙龈出血）等，如有变化应及时向医师汇报。

（二）内漏

内漏是指在放置腔内移植物后仍有血液流进动脉瘤内，会造成动脉瘤囊扩大并可能破裂。随着内漏的进展，其囊腔压力会逐渐增高，瘤体破裂的风险也逐渐增高。应避免便秘及用力咳嗽等导致腹内压增高的因素，以免发生支架移位或内漏。康复过程中尽量不要做强体力劳动，活动时避免做下蹲动作，上厕所时尽量使用坐便，养成良好的生活习惯，戒烟、戒酒，控制血压，定期复查。患者可自愈，若裂孔较大，应主动干预。

（三）脑血管缺血

术后应注意意识及生命体征的变化，如有一侧肢体乏力、语言不清、嘴角歪斜等症状，应告知医师并及时通过CT或MRI检查确定脑血管缺血的情况。

（四）脊髓缺血

脊髓缺血常表现为双侧或单侧下肢运动感觉功能障碍，以及直肠膀胱括约肌功能障碍。脊髓缺血可以在术后即刻出现，也可以在术后一段时间出现，即迟发性脊髓缺血。有脊髓缺血高危因素者应定时检查四肢肌力及活动情况，如有肌力下降，应及时告知医师。

（五）肠系膜缺血

注意有无腹胀、腹痛等情况。如有腹痛加剧、面色苍白、出冷汗、血压下降，则提示有动脉瘤破裂的可能。

（六）下肢缺血

胸腹主动脉病变常伴有附壁血栓形成，造成管腔狭窄，有时血栓脱落，可出现急、慢性下肢缺血症状，因此，应注意观察下肢有无疼痛、皮肤苍白、皮温下降、感觉减退、运动障碍、末梢动脉搏动消失等缺血症状。如有新发的剧烈疼痛、麻木等症状，应考虑血栓形成。如出现肢体温度降低、皮肤苍白、末梢循环不良，应及时处理下肢急性动脉栓塞，防止肢体坏死。

五、疾病预防指导

（一）注意休息、防止意外

注意卧床休息，勿做腰腹过屈及深蹲等动作，注意活动幅度要小。避免剧烈咳嗽、打喷嚏、用力排便等导致腹压升高的因素，防止意外因素的发生。

（二）血压管理

动脉压力增高是动脉瘤破裂的主要因素，应避免一切引起血压增高及心率增快的因素，如疼痛、用力排便、咳嗽、情绪激动、过度活动等。

（三）掌握测量血压的方法

1．定时间

（1）被测量者在测量前90 min内应避免剧烈运动、进食、摄入含咖啡因的饮料、吸烟、服用影响血压的药物，精神放松，排空膀胱。

（2）至少安静休息5 min。

（3）测量血压的时间

1）早晨：06:00—08:00（或晨起后）；中午：12:00—14:00。

2）下午：16:00—18:00（或午睡前后）；晚上：20:00—22:00（或入睡前）。

2．定体位　平卧位或坐位。

3．定部位　上肢肘关节。原则是哪侧高、测哪侧。大部分行腔内隔绝治疗的主动脉夹层患者右上肢的血压较高，可测量右上肢血压。

4. 定血压计 血压计每年至少检测1次。

5. 测量血压的注意事项 建议使用臂式电子血压计，袖带的大小要合适，至少覆盖上臂臂围的2/3。袖带贴缚在被测者上臂，袖带下缘应在肘弯上2～3 cm，气囊宽度需覆盖上臂长的37%～50%。间隔1～2 min测量，重复测量3次，取后2次读数的平均值。如果收缩压或舒张压的2次读数相差5 mmHg以上，应再次测量。每次测量的血压均应记录，并且在就诊时告知医师，请医师根据血压情况调整用药。

六、饮食指导

1. 低盐低脂饮食，少食多餐，忌暴饮暴食，戒烟、限酒。

2. 每天食盐总量不超过5 g（1个矿泉水瓶盖约为6 g），胆固醇不超过300 mg。

3. 少吃油炸食物、动物油、动物内脏、动物脑、禽蛋黄、带壳海鲜、腌制品、熟肉制品（如香肠、酱牛肉等）、方便快餐食品、调味品（如腐乳、咸菜等）、比萨、奶油等。

4. 保持大便通畅，切勿用力排大便，大便时间不超过10 min，排便困难时应使用缓泻剂或开塞露。

七、运动及康复指导

1. 无胸闷、胸痛、头晕等不适症状，在血压、心率稳定的基础上，腔内修复术后可进行有氧运动，包括打太极拳、慢跑、散步、骑自行车等。应避免一切增加胸腔压力及腹腔压力的动作，如提重物、剧烈咳嗽、用力大便等。建议出院患者到心脏康复门诊进行评估，让医师开具运动处方，为出院后的运动提供依据和保障。

2. 重视心理状态的筛查，因为心理问题会加重或表现为心脏病的症状。学会自我调整心理状态，调控不良情绪，保持心情舒畅，避免情绪激动。

3. 运动、心理和营养问题均可至心脏康复科进行咨询。

八、复诊与随访指导

1. 出院后第1、3、6、12个月各复诊1次，病情稳定后每年复诊1次，行主动脉全程CT/MRI、经胸超声心动图、胸部X线片及心电图检查。如有不适随时就诊，持续稳定的时间＞5年者，可遵医嘱适当延长至2～3年随访1次。

2. 准备复诊资料，如门诊病历、出院小结、检测登记本，以及相关的检验、检查结果等。

（陈瀚熙　罗思妮　王　玮）

第八节　深静脉血栓患者出院健康教育指引

一、疾病相关知识

深静脉血栓（deep venous thrombosis，DVT）是血液在深静脉内不正常凝结引起的疾病，多发生于下肢，是一种常见的血管疾病，主要原因是血液在静脉内流动缓慢，血液中的血小板和凝血因子在血管壁上沉积，形成血栓，阻塞血管，导致肢体肿胀、疼痛、活动受限等。下肢静脉血栓的形成与长时间静止不动、长时间坐姿、卧床休息、手术、创伤等因素有关。

二、用药指导

（一）抗凝药物指导

抗凝药物治疗是主要的治疗措施，可以有效防止血栓再形成和复发。常用的抗凝药物包括普通肝素、低分子量肝素和华法林等。

（二）溶栓药物指导

目前下肢深静脉血栓以导管溶栓为主。溶栓药物有尿激酶、链激酶、重组组织型纤溶酶原激活物等。这些药物适用于急性期、无溶栓禁忌、严重下肢深静脉血栓和肺栓塞的患者。

（三）遵医嘱服药

按时、按量正确使用药物，不可擅自停药。

（四）检测凝血指标

服用华法林等抗凝药物的患者须定期复查凝血指标，若INR＜1.5或＞2.5需及时就医。

（五）观察药物不良反应

观察药物不良反应（如出血等），特别是观察有无皮下瘀斑、牙龈出血、血便或黑便等，若突然出现剧烈头痛应警惕脑出血。

三、患肢护理指导

1. 急性期绝对卧床休息，患肢抬高20°～30°。
2. 禁止对患肢按摩和冷/热敷。
3. 注意观察患肢皮肤的温度、颜色、肿胀程度和足背动脉搏动情况。若皮温升高、肿胀加重，应及时就诊。

四、预防复发指导

下肢静脉血栓是一种复发率极高的疾病，患者需要通过以下方式来有效降低疾病复发率。

（一）戒烟

香烟中所含的尼古丁会导致患者的血管受到异常刺激，因此，下肢静脉血栓患者如果不注意及时戒烟，很有可能因为再次血栓形成而受到疾病的危害。

（二）调整饮食

保证低脂饮食，注意饮食营养、均衡。

（三）控制体重

通过降低体内脂肪的水平，不仅可以保证治疗效果，还可以有效防止下肢静脉血栓的复发。

（四）避免久坐或长期卧床

避免久坐或长期卧床，防止静脉血液淤积，可以将床尾稍抬高以促进静脉回流。多做下肢的主动屈伸活动、踝泵运动，多做深呼吸和咳嗽的动作。

1. 禁　禁久坐、久站、跷二郎腿等，应<2 h改变1次体位。

2. 避免　避免穿束膝长筒袜。

3. 主动运动　病情适宜者，可进行床上、床边及外出活动等。

4. 被动运动　不能自主活动者，可在家属的帮助下进行肢体功能训练，包括四肢运动、踝泵运动等。

（五）日常注意事项

1. 牙刷　选择细软毛牙刷。

2. 剃须刀　使用电动剃须刀。

3. 避免　避免碰撞、抠鼻、抓伤等。

4. 其他　注意拔针或皮肤擦伤后，延长按压时间（>10 min）。

五、饮食指导

饮食清淡，多摄入富含维生素、纤维素和优质蛋白的食物，如新鲜蔬菜、水果、鱼肉、鸡肉等。避免摄入高脂肪、高胆固醇、高盐、高糖的食物。

六、运动及康复指导

（一）进行适量运动

可在医师指导下进行适量的运动，如散步、慢跑、游泳等，以促进血液循环、缓解症状。但不要运动过度，以免加重病情。

（二）避免长时间静止不动

长时间坐姿或卧床休息容易导致下肢静脉血栓形成，因此，要尽量避免长时间静止不动。每小时至少活动5～10 min，如站立、走动、做一些简单的伸展运动等。

七、复诊与随访指导

（一）自我观察指导

1. 肢体　观察双下肢肿胀情况，以及皮肤的温度、颜色、疼痛情况等。

2. 临床症状　呼吸困难、胸痛、咯血、晕厥、烦躁不安或濒死感、乏力等。

3. 体征

（1）呼吸系统：如呼吸急促、发绀、频繁咳嗽等。

（2）循环系统：如心率加快或休克等。

（3）其他体征：如发热等。

（二）复诊指导

1. 用药初期可根据身体情况每周复诊1次，稳定后每个月复诊1次，长期稳定后每3个月复诊1次。
2. 出院带药在服用过程中若出现不良反应需复诊。

3. 如肢体肿胀、疼痛、活动受限等症状加重或反复，应及时就诊。

4. 准备复诊资料，如门诊病历、出院小结、检测登记本，以及相关的检验、检查结果等。

（陈瀚熙　罗思妮　王　玮）

第九节　下肢动脉硬化闭塞症患者出院健康教育指引

一、疾病相关知识

下肢动脉硬化闭塞症（arteriosclerosis obliterans, ASO）是指由于动脉硬化造成下肢供血动脉内膜增厚、管腔狭窄或闭塞，使病变肢体的血液供应不足，引起下肢间歇性跛行、疼痛乃至发生溃疡或坏死等临床表现的慢性进展性疾病。常为全身性动脉硬化血管病变在下肢动脉上的表现。治疗手段包括戒烟、药物治疗、运动治疗、血运重建、截肢等。其中血运重建是通过解剖旁路或解剖外旁路来重建病变部位的血供。

二、伤口护理指导

保持伤口周围皮肤干燥、清洁，出院前检查伤口有无红肿、硬结、出血、胀痛等现象，如有，应及时就医。若伤口局部结痂，不要强行撕脱。

三、用药指导

（一）术后用药

支架术后患者遵医嘱服用拜阿司匹林、硫酸氢氯吡格雷片等抗血小板药物。

（二）服药注意事项

1. 服用预防支架堵塞的药物期间应注意观察皮肤有无瘀斑和出血点，有无鼻腔出血、牙龈出血、黑粪、血尿及严重的头痛等症状。避免剧烈运动和皮肤破损。如有出血情况应及时就医。如有胃痛者可在医师指导下加用护胃药，如泮托拉唑或法莫替丁片。

2. 服药剂量和时长可根据出院医嘱和个人具体情况由医师制定，勿自行增减药量或停药。

四、并发症的观察及处理

（一）出血

抗血小板药物治疗期间应注意监测凝血指标，观察穿刺口处有无出血、血肿，有无牙龈出血、血尿、便血，血常规是否正常，血红蛋白水平有无明显降低等。若术后伤口渗血较多，应及时到附近医院就诊，并且增加包扎的压力。定期门诊换药，避免伤口感染。观察全身系统有无出血征兆，如神经系统改变（意识变化）、消化系统改变（大便颜色、性状及量的变化）、呼吸系统改变（咯血）、泌尿系统改变（血尿）及皮肤黏膜改变（有无皮下散在出血点、瘀斑，或口腔黏膜、牙龈出血）等，如有变化应及时向医师汇报。

（二）下肢缺血

血栓脱落可出现急、慢性下肢缺血症状，因此，应注意观察下肢有无疼痛、皮肤苍白、皮温下降、感觉减退、运动障碍和末梢动脉搏动消失等缺血症状。如有新发的剧烈疼痛、麻木等症状，应考虑血栓形成。如出现肢体温度降低、皮肤苍白、末梢循环不良，应及时处理下肢急性动脉栓塞，防止肢体坏死。

做好下肢皮肤护理。每天用温水泡脚，用毛巾擦干，不可用力摩擦、揉搓皮肤，避免皮肤擦伤。保持皮肤干燥、滋润、洁净，可涂凡士林加以保护。保护足部免受伤，注意修剪趾甲和足部保暖，勿热敷。鞋必须合适，不穿高跟鞋和紧、硬的鞋袜，选择合适、宽松的鞋，足部畸形者需要穿加肥、加深或特制的鞋。袜子需柔软，每天更换，保持干燥、清洁。修剪指甲，防止皮肤损伤，注意指甲不宜剪得过短。

五、疾病预防指导

1. 注意休息，保持情绪稳定。

2. 注意功能锻炼，坚持在医师指导下进行锻炼。

3. 注意预防感染，保持室内环境适宜，建议早晚开窗通风，保持室内空气新鲜。外出时做好防护措施，建议少出入人多、环境密闭的公共场所。加强饮食营养，增强体质。

4. 监测生命体征。避免一切引起血压增高及心率增快的因素，如疼痛、用力排便、咳嗽、情绪激动、过度活动等。

六、饮食指导

1. 低盐低脂饮食，少食多餐，忌暴饮暴食，戒烟、限酒。

2. 每天食盐总量不超过5 g（1个矿泉水瓶盖的量约为6 g），胆固醇不超过300 mg。

3. 少吃油炸食物、动物油、动物内脏、动物脑、禽蛋黄、带壳海鲜、腌制品、熟肉制品（如香肠、酱牛肉等）、方便快餐食品、调味品（如腐乳、咸菜等）、比萨、汉堡、奶油、牛油等。

4. 合理控制体重，目标体重指数为18.5～23.9 kg/m^2。

5. 保持大便通畅，切勿用力排大便，大便时间不超过10 min，排便困难时应使用缓泻剂或开塞露。

七、运动及康复指导

1. 术后早期注意休息，避免剧烈活动，以防穿刺口再次出血，之后可参加力所能及的活动。

2. 适量运动，建议在专业医师指导下制订锻炼计划，坚持每周锻炼3次以上，每次30～60 min，推荐方式为行走、伸踝和屈膝运动。

3. 做适量、有规律的步行锻炼，每天最少步行30 min，感到疼痛时可停下休息1～2 min，逐日增加活动量，如散步、打太极拳等。起床、下蹲时动作要缓慢，注意安全。避免肢体磕碰、受压，避免意外的发生。

八、复诊与随访指导

1. 出院后第1、3、6、12个月定期复诊，遵医嘱行相关检查，如彩色多普勒超声、踝肱指数（ankle brachial index，ABI）、计算机体层血管成像（CT angiography，CTA）或数字减影血管造影（digital subtraction angiography，DSA）检查，之后每年需门诊复查。如果肢体出现发凉、发绀、苍白、疼痛加剧、麻木等不适，应及时就诊。

2. 准备复诊资料，如门诊病历、出院小结、检测登记本，以及相关的检验、检查结果等。

（陈瀚熙　罗思妮　王　玮）

第三章 神经内科常见病患者出院健康教育指引

第一节　脑卒中患者出院健康教育指引

一、疾病相关知识

脑卒中（stroke）俗称"中风"，包括缺血性脑卒中（又称"脑梗死"）和出血性脑卒中（包括脑实质出血、脑室出血及蛛网膜下腔出血），是脑细胞和组织坏死的一种疾病，具有明显的季节性，寒冷季节的发病率更高，一天内发病的高峰通常是临近中午的一段时间，需要格外注意。

二、功能康复指导

1. 肢体运动功能康复（良肢位摆放） 肢体运动训练应采取被动运动与主动运动相结合的方法。患者家属对患者的肢体也可进行被动运动。锻炼的顺序可先床上、后床下，先健侧、后患侧，先上肢、后下肢，先大关节、后小关节。在锻炼中要注意防护，保证安全，注意克服不良姿势，避免急躁情绪，循序渐进地提高锻炼质量，扩大锻炼范围，每次15～30 min，2次/天。患肢功能锻炼也可在床上取坐位进行，可进行坐位平衡训练，也可用健肢带动患肢进行活动，还可进行桥式运动。

2. 吞咽功能康复 除口腔操训练外，还要注意进食体位。能坐起的患者，尽量在坐位下进食；不能坐起的患者，一般至少采取30°半坐卧位，禁忌平躺位进食。吞咽时避免仰头，头部稍前倾。控制进食速度及每口进食的量，嘱患者咽下每口食物后再进食下一口食物。保持进餐环境安静，避免在进餐时与其交谈，以免分散患者的注意力。进餐后保持姿势至少30 min，进餐后清洁口腔。

三、并发症的预防

1. 预防跌倒、压疮、便秘。

2. 预防深静脉血栓。

3. 对有发病危险因素或病史者，指导其进食高蛋白、高维生素、低盐、低脂、清淡的饮食，多食新鲜蔬菜、水果、谷类、鱼类和豆类，保持能量供需平衡，戒烟、限酒。遵医嘱规律用药，控制血压、血糖，调节血脂。告知患者改变不良的生活方式，坚持每天进行30 min以上的慢跑、散步等运动，合理休息和娱乐。对有短暂性脑缺血发作史的患者，指导其在改变体位时应缓慢，避免突然转动颈部。洗澡时间不宜过长，水温不宜过高，外出时要有人陪伴，气候变化时注意保暖，防止感冒。

四、药物指导

1. 坚持规律服药，监测相关指标的达标情况。若使用阿司匹林、氯吡格雷片及华法林等抗栓类药物时要注意有无牙龈、消化道、皮肤黏膜及身体其他部位的出血。若出现上述情况应及时就医。服用华法林要定期复查凝血指标。服用他汀类药物要定期复查肝功能及肌酶指标。

2. 明确服药时间。餐前用药应在餐前30～60 min服用，餐后用药应在餐后30～60 min服用，餐中用药应在进餐过程中服用，空腹用药应在餐前1 h或餐后2 h服用，睡前用药应在睡前30 min服用，2次/天用药应分别在早上、下午服用，3次/天用药应在三餐前或三餐后服用。

五、心理与活动指导

鼓励患者从事力所能及的家务劳动，日常生活不过度依赖他人。告知患者及其家属功能恢复需经历的过程，使患者及其家属克服急于求成的心理，做到坚持锻炼、循序渐进。嘱家属在物质和精神上对患者提供帮助和支持，让患者体会到来自多方面的温暖，树立战胜疾病的信心。同时，也要避免患者产生依赖心理，增强自我照顾能力。

六、复诊与随访指导

1. 出院后第1、3、6、12个月各复诊1次，如有不适随时就诊，并定期咨询医师。需在专业医师指导下合理用药，有效地预防疾病复发。若有肢体麻木、言语不利等情况要及时就诊。

2. 配合护士建立健康档案，定期随访。如有疑问可咨询医护人员。

（陈瀚熙　杨祖莲　田杏音）

第二节　脑血管疾病介入治疗患者出院健康教育指引

一、疾病相关知识

脑血管疾病介入治疗（cerebral intravascular interventional therapy）是指在X线引导下，经血管途径并借助导引器械（针、导管、导丝）递送特殊材料进入中枢神经系统的血管病变部位，以治疗各种颅内动脉瘤、颅内动-静脉畸形、颈动脉狭窄、颈动脉海绵窦瘘及其他脑血管疾病。

二、用药指导

1. 遵医嘱口服抗凝药物、抗血小板聚集药物等，勿私自停药。如无意外情况，支架置入术后1个月内服用拜阿司匹林（每粒100 mg），每天早饭前口服，硫酸氢氯吡格雷片（每粒75 mg）每天早饭后口服，阿托伐他汀（每粒20 mg）每晚20时口服，同时口服保护胃黏膜的药物（如奥美拉唑、泮托拉唑等）。每次复查时，根据血脂情况调节降脂药物及抗血小板聚集药物的用量。

2. 在服药期间若出现皮肤、黏膜瘀斑，血尿，身体其他部位出血，以及其他特殊不适（如头痛、眩晕、偏瘫、言语不清等），应立即就诊，以便调节用药。

三、疾病预防指导

1. 戒烟、戒酒　吸烟是动脉粥样硬化的致病因素之一，也是理论上唯一能够完全控制的致病因素。吸烟可导致血压升高、血脂异常，还能造成血氧浓度下降、组织供氧不足，对脑血管及脑组织产生危害，影响恢复和预后。若大量饮酒，酒精会通过刺激交感肾上腺系统等引起血压升高，通过直接或间接作用影响预后。因此，戒烟、戒酒对疾病的恢复起着至关重要的作用。

2. 适度运动、避免劳累　保证充足的睡眠，保持心情愉快。气温过高、过低均可诱发脑血管疾病的复发，特别是支架置入术后应避免在夏季午后或气温过高的室内外活动，冬季应在日出后、日落前活动，避免因气温变化而引起不适。运动以不劳累、微微出汗为宜，活动时间以个人耐受力为标准，耐受力差者应逐步增加活动量。肢体活动障碍者应加强患侧肢体的活动，防止肌肉萎缩或肢体挛缩，避免静脉血栓形成。如发现下肢在无外伤的情况下肿胀、疼痛，应警惕下肢静脉血栓形成，须及时就医。

四、饮食指导

1. 注意饮食节制，每餐不宜吃得过多、过饱，以八九成饱为宜，如此既能保持热量摄入的平衡，又能减轻心脏负担。饮食的主要原则为低盐、低脂、低胆固醇。

2. 低盐，每天摄入盐量不超过6 g，多吃蔬菜和水果，蔬菜、水果中含有丰富的维生素和矿物质（如钙、磷、钾、镁等），也含有较多的膳食纤维，这些成分对改善脑血管疾病起良好的作用。

3. 低脂饮食，不食用动物脂肪，食用油要以植物油为主，但不可过多地食用花生油。可提醒患者多种植物油交替食用。进食坚果要适量。

4. 低胆固醇饮食。动物内脏含有大量胆固醇，应尽量避免食用。补充蛋白质应以精瘦肉、鸡鸭鱼肉、牛奶、豆浆为主。对于已有糖尿病的患者，出院后还应按糖尿病饮食进餐，注意监测血糖。

具体饮食原则可参照表2-3-1。

表2-3-1　脑血管疾病介入治疗患者的饮食原则

食物组别	进食原则	所含营养素	每份分量	举例
五谷类	未经精制的全麦谷类	碳水化合物	1片面包 半碗饭 1杯煮熟的麦片	全麦面包 糯米饭
蔬菜及瓜类	各种瓜菜	钾、镁和纤维	半碗菜	杂菜沙律

续表

食物组别	进食原则	所含营养素	每份分量	举例
水果类	新鲜水果	钾、镁和纤维	1个水果 1/4干果	香蕉/火龙果 葡萄干
坚果、种子和豆类	不加盐/糖的非油炸果仁	镁、蛋白质和纤维	2汤匙种子 半杯煮熟的豆浆 1/3坚果	核桃 芝麻 黄豆
奶类	低脂/脱脂奶制品	钙、蛋白质	1杯奶/乳酪 1份1/2盎司芝士	脱脂奶 脱脂芝士
鱼、肉及家禽类	瘦肉类 家禽去皮、去肥 蛋类去蛋黄	钙、蛋白质	1两肉 1盎司已煮熟的瘦肉类	蒸鱼 炒鸡柳
油	选用植物油	脂肪	1茶匙植物油	橄榄菜/芥花籽油
盐、糖	减少进食高糖、腌制食品及过咸的调味品	—	盐不多于1茶匙	—

注：1盎司＝28.350 g；—．无项目；基本的饮食原则为低盐、低脂、低胆固醇饮食，再配合高镁、高钾、高钙及高纤维食物，每天摄入热量1600～2000 kcal。

五、运动及康复指导

1．在医护人员和康复师的指导下进行日常生活能力的训练，包括洗澡、穿衣、进食等。

2．进行轻度身体活动。在专业人员的指导下进行适度的拾物、行走等活动，避免过度运动。

六、复诊与随访指导

脑血管支架置入术后患者需于支架置入术后第1、3、6、12个月复诊，1年后每年复诊1次。复诊时需空腹检查肝功能、肾功能、血脂、血常规，需复查双侧颈动脉及椎动脉彩色多普勒超声。如果置入颅内动脉支架，需复查经颅多普勒超声。如患者年龄较大、听力减退，应由年轻家属陪同，避免在检查期间迷路，并准确了解医嘱的调整情况。

（陈瀚熙　杨祖莲　樊　萍）

第三节　运动神经元病患者出院健康教育指引

一、疾病相关知识

运动神经元是负责将脊髓和大脑发出的信息传递到肌肉和内分泌腺，从而支配器官活动的神经元。运动神经元病属于罕见病，是一系列以运动神经元改变为突出表现的慢性进行性神经系统变性疾病。目前其发病原因尚不明确，表现为肌无力、肌萎缩、延髓麻痹等，患者通常无感觉异常。该病多为中老年人发病，病程多为2～6年，大多数预后不良，常因呼吸肌受累而死于呼吸肌麻痹或肺部感染。

二、用药指导

1．严格遵医嘱按时服药，不能随意停药或改变服药时间。

2．利鲁唑是治疗运动神经元病常用的药物，使用药物后，患者可能出现乏力、恶心、嗜睡等不良反应，此时可不必停药。

三、日常生活指导

（一）饮食护理

1．建议进食高热量、高蛋白、富含维生素、易消化的食物，饮食应清淡、避免油腻。

2．注意口腔卫生，防止口腔内食物残渣的残留。

（二）进餐方法

1．经过专业人员评估后可经口进食。应进食质地细腻的食物，避免摄入刺激性食物。

2．做好体位管理。床头抬高90°或坐起进餐，防止误吸。

3. 吞咽困难者应及早置入胃管行鼻饲，防止经口进食而致误吸、窒息、吸入性肺炎等。留置胃管者，需妥善固定胃管，建议到社区医院或家庭病床接受延续护理。

(三) 安全护理

疾病初期，患者的肌张力高，步态不稳，注意防止跌倒。疾病晚期，患者的全身肌肉萎缩明显，肌张力降低，应防止坠床，给予床挡保护，确保安全。

(四) 心理护理

戒除焦躁情绪，自我调节情绪，感受家人的关爱和支持，增强治疗信心。若存在睡眠障碍，可到精神心理科门诊就诊。

(五) 康复指导

1. 加强功能锻炼，延缓肌肉萎缩、关节僵硬。鼓励患者主动握拳，按摩受累肢体，活动关节，防止发生失用综合征。瘫痪肢体取功能位摆放。

2. 若肌肉萎缩情况较为严重，可增加床边活动，同时给予推拿、按摩等处理。循序渐进地进行肢体功能锻炼，不能操之过急。

3. 患者应在保证耐受性的情况下做深呼吸，同时做有规律的咳嗽动作。

四、并发症预防指导

(一) 压疮

卧床者需勤翻身、勤按摩、勤整理、勤换洗、勤擦洗、勤检查，在骨隆突处放置软枕、海绵垫或贴敷料进行预防性保护。避免放热水袋保暖、热水泡脚，以免烫伤。

(二) 感染

预防肺炎应做深呼吸与咳嗽，适当翻身、拍背。如出现胸闷或呼吸困难，及时就诊。

(三) 便秘

每天多饮水（1500～2000 ml/d），高膳食纤维饮食，行腹部运动及按摩。以上措施无效时，应采用药物治疗，如麻仁丸、大黄片、番泻叶等。粪便嵌塞时，可使用开塞露栓剂。

(四) 深静脉血栓形成

1. 长期卧床的患者肌肉萎缩明显，易并发下肢深静脉血栓。可抬高双下肢，活动踝关节，进行踝泵运动。

2. 如出现深静脉血栓，应卧床休息，严禁按摩，避免血栓脱落，及时就医，对症处理。

五、疾病预防指导

运动神经元病的发病原因不明，目前还没有特异且有效的预防方法，但保持良好的生活习惯对预防疾病有很大的益处。避免将自己暴露于铅、汞、铝等金属环境中，避免过度的重体力劳动，避免外伤。

六、复诊与随访指导

1. 运动神经元病刚开始发病时，至少每3～6个月复查1次。随着病情进展，如出现吞咽障碍、肺部感染等症状时可能需要频繁住院，甚至长期住院治疗。

2. 准备复诊资料，如门诊病历、出院小结、检测登记本，以及相关的检验、检查结果等。

（陈瀚熙　杨祖莲　樊　萍）

第四节　阿尔茨海默病患者出院健康教育指引

一、疾病相关知识

阿尔茨海默病（Alzheimer disease，AD）是一种中枢神经系统原发性退行性变性疾病，多起病于老年期，病程缓慢且不可逆，临床上以智能损害为主。主要表现为持续进行性的记忆力下降、智能障碍、人格改变及心境障碍。

二、用药指导

服用重酒石酸卡巴拉汀/多奈哌齐期间应注意胃肠道反应，如腹痛、腹泻等，如有不适应及时就诊。定期复查肝肾功能。送药到口，服药时需确认患者将药全部吞服后方可离开，以免遗忘或错服。对伴有抑郁症、幻觉或自杀倾向的患者，需有专人看守。

三、疾病预防指导

1．养成健康的生活方式，培养良好的运动习惯和兴趣爱好，健康饮食，戒烟、限酒，多学习，多用脑，多参加社交活动，保持乐观的心态，避免与社会隔离。

2．老年人若出现阿尔茨海默病的早期迹象，家属应及时陪同其到综合医院的老年病科、神经内科、精神心理科、记忆门诊或精神卫生专科医院就诊。

3．积极治疗。

4．做好家庭照护。家属应掌握沟通技巧、照护技能及不良情绪的调适方法，并向患者提供安全的照护环境。

四、饮食指导

1．进食营养丰富、易消化的食物，一日三餐定时定量，不宜使用刀叉，防止误吸。

2．不要介意进餐礼仪，允许患者用手拿取食物，衣物、被服被弄脏时不宜责备患者。

五、运动及康复指导

1．反复给患者讲解基本的生活知识及近期发生的大事，帮助患者回忆过去美好的生活事件及喜欢的物件，加强患者近期及远期记忆能力的训练。

2．对患者进行定向力训练，使用醒目的标记对卧室、床铺、卫生间等做出标识，便于患者识别。反复讲解，每天坚持训练，以减少定向障碍，最大限度地恢复其独立生活能力。

3．鼓励患者多参加适宜的社交活动，引导或协助其保持生活自理、维持现有功能、延缓功能衰退。

六、复诊与随访指导

1．遵医嘱定期复诊，若病情恶化，应及时就诊。

2．准备复诊资料，如门诊病历、出院小结、检测登记本，以及相关的检验、检查结果等。如不方便来院就诊，可在线问诊、线上续方。

（陈瀚熙　杨祖莲　田杏音）

第五节　多系统萎缩患者出院健康教育指引

一、疾病相关知识

多系统萎缩（multiple system atrophy，MSA）是成年期发病、散发性的神经系统变性疾病，临床表现为不同程度的自主神经功能障碍、对左旋多巴类药物反应不良的帕金森综合征、小脑性共济失调和锥体束征等症状。

二、用药指导

1．遵医嘱用药，严格执行用药时间、剂量和用法，不可擅自停药、减药，监测血压，定期抽血、监测肝肾功能。

2．认真记录用药情况（药名、剂量、用药时间）。服药后要仔细观察症状的改善情况，以便医师合理调整用药方案。

三、疾病预防指导

有家族史者可进行遗传咨询和必要的检测，尽量避免长期接触有机溶剂、重金属、农药等。

四、饮食指导

1．选择合适的食物黏稠度，每次进食量不宜过多。进食时避免其他因素的干扰。

2．指导患者安全进食的体位及方法。进食自理者，进食时要坐直；不便下床或不能自理者，应将床头摇高；卧床者宜采取侧卧位进食，以免引发呛咳、窒息。进食后保持半卧位30～60 min，保持呼吸道通畅，预防窒息和吸入性肺炎。

3．适当进食咸肉、咸菜、虾米等高钠食物，辅以香蕉、橘子、榨菜等高钾饮食。记录出入量，观察出入量是否平衡。

五、运动及康复指导

1．加强精细动作的功能锻炼，如扣纽扣、系鞋带、写字等，以促进肢体协调功能的恢复。活动时须有家属陪同，防止受伤。

2．进行主动和被动运动，预防和减轻患者四肢远端肌肉的萎缩。提高患者的生活质量。

3. 进行吞咽功能训练，以增强吞咽肌群的力量。进行舌部运动、口腔操等训练。

4. 进行言语功能训练。多进行发音练习，多读报纸，多练习说话。

六、复诊与随访指导

准备复诊资料，如门诊病历、出院小结、检测登记本，以及相关的检验、检查结果等。如不方便来院就诊，可在线问诊、线上续方。

（田杏音　杨祖莲　文瑞君）

第六节　中枢神经系统感染性疾病患者出院健康教育指引

一、疾病相关知识

中枢神经系统感染性疾病是多种病毒侵犯中枢神经系统而引起脑膜炎和/或脑炎。由于免疫抑制剂、化疗、放疗的应用及器官移植的开展，加之对病毒感染性疾病诊断技术的提高，今后病毒性中枢神经系统感染性疾病的发病率可能会上升。

中枢神经系统感染性疾病的患者常发生昏迷、抽搐、瘫痪、感觉异常、吞咽困难、大小便障碍等症状。由于昏迷、瘫痪，患者不会咳嗽、翻身，因此易合并肺炎和压疮。突发抽搐可导致窒息，小便障碍易合并泌尿系统感染，这些并发症会加重病情和延长病程，细致的健康教育指引工作是促进患者早日康复的重要前提。

二、用药指导

1. 遵医嘱规范、全程、足量使用抗菌药物。

2. 如服用抗癫痫药物，不能自行减药、停药。

3. 使用药物过程中需观察药物不良反应，如出现食欲减退、皮疹等症状，应及时就诊。

三、日常生活指导

（一）活动与休息

1. 作息规律，保证充足的睡眠。适当锻炼身体，增强免疫力，避免剧烈运动。避免受凉、过度疲劳、外伤等诱发因素。避免接触活禽类及鸟类，做好防蚊虫叮咬措施。

2. 如有肢体瘫痪者，卧床时应将瘫痪肢体保持功能位，防止肢体和关节痉挛，循序渐进并在康复医师指导下进行被动、主动锻炼和局部肢体按摩（2～3次/天，每次20 min左右），运动过程中要注意安全，避免跌倒。

3. 如出现癫痫发作，要做好安全防护，避免患者受伤。取平卧位，头偏向一侧，解开衣领，清除患者口腔内分泌物，将压舌板或小毛巾塞入臼齿间以免咬伤舌，勿强行按压其肢体，以免造成骨折。

（二）饮食

1. 忌进食生食，忌烟、酒及辛辣食物。

2. 进食低脂、低盐、高热量、高维生素且易消化的食物，如瘦肉、鱼类、豆类、谷类及新鲜的蔬菜、水果等。补充维生素D，预防便秘和肠胀气。

3. 吞咽困难者可视情况加增稠剂饮水、饮食，取坐位或半卧位，小口进食，避免误吸。

4. 留置胃管者，需妥善固定胃管，建议到社区医院或家庭病床接受延续护理。

（三）心理

保持心情开朗，自我调节情绪，与家属多沟通，消除恐惧、焦虑的情绪。

四、疾病预防指导

（一）预防感染

1. 肺炎的预防　练习深呼吸及有效咳嗽，适当翻身、拍背。饭后及时漱口，保持口腔清洁。

2. 尿路感染的预防　鼓励患者勤饮水。

（1）尿失禁者，要保持床单干燥、注意会阴部和肛周皮肤的清洁和干燥。关注腹部是否膨隆，避免尿潴留。

（2）留置尿管者，要保持尿管固定通畅，做好尿道口的清洁。引流袋不可高于膀胱，若有不畅或无尿引出，应找专业人员处理。

（二）预防压疮

1. 卧床者需勤翻身、勤按摩、勤整理、勤换洗、勤擦洗、勤检查，在骨隆突处放置软枕、海绵垫或贴敷料进行预防性保护。

2. 避免使用热水袋保暖、热水泡脚，以免烫伤。

（三）合理饮食、提高机体抵抗力

合理调整饮食，既要保障营养全面，又要防止营养过剩，导致肥胖。戒烟、戒酒。加强体育锻炼，因为锻炼有助于增强心肺功能，改善血液循环系统、呼吸系统、消化系统的功能状况，提高抗病能力，增强机体的适应能力。

（四）坚持功能锻炼

坚持肢端功能锻炼，可以进行握力、屈伸、旋转等运动。日常护理及保健过程中肢端既要做到保暖，又要预防烫伤。

（五）避免长期接触化学毒物

避免长期接触化学毒物。对于长期服用异烟肼、苯妥英钠、氯喹、磺胺等药物的患者，一旦发现本病征兆，应立即停药，询问医师，对症治疗。

五、复诊指导

1. 定期于神经内科门诊复诊，复查脑电图、头颅MRI等，以及早发现病情变化。复诊时携带门诊病历及出院记录，以便门诊医师根据病情及相关的检查结果来调整用药。

2. 如出现头痛、发热、呕吐、抽搐、意识障碍、视力减退、听力下降等症状，应立即就诊。

（杨祖莲　田杏音　文瑞君）

第七节　帕金森病患者出院健康教育指引

一、疾病相关知识

帕金森病（Parkinson disease，PD）又称“震颤麻痹（tremor paralysis）”，是中老年常见的神经系统变性疾病，以静止性震颤、运动迟缓、肌强直和姿势平衡障碍为临床特征。高血压脑动脉硬化、脑炎、脑外伤、中毒、基底核附近肿瘤及使用吩噻嗪类药物等产生的震颤、强直等症状，称为帕金森综合征。本节主要讨论帕金森病。

帕金森病患者常出现运动症状和非运动症状。运动症状常始于一侧上肢，逐渐累及同侧下肢，再波及对侧上肢及下肢，呈“N”形进展。常见体征有静止性震颤、肌强直、运动迟缓、姿势和步态障碍及非运动症状。

二、日常生活指导

（一）活动指导

1. 活动与休息　保持室内光线柔和。轻度震颤者可下床活动；严重震颤和肌强直者应卧床休息，保持床单整洁、干燥，预防压疮。

2. 学会自我护理　鼓励患者进行面部肌肉锻炼，如鼓腮、噘嘴、伸舌、露齿、吹吸等训练，以改善面部表情和吞咽困难的现象，协调发音，保持呼吸平稳、顺畅。每天加强主动运动，保持各关节的活动度，如打太极拳、健脑操等，防止和延迟关节强直及肢体挛缩。做力所能及的事情，提高日常生活自我照顾能力。

（二）饮食指导

1. 进食高热量、优质蛋白、低盐、低脂、易消化的食物。进食要慢，充分咀嚼，进食体位为端坐位。注意纤维素和液体的摄取，预防便秘。便秘者应进食粗纤维含量高的食物，多吃新鲜蔬菜和水果，多饮水，每天顺时针按摩腹部，必要时使用缓泻剂。排尿困难者应放松并辅以腹部按摩、热敷膀胱区以刺激排尿。

2. 意识障碍、吞咽困难者应给予管饲营养素。进食后保持半卧位30～60 min，保持呼吸道通畅，预防窒息和吸入性肺炎。患者应积极进行吞咽功能训练（如口腔操），增强吞咽肌群的力量。

（三）安全知识指导

1. 对于上肢震颤未能控制、日常活动笨拙的患者，要谨防烫伤、烧伤。有错觉、幻觉、欣快感、抑郁、精神错乱、意识模糊、智能障碍的患者应有专人陪护。

2. 家里、楼道增设扶手。厕所、浴室增设可供扶持之物。适当配助行器。日常生活用品放置于伸手可及处。

3. 精神症状明显的患者，要防止其自伤或伤人。患者动作笨拙，常有失误，要防止患者进食时烫伤。端碗持筷困难者尽量选择不易打碎的不锈钢餐具，避免伤及自己。

4. 有直立性低血压的患者，应增加水、钠的摄入。睡眠时抬高头位，起床时要缓慢，防止晕厥。

5. 家属应经常陪伴患者，避免患者自伤、坠床、跌倒、走失、伤人等意外事件的发生。

三、自我监测指导

（一）用药指导

多巴丝肼片应在餐前1 h或餐后1.5 h服用，避免与高蛋白食物同服，因其会影响药物吸收。如服用卡左双多巴控制片和多巴丝肼片，2种药物应同时服用，注意是否有疗效减退（每次服药后药物的作用时间逐渐缩短）等情况，认真记录用药情况（药名、剂量、用药时间），以便医师合理地调整用药方案。不要随意加量、减量及停药。药物不能控制症状时应及时就诊。

（二）心理指导

保持良好的心态和规律的生活习惯，积极进行康复锻炼，注意循序渐进。晚期卧床者，应加强翻身、拍背及肢体活动，防止压疮、肺部感染、便秘等并发症的出现。

（三）皮肤护理指导

患者因震颤和不自主运动，出汗多，易造成皮肤刺激和不适感，使皮肤的抵抗力降低，导致皮肤破损和继发皮肤感染，因此，应勤洗、勤换，保持皮肤卫生。中晚期患者因运动障碍，卧床时间增多，应勤翻身、勤擦洗，防止局部皮肤受压，改善全身血液循环，预防压力性损伤。

（四）安全指导

1. 指导患者避免登高和操作高速运转的机器，勿单独使用煤气、热水器及锐利器械，防止受伤等意外。

2. 避免让患者进食带骨刺的食物和使用易碎的器皿。

3. 直立性低血压患者在睡眠时应抬高床头，可穿弹力袜，避免快速坐起或下床活动，防止跌倒。

4. 外出时需有人陪伴，尤其是精神智能障碍者的衣服口袋内要放置写有患者姓名、住址和联系电话的“安全卡片”，或者佩戴手腕识别牌，以防走失。

（五）照顾者指导

本病无法根治，而且总的趋势是病情越来越重，病程可长达数年或数十年，家庭成员身心疲惫，经济负担加重，容易产生无助感。医护人员应关心照顾者及其他家属，倾听他们的感受，理解他们的处境，尽力帮他们解决困难、走出困境，以便给予患者更好的家庭支持。主要措施：①关心体贴患者，协助其进食，照顾其日常生活；②督促、协助患者遵医嘱正确服药，防止错服、漏服；③细心观察，积极预防并发症，及时识别病情变化；④当患者出现发热、外伤、骨折、吞咽困难、运动障碍和精神智能障碍加重时，应及时就诊。

四、复查与随访指导

按出院医嘱定期到神经内科门诊复查，须携带门诊病历及出院记录，以便门诊医师根据病情及相关的检查情况来调整用药。准备复诊资料，如门诊病历、出院小结、服药登记本，以及相关的检验、检查结果等。

（陈瀚熙　杨祖莲　樊　萍）

第八节　癫痫患者出院健康教育指引

一、疾病相关知识

癫痫（epilepsy）是一组由不同病因导致的脑部神经元高度同步化异常放电的临床综合征，以发作性、短暂性、重复性及刻板性为临床特点。因异常放电的位置不同及波及范围的差异，患者发作的形式多样。每次发作称为癫痫发作，反复多次发作引起的慢性神经系统疾病则称为癫痫。

二、用药指导

1. 坚持正确服药　慎用带有“西林”（β-内酰胺类）或“沙星”（喹诺酮类）的抗生素、中枢系统兴奋剂（如茶碱、咖啡因、麻黄碱等）、抗焦虑药物等。不要自行增减药量、停药及换药。注意观察药物疗效及不良反应并做好记录。若有不适应及时就诊。

2. 注意服药时间 多数抗癫痫药物为碱性，饭后服用可减轻胃肠道反应。卡马西平与食物同服可增加其吸收率。

3. 注意药物不良反应 服用抗癫痫药物期间需定期复查血常规、电解质、肝肾功能、肌酶、药物浓度、脑电图等，警惕药物不良反应。

三、疾病预防指导

1. 建立良好的生活习惯，生活应有规律，可适当从事一些轻体力劳动，但避免过度劳累、紧张等。

2. 观察并记录癫痫发作的持续时间及发作时的表现，以便进行针对性的治疗。

3. 患者外出时需有家属陪护，做好安全护理。

四、饮食指导

1. 建立良好的饮食习惯。饮食应规律，选择高热量、高蛋白及富含维生素、纤维素的食物，以清淡、易消化为主，避免饥饿、暴饮暴食，保持大便通畅。

2. 少食辛辣食物，避免过饱或过饥，戒烟、戒酒。

3. 因频繁发作而不能进食或昏迷者，可给予管饲营养液。

五、运动及康复指导

1. 频繁发作期要尽量避免室外活动。外出就诊时最好佩戴安全帽并随身携带安全卡（卡片上注明患者年龄、姓名、诊断等）。

2. 在疾病得到控制的情况下可以参加正常的体育运动，但不宜参加剧烈和运动量较大的体育活动，如长跑等。

六、复诊与随访指导

准备复诊资料，如门诊病历、出院小结、检测登记本，以及相关的检验、检查结果等。如不方便来院就诊，可在线问诊、线上随访。

（陈瀚熙　杨祖莲　樊　萍）

第九节　急性脊髓炎患者出院健康教育指引

一、疾病相关知识

急性脊髓炎（acute myelitis）为白质脱髓或坏死所致的急性脊髓横贯性损害，也称“急性横贯性脊髓炎”。常在感染后或接种疫苗后发病，特征性表现为病变水平以下肢体瘫痪、传导束性感觉障碍和尿便障碍。当病变迅速上升波及高段颈脊髓或延髓时，称为上升性脊髓炎；若脊髓内有2个以上散在病灶，称为播散性脊髓炎。

二、用药指导

1. 遵医嘱按时、按量用药，观察药物疗效及不良反应，须在医师指导下减药、停药或换药。

2. 规范使用激素（泼尼松或氢化可的松等），注意以下事项：①如出现满月脸、水牛背、水肿、低血钾、痤疮等不良反应，应及时到神经科就诊；②若出现疲倦或饮食改变、烦躁不安、沉默不语等症状时，应及时到神经科就诊；③若出现呕血、黑粪、胃部不适等症状，务必尽快就诊。

三、疾病预防指导

1. 作息规律，戒烟、戒酒。增强体质，避免剧烈运动、过热的水洗澡、高温暴晒。避免疲劳、外伤等诱发因素。

2. 避免受凉、感染等诱因。

3. 预防压疮。卧床者需勤翻身、勤按摩、勤整理、勤换洗、勤擦洗、勤检查，在骨隆突部位放置软枕、海绵垫或贴敷料进行预防性保护。

4. 避免使用热水袋保暖、热水泡脚，以免烫伤。

四、饮食指导

1. 进食低脂、低胆固醇、高热量、高维生素且易消化的食物，预防便秘和肠胀气。

2. 多饮水，每天饮水量>1500 ml，预防感染。

3. 吞咽困难者，可视情况加增稠剂饮水、饮食，取坐位或半坐卧位，小口进食，避免误吸。

4. 留置胃管者，需妥善固定胃管，建议到社区医院或家庭病床接受延续护理。

五、运动及康复指导

1. 瘫痪肢体应保持功能位，防止肢体和关节痉挛，在康复医师指导下循序渐进地进行被动锻炼、主动锻炼和局部肢体按摩（每天2～3次，每次20 min左右）。加强日常生活动作训练，做力所能及的家务和工作，但需注意安全，避免跌倒等意外事件的发生。

2. 做踝泵运动。躺/坐于床上，下肢伸展，大腿放松，缓缓勾起足尖至最大限度，保持5 s，足尖缓缓下压至最大限度，保持5 s，顺时针或逆时针转动踝部，每次做20～30组，每天5～8次。

3. 膀胱功能康复。当膀胱残余尿量＜100 ml时一般不再导尿，以防膀胱挛缩。对于排尿困难或有尿潴留的患者，可给予膀胱区按摩、热敷，或者进行针灸、穴位封闭等治疗，促使膀胱肌收缩排尿。进入康复期后应鼓励患者多饮水，训练自行排尿。关心体贴患者，确保排尿时舒适而不受干扰。

六、复诊与随访指导

急性脊髓炎治疗后2周进行复诊。若身体感觉不适，可随时就诊。

（马　芳　白阳娟）

第十节　视神经脊髓炎患者出院健康教育指引

一、疾病相关知识

视神经脊髓炎（neuromyelitis optica，NMO）是视神经与脊髓同时或相继受累的急性或亚急性脱髓鞘病变。该病由Devic于1894年首次描述，其临床特征为急性或亚急性起病的单眼或双眼失明，在其前或其后数日或数周伴发横贯性或上升性脊髓炎，本病又称“Devic病”或“Devic综合征”。资料显示，NMO占所有脱髓鞘病的1%～22%，在西方国家比例偏低，在非高加索人中的比例偏高。

NMO的临床表现包括视神经症候（如眼痛、视力下降或失明、视野缺损等）、脊髓症候（以横惯性脊髓损害多见）和脑干症候（包括顽固性呃逆、恶心、呕吐等延髓颈髓交界区受累症状和间脑病变，可出现嗜睡、困倦、低钠血症等）。

二、用药指导

1. 遵医嘱按时按量用药，观察药物疗效及不良反应，须在医师指导下减药、停药或换药。

2. 规范使用激素（泼尼松或可的松等），注意以下事项：①如出现满月脸、水牛背、水肿、低血钾、痤疮等不良反应，应及时就诊；②若出现疲倦或饮食改变、烦躁不安、沉默不语等症状时，应及时就诊；③若出现呕血、黑粪、胃部不适，务必尽快就诊。

3. 如服用免疫抑制剂，需定期检查血常规、肝肾功能，于神经科门诊复诊。

三、日常生活指导

（一）活动与休息指导

1. 作息规律，戒烟、戒酒。增强体质，避免剧烈运动、过热的水洗澡、高温暴晒。避免受凉、疲劳、外伤等诱发因素。

2. 瘫痪肢体保持功能位，防止肢体和关节痉挛，在康复医师指导下循序渐进地进行被动、主动锻炼和局部肢体按摩（每天2～3次，每次20 min左右）。加强日常生活动作训练，做力所能及的家务和工作，但需注意安全，避免跌倒等意外事件的发生。

3. 加强肢体功能锻炼和日常生活动作训练，做好良肢位的摆放，防止瘫痪肢体发生失用综合征。每天按摩或摩擦患肢以增强其感觉。

4. 做踝泵运动。躺/坐于床上，下肢伸展，大腿放松，缓缓勾起足尖至最大限度，保持5 s，足尖缓缓下压至最大限度，保持5 s，顺时针或逆时针转动踝部，每次做20～30组，每天5～8次。

（二）饮食指导

进食高钾、高钙、低脂、低胆固醇、高热量、高维生素且易消化的食物，如瘦肉、鱼类、豆类、谷类及新鲜蔬菜和水果（如鲜玉米、桃子）等，补充维生素D。

（三）心理指导

保持心情开朗，自我调节情绪，与家属多沟

通，消除恐惧、焦虑的情绪。

四、疾病预防指导

（一）感染的预防

1. 肺炎的预防 深呼吸与咳嗽，适当翻身、拍背。饭后及时漱口，保持口腔清洁。

2. 尿路感染的预防 勤喝水。

（1）尿失禁者，要保持床单干燥、注意会阴部和肛周皮肤的清洁与干燥，关注腹部是否膨隆，避免尿潴留。

（2）留置尿管者，要保持尿管固定、通畅，做好尿道口的清洁。引流袋不可高于膀胱，若引流袋不畅且无尿引出，应找专业人员处理。

（二）压疮的预防

1. 卧床者需勤翻身、勤按摩、勤整理、勤换洗、勤擦洗、勤检查，在骨隆突部位放置软枕、海绵垫或贴敷料进行预防性保护。

2. 避免使用热水袋保暖、热水泡脚，以免烫伤。

（三）便秘的预防

由于脊髓损伤，患者往往瘫痪卧床，食欲下降，肠蠕动减慢，加之自主神经紊乱易致便秘，应多食水果、蔬菜及粗纤维食物，养成定时排便的习惯。可在进餐后1～2 h按摩腹部以促进肠蠕动，必要时使用开塞露、温开水或肥皂水灌肠以助排便。

五、复查与随访指导

准备复诊资料，如门诊病历、出院小结、检测登记本，以及相关的检验、检查结果等。

（马　芳　白阳娟）

第十一节　重症肌无力患者出院健康教育指引

一、疾病相关知识

重症肌无力（myasthenia gravis，MG）是由自身抗体介导的获得性神经肌肉接头（neuromuscular junction, NMJ）传递障碍的自身免疫性疾病。乙酰胆碱受体（acetylcholine receptor，AChR）抗体是最常见的致病性抗体。主要临床表现为部分或全身骨骼肌无力和极易疲劳，活动后症状加重，休息和应用胆碱酯酶抑制剂治疗后症状可减轻。MG的年发病率为（8～20）/10万。

MG在任何年龄段均可发病，20～40岁发病者以女性多见，40～60岁发病者以男性居多，且多合并胸腺瘤。少数患者有家族史。多数患者起病隐匿，呈进展性或缓解与复发交替性进展。部分初发或复发患者有感染、精神创伤、过度劳累、手术、妊娠和分娩等诱因。

MG的临床特征主要为受累肌的分布和表现、受累骨骼肌病态疲劳、重症肌无力危象和胆碱酯酶抑制剂治疗有效。

二、日常生活指导

（一）活动与休息指导

1. 避免过度劳累、避免受凉感冒。在呼吸道感染性疾病流行期，尽量少到公共场所，避免交叉感染。日常生活中应保持情绪稳定。

2. 鼓励患者适当地进行体育锻炼，放松心情，调节情绪，保持心情舒畅。

（二）生活护理指导

1. 长期卧床患者，要保持床单整洁、干燥，做好口腔、皮肤清洁。

2. 吞咽困难患者要进行吞咽功能训练（如口腔操），增强吞咽肌群的力量。口腔操的训练方法：①进行鼓腮动作，随后将气体轻轻呼出；②伸舌运动，将舌伸出，然后左、右、上、下活动；③经常练习空吞咽动作。

3. 生育年龄的妇女应做好避孕工作，避免妊娠、人工流产等。

（三）出行指导

1. 患者出院后随身携带卡片，卡片上应写明姓名、年龄、住址、诊断证明及目前所用的药物和剂量。随身携带急救盒，以便在抢救时及时了解病情。

2. 在呼吸道疾病流行期，尽量少到公共场所，避免感染。

三、疾病知识指导

帮助患者认识疾病，指导患者建立健康的生活方式，规律生活，保证充足的休息和睡眠，保持乐观的生活态度。勿受凉感冒，避免感染、外伤、疲劳和精神创伤等诱发肌无力危象的因素。育龄期女性应避孕。

四、病情监测与用药指导

MG患者的慎用药物有氨基糖苷类、喹诺酮类、两性霉素、利多卡因、奎尼丁、β受体阻滞剂、维拉帕米、苯妥英钠、乙琥胺、氯丙嗪、碳酸锂、苯二氮䓬类、吗啡、哌替啶、青霉胺、氯喹、肌肉松弛药等。

向患者及其家属说明本病的临床过程和治疗要求，教会患者及其家属观察病情的方法。介绍所用药物的名称、剂量、常见不良反应等，指导患者遵医嘱正确服用抗胆碱酯酶药物，避免漏服、自行停服和更改药量，防止因用药不足或过量导致危象发生或加重病情。若因其他疾病就诊应主动告知医师患有本病，避免误用药物而加重病情。

观察用药反应，有无肌无力危象等并发症（如咳嗽无力、呼吸困难、发绀、腹痛、瞳孔变化、出汗、唾液或喉头分泌物增多等），如有，应立即就医。

五、饮食指导

摄入高蛋白、高热量、高维生素、富含钾和钙的食物。告知患者及其家属避免摄入干硬、粗糙的食物。进餐时尽量取坐位，进餐前充分休息或在服药后产生药效时进餐。指导患者掌握正确的进餐方法，并安排充足的进餐时间。进餐时如感到咀嚼无力，应适当休息后再继续进食。当出现吞咽困难、饮水呛咳时，不能强行服药和进食，以免导致窒息或吸入性肺炎。必要时留置胃管，以保证患者正常服药和摄入营养。教会患者及其家属自我观察营养状态的方法，出现食物摄入明显减少、体重减轻或消瘦、精神不振、皮肤弹性减弱等营养不良的表现时，应及时就诊。

六、预后指导

不论何种类型的重症肌无力（除儿童可自行缓解外），一般可将临床病程分为波动期、稳定期和慢性期。波动期为发病后5年内，特别是第1、2年内，病情有较大波动，易发生肌无力危象，患者常死于呼吸系统并发症。病程在5年后为稳定期，10年以上为慢性期，此两期患者极少发生危象，预后较好。

七、复查与随访指导

准备复诊资料，如门诊病历、出院小结、检测登记本，以及相关的检验、检查结果等。

（马　芳　白阳娟）

第十二节　吉兰-巴雷综合征患者出院健康教育指引

一、疾病相关知识

吉兰-巴雷综合征（Guillain-Barré syndrome，GBS）又称“急性炎症性脱髓鞘性多发性神经病（acute inflammatory demyelinating polyradiculoneuropathy，AIDP）”，是一种自身免疫介导的周围神经病，主要损害多数脊神经根和周围神经，也常累及脑神经。临床表现为多发的神经根及周围神经损害。

二、用药指导

1．遵医嘱按时、按量服药，观察药物疗效及不良反应。须在医师指导下减药、停药或换药，不得自行停药。

2．使用糖皮质激素治疗时可能会出现应激性溃疡所致消化道出血，应观察有无胃部疼痛、不适感、柏油样大便等。

3．使用免疫球蛋白治疗时常导致发热、面部潮红，减慢输液速度可减轻症状。

三、疾病预防指导

1．保持规律的生活作息，戒烟、戒酒，保持充足的睡眠，增强体质。

2．避免受凉、疲劳、外伤、感染等诱发因素。

四、饮食指导

进食高蛋白、高维生素、高热量且易消化的食物，注意补充维生素B_{12}，多吃新鲜蔬菜，补充足够的水分。

五、运动及康复指导

1. 康复锻炼 在康复师指导下视病情情况进行训练（下肢站立、运动及独立行走锻炼）。进行下肢运动训练时应保持半坐卧位或仰卧位，依次对髋、膝及踝关节进行训练，并针对性地采取举腿、抬臀及挺腰训练。进行床边坐立训练，训练时肩部和足面须保持相同宽度，若站立时间达10 min且无疲劳感，可进行步行锻炼。步行锻炼初期须使用栏杆或拐杖以提供支持，或者由家属协助锻炼（锻炼时间根据患者的恢复情况可适当延长，2次/天，每次20 min）。锻炼过程中家属须看护好患者，防止跌倒等意外事件的发生。

2. 床上被动功能锻炼 家属每隔2 h为患者翻身，注意使其四肢处于功能位。每天须进行3～4次偏瘫侧肢体的被动活动，包括肩关节前屈、外展、外旋运动，肘关节伸展及旋后运动等，每次15～20 min。

3. 加强肢体功能锻炼和日常生活动作训练 做好良肢位的摆放，防止瘫痪肢体发生失用综合征。每天按摩患肢以增强其感觉。

4. 踝泵运动 患者躺/坐于床上，下肢伸展，大腿放松，缓缓勾起足尖至最大限度，保持5 s，足尖缓缓下压至最大限度，保持5 s，顺时针或逆时针转动踝部。每次做20～30组，每天5～8次。

六、复诊与随访指导

1. 如感染后出现肢体麻木无力、饮水呛咳、吞咽困难等情况应及时就诊。出院2周定时复查。

2. 准备复诊资料，如门诊病历、出院小结、检测登记本，以及相关的检验、检查结果等。如不方便来院就诊，可在线问诊、线上续方。

（杨祖莲　文瑞君　田杏音）

第十三节　慢性炎性脱髓鞘性多发性神经根神经病患者出院健康教育指引

一、疾病相关知识

慢性炎性脱髓鞘性多发性神经根神经病（chronic inflammatory demyelinating polyradiculoneuropathy，CIDP）是一类免疫介导的脱髓鞘性周围神经病，病情进展达8周以上，可有缓解复发的过程。主要表现为符合周围神经分布的肢体无力和感觉异常，脑神经受累较少，极少累及自主神经或呼吸功能。

二、用药指导

1. 遵医嘱按时、按量服药，观察药物疗效及不良反应，须在医师指导下减量、停药或换药。

2. 规范使用激素（泼尼松或可的松等）。注意事项：①如出现满月脸、水牛背、水肿、低血钾、痤疮等不良反应，应及时到神经科就诊；②若出现疲倦不适或饮食改变、烦躁不安、沉默不语等症状，应及时前往神经科就诊；③若出现呕血、黑粪、胃部不适，务必尽快就诊；④如服用免疫抑制剂，需定期检查血常规、肝肾功能，并于神经科门诊就诊。

三、疾病预防指导

1. 保持规律的生活作息，戒烟、戒酒，保证充足的睡眠时间。增强体质，避免剧烈运动、过热的水洗澡、高温暴晒。

2. 避免受凉、疲劳、外伤等诱发因素。

四、饮食指导

进食高热量、高蛋白、高维生素且易消化的食物，尤其要注意补充B族维生素。

五、运动及康复指导

1. 康复锻炼 在康复师的指导下视病情情况进行训练（下肢站立、运动及独立行走锻炼），注意循序渐进地进行。锻炼过程中家属须看护好患者，防止跌倒等意外事件的发生。

2. 床上被动功能锻炼 每天至少进行4次瘫痪肢体被动活动，包括肩关节前屈、外展、外旋运动，以及肘关节伸展及旋后运动等，每次15～20 min。

3. 做好良肢位的摆放　防止瘫痪肢体发生失用综合征，每天按摩患肢以增强其感觉。

4. 踝泵运动　预防下肢深静脉血栓及肺栓塞。患者躺/坐于床上，下肢伸展，大腿放松，缓缓勾起足尖至最大限度，保持5 s，足尖缓缓下压至最大限度，保持5 s，顺时针或逆时针转动踝部。每次做20～30组，每天5～8次。

六、复诊与随访指导

按出院医嘱定期到神经内科门诊复查。复查时携带门诊病历及出院记录，并完善相关检查，以便医师调整用药。

（杨祖莲　文瑞君　田杏音）

第四章 消化内科常见病患者出院健康教育指引

第一节 胃食管反流病患者出院健康教育指引

一、疾病相关知识

胃食管反流病（gastroesophageal reflux disease，GER）指胃十二指肠内容物反流入食管引起胃灼热等症状，以及咽喉、气道等食管邻近组织的损害。根据有无食管黏膜糜烂、溃疡，可将胃食管反流分为反流性食管炎（reflux esophagitis，RE）和非糜烂性反流病（nonerosive reflux disease，NERD）。胃食管反流在西方国家十分常见，患病率为10%～20%，40～60岁为高发年龄，男性和女性发病无差异。我国胃食管反流的发病率低于西方国家，病情亦较轻。

二、用药指导

避免服用易引起胃排空延迟的药物，如硝酸甘油、钙通道阻滞剂及抗胆碱能药物等。按医嘱规定的剂量和用法服药，平时自备抑酸药，出现症状时可及时服用。

三、疾病预防指导

改变生活方式，避免餐后立即卧床，睡眠时可抬高床头15～20 cm。肥胖患者应适当控制体重，以免因腹部脂肪过多而引起腹压增高。

四、饮食指导

1. 戒烟、限酒。

2. 避免摄入降低食管下括约肌压力的食物，如浓茶、咖啡、可乐、巧克力、薄荷等。

3. 避免食用延缓胃排空的食物，如粽子、年糕、元宵、酒酿，以及奶油蛋糕、巧克力等。

4. 避免饮食过快、过饱，应细嚼慢咽，以小餐取代大餐，饮食八分饱，尤其是汤水要分次饮用，每次不宜过多，以减轻胃内压力，减少反流。

五、运动及康复指导

餐后易致反流，因此睡前2～3 h不宜进食水。餐后避免进行剧烈活动，尽量减少弯腰、下蹲、收腹等姿势。可以轻轻抚摩上腹部，有助于胃内食物下行排空。保持规律的生活习惯，早睡早起，适当锻炼身体，慢跑或快走，活动全身关节。

六、复诊与随访指导

1. 胸骨后灼热感、胸痛、吞咽不适等症状加重时，应及时就诊。

2. 准备复诊资料，如门诊病历、出院小结，以及相关的检验、检查结果等。

（陈瀚熙　杨祖莲）

第二节 胃炎患者出院健康教育指引

一、疾病相关知识

胃炎（gastritis）是指任何病因引起的胃黏膜炎症反应，常伴上皮损伤和细胞再生，可出现消化不良、中上腹疼痛、上消化道出血甚至癌变等，是最常见的消化系统疾病之一。根据病理生理特征和临床表现，胃炎可分为急性、慢性和特殊类型3种。多数急性胃炎患者的症状不明显，或症状易被原发病掩盖，有症状者主要表现为上腹部不适或隐痛。上消化道出血是急性胃炎患者典型的临床表现，突发呕血和/或黑粪为首发症状。慢性胃炎病程迁延，进展缓慢，缺乏特异性症状，70%～80%的患者无任何症状，部分患者有上腹部疼痛或不适、食欲缺乏、饱胀、嗳气、反酸、恶心、呕吐等非特异性消化不良的表现，症状常与进食或食物种类有关，少数可有少量上消化道出血的症状。特殊类型胃炎的种类很多，可由不同病因所致，临床较少见，如感染性胃炎、化学性胃炎、Menetrier病等。

二、用药指导

避免使用对胃黏膜有刺激的药物，如阿司匹林、泼尼松等，必要时应同时服用制酸剂或胃黏膜保护药。根除幽门螺杆菌者的用药注意事项：①规律、全程、正确服药，严格遵守10～14天的服药疗程，使用三联或四联药物；②不能随意增减药量，质子泵抑酸药与铋剂应在餐前30 min口服，抗生素在餐后30 min口服；③口服铋剂会出现黑粪，属正常现象，勿惊慌。

三、预防幽门螺杆菌感染指导

1. 注意饮食卫生，勿饮生水，消毒餐具。
2. 使用公筷。
3. 饭前、便后洗手，杜绝粪口传播。
4. 避免口对口喂食。

四、饮食指导

1. 以高热量、高蛋白、高维生素、易消化的饮食为原则。

2. 规律饮食，进食新鲜食物，避免摄入过于粗糙、浓烈、辛辣的食物，戒烟、限酒。

3. 低胃酸患者进食的食物应完全煮熟，以利于消化和吸收，建议进食可刺激胃酸分泌的食物。

4. 高胃酸患者应避免进食酸性、油腻的食物。

5. 萎缩性胃炎患者应避免摄入亚硝酸盐含量高的食物，如腌制品、隔夜饭菜等。

五、康复指导

1. 向患者及其家属介绍胃炎的有关知识、预防方法和自我护理措施。

2. 根据患者的病因及具体情况进行指导，例如，避免使用对胃黏膜有刺激的药物，必须使用时应同时服用抑制胃酸分泌的药物。

3. 进食规律，避免摄入过冷、过热、辛辣等刺激性食物，以及浓茶、咖啡等饮料。

4. 嗜酒者应戒酒，防止乙醇损伤胃黏膜。

5. 注意饮食卫生，生活要有规律，保持轻松、愉快的心情。

六、复诊与随访指导

1. 有萎缩性、肠化生、异形增生的胃炎患者须定期复查，若出现腹痛、腹胀等症状持续加重、持续便血或体重明显降低等异常情况，应及时就诊。幽门螺杆菌根治患者，停药1个月后应复查幽门螺杆菌，建议采用碳-13尿素呼气试验检测治疗效果。

2. 准备复诊资料，如门诊病历、出院小结，以及相关的检验、检查结果等。

（陈瀚熙　杨祖莲）

第三节　消化性溃疡患者出院健康教育指引

一、疾病相关知识

消化性溃疡（peptic ulcer）指胃肠道黏膜被自身消化而形成的溃疡，可发生于食管、胃、十二指肠、胃-空肠吻合口附近及含有胃黏膜的Meckel憩室。胃溃疡（gastric ulcer，GU）和十二指肠溃疡（duodenal ulcer，DU）最为常见，上腹部疼痛是本病的主要症状，除上腹部疼痛外，还可有反酸、嗳气、恶心、呕吐、食欲减退等消化不良的症状，也可有失眠、多汗、脉缓等自主神经功能失调的表现。本病是全球范围内的常见病，可发生于任何年龄。

二、用药指导

1. 避免使用各种诱发溃疡的药物，如阿司匹林、泼尼松、非甾体抗炎药、利血平等。上述药物可直接损害胃黏膜，使胃酸分泌增多，诱发或加重溃疡形成。

2. 教育患者遵医嘱正确服药，学会观察药物疗效及不良反应，不随便停药或减量，防止溃疡复发。

3. 消化性溃疡患者必须坚持长期服药，不可随意停药、随意增减药量或改变药物种类，坚持按疗程服药。

4. 根除幽门螺杆菌者的用药注意事项：①规律、全程、正确服药，严格遵守10～14天服药疗程，使用三联或四联药物，不能随意增减药物。质子泵抑酸药与铋剂应餐前30 min口服，抗生素应餐后30 min口服；②口服铋剂会出现黑粪，属正常现象，勿惊慌。

三、疾病预防指导

1. 指导患者保持乐观情绪，规律生活，避免过度紧张与劳累，选择合适的锻炼方式，提高机体抵抗力。

2. 指导患者建立合理的饮食习惯和结构，戒烟、戒酒，避免摄入刺激性食物。

3. 指导患者预防幽门螺杆菌感染：①注意饮食卫生，勿喝生水，消毒餐具；②使用公筷饮食；③饭前、便后洗手，杜绝粪口传播；④避免口对口喂食。

四、饮食指导

1. 饮食应合理搭配，养成规律饮食、细嚼慢咽的好习惯。

2. 以高热量、高蛋白、细软、易消化的食物为主。

3. 避免摄入机械性和化学性刺激过强的食物，以免破坏黏膜屏障，如粗粮、芹菜、韭菜、雪菜、竹笋及干果类，以及咖啡、浓茶、烈酒、浓肉汤等。高胃酸患者应避免进食酸性、油腻的食物。

五、运动及康复指导

1. 运动保健 适度锻炼，循序渐进，要根据年龄、体质、病情和兴趣选择适宜的运动项目、运动强度和运动时间。不宜在饭后进行剧烈运动，也不应在剧烈运动后立即进食。

2. 加强营养 应选用易消化、高热量、高蛋白质和高维生素的食物，以增强胃溃疡患者的抵抗力，有助于修复受损组织、促进溃疡愈合。

六、复诊与随访指导

准备复诊资料，如门诊病历、出院小结，以及相关的检验、检查结果等。

（陈瀚熙　杨祖莲）

第四节　贲门失弛缓症患者出院健康教育指引

一、疾病相关知识

贲门失弛缓症又称“贲门痉挛”“巨食管”，是由于食管贲门部的神经肌肉功能障碍所致的食管功能障碍，可引起食管下括约肌弛缓不全，食物无法顺利通过而滞留，从而使食管张力、蠕动逐渐减低及食管逐渐扩张的一种疾病。其主要特征是食管缺乏蠕动、食管下括约肌高压和对吞咽动作的松弛反应减弱。临床表现为吞咽困难、胸骨后疼痛、食物反流及因食物反流误吸入气管而致咳嗽、肺部感染等。

二、用药指导

常用药物有硝苯地平、硝酸异山梨酯、多潘立酮、莫沙必利等。不能吞食半流质饮食的患者，可将颗粒药片碾成粉状，加温水冲服。

三、疾病预防指导

1. 对精神紧张者可予以心理治疗。

2. 部分患者可采用Valsalva动作，以促使食物从食管进入胃内，缓解胸骨后不适。

3. 舌下含服硝酸甘油可解除食管痉挛性疼痛，加速食管排空。

四、术后指导

（一）球囊扩张术后指导

1. 循序渐进地恢复饮食，12 h后若无不适可进温凉流质，术后3天进固体食物，进食时尽量取坐位。

2. 学会自我观察，若出现持续胸痛、发热、呕吐、黑粪等症状应及时就医。

（二）经口内镜下食管括约肌切开术后指导

1. 经口内镜下食管括约肌切开术（peroral endoscopic myotomy，POEM）患者术后2个月内避免做重体力劳动及剧烈运动，1个月内避免进行上肢过度外展、头过伸等大幅度活动，避免牵拉食管引起钛夹脱落、食管穿孔等。

2. 循序渐进地恢复饮食，术后24 h后进食全流质饮食，2周后改为半流质饮食，然后恢复普通饮食。术后3周黏膜与周围组织已形成瘢痕，患者应尽可能地多喝水并进行饮食训练，餐后适量步行，防止形成瘢痕性狭窄。

3. 按时服用抑酸药及胃黏膜保护剂4周，不要随意停药。

4．术后定期返院复查，了解食管腔扩张情况及贲门口的畅通度。

五、饮食指导

1．少食多餐、细嚼慢咽，避免过冷、过热和刺激性饮食，避免大量进食固态食物及粗糙食物。餐后不要立即平卧。

2．烹饪时注意少放盐、少放油，少使用含盐高的调料，少吃腌制菜、腌制肉等。

3．主食不要只吃精米、白面，可以用粗粮、杂豆、薯类、南瓜等替代部分主食。

4．荤素合理搭配。肉类首选鸡、鸭、鱼等，少吃肥肉，鸡蛋、牛奶是蛋白质和其他营养物质的重要来源。

六、运动及康复指导

坚持运动，不要久坐，避免超重和肥胖。每周运动3～5次，每次运动 30 min左右。有氧运动和力量锻炼相结合，强度适中、不过量。

七、复诊与随访指导

准备复诊资料，如门诊病历、出院小结，以及相关的检验、检查结果等。

（陈瀚熙　杨祖莲）

第五节　肠结核与结核性腹膜炎患者出院健康教育指引

一、疾病相关知识

肠结核（intestinal tuberculosis）和结核性腹膜炎（tuberculous peritonitis）均由结核分枝杆菌感染所致。前者是由于结核分枝杆菌侵犯肠道引起的慢性特异性感染，后者则是由结核分枝杆菌侵犯腹膜引起的慢性弥漫性腹膜感染。近年来由于人类免疫缺陷病毒的感染率逐渐增高及免疫抑制剂的广泛使用，部分人群的免疫力逐渐下降，导致2种疾病的发病率有所增高。这2种疾病多见于中青年，女性较男性多见。

二、用药指导

肠结核的治疗方案基本同肺结核，应指导患者早期、联合、适量、规律和全程服药，定期检测肝肾功能和血常规等。

三、疾病预防指导

1．加强有关结核病的知识讲解。

2．肺结核患者不可吞咽痰液。

3．提倡公筷进餐及分餐制。

4．牛奶及乳制品应灭菌后饮用。

5．对肠结核患者的粪便要进行消毒处理，粪便与漂白粉的比例为5：1，并浸泡消毒，以防止病原体传播。

四、饮食指导

告知患者增加营养与休息可增强抵抗力，这是治疗的基础。指导患者进食高热量、高蛋白、高维生素、易消化的食物。

五、运动及康复指导

发热时进行自我护理。体温不超过38.5 ℃时，选择物理降温，如温水浴、冰敷降温等。如体温超过38.5 ℃，应选择药物降温并及时就诊。出汗较多时应及时更换衣服、被服，注意保暖，注意皮肤与口腔的清洁卫生。

六、复诊与随访指导

准备复诊资料，如门诊病历、出院小结，以及相关的检验、检查结果等。

（陈瀚熙　马　芳）

第六节　炎症性肠病患者出院健康教育指引

一、疾病相关知识

炎症性肠病（inflammatory bowel disease，IBD）是一类多病因引起、异常免疫介导的慢性肠道炎症，有终身复发的倾向。溃疡性结肠炎（ulcerative colitis，UC）和克罗恩病（Crohn disease，CD）是其主要的疾病类型。UC和CD是同一疾病的不同亚类，其组织损伤的基本病理过程相似，但可能因致病因素和致病机制上的差异，二者之间的病理表现会有所不同。

二、用药指导

1. 氨基水杨酸类 注意是否有过敏、肝肾功能损害及骨髓抑制，学会自我观察，定期监测血常规和肝肾功能。日常注意预防感染。

2. 糖皮质激素 注意预防感染、骨质疏松等。

3. 免疫抑制剂 预防感染，定期监测血药浓度、血常规、肝肾功能等，用药期间禁止妊娠。

4. 生物制剂 需按时返院输注，注意预防感染。

三、疾病预防指导

1. 戒烟、限酒 吸烟的CD患者术后复发的风险更高，戒烟是预防CD复发的重要生活方式，同时避免过度饮酒。

2. 其他注意事项 ①建议所有患者每年进行皮肤检查和骨密度检查。②建议女性患者每年进行宫颈人乳头瘤病毒（human papilloma virus，HPV）检查。③建议溃疡性结肠炎患者起病8～10年行1次肠镜检查，以确定病变范围：如为全结肠型，自此隔年行肠镜复查，20年后每年行肠镜复查；如为左半结肠型，从起病15年开始隔年行肠镜复查；如为直肠型，无须肠镜检查；如合并原发性硬化性胆管炎，从明确诊断开始每年行肠镜复查。

四、饮食指导

IBD患者的饮食应个体化，因人而异、因病而异，且饮食模式随病情的变化而改变。应遵循均衡、健康的饮食原则，建立良好的饮食观念和习惯，注意避免摄入可能诱发、加重疾病或不能耐受的食物。具体建议如下。

1. 膳食应含足够的能量、优质蛋白、无机盐、维生素。尽量避免摄入刺激性食物，如辛辣的食物、酒精、咖啡等；避免摄入易产气的食物，如大豆、卷心菜、花椰菜、洋葱等。烹饪方式以蒸、煮为主，忌食生冷的食物，避免以油炸、油煎的方式加工食物，避免摄入含过多添加剂及加工类食物。

2. 限制粗纤维食物的摄入，如坚果、玉米、芹菜等。建议选择低纤维、少渣、易消化的食物。

3. 规律饮食、少食多餐，避免过饱或过饥。

4. 饮食与炎性肠病腹痛、腹泻等症状有关。针对不同的炎性肠病患者来说，可能加重症状的食物会有不同，探索适合自身的饮食是管理疾病的关键环节。可以通过饮食日记来发现诱发、加重疾病或不能耐受的食物，之后尽量避免摄入这些食物。

5. 记录饮食日记。可以准备一个专门的饮食日记本进行记录，主要记录内容包括：每天进食哪些食物、进食量、食物的烹调方式、进食时间、进食后的感觉；每天大便的次数、颜色、性状；用药情况等。记录饮食不仅有助于发现自身不耐受的饮食、判断是否达到平衡饮食，而且有助于医师、护士、营养师等根据饮食日记反映出的问题进行有针对性的饮食指导。坚持记录饮食日记有助于患者发现自身不耐受的饮食，若因摄入某些食物而出现病情加重或疾病复发，不再摄入这些食物后，症状会得到不同程度的改善，那么这些食物便可被列入排除的范畴。但需要强调的是，饮食不耐受的发生还受许多因素的影响，如食物的量、温度及疾病活动程度等，因此，可以在疾病缓解期再次尝试通过记录饮食日记来确定是否排除这些食物。

五、复诊与随访指导

1. 长期药物治疗患者的随访内容及间隔时间如表2-4-1所示。

2. 准备复诊资料，如门诊病历、出院小结，以及相关的检验、检查结果等。

表2-4-1 长期药物治疗患者的随访内容及间隔时间

使用药物	血常规	肝肾功能、电解质	尿常规	其他
氨基水杨酸类药物（柳氮磺嘧啶、美沙拉嗪等）	•前3个月：每2周1次 •此后3个月：每个月1次	每3个月1次	前3个月：每2周1次 此后3个月：每个月1次	—
激素	—	定期	—	定期监测血糖

续表

使用药物	血常规	肝肾功能、电解质	尿常规	其他
硫唑嘌呤/6-巯基嘌呤	• 前4个月：每周1次 • 第4～8个月：每2周1次 • 第9周开始，每6～8周1次，至少每3个月1次 • 药物剂量调整后每1～2周1次	• 前4个月：每周1次 • 第4～8个月：每2周1次 • 第9周开始，每6～8周1次，至少每3个月1次 • 药物剂量调整后每1～2周1次	—	—
甲氨蝶呤	每4～8周1次	每4～8周1次	—	—
沙利度胺	• 首次服用，每个月检查1次 • 如无异常，2个月后每2个月1次 • 6个月后每3个月1次 • 2年后每4～6个月1次	• 首次服用，每个月检查1次 • 如无异常，2个月后每2个月1次 • 6个月后每3个月1次 • 2年后每4～6个月1次	• 首次服用，每个月检查1次 • 如无异常，2个月后每2个月1次 • 6个月后每3个月1次 • 2年后每4～6个月1次	—
生物制剂	每次用药时	每次用药时	—	—

注：—. 无项目。

（陈瀚熙　马　芳）

第七节　功能性消化不良患者出院健康教育指引

一、疾病相关知识

功能性消化不良又称“消化不良”，是指出现上腹疼痛、上腹胀、早饱、嗳气、食欲缺乏、恶心、呕吐等症状，经检查可排除引起上述症状的器质性疾病的一组临床综合征。功能性消化不良是临床上最常见的一种功能性胃肠病。

二、用药指导

根除幽门螺杆菌者的用药指导如下。

1. 规律、全程、正确服药。严格遵守10～14天服药疗程，使用三联或四联药物。

2. 不能随意增减药物，质子泵抑酸药与铋剂应在餐前30 min口服，抗生素在餐后30 min口服。

3. 口服铋剂会出现黑粪，属正常现象，勿惊慌。

三、疾病预防指导

1. 预防幽门螺杆菌感染　预防幽门螺杆菌感染的措施：①注意饮食卫生，勿饮生水，消毒餐具；②使用公筷饮食，③饭前、便后洗手，杜绝粪口传播；④避免口对口喂食。

2. 心理调适　生活中尽量保持心情愉快，多参加社会文娱活动，增强体质，培养生活中的乐观态度。

3. 建立良好的生活习惯　生活规律，不吸烟。

四、饮食指导

避免摄入个人生活经历中可诱发症状的食物，不暴饮暴食，避免摄入不易消化的食物及饮用易产气的饮料。

五、运动及康复指导

进行适当的体育锻炼，可以参加的运动包括气功、打太极拳、步行、慢跑、骑自行车等，可以改善肠胃功能。

六、复诊与随访指导

1. 有萎缩性、肠化生、异形增生的胃炎患者须定期复查，若出现腹痛、腹胀等症状加重、持续便血或体重明显降低等异常情况，应及时就诊。幽门螺杆菌根治患者，停药1个月后应复查幽门螺杆菌，建议采用碳-13尿素呼气试验检测治疗效果。

2. 准备复诊资料，如门诊病历、出院小结，以及相关的检验、检查结果等。

（陈瀚熙　马　芳）

第八节 脂肪性肝病患者出院健康教育指引

一、疾病相关知识

脂肪性肝病（fatty liver disease）又称“脂肪肝”，是以肝细胞脂肪过度贮积和肝细胞变性为特征的临床综合征，不同种族、不同年龄组的男性和女性均可发病，以40～49岁发病率最高，我国成人的患病率为15%～25%，近年有上升趋势，并且患病年龄逐渐提前。临床上可根据有无长期过量饮酒分为非酒精性脂肪性肝病和酒精性脂肪性肝病。

二、用药指导

告知患者降血脂药、减肥药、护肝药的作用及不良反应，观察药物疗效，学会自我监测。

三、疾病预防指导

调畅情志，忧郁伤肝，鼓励患者多听中医五行音乐，保持良好的心理状态。

四、饮食指导

1. 饮食治疗是大多数脂肪肝患者治疗的基本方法，也是预防和控制脂肪肝病情进展的重要措施，提高配合饮食治疗的依从性意义重大。

2. 每天选用新鲜绿色蔬菜不少于500 g、蛋黄不超过2个、植物油总量不超过20 g、盐量以5～6 g为宜。平衡三餐饮食，晚饭应少吃，睡前切忌加餐。

3. 忌食煎炸类食物、动物油等，少吃动物内脏、鸡皮、肥肉、鱼卵、蟹黄、巧克力等，宜选用去脂牛奶。

4. 理性认识嗜酒的危害性，戒酒是治疗疾病的前提，下定戒酒的决心，鼓励家庭成员支持患者并参与戒酒。

五、运动及康复指导

指导患者适量运动、控制体重。

1. 最佳运动方式为大步快走，每次至少走3 km。

2. 运动最好安排在下午或晚饭后。

3. 每次运动持续30～45 min，每周坚持3～5次。

六、复诊与随访指导

1. 学会自我监测，定期门诊随访，如出现消瘦、皮肤黄疸、水肿、牙龈出血等症状，应及时就诊。

2. 准备复诊资料，如门诊病历、出院小结，以及相关的检验、检查结果等。

（陈瀚熙　马　芳）

第九节 肝硬化患者出院健康教育指引

一、疾病相关知识

肝硬化（hepatic cirrhosis）是一种由不同病因引起的慢性进行性弥漫性肝病。病理特点为广泛的肝细胞变性坏死，再生结节形成，纤维组织增生，正常肝小叶结构破坏和假小叶形成。临床早期症状不明显，后期主要表现为肝功能损害和门静脉高压，可有多系统受累。晚期常出现消化道出血、感染、肝性脑病等严重并发症。

二、用药指导

使用保护肝细胞的药物（如还原型谷胱甘肽、S-腺苷蛋氨酸、维生素等），避免应用对肝有损害的药物。

三、疾病预防指导

1. 及时识别病情变化 当患者出现性格、行为的改变时可能为肝性脑病的前驱症状。当出现皮肤巩膜黄染、尿黄、尿少、腹胀、黑粪等情况应及时就诊。

2. 做好皮肤护理 患者可能因皮肤干燥、水肿、黄疸而出现瘙痒，加之长期卧床等因素，易发生皮肤破损和继发感染。沐浴时应注意避免水温过高或使用有刺激性的皂类和沐浴液。沐浴后可使用性质温和的润肤品，以减轻皮肤干燥和瘙痒症状。

3. 使用五行音乐　选择中医五行音乐，在每天的9—11时和22—23时分别收听，有助于气血调达，使营养输送至全身，身体代谢产物及时排出体外，有助于肝胆功能的恢复。

四、饮食指导

1. 改变烹饪方式，以获得不同的营养成分（每天食物热量为2000～2500 kcal）（表2-4-2）。

表2-4-2　高热量食物

食物种类	热量/kcal
一碗米饭（280 g）	325
一个馒头（100 g）	221
面包（100 g）	221
一碗小米粥（300 g）	138
一个包子（100 g）	227
面条	284
牛奶	54

2. 不宜食用芹菜、韭菜等，原则以软、烂为主。高维生素食物如表2-4-3所示。

表2-4-3　高维生素食物

维生素	功效	富含食物
维生素C	增加肝细胞修复能力	猕猴桃、西红柿、橙子、香蕉、菠菜等
维生素K	改善凝血	绿色蔬菜、动物肝脏等
脂溶性维生素（维生素A、维生素D、维生素E）	保护肝脏	奶类、蛋类、鱼肝油、新鲜蔬菜等

3. 肝性脑病患者禁食动物蛋白，可适量进食植物蛋白。含优质蛋白的食物如表2-4-4所示。

表2-4-4　优质蛋白食物

食物种类	分量/g	蛋白质含量/g
酸奶	100	8.8
虾	100	20.6
鸡蛋	100	14.7
鱼类	100	17.7
谷类	100	21.3
大米	100	17.7
黄豆	100	36.3

4. 低盐饮食。原则：①盐摄入量＜6 g/d，少吃咸菜及腌制品；②腹水患者盐摄入量＜2 g/d。

5. 禁食粗糙、坚硬、油炸、辛辣等刺激性食物。

五、运动及康复指导

肝硬化代偿期患者若无明显的精神、体力减退，可参加轻体力工作，避免过度疲劳；失代偿期患者以卧床休息为主。视精神状态、体力状态等增减活动量，保证充足的睡眠，生活起居有规律。

六、复诊与随访指导

准备复诊资料，如门诊病历、出院小结，以及相关的检验、检查结果等。

（陈瀚熙　马　芳）

第十节　上消化道出血患者出院健康教育指引

一、疾病相关知识

上消化道出血是指十二指肠悬韧带以上的消化道，包括食管、胃、十二指肠、胰、胆等病变引起的出血，以及胃空肠吻合术后的空肠病变出血。出血的病因可为上消化道疾病或全身性疾病。上消化道大出血一般指在数小时内失血量超过1000 ml或循环血容量的20%，主要临床表现为呕血和/或黑粪，常伴有血容量减少而引起急性周围循环衰竭，严重者可导致失血性休克而危及生命。

二、用药指导

1. 避免使用对胃黏膜有刺激的药物，如阿司匹林、泼尼松等，必要时应同时服用制酸剂或胃黏膜保护药。

2. 坚持遵医嘱服药，不能自行更改药物。

三、日常生活指导

1. 生活起居有规律，劳逸结合，保持乐观的心态，保证休息。避免长时期精神紧张。

2. 如出现呕血，应立即卧床休息，保持安静，取侧卧位，以免引起误吸或窒息。

3. 如突然出现心悸、头晕等不适，应警惕出血，及时就诊。

4. 出现呕血、黑粪和血便时，应立即由家人护送至医院就诊，或拨打“120”急救电话。就诊时带上病历。慢性疾病患者应定期门诊复查。

四、饮食指导

1. 注意饮食卫生和饮食规律。应定时进餐，避免过饥、过饱，避免进食过冷、过热的食物。

2. 避免摄入辛辣、刺激性强、酸性强的食物，戒酒。

3. 肝硬化患者注意避免进食粗糙的食物。

五、运动及康复指导

1. 生活要有规律，保证充足的睡眠。

2. 避免精神紧张，保持乐观的情绪。

3. 避免过度劳累，劳逸结合。

六、复诊与随访指导

准备复诊资料，如门诊病历、出院小结，以及相关的检验、检查结果等。

（陈瀚熙　杨祖莲）

第十一节　消化道息肉患者出院健康教育指引

一、疾病相关知识

对于消化道息肉，内镜治疗术可完整地切除病变组织，有效降低出血和穿孔等并发症的发生率。

（一）适应证

1. 消化道广基型良性息肉。

2. 直径＜2 cm的黏膜下肿瘤。

3. 无淋巴结转移，无静脉浸润的早期食管癌、胃癌、结直肠癌。

（二）禁忌证

1. 严重心、肺疾病，如严重心律失常、心力衰竭、严重呼吸衰竭及支气管哮喘发作等。

2. 各种原因所致的休克、昏迷等危重状态。

3. 急性食管、胃、十二指肠穿孔，腐蚀性食管炎的急性期。

4. 意识不清、精神失常、不能配合检查者。

5. 严重咽喉部疾病、主动脉瘤及严重的颈胸段脊柱畸形等。

6. 进展期食管癌、胃癌、结直肠癌。

二、疾病预防指导

1. 注意饮食的规律性，保证饮食、饮水的清洁和卫生，避免暴饮暴食，不吃辛辣刺激性食物和生冷坚硬的食物，多吃清淡、易消化的食物。

2. 注意作息的规律性，适当进行运动和锻炼，增强体质，同时注意休息，劳逸结合，注意保暖，防止各种感染，避免熬夜。

3. 严格戒烟、戒酒。一旦出现息肉病变且症状比较明显，应及时就诊。

三、饮食指导

（一）食管、胃息肉摘除术

1. 饮食原则为食物无刺激性，呈液态，少食多餐，每2～3小时进食1次，选择不宜胀气、不过甜的食物，如鸡蛋汤、米汤、菜汤、藕粉等。

2. 餐后宜半卧位休息20～30 min。

（二）结肠息肉摘除术

1. 禁吃瓜果、蔬菜、香蕉、红薯等。

2. 注意保持大便通畅，必要时可使用缓泻剂。

四、运动及康复指导

（一）食管、胃息肉摘除术

术后卧床6 h；若息肉较大，则卧床2～3天，2周内避免体力活动。

（二）结肠息肉摘除术

以卧床休息为主，避免爬楼梯、抱小孩等。术后3天即可恢复日常活动。2周内避免剧烈运动，如跑步、游泳、骑车等，避免伤口撕裂、钛夹脱落而致大出血。

五、复诊与随访指导

准备复诊资料，如门诊病历、出院小结，以及相关的检验、检查结果等。

（陈瀚熙　杨祖莲）

第五章

内分泌科常见病患者出院健康教育指引

第一节　垂体瘤患者出院健康教育指引

一、疾病相关知识

垂体瘤（pituitary tumor）是颅内常见的良性肿瘤，占全部颅内肿瘤的10%左右，多见于30～50岁的成人，男性和女性的发病率大致相同。垂体瘤的主要临床表现为头痛、视力视野障碍及其他神经和脑损害症状，如尿崩症、颅内压升高、精神症状、癫痫、脑脊液鼻漏、颅内感染等。另外，还有内分泌功能紊乱的相应特点：女性表现为月经紊乱、闭经、不孕、泌乳；男性表现为乳房发育、泌乳、阳痿。另外，有些患者青春期可表现为巨人症，成年期表现为肢端肥大症。

二、用药指导

按时、定量服药，勿自行增减药量或停药。

三、饮食指导

1. 进食高热量、高蛋白、高维生素、易消化的食物。

2. 预防便秘，平时多进食含粗纤维的食物，保证钠盐的充分摄入。

四、运动及康复指导

注意休息，行动不便者需有人陪伴，以防跌倒。有肢体功能障碍者应被动活动肢体，以减轻功能障碍，防止肌肉萎缩。有继发性癫痫者不能单独外出，不宜攀高、游泳等。

五、复诊与随访指导

出院3个月或6个月后定期复查，并长期随诊。

（陈瀚熙　马　芳）

第二节　垂体前叶功能减退症患者出院健康教育指引

一、疾病相关知识

垂体前叶功能减退症（hypopituitarism）是指因垂体前叶功能受损，单种或多种垂体激素分泌不足而导致的一组临床综合征。该病发病缓慢且比较隐蔽，临床表现各异且缺乏特异性。早期很难被发现，易出现临床漏诊及误诊。因此，早期有效的识别、诊断和治疗对改善患者的远期生活质量及预后具有重要意义。垂体前叶功能减退症的病因很多，包括脑垂体本身疾病（如炎症、肿瘤、外伤、手术等）及垂体外疾病（如癌症转移、手术或外伤所致的下丘脑破坏等）。最常见的病因是垂体瘤和产后垂体缺血性坏死（希恩综合征）。

二、用药指导

指导患者了解所服药物的名称、剂量、用法及不良反应，如糖皮质激素过量易致欣快感、失眠等。学会监测体重指数、腰围、血压、血糖、电解质及血脂水平。服甲状腺激素者应注意心率、心律、体温、体重的变化，以及是否有心绞痛发作等。告知患者不能随意停药，须严格遵医嘱按时按量服用药物，不随意增减药量。指导患者识别垂体危象的征兆，若出现感染、发热、外伤、腹泻、呕吐、头痛等情况，应立即就医。

三、并发症的观察及处理

垂体危象为常见的并发症，临床可表现为高热（体温>40 ℃）或低温（体温<30 ℃）、低血糖、循环衰竭、水中毒等，可出现精神异常、谵妄、恶心、呕吐、昏迷等症状。

处理措施：①避免诱因。避免感染、呕吐、腹泻、寒冷及使用各种镇静药、催眠药等。②监测病情。密切观察意识状态和生命体征的变化，注意有无低血糖、低血压和低体温等情况。评估神经系统体征及瞳孔大小、对光反射等。③做好紧急处理。一旦发生垂体危象，应立即报告医师并抢救。

四、饮食指导

指导患者进食高热量、高蛋白、高维生素、易消化的食物，少量多餐，进食粗纤维食物，预防便秘。由于肾上腺皮质功能减退使体内储钠排钾的能力下降，应指导患者保证充分钠盐的摄入。

五、休息与康复指导

1. 平时注意休息，保持情绪稳定，避免过度劳累、感冒及呼吸道感染。

2. 注意保暖及个人卫生，预防皮肤感染，更换体位时动作宜缓慢，以免发生晕厥。

六、复诊与随访指导

刚开始用药时，可以半个月至1个月复查1次。若病情稳定，各项指标（如皮质醇、甲状腺功能、性激素等，必要时也可以监测电解质、血压和血糖）的情况也相对稳定，可以适当延长至2～3个月复查1次。若后续病情持续稳定，可延长至3～6个月复查1次。

（陈瀚熙　马　芳）

第三节　尿崩症患者出院健康教育指引

一、疾病相关知识

尿崩症（diabetes insipidus，DI）是指因精氨酸加压素不同程度的缺乏或其他各种原因导致肾脏对精氨酸加压素的敏感性降低，肾小管重吸收水功能障碍的一组综合征，其中前者为中枢性尿崩症，后者为肾性尿崩症。尿崩症患者的典型症状是极度口渴和大量排尿，常伴有低渗性多尿的临床表现。

二、用药指导

遵医嘱使用激素替代及其他治疗，注意药物的疗效和不良反应。使用激素时，应严格遵医嘱，勿自行增减药量或停药。应用氢氯噻嗪时，应注意有无低血钾、高尿酸血症。应用氯磺丙脲时，应防止低血糖及水中毒。

三、并发症预防指导

1. 晕厥　当水分得不到及时的补充而使血压降低，可能出现休克、晕厥。患者如厕或外出时，照顾者要时刻紧随，防止发生意外。

2. 电解质紊乱　尿量增多会造成电解质从尿液中丢失，出现肌无力或心悸的症状，甚至出现严重的心律失常，如心室扑动、心室颤动等，可导致死亡。

3. 其他　先天性尿崩症及外伤、手术、蝶鞍区肿瘤可影响渴觉中枢，出现多尿但不伴口渴，易脱水导致高钠血症、高渗状态，此时可伴发热、抽搐，甚至脑血管意外。

四、饮食指导

满足患者的饮水需求，保证足够的饮水量，全天饮水总量＝不显性失水量（500 ml）＋前一天总排泄量。以白开水为佳，忌用浓茶、咖啡等。若病变造成口渴感消失或意识不清，则应喂水或鼻饲。

五、皮肤护理指导

1. 保持皮肤清洁　使用温和的清洁产品，避免使用刺激性强的肥皂或化学清洁剂。洗澡或淋浴后，应用柔软的毛巾轻轻擦干皮肤，避免用力擦洗。

2. 使用护肤品　选择专门针对尿失禁相关皮肤问题的护肤品，这些产品通常含有保湿和保护皮肤的成分。

3. 预防感染　患者全身皮肤干燥，可能有脱皮现象，因此要保持皮肤、黏膜的清洁，勿抓挠皮肤、撕扯皮屑，以防感染。

六、运动及康复指导

中枢性尿崩症患者的锻炼强度要适度，可以尝试进行慢走、跑步、瑜伽等舒缓的运动，一定要科学运动，避免空腹运动和剧烈运动，运动后应及时补充水分。

七、心理支持

1. 给予患者正确的心理疏导，疾病预后取决于病因。

2．轻度脑损伤、感染及一过性的尿崩症可完全恢复。

3．对于原因不明的永久性、特发性尿崩症患者，在充分饮水及利尿措施下，加之适当的治疗，可基本维持正常生活。

4．颅内肿瘤或全身性疾病所致继发性尿崩症者的预后不良。

八、复诊与随访指导

1．定期复查血常规及电解质，及时让专科医师查看检查结果。

2．每天准确记录24 h出入量及体重情况，便于复诊时让医师参考。

（陈瀚熙　马　芳）

第四节　甲状腺肿患者出院健康教育指引

一、疾病相关知识

甲状腺肿（goiter）是不同原因引起的甲状腺体积增大，颈部增粗，常伴有心悸、多汗、消瘦、乏力、怕冷、嗜睡、少汗、记忆力减退、颈部疼痛等症状。甲状腺肿的病因还未完全清楚，情绪、药物、化学物质、放射线、遗传缺陷、炎症、自身免疫等因素干扰甲状腺激素的合成、储存与释放，以及血液中存在刺激甲状腺生长的因子都有可能引起甲状腺肿大。

二、用药指导

1．遵医嘱准确服药，切勿自行增减药量或停药。

2．使用甲状腺制剂的患者需长期坚持服药，以免停药后复发。注意观察药物疗效及不良反应。

3．避免摄入阻碍甲状腺激素合成的药物，如磺脲类、磺胺类、硫氨酸盐、保泰松等。

三、饮食指导

手足抽搐者应限制肉类、乳品、蛋类等含磷量较高的食物，以免影响钙的吸收。戒烟、戒酒，忌食辛辣、刺激性食物。

四、运动及康复指导

1．保持充足的休息和睡眠。避免进行剧烈的健身锻炼，如搏击、打球、短跑等，防止因排汗增多而造成伤口感染。

2．为有效促进术后康复，需进行适量的颈部活动，以防止伤口愈合时纤维组织与周围组织粘连，减少组织挛缩。锻炼方法为放松肩部—低头—左右转头—左右偏头—肩部画圈—举手放下。做颈部运动期间，不宜过度仰头，避免伤口张力过大而加重瘢痕的形成。对于易成疤或爱美的患者，可以外用减张抗疤胶带数月，或者直接选择腔镜甲状腺手术，如经口腔、经腋窝或经胸乳途径。

五、复查与随访指导

1．定期复查甲状腺功能，若有不适，应及时到医院调整用药剂量。

2．遵医嘱预防性补钙，老年人需监测骨密度，以预防骨质疏松。

3．服药期间若有心动过缓、心悸、肌肉无力和痉挛、失眠、多汗、体重下降等症状，应及时复查。

（陈瀚熙　马　芳）

第五节　甲状腺功能亢进症患者出院健康教育指引

一、疾病相关知识

甲状腺功能亢进症（hyperthyroidism），简称“甲亢”，是甲状腺本身产生过多甲状腺激素（thyroid hormone，TH）所致的甲状腺毒症。非甲状腺功能亢进症是指服用外源性TH或炎症破坏甲状腺滤泡致滤泡内储存的TH过量进入血液循环而引起的甲状腺毒症。在各种病因所致的甲亢中，以Graves病（Graves disease，GD）最为多见。

二、用药指导

指导患者坚持遵医嘱、按剂量、按疗程服药，不可随意减量和停药。在服用抗甲状腺药物的最初3个月内，每周检查血常规1次，每隔

1～2个月测量1次甲状腺功能，每天清晨起床前自测脉搏，定期测量体重。脉搏减慢、体重增加是治疗有效的标志。若出现高热、恶心、呕吐、不明原因腹泻、突眼加重等症状，要警惕甲状腺危象的可能，应及时就诊。

三、饮食指导

因患者处于高代谢状态，能量消耗大，应进食高热量、高蛋白、高维生素及矿物质丰富的食物。主食应足量，可以增加奶类、蛋类、瘦肉类等优质蛋白的摄入以纠正体内负氮平衡，多摄入新鲜的蔬菜和水果。鼓励患者多饮水，每天饮水量为2000～3000 ml，以补充因出汗、腹泻、呼吸加快等因素所丢失的水分，但合并心脏疾病者应避免大量饮水，以防止因血容量增加而加重水肿和心力衰竭。禁止摄入刺激性的食物及饮料，如浓茶、咖啡等，以免引起精神兴奋。减少食物中粗纤维的摄入，以减少排便次数。避免进食含碘丰富的食物，应食用无碘盐，忌食海带、海鱼、紫菜等，慎食卷心菜、甘蓝等易致甲状腺肿的食物。

四、休息与活动指导

根据患者目前的活动量及日常生活习惯，与患者及其家属共同制订个性化的活动计划。活动不宜疲劳，适当增加休息时间，保证充足的睡眠，防止病情加重。有心力衰竭或严重感染者应卧床休息。保持环境安静，避免噪声和强光刺激。甲亢患者因怕热、多汗，应待在通风良好的环境中，室温维持在20 ℃左右。

使用眼药水湿润眼睛，避免干燥；睡前涂抗生素眼膏，眼睑不能闭合者用无菌纱布或眼罩覆盖双眼。指导患者当眼睛有异物感、刺痛或流泪时，勿用手直接揉眼，可用0.5%的甲基纤维素或0.5%的氢化可的松溶液滴眼，以减轻症状。

外出戴深色眼镜，以减少光线、灰尘和异物的侵害。睡眠或休息时抬高头部，以减轻球后水肿和眼部胀痛。

五、复诊与随访指导

1. 口服药物治疗期间，一般每4～6 周复查1次。但是第1个月内需每周复查血常规和肝功能，以了解有无抗甲状腺药物的不良反应，如白细胞减少、肝功能损害等。

2. 定期至眼科行角膜检查以防止因角膜溃疡而造成失明，如有畏光、流泪、疼痛、视力改变等角膜炎、角膜溃疡的先兆，应立即复诊。

（陈瀚熙　马　芳）

第六节　甲状腺功能减退症患者出院健康教育指引

一、疾病相关知识

甲状腺功能减退症（hypothyroidism）简称“甲减”，指各种原因导致的低甲状腺激素血症或甲状腺激素抵抗而引起的全身性低代谢综合征，其病理特征是黏多糖在组织和皮肤堆积，表现为黏液性水肿（myxedema）。在引起甲减的病因中，原发性甲减约占99%。起病于胎儿或新生儿的甲减称为呆小病（cretinism），又称“克汀病”，患者常伴有智力障碍和发育迟缓。起病于成人者称成年型甲减。国外报道的临床甲减患病率为0.8%～1.0%，发病率为3.5/1000；我国报道的临床甲减患病率为1.0%，发病率为2.9/1000。成年型甲减女性较男性多见。甲减的病因复杂，以原发性多见，自身免疫损伤是最常见的原因，其次为甲状腺破坏，包括手术、B/I治疗。继发性甲减较少见。

二、用药指导

1. 甲状腺制剂应从小剂量开始，逐渐增加剂量，患者不可随意停药或改变药物剂量，其严重后果可致心血管疾病、心肌缺血、心肌梗死或充血性心力衰竭。服药过程中若出现心动过速、心律失常、多汗、兴奋及体重明显减轻等症状，提示药物剂量过大，应及时调整药量。

2. 原发性甲减患者需终身替代治疗，用药不能间断。

3. 慎用麻醉药、镇静催眠药。

三、饮食指导

应进食高蛋白、高维生素、低钠、低脂肪食物，细嚼慢咽，少量多餐。多进食粗纤维食物，如蔬菜、水果或全麦制品，以促进胃肠蠕动。桥本甲状腺炎所致甲减者应避免摄入含碘的食物和药物，以免诱发严重的黏液性水肿。进食适量海带、紫菜和食用碘盐。炒菜时注意碘盐不宜放入沸油中，避免碘挥发而降低碘浓度。忌食各种促甲状腺肿的食物，如卷心菜、白菜、油菜、木薯、核桃等。

四、并发症的观察及预防

黏液性水肿见于病情严重者，多因受寒、感染、手术、不当地使用麻醉药或镇静药而诱发，表现为低体温（<35 ℃）、呼吸浅慢、心动过缓、血压下降、四肢肌肉松弛、反射减弱或消失、嗜睡等。患者及其家属应注意观察疾病症状，及时前往医院治疗，注意保暖、吸氧、保持呼吸道通畅，必要时行气管切开、机械通气等。

五、运动及康复指导

每天定时排便，适当运动，增加肠蠕动，促进排便。

（陈瀚熙　马　芳）

第七节　甲状腺炎患者出院健康教育指引

一、疾病相关知识

甲状腺炎（thyroiditis）是以炎症为主要表现的甲状腺疾病，该病以女性居多，是临床分类较多、危害较重的疾病。甲状腺炎可分为急性甲状腺炎、亚急性甲状腺炎和慢性甲状腺炎（桥本甲状腺炎）。若病情发展可并发甲亢、甲减、甲状腺结节等多种疾病，有时不同的甲状腺炎之间还可互相转换。

二、用药指导

用药过程中应按医嘱规律用药，切勿自行增减药量或停药，同时注意药物不良反应。激素类药物应在饭后服用，以减轻胃肠道反应。

三、饮食指导

甲状腺炎患者应尽可能地食用非碘盐，不食海带、紫菜、海鲜类等富含碘的食物，尽量避免使用含碘药物，如含碘维生素、胺碘酮及碘对比剂等。平时宜高蛋白饮食，多饮水，适当补充维生素。除减少日常饮食中的碘摄入量外，建议少食辣椒、咖啡、浓茶等刺激性食物。

四、休息与运动指导

1. 应多休息，尽量不做剧烈运动，可以选择一些适度的有氧运动，以利于病情恢复，如散步、打太极拳、骑车、游泳、快走、慢跑等，以锻炼身体素质、提高自身免疫力。

2. 注意劳逸结合，保证充足的睡眠，避免熬夜，早睡早起。

五、疾病预防指导

1. 甲状腺炎的病因多与病毒感染有关，因此，需规律运动，增强体质，预防感染。

2. 生活节制，注意休息，劳逸结合，生活有序。保持乐观、积极向上的生活态度，对预防疾病有很大的帮助。做到茶饭有规律，生活起居有规律，不过度劳累，心情开朗，养成良好的生活习惯，这对预防亚急性甲状腺炎有益。

3. 合理膳食，可多摄入纤维素含量高的食物及新鲜的蔬菜和水果。营养均衡摄入包括蛋白质、碳水化合物、脂肪、维生素、微量元素和膳食纤维等在内的必需营养素。荤素搭配，食物品种多样化，充分发挥食物间营养物质的互补。

4. 避免精神刺激。心理及情志因素在甲状腺疾病中占据重要地位，因此，应当保持愉快的心情和稳定的情绪。做到起居有时、适当锻炼，以维持机体的强盛和正常运转。

六、复诊与随访指导

甲状腺炎的病情多变、比较复杂，且容易复发，因此要定期复查。

（陈瀚熙　马　芳）

第八节　甲状旁腺功能减退症患者出院健康教育指引

一、疾病相关知识

甲状旁腺功能减退症（hypoparathyroidism）是由于甲状腺激素合成及分泌减少或其生理效应不足而导致机体代谢率降低的一种疾病，患者可出现苍白、浮肿、表情淡漠、皮肤干燥和增厚等临床表现。

二、用药指导

甲状旁腺功能减退症患者术后需要口服钙剂和活性维生素D，口服钙剂应饭后嚼碎后口服。氯化钙水剂对胃肠道的刺激较大，宜加水稀释后服用。碳酸钙不宜长期服用，以免引起碱中毒，加重低钙血症。慢性低钙血症或重症患者需要加用维生素D治疗，治疗期间以维持血钙水平在2.13～2.25 mmol/L为宜，一方面可防止手足抽搐，另一方面可使尿钙不至于过高，防止出现尿结石。必要时遵医嘱辅以噻嗪类利尿药，以维持血钙的正常低限值，避免高尿钙、肾结石、异位钙化等并发症的发生。

三、饮食指导

甲状旁腺功能减退症患者应避免高磷饮食，如牛奶等乳制品、豆制品、蛋黄、菜花、动物内脏、坚果等。宜选择含钙量丰富、溶解性好的食物，如虾皮、虾米、海带、紫菜、香菇、木耳等。多吃新鲜蔬菜、水果及高纤维食物。

四、并发症的观察及预防

1. 低钙血症大多数为暂时性，临床表现为易激动，口周和指（趾）端麻木及针刺感，重者可发生面部肌肉及手足抽搐，严重者可伴咽喉部肌肉痉挛，甚至窒息死亡。因此，及时有效地纠正血钙水平可有效缓解症状，同时进行个体化预防性补钙治疗，可以避免低钙血症造成的生理和心理上的损害。

2. 癫痫发作前数秒内患者易出现错觉、幻觉、自动症或其他特殊感觉等，往往存在各种安全隐患。患者抽搐发作时，应立即协助其取去枕平卧位，头偏向一侧，及时清除其口、鼻、咽喉部分泌物，保持呼吸道通畅，防止分泌物吸入而引起窒息。牙关紧闭者，于其上下臼齿之间放置用纱布包裹的压舌板，抽搐时不要强行制动，以免引起骨折和脱臼。

五、疾病预防指导

1. 由于大多数甲状旁腺功能减退症发生于手术后，因此，应在颈部手术后对患者进行低钙血症的评估，但目前尚无关于诊断试验和时机的指南。在甲状旁腺功能减退症的家族成员中，可以提供一级亲属的生化筛查。在一些癫痫患者中，包括被认为患有热惊厥的儿童，不检测血清钙浓度可能会导致甲状旁腺功能减退症的延迟诊断。

2. 为了避免术后甲状旁腺功能减退，颈部手术的成功至关重要。对于已知遗传因素的非手术性甲状旁腺功能减退症患者，应向其提供遗传咨询。为避免长时间的低钙血症或高钙血症，甲状旁腺功能减退症患者应注意低循环钙浓度和高循环钙浓度的症状，以便早期发现和调整治疗。值得注意的是，在接受慢性甲状旁腺功能减退症治疗的患者中，血清钙水平可能会在没有明显原因的情况下波动。患者应熟悉疾病的潜在并发症，以便早期发现。

六、复诊与随访指导

推荐每3～6个月检测1次游离钙离子或白蛋白校正的钙浓度，并在患者需要调整治疗或合并其他疾病期间进行更频繁的监测。

1. 推荐每3～6个月进行1次磷酸盐检测，并强烈建议每次检查时计算磷酸钙产物。

2. 推荐在每次检查时通过肌酐检测来监测肾功能。

3. 应至少每年检测1次镁浓度。低镁血症患者在每次检查时都应检测镁浓度。

4. 检测24 h尿钙和肌酐排泄量对确定有肾结石和/或肾钙质沉着风险的患者很重要，应每6～12个月检测1次。根据空腹晨尿次尿计算的尿钙/肌酐比是一种替代方法。

（陈瀚熙　马　芳）

第九节　原发性醛固酮增多症患者出院健康教育指引

一、疾病相关知识

原发性醛固酮增多症（简称“原醛症”）是由于肾上腺皮质肿瘤或增生致醛固酮分泌增多，引起潴钠排钾、体液容量扩张，从而抑制肾素-血管紧张素系统。主要临床表现为高血压（最常见的症状）、低钾导致的肌无力及周期性瘫痪、酸碱平衡失调及低钙、低镁血症。心电图呈低钾图形、心律失常等。

二、用药指导

1. 遵医嘱用药，不可随意停药和增减药量，注意观察脉搏、心率的变化，如有恶心、呕吐、乏力等症状，应及时就诊。

2. 注意监测血压的变化，如血压波动大，有肢体麻木、无力等症状，应及时就诊。

3. 注意药物不良反应，如出现男性乳房发育、女性月经不调等不良反应，应及时就诊并报告医师。

三、饮食指导

1. 给予高蛋白、高维生素、低脂、低钠及含钾丰富的饮食。

2. 准确记录出入量，注意有无呕吐、腹泻等症状。

四、运动指导

平时注意休息，适当进行轻体力活动，尽量避免剧烈运动，危重者需绝对卧床休息。

五、随访指导

血压有望在手术成功后的1～6个月内得到改善或恢复正常。一项来自12个不同中心的705例患者的国际回顾性分析（原发性醛固酮增多症手术结局研究）定义了与临床和生化反应相关的术后标准化结果。研究指出，应在术后前3个月内测量血压和血清钾，以优化抗高血压治疗和任何必要的钾替代治疗的适应性；在肾上腺切除术后的前6～12个月内，应再次检测血压、血清钾、醛固酮和肾素，以最终评估治疗是否成功；随后，应每年进行1次随访，以评估长期血压控制的情况及一般心血管疾病的发生风险。

（马　芳　白阳娟）

第十节　皮质醇增多症患者出院健康教育指引

一、疾病相关知识

皮质醇增多症是一组因下丘脑-垂体-肾上腺轴调控失常，使糖皮质激素分泌过多而导致的以向心性肥胖、满月脸、多血质外貌、紫纹、高血压、骨质疏松等症状为表现的临床综合征。Harvey Cushing教授于1921年首次诊断了垂体嗜碱性微小腺瘤引起的皮质醇增多症，因此，又称其为“库欣综合征（Cushing syndrome）”，其中以垂体促肾上腺皮质激素（adrenocorticotropic hormone，ACTH）分泌亢进所引起的临床类型最为多见，称为库欣病（Cushing disease）。库欣综合征多发生于20～45岁，成人多于儿童，女性多于男性，男女比例约为1∶（3～8）。

库欣综合征有多种表现：①典型病例主要表现为向心性肥胖、满月脸、多血质、紫纹等，多见于垂体性库欣病、肾上腺腺瘤、异位ACTH综合征中的缓进型。②早期病例的症状以高血压为主，肥胖，但向心性不显著，尿游离皮质醇水平明显增高。③重型患者的主要特征为体重减轻、高血压、水肿、低血钾性碱中毒。因癌肿致重症者，病情重，进展迅速。④以并发症为主的患者主要表现为心力衰竭、脑卒中、病理性骨折、精神症状或肺部感染等，库欣综合征易被忽略。

二、用药指导

告知患者有关疾病的基本知识和治疗方法。指导患者正确用药并掌握对药物疗效和不良反应的观察，如胃肠道反应、皮肤潮红、嗜睡、头痛、乏力等。让患者了解激素替代治疗的有关注意事项，尤其是识别激素过量或不足的症状和体征，并告诫患者随意停用激素会引起致命的肾上腺危象，如出现虚弱、头晕、发热、恶心、呕吐等症状，应立即就诊。

三、并发症的观察及预防

（一）体液过多

1. 休息与体位　合理的休息可避免水肿加重。平卧时可适当抬高双下肢，有利于静脉回流。

2. 饮食护理　进食低钠、高钾、高蛋白、低碳水化合物、低热量的食物，预防和控制水肿。鼓励患者多食柑橘类、枇杷、香蕉、南瓜等含钾高的食物。

3. 应用利尿药的护理　水肿严重时，遵医嘱使用利尿药，观察水肿消退情况及不良反应，如出现心律失常、恶心、呕吐、腹胀等低钾症状和体征时，应及时就诊。

4. 病情监测 监测水肿情况，每天测量体重的变化，记录24 h液体出入量。

（二）感染

1. 预防感染 环境清洁，室内温度、湿度适宜。指导患者及其家属预防感染的知识，如保暖、减少或避免到公共场所，以预防上呼吸道感染。

2. 皮肤与口腔护理 做好个人卫生，避免皮肤擦伤和感染。长期卧床者应定期翻身，注意保护骨隆突处，预防压疮的发生。重症患者要做好口腔护理。

（三）骨折

1. 减少安全隐患 环境安全、舒适，移除环境中不必要的家具或摆设，浴室铺防滑脚垫。避免剧烈运动，防止因跌倒或碰撞而引起骨折。

2. 饮食护理 多摄取富含维生素D的食物，如牛奶、紫菜、虾皮、坚果等，以预防骨质疏松。

四、皮肤护理指导

1. 注意个人卫生，避免皮肤擦伤和感染，皮肤瘙痒者可涂抹医用药膏。避免长时间卧床，注意保护骨隆突处，预防压疮的发生。

2. 保持床单及贴身衣物的干洁，预防感染。

3. 每天测量体重的变化，准确记录24 h出入量，以便复诊时参考。

五、饮食指导

1. 进食低钠、高钾、高蛋白、低碳水化合物、低热量的食物，预防和控制水肿。多进食柑橘类、枇杷、香蕉、南瓜等含钾高的食物。

2. 进食富含钙及维生素D的食物，如牛奶、紫菜、虾皮、坚果等，以预防骨质疏松。

六、运动及康复指导

1. 休息时可适当抬高双下肢，以利于静脉回流，避免加重水肿。

2. 浴室铺防滑垫，避免剧烈运动，防止因跌倒或碰撞而引起骨折。

七、随访指导

定期复诊，以监测病情变化、及时调整治疗方案。

（马　芳　白阳娟）

第十一节　嗜铬细胞瘤患者出院健康教育指引

一、疾病相关知识

嗜铬细胞瘤（pheochromocytoma）来源于肾上腺髓质、交感神经节或其他部位的嗜铬组织，肿瘤持续或间断地释放大量儿茶酚胺，引起持续性或阵发性高血压和多个器官功能及代谢紊乱，约10%为恶性。本病以20～50岁年龄段最多见，男性和女性发病率无明显差异，以心血管症状为主，兼有其他系统（如消化系统、泌尿系统等）的表现。

二、用药指导

按时、定量服药，切勿自行增减药量或停药，注意观察药物不良反应，如直立性低血压、鼻黏膜充血、心动过速等，如出现以上症状，应及时告知家人并及时就医。

三、疾病预防指导

1. 指导患者避免诱因，生活规律，注意休息，避免劳累，保持情绪稳定。

2. 平时注意监测血压并做好记录，尤其在外出活动时要注意，改变体位动作要缓慢，防止出现直立性低血压。

3. 随身携带识别卡，卡片上写明姓名、地址并说明自己的病情，以便发生紧急情况时能得到及时的处理。

四、饮食指导

进食高热量、高蛋白、高维生素食物，避免摄入含咖啡因的饮料。

五、运动及康复指导

1. 平时注意休息，尽可能减少不良因素的刺激。

2. 急性发作时应绝对卧床休息，保持环境安静。

3. 变换体位时动作宜缓慢，以免发生晕厥，勿参与剧烈活动。

（马　芳　白阳娟）

第十二节 慢性肾上腺皮质功能减退症患者出院健康教育指引

一、疾病相关知识

慢性肾上腺皮质功能减退症分为原发性和继发性两类。原发性肾上腺皮质功能减退症（primary adrenocortical insufficiency）又称“艾迪生病（Addison’s disease）”，主要是由于肾上腺本身病变致肾上腺皮质激素分泌不足和反馈性血浆ACTH水平增高；继发性肾上腺皮质功能减退症主要是由于下丘脑和垂体功能减退致肾上腺激素分泌不足伴血浆ACTH水平正常或降低。慢性肾上腺皮质功能减退症多见于中年人，而急性肾上腺皮质功能减退症多继发于垂体和下丘脑病变，或慢性病患者在应激、感染、创伤和手术等情况下诱发。慢性肾上腺皮质功能减退症发病隐匿，病情缓慢加重。常见临床表现包括虚弱和疲乏，厌食、恶心、腹泻，肌肉、关节疼痛，腹痛，直立性眩晕等。

二、用药指导及病情监测

教育患者及其家属了解此病需终身治疗并积极配合。指导患者服药，强调按时、定量服用，切勿自行增减药量或停药，以免发生危险。指导患者观察比较明显的药物疗效，如食欲改善、体重增加、乏力缓解、色素沉着变浅等。指导患者了解药物不良反应，可将药物与食物或制酸剂一起服用，避免单独或空腹服用，以免损伤胃黏膜。定期到医院复查并调整药物剂量。如出现情绪变化、消化不良、感染、失眠、高血压等症状时，应及时复诊。

三、疾病预防指导

1. 外出时避免阳光直射而加重皮肤黏膜色素沉着。

2. 随身携带识别卡，卡片上写明姓名、地址，并说明病情，以便发生紧急情况时能得到及时的处理。

3. 日常自我观察，如出现情绪变化、消化不良、感染、失眠等症状时，应及时就诊。

四、饮食指导

1. 每天饮水量约为3000 ml。

2. 避免进食含钾高的食物（如香蕉），以免加重高血钾，诱发心律失常。

3. 进食足够的食盐以补充失钠量。如有大量出汗、腹泻时，应酌情增加食盐摄入量。

五、运动及康复指导

建议患者选择低至中等强度的有氧运动，如散步、慢跑、游泳等。运动的频率和时间应根据患者的身体状况和运动能力进行调整，但要注意以下3个方面：①避免过度训练，应逐渐增加运动强度、延长运动时间；②注意补充营养和水分，保证身体的能量供应；③如有不适，应立即停止锻炼并寻求医师的帮助。

六、复诊与随访指导

建立完善的随访制度，以了解患者的用药情况、心理状态等，对患者做出针对性的健康指导。复查时应关注以下3个方面。

1. 常规检查 包括血常规、尿常规、生化检查等，以评估患者的整体健康状况。

2. 内分泌检查 包括血浆皮质醇和尿游离皮质醇、ACTH等，以评估患者的肾上腺功能。

3. 影像学检查 MRI等影像学检查可以评估肾上腺形态及有无其他病变。

（马 芳 白阳娟）

第十三节 肥胖症患者出院健康教育指引

一、疾病相关知识

肥胖症（obesity）是体内脂肪堆积过多和/或分布异常及体重增加，是一种由遗传和环境等因素相互作用引起的慢性代谢性疾病。本病作为代谢综合征的主要组分之一，常与多种疾病（如2型糖尿病、血脂异常、高血压、冠心病、卒中、肿瘤等）密切相关。肥胖症分单纯性肥胖症和继发性肥胖症两大类。临床上无明显内分泌及代谢性病因所致的肥胖症称为单纯性肥胖症；肥胖作为某些疾病的临床表现之一，称为继发性肥胖症，约占肥胖症的1%。肥胖症是一组异质性疾病，病因未明，是遗传、环境等多种因素相互作用的结果。脂肪积聚的原因是摄入的能量超过消耗的能量，长此以往会使脂肪逐渐积聚而导致肥胖症。

二、用药指导

护士应指导患者正确服用减肥药，观察和处理药物不良反应。

1. 非中枢性作用减重药 主要不良反应为胃肠胀气、大便次数增多、脂肪便等。应指导患者注意肛周皮肤护理。服用奥利司他会减少脂溶性维生素的吸收，应指导患者适当补充脂溶性维生素。

2. 中枢性作用减重药 主要不良反应为口干、失眠、乏力、便秘、月经紊乱、心率增快、血压增高等。患者可以适当休息，多饮水，多吃富含膳食纤维的食物，保持休息，环境安静，要注意监测心率。

3. 其他药物 二甲双胍的主要不良反应是胃肠道反应，饭前服用有利于减轻药物不良反应。

三、疾病预防指导

预防肥胖应从儿童期开始，针对学生及家长进行健康教育，使之对肥胖症及其危害有正确的认识，自觉采取健康的生活方式，控制饮食，合理运动，使体重维持在正常范围内。特别是对于有肥胖家族史的儿童、产后及绝经期妇女、中年男性或病后恢复期等高危人群，尤其应注意早指导、早干预。

四、饮食指导

1. 制订饮食计划 根据患者的体重、劳动强度、病情等因素制订个性化饮食计划，以达到减少热量摄入、控制体重的目标。饮食均衡，摄入食物多样，谷类为主，避免高脂肪和高热量饮食，多吃蔬菜、水果，食物烹饪方式应多采用蒸、煮，避免油炸，同时注意进餐环境等，使患者在摄入减少的同时感觉良好。指导患者进行自我监测和记录饮食日记。

2. 改变不良饮食习惯 指导患者改变不良饮食行为，建立良好的饮食习惯。不进食油煎类食品、零食、巧克力、甜食等高热量食物。在家中定时、定量进食，使用小容量餐具，养成细嚼慢咽的习惯。适量增加膳食纤维的摄入，每次进食前先喝汤或喝水以增加饱腹感，减少主食的摄入。

五、运动指导

肥胖症患者的体育锻炼应长期坚持，并根据年龄、性别、肥胖程度及爱好选择合适的运动方式。提倡有氧运动，如快步走、太极拳、慢跑、游泳、跳舞、做广播体操、登山、球类活动等。以中等强度的体力活动为宜，运动时的心率一般应达到（150－年龄）（次/分），不宜超过（170－年龄）（次/分）。运动应循序渐进，先从小运动量开始，再逐步增加。运动量宜每天累计达8000～10 000步，每周2～3次抗阻肌肉锻炼，隔天进行，每次 20 min。指导患者充分利用一切增加活动量的机会，鼓励多步行，减少静坐时间。运动过程中如出现头晕、胸闷或胸痛、呼吸困难、恶心等症状，应停止运动。

（陈瀚熙　马　芳）

第十四节　骨质疏松症患者出院健康教育指引

一、疾病相关知识

骨质疏松症（osteoporosis，OP）是一种以骨量降低和骨组织微结构破坏为特征，导致骨骼脆性增加和易发生骨折的代谢性疾病。本病各年龄段均可发病，但常见于老年人，尤其是绝经后的女性，其发病率居所有代谢性骨病的首位。按病因可分为原发性和继发性两类。原发性OP又分为 2 种亚型，即Ⅰ型（绝经后骨质松症）和Ⅱ型（老年性骨质疏松症）。继发性OP病因明确，常由内分泌代谢性疾病（性腺功能减退症、甲亢、甲状旁腺功能亢进症、库欣综合征、1型糖尿病）或全身性疾病引起。

二、用药指导

1. 补充钙剂和维生素D。不论何种类型的OP患者均应补充适量的钙剂，使每天摄入量达800～1200 mg。除增加饮食制剂中的含量外，还可补充碳酸、葡萄糖酸钙、枸橼酸钙等，同时服用维生素D 400～600 U/d，以促进钙的吸收。

2. 服用雌激素的患者应定期进行妇科检查和乳腺检查。发生阴道出血时应减少用量，甚至停药。使用雄激素时应定期监测肝功能。

3. 服用双膦酸盐应晨起空腹服用，同时饮清水200～300 ml，服药后30 min内不能进食或喝饮料，也不能平卧，应采取立位或坐位，以减轻食物对食管的刺激。不能咀嚼或吮吸药片，以防发生口咽部溃疡。如出现下咽困难、吞咽痛或胸骨后疼痛，应警惕发生食管炎、食管溃疡和食管糜烂的情况，并立即停止用药。服用降钙素时应注意观察不良反应，如食欲减退、恶心、颜面潮红等。

三、疾病预防指导

随着年龄的增长，人们均有不同程度的骨量丢失，因此，在达到峰值骨量前就应该开始预防骨质疏松症。青少年时期应建立良好的生活方式和饮食习惯，如加强户外运动及保证充足钙的摄入。成年后尽量延缓骨量丢失的速度和程度。除生活方式和运动指导外，绝经后的OP患者还应在医师指导下正确补充雌激素。

四、饮食指导

补充足够的蛋白质有助于OP的治疗。多进食富含异黄酮类的食物，如大豆等，对保持骨量也有一定的作用。老年人还应适当增加含钙丰富食物的摄入，如乳制品、海产品等。增加富含维生素D、维生素A、维生素C及铁的食物，以利于钙的吸收。少饮酒、咖啡和浓茶，宜选择低钠、高钾、高钙和高非饱和脂肪酸饮食。

五、运动及康复指导

多从事户外运动，加强负重锻炼，增强应变能力，减少骨折的发生。运动类型、方式和量根据具体情况而定。避免肢体制动，加强个人防护。加强预防跌倒的宣传教育和保护措施，如在家庭和公共场所做好防滑、防绊、防碰撞措施。指导患者维持良好的姿势，改变姿势时动作要缓慢。必要时可建议患者使用手杖或助行器，以增加活动时的稳定性。衣服和鞋袜穿着要合适，大小适中，且有利于活动。选择合适的衣裤。

（陈瀚熙　马　芳）

第十五节　糖尿病患者出院健康教育指引

一、疾病相关知识

糖尿病（diabetes mellitus，DM）是由遗传和环境因素共同作用而引起的一组以慢性高血糖为特征的代谢性疾病。因胰岛素分泌和/或作用缺陷导致碳水化合物、蛋白质、脂肪、水和电解质代谢紊乱。随着病程延长，可出现眼、肾、神经、心脏、血管等多系统损害。重症或应激状态患者还可发生酮症酸中毒、高渗高血糖综合征等急性代谢紊乱。

目前我国采用WHO 1999年的病因学分型体系，将糖尿病分为以下四大类：①1型糖尿病（T1DM）。胰岛β细胞破坏，导致胰岛素绝对缺乏，又可分为免疫介导性和特发性（无自身免疫证据）。②2型糖尿病（T2DM）。以胰岛素抵抗为主伴胰岛素进行性分泌不足和以胰岛素进行性分泌不足为主伴胰岛素抵抗。③其他特殊类型糖尿病。病因学相对明确，如胰腺炎、库欣综合征、糖皮质激素、巨细胞病毒感染等引起的一系列高血糖状态。④妊娠糖尿病（gestational diabetes mellitus，GDM）。妊娠期首次发生或发现的糖尿病或糖耐量降低，不包括妊娠前已诊断为糖尿病的患者。

二、用药指导

（一）口服降糖药

了解各种降糖药的用法用量、作用及不良反应（表2-5-1），遵医嘱服药。

表2-5-1　不同降糖药的用法用量、作用及不良反应

分类	名称	服药时间和方法	主要作用	主要不良反应
磺脲类	格列美脲	吞服，不得咀嚼，服药后即可进餐	促进胰岛素分泌	低血糖
	格列齐特缓释片	吞服，服药后即可进餐		
	格列齐特	吞服，餐前15～30 min服用		

续表

分类	名称	服药时间和方法	主要作用	主要不良反应
磺脲类	格列吡嗪控释片	吞服，服药后即可进餐	促进胰岛素分泌	低血糖
	格列喹酮分散片	吞服，餐前15～30 min服用		
列奈类	瑞格列奈	吞服，餐前10 min服用	促进胰岛素分泌	低血糖
	那格列奈	吞服，餐前10 min服用		
双胍类	盐酸二甲双胍片	吞服，餐中或餐后即刻服用	增加肌肉、脂肪组织摄取和利用葡萄糖；改善胰岛素抵抗	胃肠道反应，如恶心、腹胀、腹泻等
噻唑烷二酮类	吡格列酮	吞服，每天服药1次，服药与进食无关	提高胰岛素的敏感性	水肿、心力衰竭等
	罗格列酮	吞服，每天服药1次或2次，服药与进食无关		
α-糖苷酶抑制剂	阿卡波糖	与第一口食物一同咀嚼服用	减少胃肠道吸收碳水化合物	胃肠道反应，如腹胀、腹泻、肛门排气增多等
	阿卡波糖胶囊	整粒吞服，服药后立即进餐		
	伏格列波糖	吞服，服药后立即进餐		
DPP-4抑制剂	西格列汀二甲双胍	吞服，餐中或餐后即刻服用	增加胰岛素分泌 抑制胰高血糖素分泌	可能引起上呼吸道感染、泌尿系统感染、头痛等
	维格列汀	吞服，餐时服用		
	二甲双胍维格列汀	吞服，餐中或餐后即刻服用		
	沙格列汀	吞服，服药时间不受进餐的影响，不得切开或掰开服用		
	利格列汀	吞服，服药时间不受进餐的影响，不得切开或掰开服用		

注：DPP-4．二肽基肽酶-4。

（二）注射胰岛素

胰岛素是由胰腺内的胰岛β细胞受内源性或外源性物质（如葡萄糖、乳糖、核糖、精氨酸、胰高血糖素等）的刺激而分泌的一种蛋白质激素。它是机体内唯一降低血糖的激素，同时促进糖原、脂肪、蛋白质的合成。外源性胰岛素主要用于治疗糖尿病。注射胰岛素在人体内发挥着重要的调节作用，辅助维持血糖和血脂的稳定，促进蛋白合成和其他生理功能的正常运作。

1．注射胰岛素使用指导

（1）药物保存方式：未开启的胰岛素存放于冰箱（2～8 ℃）；已开封使用的胰岛素可存放在室温不超过30 ℃的环境中。使用时应参照药品使用说明书，若超过使用期，即使未用完也不能再使用。胰岛素不要靠近热源，避免太阳照射。坐车或乘飞机时务必随身携带，不可随行李托运。

（2）注射时机：遵医嘱于餐前10 min注射。在等待进餐期间如果出现饥饿、手抖、心慌等低血糖症状时，需立即进餐。

（3）注射步骤

1）洗手。

2）检查和核对药液：核对胰岛素名称和剂量，检查药液是否变色、是否有沉淀物及使用期限（包括有效期和开封时间）等。

3）安装针头：先用酒精棉签消毒胰岛素笔芯瓶口（消毒时瓶口向下），等待酒精自然挥发后，剥去针头外保护套上的纸标签，针头直线插入笔芯后拧紧。

4）排气：拔开针头外保护套和内保护套，旋转剂量调节按钮（即调出1单位胰岛素），针头向上，轻弹笔体使空气往上移，推压注射按钮，针尖上有一水珠即表明已排出空气（若未见水珠可重复进行，直至看到针尖处有水珠）。

5）调剂量：旋转剂量调节按钮直至所需的单位数，套上针头外保护套。

6）消毒皮肤：用酒精棉签在注射位置由内往外转圈，消毒范围的直径应达5 cm，待酒精自然挥发。

7）进针：拔开针头的外保护套，用左手3根手指轻轻捏起皮肤，右手握持注射笔垂直插入皮下。

8）推注药物：右手拇指缓慢按压注射按钮，直至剂量数字回到“O”。

9）停留等待：推完药后（剂量数字回到"O"）停留至少10 s再拔针（慢慢地数数，从1数到10及以上）。

10）拔针：拔针后立即旋出针头，并把用过的针头放于带盖的硬壳容器内，复诊时将其带回医院并丢弃于医疗垃圾锐器箱内。针头只可使用1次，绝不能重复使用，以免针头断于体内或引起注射部位感染。

（4）注射部位

1）腹部：腹部边界为耻骨联合以上约1 cm、最低肋缘以下约1 cm、脐周2.5 cm以外的双侧腹部（即肚脐外2～3横指）。

2）上臂外侧的中1/3。

3）大腿前外侧的上1/3。

4）双侧臀部外上侧。

（5）注射点间隔：前后2个注射点至少间隔1 cm，以免在同一位点重复注射而致组织硬结。

（6）损伤区域轮转：有顺序、有规律地在各区域轮转。1个月内不在同一点注射，禁止在肚脐直径5 cm内注射。

2. 注射胰岛素并发症的观察及处理

（1）过敏反应：有些患者可能对某种类型胰岛素过敏，注射部位可能出现硬结、皮疹等。

（2）皮肤损伤：注射胰岛素一般会通过皮下注射的方法给药，如果频繁在同一部位注射药物，可能会导致注射部位皮肤损伤。

（3）低血糖：如果胰岛素注射过量，可能会导致血液中葡萄糖水平下降，引起心慌、面色苍白、乏力等低血糖症状。特别是老年人、慢性肾衰竭患者，胰岛素容易在体内蓄积，更易发生低血糖。

（4）体重增加：长期使用胰岛素，无论是短效的门冬胰岛素，还是长效的甘精胰岛素，抑或二者预混的门冬胰岛素30，都会导致脂肪堆积和肥胖。

（5）脂肪萎缩：长时间皮下注射胰岛素还会导致皮下脂肪逐渐萎缩。

3. 注意事项　为了减少注射胰岛素可能引起的并发症，建议注射胰岛素时更换不同的注射部位，并且在医师指导下使用。

（1）监测血糖情况

1）评估血糖控制情况：评估空腹血糖、餐后血糖和糖化血红蛋白等指标。遵医嘱合理使用胰岛素，定期监测血糖，寻找血糖波动的原因。做好血糖的自我监测并记录血糖值。

2）自我血糖监测频率：①注射胰岛素或使用促胰岛素分泌剂的患者监测频率为1～4次/天；②1型糖尿病为3～4次/天；③生病时或剧烈运动前后、血糖控制差或血糖不稳定及发生急性疾病时应在日常监测频率的基础上增加监测次数；④血糖控制良好或稳定者为每周1～2天。监测时间为餐前、餐后2 h、睡前、夜间（必要时）。

（2）调整胰岛素用量：根据自身血糖控制情况和个体差异，遵医嘱合理调整胰岛素用量。

三、饮食指导

（一）制定总热量

根据患者的性别、年龄、理想体重［理想体重（kg）＝身高（cm）－105］、工作性质、生活习惯等指标计算每天所需的总热量。成年人休息状态下每天每千克理想体重应摄入的热量为25～30 kcal，轻体力劳动者为30～35 kcal，中度体力劳动者为35～40 kcal，重体力劳动者为40 kcal以上。儿童、孕妇、乳母、营养不良和消瘦、伴有消耗性疾病者可酌情增加总热量，肥胖者酌情减少5 kcal，并使体重逐渐恢复至理想体重的5%。

（二）食物的组成和分配

食物组成和分配的总原则是高碳水化合物、低脂肪、适量蛋白质和高纤维膳食。

1. 食物占比　其中碳水化合物占饮食总热量的50%～60%。脂肪不超过30%，且饱和脂肪酸不超过7%，肾功能正常的糖尿病患者摄入的蛋白质占10%～15%，其中优质蛋白应超过50%。有显性蛋白尿的患者，蛋白质摄入量应限制在每天每千克理想体重0.8 g，但从肾小球滤过率下降开始，推荐蛋白质的摄入量为0.6 g/（kg·d）。提倡摄入低血糖指数食物。胆固醇的摄入量应在300 mg/d以下。多食富含膳食纤维的食物，每天饮食中膳食纤维的含量以14 g/1000 kcal为宜。

2. 主食分配　主食应定时、定量，根据患者的生活习惯和病情并配合药物治疗来安排。病情稳定的糖尿病患者可每天3餐；注射胰岛素或口服降糖药且病情有波动的患者，可每天5～6餐，从3次正餐中抽出25～50 g主食作为加餐。

3. 其他注意事项　①超重者忌吃油炸、油煎类食物，炒菜宜用植物油，少食动物内脏、蟹黄、虾、鱼子等高胆固醇食物。②戒烟、限酒。女性每天酒精摄入量不超过15 g，男性不超过25 g，每周不超过2次。③每天摄入食盐＜6 g。④严格限制各种甜点及含糖饮料等，可使用非营养性甜味剂，如蛋白糖、木糖醇、甜菊片等。对于血糖控制接近正常范围者，可在两餐之间或睡前加食水果，如苹果、橙子、梨等。⑤可根据营养评估结果适量补充维生素和微量营养素。⑥每周定期测量1次体重，如果体重增加2 kg，应进一步减少饮食总热量。如消瘦患者的体重有所恢复，也应适当调整饮食方案，避免体重继续增加。

四、运动及康复指导

（一）运动方式

运动方式以有氧运动为主，如快走、骑自行车、做广播操、打太极拳、打乒乓球等。最佳运动时间是餐后1 h（以进食开始计时）。如无禁忌证，每周最好进行2次抗阻运动。若有心脑血管疾病或严重微血管病变者，应按具体情况选择运动方式。

（二）运动量的选择

合适的运动强度为活动时的心率达到个体60%的最大耗氧量（心率＝170－年龄）。活动时间每周至少150 min，每次30～40 min，包括运动前的准备活动和运动结束后的整理运动时间，可根据患者的具体情况逐渐延长运动时间。肥胖患者可适当增加活动次数。使用胰岛素或口服降糖药者最好每天定时活动。

（三）注意事项

1. 运动前评估糖尿病的控制情况，根据患者的具体情况决定运动方式、运动时间及运动量。
2. 运动中要注意补充水分。
3. 在运动中若出现胸闷、胸痛、视物模糊等情况，应立即停止运动，并及时处理。
4. 运动后应做好运动日记，以便观察药物疗效和不良反应。
5. 运动前后要加强血糖监测。当空腹血糖＞16.7 mmol/L时，应减少活动，增加休息。运动不宜在空腹时进行，以防止发生低血糖。

五、并发症的观察及处理

（一）低血糖

老年糖尿病患者对低血糖的反应阈值下降，易发生无意识低血糖、夜间低血糖和严重低血糖甚至死亡。因此，老年人要注意规律饮食，并监测血糖的变化情况。

（二）急性并发症

常见的急性并发症为糖尿病非酮症高渗性昏迷和乳酸性酸中毒，其中乳酸性酸中毒常见于严重缺氧和肾功能不全的患者。当出现昏迷时，应及时就医。

（三）慢性并发症

慢性并发症包括微血管病变、动脉粥样硬化性血管疾病及神经系统并发症，同时易合并各种慢性非感染性疾病，如心脑血管病、缺血性肾病、白内障等。79%的老年2型糖尿病患者合并高血压和/或血脂异常。

（四）糖尿病足

通过及时发现并采取有效措施，可以降低糖尿病足的发生率和截肢率，提高患者的生活质量。

1. 足部状态 糖尿病患者的足部皮肤易出现干燥、脱屑、瘙痒、红肿等症状。应注意观察足部皮肤是否出现上述症状，特别是足趾、足底和足背等易受压的部位。观察足部血管是否出现搏动减弱、下肢水肿、疼痛等症状。如发现异常，应及时就医。

2. 行走姿态 糖尿病患者可能出现走路姿态异常，如步伐小、步态不稳等。应观察行走姿态是否出现上述异常，如发现异常，应及时就医。

3. 足部卫生 建议每天用温水洗脚，注意水温不宜过高，以免烫伤。洗脚后应擦干脚部，特别是脚趾间，以保持皮肤干燥。

4. 鞋袜的选择 糖尿病患者应选择舒适、透气的鞋袜，避免穿过紧、过硬的鞋子和袜子，以免造成足部磨损和受伤。同时，应保持鞋袜干燥，避免潮湿。

六、复诊与随访指导

糖尿病患者的随访频率为每6个月1次，每年至少完成2次。随访内容：了解近6个月内患者的症状、生活方式、辅助检查结果、疾病情况及用药情况；检测血压、血糖，如伴有高血压、高血脂等疾病，应同时检测血脂情况；对患者提出合理的运动和膳食营养建议；建议患者每年进行糖化血红蛋白的检测。糖尿病慢性并发症筛查指导详见表2-5-2。

表2-5-2　糖尿病慢性并发症筛查指导

监测项目	一般监测频率	特殊情况监测频率
糖化血红蛋白	每3个月	无
肝肾功能、血脂、尿蛋白	每12个月	根据病情变化、药物使用情况及医嘱确定复查时间
眼底	每12个月	根据病情变化、药物使用情况及医嘱确定复查时间
心电图	每12个月	根据病情变化、药物使用情况及医嘱确定复查时间
下肢	每3～12个月	根据病情变化、药物使用情况及医嘱确定复查时间
体重、血压	每1个月	根据医嘱确定血压的监测频率

（陈瀚熙　马　芳）

第十六节　胰岛素瘤患者出院健康教育指引

一、疾病相关知识

胰岛素瘤（insulinoma）是最常见的功能性胰腺神经内分泌肿瘤，源自胰腺的胰岛β细胞。胰岛素瘤可分泌超出人体正常需求量的胰岛素而导致低血糖，表现为“Whipple三联症”，以及一系列症状，包括头晕、乏力、出汗、心悸、抽搐、意识模糊甚至昏迷等。

胰岛素瘤虽然是一种惰性肿瘤，进展缓慢，但均具有恶性潜能，少数患者可出现肝转移。多数为单发，有时也会多发，尤其是遗传相关胰岛素瘤常多发。由于肿瘤体积较小，常规检查不易被发现，还有部分患者因症状不典型易被误诊为神经系统疾病。症状发作时应检查血清胰岛素、C肽，同时结合影像学检查结果，有助于胰岛素瘤的诊断。治疗方法包括内镜、手术、介入、药物、放射性核素肽受体介导治疗（peptide receptor radionuclide therapy，PRRT）在内的多学科综合治疗。

二、用药指导

1. 低血糖症状轻者可立即口服糖水，重者应口服50%的葡萄糖40～100 ml。一般5～20 min内可清醒，否则需要重复服用，直至清醒。平时随身携带糖或甜食，在感觉饥饿、心慌时即应开始食用。

2. 因低血糖发作往往出现晕厥、抽搐、口吐泡沫等症状，因此要注意安全防护，防止摔伤。出现症状时应立即卧床休息，抽搐时应保持呼吸道通畅，并用牙垫加以保护，以免舌咬伤。

三、饮食指导

许多患者往往在就医前就已发现进食能防止症状发作。应详细了解患者已有的加餐规律，提醒和督促患者按时加餐，平时随身携带一些糖果，当感觉有发作前兆时即刻服用，以免低血糖发作，从而减轻对脑组织的损害。平时应食用吸收缓慢的主食，如用精玉米、荞麦面、豆面等制作的食物，以稳定地提供能量。

四、疾病预防指导

该疾病多见于中青年，症状主要表现为发作性低血糖（夜间和清晨多见），如面色苍白、四肢发凉、出冷汗、心悸、手颤、腿软，有时还会出现精神错乱、癫痫、四肢抽搐、大小便失禁、昏迷等症状。因此，经常发生低血糖且常伴多食和肥胖的患者，应及时就诊，以早期诊断和早期治疗。

五、并发症的观察及处理

手术切除胰岛素瘤是首选治疗方法。术后最严重的并发症是急性坏死性胰腺炎，最常见的并发症是胰瘘，胰液外漏可引起腹腔感染、组织坏死且延迟愈合。通常采用的预防措施如下。

1. 术后禁食和持续胃肠减压5～7天，同时使用抑酸药和生长抑素制剂，直至进食为止，以减少酸性胃内容物刺激十二指肠分泌促胰液，从而间接地减少胰液的分泌，有助于胰瘘的愈合。

2．应注意保持胰床引流的通畅，不过早拔除引流管，应至少保留7～10天。另外，要密切观察引流液的颜色、性质和量，一般应隔日测定引流液中淀粉酶的含量。如术后7天引流量仍＞10 ml，淀粉酶含量＞1500 U，应继续保持引流。决定拔管时应分次、逐步拔除，以免引流管位置不佳而引起胰液积聚，甚至形成胰腺假性囊肿。

3．出现胰瘘，应保护好引流管周围皮肤，定期换药，保持皮肤干燥，防止因胰液外渗引起皮肤糜烂。

六、复诊与随访指导

所有胰岛素瘤均具有恶性潜能，因此，患者均应进行规律随访，甚至终身随访。患者的随访计划需结合肿瘤特点、既往治疗方案（如是否接受根治性手术治疗）等因素综合制订。由于胰岛素瘤瘤体较小且常多发，术中可能出现遗漏而不能完全切除，加之肿瘤复发率较高，术后患者可能会出现反跳性低血糖，因此，患者需定期复诊。应注意观察身体症状，同时监测体内血糖的含量。接受根治性手术治疗的胰岛素瘤患者，术后应每6～12个月随访1次，并行血清学及常规影像学检查；1年后可适当延长随访间隔时间至12～24个月。接受长期系统治疗患者的随访间隔时间可适当缩短，若随访间期出现症状应随时复诊。随访内容主要包括嗜铬粒蛋白A（chromogranin A，CgA）、神经元特异性烯醇化酶（neuron specific enolase，NSE）等血清标志物的检查，超声、CT、MRI等常规影像学检查，以及生长抑素受体扫描等特殊影像学检查。此外，还应监测相应的生化指标（如血糖等）及激素（如胰岛素、促胃液素等）水平。

（陈瀚熙　马　芳）

第十七节　糖尿病酮症酸中毒患者出院健康教育指引

一、疾病相关知识

糖尿病酮症酸中毒（diabetic ketoacidosis）是由于胰岛素分泌不足或升糖激素不适当升高而引起的严重的糖、脂肪和蛋白质代谢紊乱综合征，临床以高血糖、高血酮和代谢性酸中毒为主要表现。

二、用药指导

1．口服降糖药及注射胰岛素期间，要注意有无低血糖的表现，如发生低血糖，可立即口服糖块、糖水或糖类食品。

2．磺脲类药物早餐前30 min服用，观察有无低血糖反应。

3．双胍类药物餐中或餐后服用。

三、疾病预防指导

1．不可擅自减量或停用降糖药。若出现不能进食或进食量减少的情况，不可自行停药，应及时就医。

2．积极预防和治疗感染性疾病。当出现感染性疾病（如呼吸道感染、肺炎、尿路感染、糖尿病足等）时，应积极治疗。注意保暖，防止受凉。

3．切勿摄入含糖量高的食物，饮食应定时、定量，禁暴饮暴食。

4．做好血糖监测，若血糖控制不佳，应及时就医。

四、饮食指导

1．合理控制蛋白质、脂肪、碳水化合物三大营养物质的比例（碳水化合物占饮食总热量的50%～60%，脂肪不超过30%，蛋白质占10%～15%）。无机盐和维生素的摄入量应满足机体需要，保证充足食物纤维的摄入。

2．严格定时进餐。

3．控制总热量，严格限制各种甜食的摄入。

4．保持大便通畅，多摄入膳食纤维含量高的食物和适量水果。

五、运动及康复指导

（一）运动

1．运动方式　以有氧运动为主，如快走、骑自行车、打太极拳等。最佳运动时间为餐后1 h。

2．运动量的选择　合适的运动强度为活动时的心率达个体60%的最大耗氧量（心率＝170－年龄）。活动时间为每周至少150 min，每次30～

40 min。

3. 注意事项　运动中注意补充水分，运动过程中若出现胸闷、胸痛、视物模糊等症状，应立即停止运动。

4. 运动前后加强血糖监测　若空腹血糖>16.7 mmol/L，应减少活动，增加休息。运动不宜在空腹时进行，防止发生低血糖。

（二）监测生理指标

密切监测血糖、血脂、血压、体重的变化。

六、复诊与随访指导

1. 每3～6个月复查糖化血红蛋白。

2. 血脂异常者每1～2个月监测1次，如无异常，每6～12个月监测1次。

3. 每年全面体检1～2次。

（陈瀚熙　马　芳）

第六章

血液内科常见病患者出院健康教育指引

第一节　缺铁性贫血患者出院健康教育指引

一、疾病相关知识

缺铁性贫血（iron deficiency anemia，IDA）是指当机体对铁的需求与供给失衡，导致体内贮存铁耗尽（iron depletion，ID），继之红细胞内铁缺乏（iron deficiency erythropoiesis，IDE）、血红蛋白合成减少而引起的一种小细胞低色素性贫血。机体铁的缺乏可分为贮存铁耗尽、缺铁性红细胞生成和缺铁性贫血3个阶段。缺铁性贫血是机体铁缺乏的最终表现，也是各类贫血中最常见的一种。机体缺铁和铁利用障碍可影响血红素的合成，故有学者称该类贫血为血红素合成异常性贫血。IDA是最常见的贫血，其发病率在发展中国家、经济不发达地区，以及在婴幼儿、育龄期女性、孕妇中明显升高。

二、感染预防指导

1. 保持居室通风、整洁，室内不放置花草等植物，不养宠物。
2. 尽量减少他人探访，避免与感冒、肺炎等患者接触，预防交叉感染。
3. 外出戴口罩，避免到人群密集的公共场所。
4. 加强手卫生，勤洗手，勤剪指甲。
5. 保持口腔、肛周、会阴部清洁，注意便后清洗肛周，保持大便通畅。
6. 适当锻炼，增强免疫力。

三、饮食指导

1. 缺铁性贫血患者除需服用铁剂外，还需通过日常饮食补充富含铁的食物，多食肉类、蛋类、动物肝脏等，如猪肉、海鲜、豆类、绿叶蔬菜、葡萄干等。
2. 对于孕妇、儿童等易患缺铁性贫血的人群，家属更应该注意给他们补充铁，帮助其多食含铁的食物，做好营养保健。
3. 补充富含维生素C的食物，如西蓝花、橙子、橘子、番茄等，这些食物可以促进铁剂的吸收。
4. 茶、咖啡等含咖啡因的食物及牛奶等含钙的食物不宜与铁剂一起服用，因为这些食物会影响铁的吸收。
5. 注意将铁剂放在儿童接触不到的地方，以免误食而引起铁中毒。

四、用药指导

1. 口服铁剂包括无机铁（如硫酸亚铁）和有机铁（如右旋糖酐铁、葡萄糖酸亚铁等），最好餐前1小时或餐后服用，以免食物影响铁吸收。服药时应尽量保持站立姿势，避免平躺或侧卧，同时多喝水，以免药物粘附食管壁对食管产生刺激。服药时应用吸管，避免牙齿染黑。
2. 肠外铁剂常用蔗糖铁或右旋糖酐铁，可通过肌内注射或静脉滴注的方式用药，适用于口服铁剂后出现胃肠道反应且无法忍受的患者。
3. 服用硫酸亚铁或右旋糖酐铁可能会出现不良反应，如恶心、胃灼热等，餐后服用胃肠道反应小且易耐受。
4. 注意补充维生素C，有利于铁的吸收。避免咖啡、茶、奶制品等与铁剂同时服用，最好间隔1小时。
5. 服铁剂期间出现黑粪是正常的。但如果停药后仍有黑粪，应及时就医。

五、安全防护指导

患者易出现乏力、头晕、头痛、眼花、耳鸣、心悸、气短、食欲缺乏、面色苍白、心率增快等症状，活动时应缓慢、适度，预防跌倒。

（一）防跌倒

1. 保持地面干燥，确保人行道通畅，无障碍物。
2. 下床前确认已穿着防滑的鞋子，下床时缓慢起身。

3. 选择尺码合适的衣裤。

4. 勿穿滑底鞋。

5. 行动不便、身体虚弱者需在家属的陪同下方可下床活动。

6. 把生活用品放在易拿取的地方。

7. 保持房间灯光明亮。

（二）起床三部曲

1. 第一步，醒后躺30 s。

2. 第二步，起身后在床上坐30 s。

3. 第三步，在床旁坐30 s。

六、定期监测血常规指导

出院患者应按照医嘱定期监测血常规，关注血小板、血红蛋白、白细胞、中性粒细胞、血清铁等指标，及时做好输血、输液等对症处理措施。

（陈瀚熙　马　芳）

第二节　巨幼细胞贫血患者出院健康教育指引

一、疾病相关知识

巨幼细胞贫血（megaloblastic anemia，MA）是指由于叶酸、维生素B_{12}缺乏或某些影响核酸代谢药物的作用，导致细胞核脱氧核糖核酸合成障碍而引起的营养性巨幼细胞贫血。

二、用药指导

患者如因其他疾病需要使用药物，应向医师咨询，尤其是可能会影响叶酸及维生素B_{12}吸收及利用的药物。

三、疾病预防指导

（一）预防感染

1. 保持居室通风、整洁，室内不放置花草等植物，不养宠物。

2. 尽量减少他人探访，避免与感冒、肺炎等患者接触，预防交叉感染。

3. 外出戴口罩，避免到人群密集的公共场所。

4. 加强手卫生，勤洗手，勤剪指甲。

5. 保持口腔、肛周、会阴部清洁，注意便后清洗肛周，保持大便通畅。

6. 适当锻炼，增强免疫力。

（二）安全防护

1. 保持地面干燥，确保人行道通畅，清除障碍物。

2. 下床前确认已穿着防滑的鞋子，下床时缓慢起身。

3. 选择尺码合适的衣裤。

4. 行动不便、身体虚弱者需在家属的陪同下方可下床活动。

5. 把生活用品放在易拿取的地方。

6. 保持房间灯光明亮。

四、饮食指导

（一）养成良好的饮食习惯

均衡营养，荤素搭配，防治叶酸或维生素B_{12}缺乏。养成良好的饮食习惯，防止胃肠道疾病的发生。

（二）多食富含叶酸的食物

1. 绿色蔬菜　如青菜、菠菜、西红柿、花椰菜、白菜、扁豆等。

2. 新鲜水果　如橘子、葡萄、草莓、香蕉、柠檬、猕猴桃、杨梅等。

3. 动物食品　如动物肝脏、动物肾脏、牛肉、羊肉、禽肉、蛋类等。

4. 豆类及坚果类　如黄豆及豆制品、核桃、腰果、杏仁、松子等。

5. 谷物类　如大麦、糙米、小麦胚芽等。

（三）多食富含维生素B_{12}的食物

富含维生素B_{12}的食物主要是动物食品，如动物肝脏、动物肾脏、牛肉、猪肉、禽肉、鱼肉、蛤类、蛋类、牛奶、乳酪等。植物中基本不含维生素B_{12}。

五、运动及康复指导

（一）合理休息与活动

指导患者合理休息与活动，减少机体耗氧量。

（二）制订休息与活动计划

与患者一起制订休息与活动计划，逐步提高患者的活动耐力水平。

1. 轻度贫血者 无须太多限制，但要注意休息，避免过度疲劳。

2. 中度贫血者 增加卧床休息的时间。若病情允许，应鼓励患者生活自理，活动量应以不加重症状为宜。指导患者于活动中进行自我监测，若活动中自测脉搏＞100次/分或出现明显的心悸、气促时，应停止活动。必要时在患者活动时给予协助，防止跌倒。

3. 重度贫血者 伴有贫血性心脏病、缺氧症状明显者应取舒适体位（如半坐卧位）卧床休息，以达到减少回心血量、增加肺泡通气量的目的，缓解呼吸困难或缺氧症状。待病情好转后可逐渐增加活动量。

六、复诊与随访指导

遵医嘱监测血常规，关注血小板、血红蛋白、白细胞、中性粒细胞、血清铁等指标，及时做好输血、输液等对症处理措施。

（陈瀚熙　马　芳）

第三节　溶血性贫血患者出院健康教育指引

一、疾病相关知识

溶血性贫血（hemolytic anemia，HA）是指红细胞遭到破坏、寿命缩短，超过骨髓造血代偿能力时发生的一组贫血。临床主要表现为贫血、黄疸、脾大、网织红细胞计数增多及骨髓红系造血细胞代偿性增生。骨髓具有6～8倍正常造血能力的代偿潜力。当红细胞破坏增加而骨髓造血能力足以代偿时，可不出现贫血，称为溶血状态。我国溶血性贫血占全部贫血的5%左右，个别类型的溶血性贫血具有较强的民族或区域性分布的特点。

二、感染预防指导

1. 保持居室通风、整洁，室内不放置花草等植物，不养宠物。

2. 尽量减少他人探访，避免与感冒、肺炎等患者接触，预防交叉感染。外出戴口罩，避免到人群密集的公共场所。

3. 加强手卫生，勤洗手，勤剪指甲。

4. 保持口腔、肛周、会阴部清洁，注意便后清洗肛周，保持大便通畅。

5. 适当锻炼，增强免疫力。

三、饮食指导

摄入高蛋白、高热量、含丰富维生素、易消化的食物，宜少食多餐，保持机体正常需求量。

四、安全防护指导

患者易出现头晕、乏力、头痛、眼花、耳鸣、心悸、气短、食欲缺乏、面色苍白、心率增快等症状，因此，活动时应缓慢、适度，预防跌倒。

（一）防跌倒

1. 保持地面干燥，确保人行道通畅，无障碍物。

2. 下床前确认已穿着防滑的鞋子，下床时缓慢起身。

3. 选择尺码合适的衣裤。

4. 勿穿滑底鞋。

5. 行动不便、身体虚弱者需在家属陪同下方可下床活动。

6. 把生活用品放在易拿取的地方。

7. 保持房间灯光明亮。

（二）起床三部曲

1. 第一步，醒后躺30 s。

2. 第二步，起身后在床上坐30 s。

3. 第三步，在床旁坐30 s。

五、疾病知识指导

向患者简单介绍疾病的有关知识，如病因、主要表现、治疗与预防的方法等。告知患者及其家属，许多溶血性贫血的病因未明或发病机制不清，尚无根治的方法，因此预防很重要。患者要增强预防意识，减少或避免加重溶血的发生。适宜的体育锻炼有助于增强体质及抗病能力，但活动量应以不感觉疲劳为宜，应保证充足的休息和睡眠。溶血发生期间应减少活动或卧床休息，注意保暖，避免受凉，多饮水，勤排尿。伴有脾功能亢进和白细胞计数减少者，应注意个人卫生，预防各种感染的发生。

六、定期监测血常规指导

1．按照医嘱要求监测血常规，关注血小板、血红蛋白、白细胞、中性粒细胞、血清铁等指标，及时做好输血、输液等对症处理措施。注意观察是否有皮肤、巩膜等黄染及出血或瘀斑的现象。

2．关注大小便的变化，如有异常，及时就诊。

（陈瀚熙　马　芳）

第四节　再生障碍性贫血患者出院健康教育指引

一、疾病相关知识

再生障碍性贫血（aplastic anerma，AA）简称“再障”，是一种可能由不同病因和机制引起的骨髓造血功能衰竭症。临床主要表现为骨髓造血功能低下，可出现进行性贫血、感染、出血及全血细胞减少。再障的分类方法较多，根据病因不同可分为遗传性再障（先天性）和获得性再障（后天性）。

二、感染预防指导

1．保持居室通风、整洁，室内不放置花草等植物，不养宠物。

2．尽量减少他人探访，避免与感冒、肺炎等患者接触，预防交叉感染。

3．外出戴口罩，避免到人群密集的公共场所。

4．加强手卫生，勤洗手，勤剪指甲。

5．保持口腔、肛周、会阴部清洁，注意便后清洗肛周，保持大便通畅。

6．适当锻炼，增强免疫力。

三、饮食指导

1．进食高蛋白、铁和叶酸含量高的食物，如鱼肉、南瓜、甜菜等，以增强免疫力、改善造血功能。

2．不摄入含酒精、肌醇的饮料及食物，如白酒、啤酒、红牛等，否则会造成红细胞的破坏，影响造血功能。

四、安全防护指导

患者易出现头晕、乏力、头痛、眼花、耳鸣、心悸、气短、食欲缺乏、面色苍白、心率增快等症状，因此，活动时应缓慢、适度，预防跌倒。

（一）防跌倒

1．保持地面干燥，确保人行道通畅，无障碍物。

2．下床前确认已穿着防滑的鞋子，下床时缓慢起身。

3．选择尺码合适的衣裤。

4．勿穿滑底鞋。

5．行动不便、身体虚弱者需在家属陪同下方可下床活动。

6．把生活用品放在易拿取的地方。

7．保持房间灯光明亮。

（二）起床三部曲

1．第一步，醒后躺30 s。

2．第二步，起身后在床上坐30 s。

3．第三步，在床旁坐30 s。

五、休息与活动指导

充足的睡眠与休息可以减少机体耗氧量。适当活动可调节身心状况，提高活动耐力，但过度运动会增加机体耗氧量，甚至诱发心力衰竭。睡眠不足、情绪激动易诱发颅内出血。因此，应指导患者根据病情做好休息与活动的自我调节。

六、用药指导

用药指导主要包括免疫抑制剂、雄激素类药物及抗生素的使用。为保证药物疗效、减少药物不良反应，应向患者及其家属详细介绍药物的名称、用量、用法、疗程及不良反应，叮嘱其务必在医师指导下按时、按量、按疗程用药，不可自行更改或停用药物，定期复查血常规。

七、心理指导

再障患者常出现焦虑、抑郁甚至绝望等负性情绪，这些负性情绪可影响患者康复的信心及配合诊疗与护理的态度和行为，从而影响疾病康复、治疗效果及预后。因此，必须使患者及其家属认识到负性情绪的危害，指导患者学会自我调节，学会倾诉。家属要善于理解和支持患者，学会倾听，必要时可寻求专业人士的帮助，避免发生意外。

八、病情监测指导

做好贫血、出血、感染的症状和体征，以及药物不良反应的自我监测。具体内容包括头晕、头痛、心悸、气促等症状，生命体征（特别是体温与脉搏），皮肤、黏膜情况（苍白、出血），常见感染灶的症状（如咽痛、咳嗽、咳痰、尿路刺激征、肛周疼痛等），内脏出血的表现（黑粪与便血、血尿、阴道出血等）。若上述症状或体征出现或加重，提示病情恶化的可能，应及时就医。

九、定期监测血常规指导

按照医嘱要求监测血常规，关注血小板、血红蛋白、白细胞、中性粒细胞、血清铁等指标，及时做好输血、输液等对症处理措施。

（陈瀚熙　马　芳）

第五节　急性淋巴细胞白血病患者出院健康教育指引

一、疾病相关知识

急性淋巴细胞白血病（acute lymphoblastic leukemia，ALL）是一种起源于淋巴细胞的B系或T系细胞在骨髓内异常增生的恶性肿瘤性疾病。异常增生的原始细胞可在骨髓聚集并抑制正常造血功能，同时也可侵袭骨髓外组织，如脑膜、淋巴结、性腺、肝等。临床上以进行性贫血、持续发热或反复感染、出血、组织器官浸润等为主要表现。

二、用药指导

1. 使用长春新碱后应注意观察有无手脚麻木或蚁行感，警惕周围神经炎的发生，需经常活动指（趾）端或肢端，促进局部血液循环，避免因感觉异常而发生跌倒、锐器伤和烫伤。

2. 使用门冬酰胺酶、培门冬酶后，注意加强饮食管理，严格低脂、低糖饮食，避免暴饮暴食，注意有无腹痛等不适，防止急性胰腺炎的发生。

3. 使用环磷酰胺后应多饮水，注意小便颜色，若有异常需及时告知医护人员，防止出血性膀胱炎的发生。

4. 使用大剂量甲氨蝶呤后，要注意保持口腔清洁卫生，不进食刺激性食物，防止发生口腔炎。

三、疾病预防指导

1. 保持居室简洁、干净，室内不放置花草等植物，不养宠物。

2. 尽量减少他人探访，避免与感冒、肺炎等患者接触，预防交叉感染。

3. 出门戴口罩，尽量不去人群密集的公共场所。

4. 勤洗手，保持皮肤黏膜清洁，内衣勤换、勤洗。

5. 保持口腔卫生，勤漱口，可选用康复新液或淡盐水漱口，使用软毛牙刷刷牙，动作轻柔。若口腔黏膜有疼痛、溃疡，可遵医嘱局部用药。

6. 保持会阴、肛门清洁，每天用温开水清洗会阴及肛周，应先洗会阴后洗肛门，或者用1∶1000的碘伏溶液坐浴，专盆专用。

四、饮食指导

1. 摄入易消化、高蛋白、高营养、高维生素、低脂低糖的食物，忌生冷、坚硬、辛辣的食物。

2. 食欲不佳时可以少食多餐、适当加餐，喝流质的鱼汤、肉汤、果汁等，或者进食半流质的面条、馄饨等食物。

五、运动及康复指导

建立良好的生活方式。化疗间歇期坚持每天适当活动、散步、打太极拳等。饮食起居规律，保证充足的休息、睡眠和营养。根据自身体力做有益的事情，提高机体抵抗力。

六、复诊与随访指导

出院后遵医嘱到门诊复查，定期复查血常规。如有不适，应及时就诊。

（陈瀚熙　马　芳）

第六节　急性早幼粒细胞白血病患者出院健康教育指引

一、疾病相关知识

急性早幼粒细胞白血病（acute promyelocytic leukemia，APL）是急性髓系白血病的一种特殊类型，被法国、美国和英国协作组（FAB）定义为急性髓系白血病M3型。

二、用药指导

1. 维A酸的不良反应包括口唇及皮肤干燥、头痛、骨关节痛，其中最严重的并发症为维A酸综合征，表现为发热、胸闷、呼吸困难、水钠潴留伴水肿、高血压、呼吸窘迫、缺氧等。出现上述症状应及时告知医师，遵医嘱调整或暂停维A酸的用量，以缓解症状。

2. 复方黄黛片的不良反应为恶心、呕吐、眼干、口干、口腔黏膜溃疡、皮肤溃疡、皮肤干燥、皮疹、色素沉着、关节痛、血尿等。出现这些不良反应时应及时告知医师，遵医嘱调整复方黄黛片的用量，以减轻不适。

3. 使用三氧化二砷后，要注意有无手脚麻木等周围神经炎的症状，做好肢端运动，防跌倒。若有异常，应及时告知医师，使用营养神经药物治疗，以减轻不适。

三、疾病预防指导

（一）预防感染

1. 保持居室通风、整洁，室内不放置花草等植物，不养宠物。

2. 尽量减少他人探访，避免与感冒、肺炎等患者接触，预防交叉感染。

3. 外出戴口罩，避免到人群密集的公共场所。

4. 加强手卫生，勤洗手，勤剪指甲。

5. 保持口腔、肛周、会阴部清洁，注意便后清洗肛周。

6. 适当锻炼，增强免疫力。

（二）预防出血

1. 勤剪指甲，以免抓伤皮肤。

2. 保持皮肤清洁、干燥，防止皮肤破损，如有皮肤瘙痒，勿用力抓挠，以免皮肤破损后加重出血。

3. 不随意抠鼻孔，以免鼻出血。

4. 避免用力排大便，保持大便通畅。

5. 勿用牙签剔牙。应选用软毛牙刷，以免损伤口腔黏膜而引起出血。

6. 沐浴或清洗时避免水温过高和用力擦洗。

7. 避免外伤和碰撞，注意安全，防止跌倒。

8. 关节肿痛忌热敷，宜冷敷。

四、饮食指导

1. 宜进食高蛋白、高纤维、高热量的食物，进食新鲜的蔬菜和水果。

2. 忌食油腻、生冷、辛辣等刺激性食物。

3. 尽量避免食用过度加工处理过的肉类食品，少食多餐。

五、运动及康复指导

帮助患者建立良好的生活方式。化疗间歇期坚持每天适当活动、散步、打太极拳。饮食起居规律，保证充足的休息、睡眠和营养。根据自身体力做有益的事情，提高抵抗力。

六、复诊与随访指导

出院后遵医嘱到门诊复查，定期复查血常规。如有不适，应及时就诊。

（陈瀚熙　马　芳）

第七节　慢性粒细胞白血病患者出院健康教育指引

一、疾病相关知识

慢性粒细胞白血病（chronic myelocytic leckemia）简称“慢粒”，又称“慢性髓系白血病”，其特点为病程发展缓慢、外周血粒细胞显著增多且不成熟、脾脏明显肿大。95%以上的患者可出现Ph染色体和/或*BCR-ABL*融合基因。自然病程可经历慢性期、加速期和急变期，患者多因急性变而死亡。本病各年龄段均可发病，以中年期最多见。

二、脾大的护理指导

1. 禁止剧烈运动，防止外伤，防止脾脏受到压迫或撞击而发生意外。

2. 放松心情，避免过度紧张。

3. 卧床休息，取舒适体位。活动宜轻缓，改变体位时动作宜缓慢，避免做剧烈回头、弯腰等动作，易导致脾破裂。避免碰撞和跌倒。

4. 监测体温及腹围，如有发热应及时就诊。

5. 如有左腹胀痛、饱胀感，可取坐位或左侧卧位，并减少活动。若症状未减轻需及时就诊。

6. 保持大便通畅，避免便秘，避免久蹲、用力咳嗽及屏气咳嗽。

7. 疼痛明显时可遵医嘱使用镇痛药。

8. 饮食宜以流质、软食为主，避免进食坚硬、粗糙、难消化的食物（如花生、坚果类），少食多餐，避免因进食、进饮过多而加重饱胀感。

三、高白细胞血症的护理指导

1. 遵医嘱口服羟基脲，以降低白细胞水平。

2. 每天饮水3000 ml以上，记录出入量，如尿量过少，应及时服用利尿药。

四、用药指导

1. 羟基脲 ①在专科医师的指导下用药；②用药期间应避免接种疫苗，若需接种，应在专科医师的指导下完成；③服用本品时应多饮水；④接触装有羟基脲的药瓶或胶囊/片剂时建议戴一次性手套，若接触羟基脲后请及时洗手；⑤用药期间需定期监测血常规。

2. 格列卫 ①在专科医师指导下用药；②餐中/餐后服用；③服用后饮一大杯水；④注意有无恶心、呕吐等胃肠道不良反应。

3. 尼洛替尼 ①在专科医师指导下用药；②宜空腹服药（饭前1 h或饭后2 h）；③用药期间需定期监测血常规；④注意有无皮疹、肌肉和关节酸痛等不适。

4. 达沙替尼 ①在专科医师指导下用药；②整片吞服；③用药期间需定期监测血常规；④注意有无头痛、腹泻等不适。

五、病情监测指导

出现贫血加重、发热、腹部剧烈疼痛，尤其是腹部受撞击而疑为脾破裂时，应立即到医院检查。

六、复诊指导

遵医嘱按时、按量坚持服用药物，严密监测血常规。如有异常，随时就诊。

（陈瀚熙　马　芳）

第八节　特发性血小板减少性紫癜患者出院健康教育指引

一、疾病相关知识

特发性血小板减少性紫癜（idiopathic thrombocytopenic purpura，ITP）是因免疫机制使血小板破坏增多的临床综合征，又称“自身免疫性血小板减少性紫癜（autoimmune thrombocytopenic purpura，AITP）”，是较为常见的出血性疾病，也是一种最常见的血小板减少性紫癜，其特点是外周血小板减少、血小板寿命缩短、骨髓巨核细胞正常或增多、血小板更新率加速。根据临床表现、发病年龄、血小板减少的持续时间和治疗效果，可将其分为急性型和慢性型。急性型多见于儿童，常为自限性；慢性型好发于青年女性。

二、感染预防指导

1. 保持居室通风、整洁，室内不放置花草等植物，不养宠物。

2. 尽量减少他人探访，避免与感冒、肺炎等患者接触，预防交叉感染。

3. 外出戴口罩，避免到人群密集的公共场所。

4. 加强手卫生，勤洗手，勤剪指甲。

5. 保持口腔、肛周、会阴部清洁，注意便后清洗肛周，保持大便通畅。

6. 适当锻炼，增强免疫力。

三、出血预防指导

1. 勤剪指甲，以免抓伤皮肤。

2. 勿用牙签剔牙，应选用软毛牙刷，以免损伤口腔黏膜而引起出血。

3. 沐浴或清洗时避免水温过高和用力擦洗。

4. 避免外伤和碰撞，注意安全，防止跌倒。

5. 保持皮肤清洁、干燥，防止皮肤破损，如皮肤瘙痒，勿用力抓挠，以免皮肤破损后加重出血而引发感染，禁用化学性物质清洁皮肤。

6. 关节肿痛者忌热敷，宜冷敷。

四、饮食指导

1. 宜摄入高热量、高维生素、易消化的食物，饮食不宜过热、过硬。

2. 忌摄入油腻、生冷、刺激性的食物。

3. 出血严重者，应及时就医。

五、用药指导

1. 避免使用一切抑制血小板的药物。

2. 长期使用糖皮质激素治疗者可能会引起身体外形改变、胃肠道反应、溃疡或出血、高血压、高血糖、感染等不良反应，这些不良反应在减药或停药后可逐渐消失。用药期间应定期监测血压、血糖等。

六、病情监测指导

指导患者及其家属识别出血征象，观察有无皮肤、黏膜出血的情况（如瘀斑、牙龈出血、鼻出血等），有无内脏出血的表现（如月经量明显增多、呕血或便血、咯血、血尿、头痛、视力改变等）。一旦发现有皮肤、黏膜出血加重或内脏出血的表现，应及时就医。

七、复诊指导

遵医嘱到门诊复查，定期进行血常规、尿常规、凝血指标、肾功能等相关检查。如有不适，及时就诊。

（陈瀚熙　马　芳）

第九节　过敏性紫癜患者出院健康教育指引

一、疾病相关知识

过敏性紫癜（allergic purpura）是一种常见的血管变态反应性疾病，因机体对某些物质过敏而发生变态反应，导致毛细血管脆性和通透性增加，引起血液外渗，出现皮肤瘀点、紫癜及某些脏器出血，同时伴血管神经性水肿和荨麻疹等过敏表现。

二、用药指导

勿滥用药物，用药前仔细阅读说明书，对可能引起过敏反应的药物应避免使用，遵医嘱用药。

三、疾病预防指导

（一）预防感染

1. 保持居室通风、整洁，室内不放置花草等植物，不养宠物。

2. 尽量减少他人探访，避免与感冒、肺炎等患者接触，预防交叉感染。

3. 外出戴口罩，避免到人群密集的公共场所。

4. 加强手卫生，勤洗手、勤剪指甲。

5. 保持口腔、肛周、会阴部清洁，注意便后肛周卫生，保持大便通畅。

6. 适当锻炼，增强免疫力。

（二）预防出血

1. 勤剪指甲，以免抓伤皮肤。

2. 勿用牙签剔牙，应选用软毛牙刷，以免损伤口腔黏膜而引起出血。

3. 沐浴或清洗时避免水温过高和用力擦洗。

4. 避免外伤和碰撞，注意安全，防止跌倒。

5. 保持皮肤清洁、干燥，防止皮肤破损，如有皮肤瘙痒，勿用力抓挠，以免皮肤破损后加重出血而引发感染，禁用化学性物质清洁皮肤。

6. 关节肿痛部位忌热敷，宜冷敷。

四、饮食指导

1. 宜进食高热量、高维生素、易消化的食物，饮食不宜过热、过硬。

2. 避免食用可能引起过敏的异体蛋白类食物；避免摄入油腻、生冷、辛辣的刺激性食物；避免食用不洁食物，预防肠道寄生虫感染。

3. 绝对禁食曾引起过敏的食物。

4. 肾型患者应加强饮食护理，保证低盐、清淡饮食。

五、运动及康复指导

1. 在身体无明显腹痛、便血的情况下可逐步恢复活动量。可以在房间慢慢活动，做一些简单的肢体活动。

2. 病情稳定后可缓慢增加运动量，但要避免长久站立和剧烈运动。

六、复诊与随访指导

遵医嘱到门诊复查，定期进行血常规、尿常规、凝血指标、肾功能等相关检查。如有不适，应及时就诊。

（陈瀚熙　马　芳）

第十节　原发性血小板增多症患者出院健康教育指引

一、疾病相关知识

原发性血小板增多症（primary thrombocythemia）是一种血小板过度生成导致异常凝血或出血的骨髓增生性肿瘤。原发性血小板增多症的患者可能有症状，也可能没有症状。如果出现症状，可归因于血栓阻塞血管，具体症状包括手足发红和发热，患者常感到灼痛（红斑性肢痛症）、指尖和手足刺痛及其他异常感觉，还可出现胸痛、视力下降或可见光点、头痛、虚弱、头晕、出血等症状，通常比较轻微（如鼻出血、易瘀伤、轻微牙龈渗血或消化道出血等）。诊断疾病时可能会发现脾大，但较为罕见，常见于女性。

二、日常生活指导

1. 该病多与免疫系统有关，生活中应避免接触化学物品，如染发剂等。

2. 外出戴口罩，避免到人群密集的公共场所。

3. 平时宜保持心情舒畅，避免精神过度紧张。

4. 保持个人清洁卫生，预防各种感染，特别要注意防止外伤。

5. 适当锻炼，提高抵抗力。

三、饮食指导

1. 饮食相对清淡，忌食辛辣、刺激性食物。

2. 宜进食高碳水化合物、高纤维素、易消化的食物，如玉米、小麦、豆类、新鲜蔬菜及水果等。

3. 可多吃生姜，因生姜中含姜烯酚、姜烯酮，能降低血液黏稠度，有抗凝作用，故有“血液清道夫”之称。

四、用药指导

（一）羟基脲

1. 作用　降低白细胞。

2. 不良反应　骨髓抑制、肠道反应、中枢神经系统症状和脱发。

3. 服药注意事项

（1）用药期间避免接种疫苗，一般停药2个月至1年才可考虑接种疫苗。

（2）服用本品时应多饮水。

（3）接触装有羟基脲的药瓶时应戴一次性手套，且在接触含羟基脲的药瓶或胶囊/片剂前后都要洗手。

（4）定期监测白细胞、血小板、尿素氮、尿酸及肌酐水平。

（5）严重贫血未纠正前、骨髓抑制、肾功能不全、痛风及有尿酸盐结石史的患者应慎用。

（二）口服拜阿司匹林

口服拜阿司匹林预防血栓时，应注意有无皮肤黏膜出血、消化道出血，以及大便颜色加深等情况。

五、血栓预防指导

1. 日常多饮水。黑木耳和芹菜有助于预防血栓形成。

2. 可进行踝泵运动。取平卧位，下肢呈伸直状态，进行背伸，即足尖向上勾；再做跖屈，即足尖向下伸；最后做踝关节360°环绕。

3. 可进行床上踩单车运动。

4. 使用医用弹力袜促进静脉回流，加速静脉内血液循环。

（陈瀚熙　杨祖莲）

第十一节　真性红细胞增多症患者出院健康教育指引

一、疾病相关知识

真性红细胞增多症（polycythemia vera，PV）是一种造血干细胞的克隆性慢性骨髓增殖性疾病。PV起病隐匿，进展缓慢，通常经历以下2个阶段：①增殖期或红细胞增多期，常有红细胞增多；②红细胞增多后期，表现为全血细胞减少、髓外造血、肝脾肿大、脾功能亢进和骨髓纤维化。出血和血栓是PV的2个主要临床表现，少数患者可进展为急性白血病。

二、日常护理指导

1. 早睡早起，运动身体。睡眠不足会降低人体的免疫功能，易激动生火，招致外感内伤。

2. 处事勿过于急躁，要时常保持心境平和。

3. 戒烟、少饮酒及咖啡。吸烟会损害呼吸道表面屏障，从而诱发疾病。

4. 日常保持皮肤清洁，穿宽松、柔软的衣物，勤更换床单、被罩。

三、饮食护理

1. 饮食相对清淡，忌食辛辣、刺激性食物。

2. 宜进食高碳水化合物、高纤维素、易消化的食物（如粗粮、新鲜蔬菜及水果等食物），少食鹅肉、羊肉等属阳性的食物，以免病情控制不佳。

3. 日常多饮水。黑木耳和芹菜有助于预防血栓形成。

四、用药指导

（一）羟基脲

1. 作用　降低白细胞。

2. 不良反应　骨髓抑制、肠道反应、中枢神经系统症状和脱发。

3. 服药注意事项　①用药期间避免接种疫苗，一般停药2个月至1年才可考虑接种疫苗；②服用本品时应多饮水；③接触装有羟基脲的药瓶时应戴一次性手套，且在接触含羟基脲的药瓶或胶囊/片剂前后都要洗手；④定期监测白细胞、血小板、尿素氮、尿酸及肌酐浓度；⑤严重贫血未纠正前、骨髓抑制、肾功能不全、痛风及有尿酸盐结石史的患者应慎用。

（二）口服拜阿司匹林

口服拜阿司匹林预防血栓时要注意有无皮肤黏膜出血、消化道出血，有无大便颜色加深等情况。

五、血栓预防指导

1. 进行踝泵运动。取平卧位，下肢呈伸直状态，进行背伸，即足尖向上勾；再做跖屈，即足尖向下伸；最后做踝关节360°环绕。

2. 进行床上踩单车运动。

3. 使用医用弹力袜促进静脉回流，加速静脉内血液循环。

六、放血疗法注意事项

1. 放血治疗4 h后再洗澡，注意做好保暖，避免受风寒而引起感冒。

2. 注意多休息，避免劳累、熬夜。

3. 保护好穿刺针眼，避免感染。

七、疾病预防指导

1. 注意休息，避免劳累，适量运动。

2. PV患者可能会有皮肤改变，应每天检查皮肤，如皮肤有破损，应及时用碘伏消毒。保持伤口清洁、干燥，尽量避免用手揉擦眼球。卧床患者应经常翻身，家人及护理者应及时为其更换潮湿、污染的被褥和衣服，避免压疮及感染。

3. 戒烟、戒酒。

4. 注意多饮水，以保证尿量、预防高尿酸血症。

八、复诊与随访指导

用药初期每2周检查1次血常规、肝肾功能，病情稳定后可每个月检查1次。每6个月做1次B超检查，必要时可选择MRI检查。每1～2年进行1次骨髓活检。使用干扰素的患者需每6～12个月进行1次基因检测（包括*JAK2V617F*定量及*CARL*、*MPL*等基因）。如有症状或感觉疾病有进展，可随时到医院检查，进行骨髓增殖性肿瘤总症状评估量表（MPN10）评分等。

（陈瀚熙　杨祖莲）

第十二节　血友病患者出院健康教育指引

一、疾病相关知识

血友病（hemophilia）是一组遗传性凝血因子缺乏而引起的出血性疾病，主要包括血友病A和血友病B。其中血友病A是临床最常见的遗传性出血性疾病，占血友病的85%。血友病以阳性家族史、幼年发病、自发或轻微外伤后出血不止、血肿形成、关节腔出血为临床特征。血友病的发病率为（5～10）/10万。

二、感染预防指导

1. 保持居室通风、整洁，室内不放置花草等植物，不养宠物。

2. 尽量减少他人探访，避免与感冒、肺炎等患者接触，预防交叉感染。外出戴口罩，避免到人群密集的公共场所。

3. 加强手卫生，勤洗手，勤剪指甲。

4. 保持口腔、肛周、会阴部清洁，注意便后肛周卫生，保持大便通畅。

5. 适当锻炼，增强免疫力。

三、出血预防指导

1. 勤剪指甲，以免抓伤皮肤。

2. 勿用牙签剔牙，应选软毛牙刷，以免损伤口腔黏膜而引起出血。

3. 沐浴或清洗时避免水温过高和用力擦洗。

4. 避免外伤和碰撞，注意安全，防止跌倒。

5. 保持皮肤清洁、干燥，防止皮肤破损，如皮肤瘙痒，勿用力抓挠，以免皮肤破损后加重出血而引发感染，禁用化学性物质清洁皮肤。

6. 关节肿痛部位忌热敷，宜冷敷。

四、日常生活指导

1. 避免过度负重及激烈活动，活动幅度宜小。

2. 起床动作宜缓，避免发生直立性低血压。

3. 随身携带卡片，需记载患者姓名、血型和常就诊的医院，注明为何种血友病，以便发生意外时，可凭此卡片接受合理的治疗。

五、饮食指导

1. 避免摄入油腻、生冷、辛辣的刺激性食物。避免暴饮暴食及食用过度加工处理过的肉类食品。少食多餐。

2. 食用富含维生素C的新鲜水果、蔬菜及富含维生素K的动物肝脏、蛋黄、酸奶酪、豆类、鱼肝油等，忌食香菇、黑木耳、海鲜、洋葱等食物。

六、用药指导

1. 一切药物尽可能使用口服或静脉注射途径，避免肌内注射。

2. 禁服阿司匹林、双嘧达莫、吲哚美辛等能抑制血小板及使血管扩张、脆性增加的药物。

七、心理指导

向患者及其家属解释疾病发生的原因、主要表现、临床诊断、治疗及预后等，特别要解释反复进行实验室检查的重要性和必要性，以及特殊治疗的目的、意义及不良反应。指导家属支持和关怀患者，以缓解患者的不良情绪，提高其战胜疾病的信心，主动配合治疗。

八、复诊指导

遵医嘱到门诊复查，定期复查血常规、尿常规、凝血指标、肾功能等。如有不适，应及时就诊。

（陈瀚熙　马　芳）

第十三节　骨髓增生异常综合征患者出院健康教育指引

一、疾病相关知识

骨髓增生异常综合征（myelodysplastic syndrome，MDS）是起源于造血干细胞的一组异质性髓系克隆性疾病，特点是髓系细胞分化及发育异常，表现为无效造血、难治性血细胞减少、造血功能衰竭，高风险患者可向急性髓系白血病（acute myeloid leukemia，AML）转化。

二、用药指导

1. 如果注射阿扎胞苷处的皮肤有红、肿、疼痛，需继续使用多磺酸粘多糖乳膏外涂，或者外贴水胶体敷料，注意保持皮肤清洁、卫生。

2. 遵医嘱按时服药，不能擅自停药或减量。若有不适可前往门诊就医以调整药量。

三、疾病预防指导

（一）活动

1. 调整日常生活与工作量，有规律地进行活动和锻炼，避免劳累。

2. 注意安全，预防跌倒，起床动作宜缓慢，避免发生直立性低血压。出现头晕时应卧床休息，减少走动。如果在室外出现头晕、乏力，应就地坐下，寻求帮助。

（二）预防出血

1. 剪短指甲，避免抓伤皮肤。

2. 沐浴时水温不宜过高，以防皮下出血。

3. 尽量保持室内空气湿度，以防鼻黏膜干燥、出血。避免抠鼻孔，以免鼻出血不止。鼻出血时应保持身体前倾，轻轻捏紧鼻止血，也可冰敷，使血管收缩。若出血不止需及时就医。

4. 忌用牙签剔牙，以免损伤口腔黏膜。

（三）预防感染

1. 居室保持通风、整洁，室内不放置花草等植物，不养宠物。

2. 尽量减少他人探访，避免与感冒、肺炎等患者接触，预防交叉感染。

3. 外出戴口罩，避免到人群密集的公共场所。

4. 加强手卫生，勤洗手、勤剪指甲。

5. 保持口腔清洁，勤刷牙、勤漱口，可选用康复新液或淡盐水含漱，使用柔软的牙刷，以免损伤牙龈。

6. 保持肛周、会阴部清洁，注意便后清洗肛周，保持大便通畅。

7. 适当锻炼，提高免疫力。

四、饮食指导

选择高蛋白、高纤维素、高热量的食物，少食多餐，均衡搭配，忌吃坚硬、带刺、油腻、生冷、辛辣的刺激性食物。减少食物中铁的摄入量，少吃动物内脏。

五、运动及康复指导

指导患者进行适当的运动和休息，勿剧烈运动，避免疲劳过度。

六、复诊与随访指导

遵医嘱到门诊复查，定期复查血常规。如有不适，应及时就诊。

（陈瀚熙　马　芳）

第十四节　骨髓瘤患者出院健康教育指引

一、疾病相关知识

骨髓瘤（myeloma）是起源于骨髓中浆细胞的恶性肿瘤，是一种较常见的恶性肿瘤。有单发性和多发性之分，以后者多见。其主要症状为疼痛，初期为间歇性，继而为持续性，疼痛十分剧烈。

二、饮食指导

1. 进食高热量、高蛋白、高维生素、易消化的食物，注意与绿色蔬菜、粗粮搭配，做到营养均衡，保持排便通畅。

2. 肾功能不全的患者应进食低钠、低蛋白或麦淀粉食物，以减轻肾脏负担。如有高尿酸血症及高钙血症，应多饮水，每天尿量保持在2000 ml以上。

3. 戒烟、戒酒，不宜饮用浓茶、咖啡，勿进食坚硬、带骨刺、辛辣刺激的食物，以免损伤牙龈。

4. 有肾功能损伤者，应低盐饮食，保证每天尿量在1000～2500 ml。

三、疾病预防指导

（一）骨痛的处理

1. 出现骨痛时，应减少活动，注意休息，采取舒适体位。

2. 减少家中噪声刺激，保持柔和的室内光线，可以采取一些放松技巧以转移注意力，稳定情绪，如看电视或听广播等。

3. 可在疼痛周围进行适当力度的环形按摩，严禁叩、捶、压。

4. 疼痛难以缓解时可在医师指导下服用镇痛药。

（二）预防骨折与跌倒

1. 行动时动作要缓慢，确保人行道通畅、无障碍物，光线强弱适当。避免负重、搂抱婴幼儿，身体虚弱者需在家属陪同下方可下床活动。

2. 平时最好睡硬板床，忌用弹性床。床铺要平稳，不可摇晃，冬季盖被不可过重、过紧。

3. 下肢骨损伤较重者可使用手杖，腰痛或脊椎骨受损严重者可使用腰托支撑。

4. 对肢体活动不便的卧床患者，家属在协助其翻身时需轴向翻身（即将背、腰成一直线），动作要轻柔，避免过重地拖、拉、推，以免造成身体损害。

5. 除已发生骨折需卧床休息外，应适当活动，以防加重骨质疏松。

（三）预防周围神经病变

应注意预防周围神经病变，如四肢发麻、肢体刺麻、有触电感和戴手套袜套感等。预防措施如下。

1. 避免使用过热的水泡脚。
2. 避免接触重金属物品。
3. 四肢注意保暖。
4. 多食富含B族维生素的食物。

（四）预防感染

1. 保持居室通风、整洁，室内不放置花草等植物，不养宠物。

2. 尽量减少他人探访，避免与感冒、肺炎等患者接触，预防交叉感染。

3. 外出时戴口罩，避免到人群密集的公共场所。

4. 加强手卫生，勤洗手，勤剪指甲。

5. 保持口腔清洁，勤刷牙、勤漱口，可选用西吡氯铵含漱液、康复新液或淡盐水含漱，使用柔软的牙刷，以免损伤牙龈。

6. 保持肛周、会阴部清洁，注意便后清洗肛周，保持大便通畅。

7. 适当锻炼，提高免疫力。

四、用药指导

出院后遵医嘱按时服药，不能擅自停药或减量。出现不适时，可前往门诊就医以调整药量。

五、运动及康复指导

1. 根据自身情况进行适当的活动，以促进肢体血液循环和血钙在骨骼中的沉积，减轻骨骼脱钙。

2. 注意劳逸结合，尤其是中老年患者，应避免过度劳累及做剧烈运动和快速转体等动作。

六、复诊与随访指导

遵医嘱到门诊复查，定期复查血常规。如有不适，应及时就诊。

（陈瀚熙　马　芳）

第十五节　淋巴瘤患者出院健康教育指引

一、疾病相关知识

淋巴瘤（lymphoma）为起源于淋巴结和淋巴组织的恶性肿瘤。其发生大多与免疫应答过程中淋巴细胞增殖分化产生的某种免疫细胞恶变有关，可发生于身体任何部位的淋巴结或结外淋巴组织，且通常以实体瘤形式生长于淋巴组织丰富的组织器官中，以淋巴结、扁桃体、脾及骨髓等部位最易受累。临床上以进行性、无痛性淋巴结大和/或局部肿块为特征，同时可有相应器官受压迫或浸润受损的症状。

二、伤口护理指导

（一）淋巴结活检伤口护理

1. 保持伤口清洁、干燥，预防伤口感染。

2. 术后注意观察敷料有无渗血、渗液，若有，应及时到医院换药。

3. 伤口轻度疼痛属于正常现象，短时间内不做处理即可缓解。若疼痛无法缓解可遵医嘱使用镇痛药。

（二）PICC管护理

1. 居家护理措施

（1）可以淋浴，但要做好管道防水等保护措施，避免盆浴、泡浴。

（2）可以做一般的家务，如煮饭、洗碗、扫地等。

（3）为促进血液循环，置管侧手臂可以做握拳、伸展等柔和的动作。

（4）衣服袖口不宜过紧。

（5）严禁游泳、打球、拖地、抱小孩、拄拐杖、托举哑铃或使用置管手背支撑起床。

（6）严禁提5 kg以上的重物。

（7）严禁在置管侧手臂测量血压。

2. 需立即就诊的情况

（1）穿刺部位出现局部红、肿、疼痛，有分泌物。

（2）输液接头脱落或贴膜松脱、潮湿、卷边、破损。

（3）穿刺口周围皮肤瘙痒或伴有红色皮疹、水疱、破损。

（4）置管侧手臂麻木、手臂或颈部肿胀、臂围增大>2 cm。

（5）感觉气短或胸痛。

（6）导管体内部分滑出体外。

（7）导管内有回血，透明外露导管部分有红色或黑色液体贴在管壁内。

（8）穿刺点渗血且按压无效。

3. 突发紧急情况的处理　导管断裂或破损时应立即将可见的外露导管打折并用胶带固定，防止导管进入身体，马上去当地医院处理。

4. PICC管的维护

（1）第一次维护时间：置管后第一个24 h。

（2）日常维护：5～7天维护1次。

（3）维护医院的选择：就近原则，优先选择有资质的医院，医院相对固定。

（4）外出维护注意事项：①带维护本；②告知过敏史；③记录维护本。

（5）导管留置时间：≤1年。

5. 日常注意事项

（1）穿脱衣服时注意防止导管脱出，穿衣先穿置管侧手臂，脱衣先脱非置管侧手臂。

（2）置管后8 h开始每天做握拳锻炼3～4次，每次15 min，每次100下左右。

（3）普通导管禁用于CT、MRI检查。

（三）输液港居家护理

1. 在切口完全愈合前穿刺侧上肢尽量内收，减少活动，避免负重。日常生活、工作及家务活动不受影响。术后第1周避免患侧卧位。

2. 避免使用同侧手臂提过重的物品及过度活动等。

3. 不用置管侧手臂做引体向上、托举哑铃、打球、游泳等活动度较大的体育锻炼。

4. 避免局部外力撞击埋藏的输液港。

5. 如输液港处皮肤出现红、肿、热、痛，需及时就诊。

6. 每4周到医院导管维护门诊或具有维护资质的医院进行护理。

7. 避免压迫、撞击注射座，防止港座扭曲。保持注射座部位皮肤清洁。

8. 避免摩擦输液港周围皮肤。

三、并发症的观察及处理

（一）胃肠道反应

避免味道浓重的食物，注意少食多餐。有肠道肿瘤者要注意大便性状及是否有腹痛。有异常及时就医。

（二）骨髓抑制

预防感染，注意手卫生，避免去人多密集的地方。注意有无出血状况，注意防磕碰、防跌倒，使用软毛牙刷、不用牙签剔牙。若白细胞计数≤2×10^9/L、中性粒细胞计数≤0.5×10^9/L、血小板计数≤50×10^9/L或伴有发热（体温>38.5 ℃），应立即就诊。

（三）肝肾毒性

注意是否有血尿及自觉乏力、食欲减退等情况。如有特殊情况，应立即就医。

（四）神经毒性

注意是否有手足麻木或刺痛感。避免接触冷水、金属制品等，多进行肢体活动。

（五）脱发

若出现不同程度的脱发，可戴帽子、头巾或

假发，疗程结束后1～3个月头发会重新生长出。

（六）皮肤毒性

注意皮肤是否出现皮疹、瘙痒、干燥、色素沉着等，应使用无刺激性沐浴露。注意防晒，勤剪指甲，勿搔抓皮肤。若有特殊情况，应立即就医。

四、饮食指导

需进食易消化的食物，戒烟、戒酒，忌食狗肉，少食煎炸、油腻、难消化及辛辣刺激性食物。血红蛋白降低时需多进食富含铁、叶酸的食物，如蛋黄、瘦肉、黄鳝、肝脏、木耳、红枣、桂圆等。骨髓抑制的患者可饮"五红汤"，即枸杞、红枣、红豆、红糖和红皮花生米。

五、运动及康复指导

根据身体状况，劳逸结合地选择适当的舒缓运动，如散步、打太极拳、瑜伽、八段锦、深呼吸、散步等，有助于提高身体免疫力、促进康复。但要避免剧烈运动，以免对身体造成不良影响。

六、复诊与随访指导

1. 化疗后需每周复查2次血常规，若结果有异常，应及时找主管医师问诊，或者在当地医院及时就诊。

2. 按出院小结要求的回院时间提前2天预约床位。

（陈瀚熙　马　芳）

第十六节　造血干细胞移植患者出院健康教育指引

一、疾病相关知识

造血干细胞移植（hematopoietic stem cell transplantation，HSCT）指对患者进行全身照射化疗和免疫抑制预处理后，将正常供体或自体的造血细胞经血管输注给患者，使其重建正常的造血和免疫功能。造血细胞包括造血干细胞和祖细胞。造血干细胞具有增殖、多向分化及自我更新的能力，可维持终身持续造血。

二、用药指导

出院后患者需要继续按照医师的建议接受药物治疗，包括口服药物和注射药物。

（一）口服药物

患者应按照医师的建议按时、按量服用药物，不要随意更改剂量或停药。如出现药物不良反应，应及时联系医师。

（二）注射药物

在接受自体造血干细胞移植后，患者可能需要接受一些注射药物治疗，如抗生素、免疫抑制剂等。患者应按照医师的建议注射，不要自行调整剂量或停药。

（三）避免自行购药

患者不要自行购买和使用药物，以免出现药物不良反应或药物相互作用。如需购买药物，应先咨询医师的意见。

（四）常用口服药物的用药指导

1. 环孢素软胶囊

（1）作用：预防和治疗排斥反应及移植物抗宿主病、免疫抑制作用。

（2）不良反应：较常见的不良反应是厌食、恶心、呕吐等胃肠道反应，以及牙龈增生伴出血、疼痛、多毛症、震颤。用药剂量过大、时间过长可出现可逆性肝肾损伤。

（3）服药注意事项：①每天早晚分2次口服；②打开胶囊铝箔包装时，可闻及特别的气味，属于正常现象；③避光、密封，室温（10～30 ℃）保存。

2. 他克莫司胶囊

（1）作用：预防和治疗排斥反应及移植物抗宿主病。

（2）不良反应：主要为肾毒性，也可引起震颤、头痛、失眠、感觉异常、癫痫等神经毒性反应，以及腹泻、恶心、高血压、高钾血症、高尿酸血症及高血糖等症状。

（3）服药注意事项：①每天早晚空腹（餐前1 h或餐后2 h）分2次口服；②胶囊从泡罩中取出后应马上服用，最好以水送服；③避光、密封，室温（10～30 ℃）保存。

3. 吗替麦考酚酯片

（1）作用：预防和治疗移植物抗宿主病、预防器官排斥反应。

（2）不良反应：可见厌食、腹泻、食管炎、胃炎、胃肠道出血、干咳、呼吸困难等，可致皮肤疱疹病毒和巨细胞病毒感染。

（3）服药注意事项：①进食可降低近40%的药品血浆峰值，故宜空腹服用（餐前1 h或餐后2 h）；②定期检测巨细胞病毒及各种病毒感染。

4. 泊沙康唑口服混悬液

（1）作用：预防和治疗真菌感染。

（2）不良反应：低钾血症、腹泻、恶心、呕吐、头痛、发热。

（3）服药注意事项：①使用前充分振摇药品；②每次服药后用水清洗药杯并晾干；③必须在进餐期间或进餐后20 min内服用；④15～30 ℃保存，不可冷冻，容器开封后的有效期为28天。

5. 复方磺胺甲噁唑片

（1）作用：预防肺孢子菌肺炎。

（2）不良反应：胃肠道症状、眩晕、皮疹等，停药后可消失。

（3）服药注意事项：①2次/天，每次2片；②逢周二、五早晚各服用1次；③2个月以下婴儿禁用。

6. 盐酸伐昔洛韦

（1）作用：预防和治疗病毒感染。

（2）不良反应：皮疹、腹痛、呕吐、头痛、疲劳等。

（3）服药注意事项：①2次/天，每次0.3 g；②对本品及阿昔洛韦过敏者禁用；③密封，在干燥处保存。

7. 伏立康唑片

（1）作用：治疗真菌感染。

（2）不良反应：视觉障碍、发热、皮疹、腹泻、呕吐、恶心、头痛、外周水肿、肝功能异常、腹痛等。

（3）服药注意事项：①2次/天，每次0.2 g；②禁止与利福平、苯巴比妥联合使用；③育龄期女性使用期间需采取有效的避孕措施。

二、并发症的观察及处理

（一）感染

患者在接受自体造血干细胞移植后，可能会出现感染。因此，应保持良好的个人卫生习惯，避免前往人群密集的场所，并定期进行体检和复查。如果出现感染症状，应及时就医并接受治疗。

（二）免疫抑制

接受造血干细胞移植的患者在治疗后的一段时间内可能会出现免疫抑制的情况。因此，患者应避免接触传染病患者或使用免疫抑制剂等药物，以免加重免疫抑制的情况。

（三）骨髓抑制

接受自体造血干细胞移植的患者可能会出现骨髓抑制的情况。因此，患者应定期进行血常规检查，如发现骨髓抑制的情况，应及时就医并接受治疗。

（四）其他并发症

接受自体造血干细胞移植的患者可能会出现其他并发症，如肝肾功能异常、心脏功能异常等。因此，患者应定期进行体检和复查，及时发现并处理这些并发症。

四、预防复发指导

1. 由于出院时造血和免疫功能还未完全恢复，抵抗力仍较低，因此，出院后要少去人群密集的场所，避免接触宠物，暂时不种植花草，外出戴口罩。

2. 保持健康的生活方式，包括良好的饮食习惯、适当的锻炼、充足的睡眠等，以促进身体恢复。

3. 做好心理调适。接受造血干细胞移植治疗的患者可能会经历心理上的压力和不适。患者可以接受心理咨询或心理治疗，以帮助自己更好地适应和应对这些挑战。

五、穿衣与饮食指导

1. 选择清洁、柔软的纯棉内衣，勤换衣裤。

2. 保持全身皮肤清洁，勤洗澡或全身擦浴。

3. 食用高蛋白、高维生素、清淡、易消化的食物。食材要新鲜，忌冰冻、变质、腌制、燥热类食物。

4. 食物要完全煮熟后才能食用。

5. 餐具要消毒，使用消毒碗柜消毒或浸入水中煮沸20 min。

6．饮用水必须是烧开的水，最好不要直接饮用未加热的桶装水、矿泉水等。

7．可适当进行食疗。食疗原则以健脾胃为主，忌大补。

8．可少量食用新鲜、可削皮的水果，不要食用腐烂、残缺或储存太久的水果。食用方式：①可食用的水果有苹果、梨、橙子等，水果要新鲜，表皮要完整、无瘢痕。②首先从单一水果开始食用，如苹果。第一次吃苹果的1/4，连续3天进食同等量，观察排便性状、大便的次数和量，如无异常，可在3天后吃苹果的1/3。再连续3天摄入同等量，同时继续观察大便情况，若无异常，3天后可以吃苹果的1/2。仍然连续3天摄入同等量，观察排便性状，若无异常，可以吃整个苹果。3天后可再食用另一种水果，具体方法要与吃苹果的方法一样，以此类推。③如果在食用水果期间大便性状有所改变，如原先排成形软便，食用水果后变成稀便或糊状便，或者大便次数由原来的每天1次增加至每天2次以上，此时要停止食用水果并观察大便性状。如有腹泻，应及时就诊。

六、运动及康复指导

劳逸结合，做舒缓的运动，如打太极拳、八段锦、深呼吸锻炼、散步等。如出现白细胞计数$<2\times10^9$/L，血小板计数$<30\times10^9$/L，血红蛋白计数<60 g/L，应暂停户外活动。

七、复诊与随访指导

1．异体移植患者移植后的1～3个月，每1～2周复查1次；3～6个月，每2～4周复查1次；6～12个月，每个月复查1次；1～3年，每3个月复查1次；3～5年，每6个月复查1次；5年以后，每年复查1次。自体移植患者移植后第1年，每个月复查1次；1～3年，每1～3个月复查1次；3～5年，每6个月复查1次；5年以后，每年复查1次。

2．出院患者应按医嘱要求按时、按量坚持服用药物，不可自行更改药物、减量或加量及停用药物，应根据医嘱的要求进行复查。

（陈瀚熙　马　芳）

第七章 肾内科常见病患者出院健康教育指引

第一节 尿路感染患者出院健康教育指引

一、疾病相关知识

尿路感染（urinary tract infection，UTI）又称“泌尿系统感染”，是尿路上皮因细菌侵入而出现的炎症反应，通常伴有菌尿和脓尿。

二、用药指导

严格遵医嘱服药，抗菌药物务必足疗程使用，要注意药物的用法、剂量和注意事项，如口服复方磺胺甲噁唑期间要多饮水，同时服用碳酸氢钠，以增强药物疗效、减少磺胺结晶的形成。

三、疾病预防指导

1. 平时多饮水，勤排尿，避免久坐及憋尿。
2. 注意个人卫生及会阴部清洁，尤其是女性，会阴部的清洁顺序应该是从前往后，如有条件，便后可用流动水清洁肛周皮肤。

四、饮食指导

给予高热量、高维生素和易消化的食物，每天摄入水量不低于2000 ml，保证每天尿量在1500 ml以上。

五、运动及康复指导

动静适宜。加强体育锻炼、增强体质是预防泌尿系统感染的重要条件。一旦感染，在发热、尿检验指标异常的急性期，应卧床休息。恢复期可参加适度的体力活动，避免体质虚弱，迁延不愈。活动的方式可因人而异，但不能过于疲劳。

六、复诊与随访指导

1. 按出院小结中提示的时间复诊，复诊前需提前预约医师门诊号。
2. 准备复诊所需资料，如既往就诊记录（如出院小结、住院资料、门诊病历、检验结果、检查报告等）、目前服用药物的情况，以及家庭自测的心率、血压、血糖值等。

（杨祖莲　马　芳）

第二节 慢性肾衰竭患者出院健康教育指引

一、疾病相关知识

慢性肾衰竭（chronic renal failure，CRF）是指各种原因造成慢性进行性肾实质损害，致使肾脏明显萎缩，不能维持基本功能，出现以代谢产物潴留，水和电解质及酸碱平衡失调，以及全身各系统受累为主要表现的临床综合征。

二、用药指导

1. 严格遵医嘱服药，了解常用药物的主要作用、不良反应和注意事项，如各种降压药、降糖药、利尿药、铁剂、钙剂等，自我控制血糖、血压。
2. 使用利尿药期间应监测尿量、体重及水肿消退情况，如体重持续增长并伴有水肿，应及时就诊，调整用药。
3. 使用降糖药期间，空腹指尖微机血糖在6～8 mmol/L、餐后2 h指尖微机血糖在8～10 mmol/L为宜。如血糖控制不良或食欲减退，应及时就诊以调整降糖药的用量。
4. 使用降压药期间，血压应控制在出院小结中医师提出的目标值内。
5. 避免使用肾毒性药物。

三、疾病预防指导

1. 养成良好的日常生活习惯，防止加重肾脏负担。

2. 注意放松心情，避免精神过度紧张或焦虑，以免影响身体健康。

3. 日常生活中要注意多休息，保证充足的睡眠时间，避免长时间熬夜，以免导致肾功能损伤。

四、饮食指导

1. 饮食原则为优质低蛋白、充足热量、低盐、低钾、低磷饮食。

2. 优质蛋白指富含必需氨基酸的动物蛋白，（如牛奶、鸡蛋、鱼肉等）应限制蛋白质的摄入，一般摄入量为0.6～0.8 g/（kg·d）。

3. 补充足够的热量以免引起负氮平衡，尤其是低蛋白饮食的患者，摄入的热量不应低于30 kcal/（kg·d），摄入热量的70%由碳水化合物供给。

4. 食盐摄入量一般不超过6 g/d，水肿、高血压、少尿者需限制食盐的摄入（不超过3 g/d）。

5. 避免进食含钾高的食物，如绿叶蔬菜和新鲜水果（如橙子、柑、橘、柚、香蕉、荔枝、龙眼等）。

6. 低磷饮食，如海鲜、坚果、加工食品和罐头食品、骨汤、燕麦、全麦及相关产品、酸奶、奶酪、可乐、巧克力等。

7. 液体入量应视病情、水肿程度及尿量而定。若每天尿量达1000 ml以上，同时无心功能不全，不需要严格限制，但不可过多饮水。若尿量＜500 ml/d或有严重水肿，需限制水的摄入量，每天液体入量不应超过前一天24 h尿量＋不显性失水量（约500 ml）。液体入量包括以各种形式或途径（如饮食、饮水、服药等）进入体内的水分。

8. 补充各种维生素，避免饮用浓茶，少吃油炸及辛辣食品，戒烟、限酒。

9. 避免进食肾毒性水果，如杨桃等。

五、运动及康复指导

（一）运动指导

平时要适当进行体育锻炼，如散步、跳广场舞等，锻炼能够提高自身免疫力和抵抗力，同时还能促进血液循环、缓解肾脏压力。

（二）康复指导

1. 病情较重或心力衰竭者应绝对卧床休息，可进行适当的床上活动，如屈伸肢体、按摩四肢肌肉等。如自身无法活动者，家属应定时为其进行被动肢体活动。

2. 能起床活动的患者可适当活动，如室内散步、在力所能及的情况下自理生活等，但应避免劳累、注意保暖。活动以不出现心慌、气喘、疲劳感为宜。

3. 贫血严重者在变换体位时动作宜缓慢，以免发生直立性低血压。

4. 有出血倾向者在活动时应注意安全，避免皮肤黏膜受损。

六、复诊与随访指导

1. 按出院小结中提示的时间复诊，复诊前需提前预约医师门诊号。

2. 准备复诊所需资料，如既往就诊记录（如出院小结、住院资料、门诊病历、检验结果、检查报告等）、目前服用药物情况，以及家庭自测的心率、血压、血糖值等。

（陈瀚熙　马　芳）

第三节　肾病综合征患者出院健康教育指引

一、疾病相关知识

肾病综合征（nephrotic syndrome，NS）是表现为大量蛋白尿、低蛋白血症、高度水肿、高脂血症的一组临床症候群。可由多种病因引起，分为原发性、继发性和遗传性三大类。其中原发性肾病综合征属于原发性肾小球疾病，有多种病理类型。

二、用药指导

1. 严格遵医嘱按时、按量服药，尤其是激素类药物和细胞毒性药物。不可擅自改变药物剂量或突然停药。激素类药物宜早餐后顿服。服用环磷酰胺期间应适当饮水以预防出血性膀胱炎。

2. 使用利尿药时应监测尿量、体重及水肿消退情况。如体重持续增长并伴有水肿，应及时就诊以调整用药。

3．口服降尿蛋白药物时，应监测血压的变化。变换体位时宜缓慢，以预防直立性低血压的发生。

三、疾病预防指导

日常做好保护性隔离措施，以预防感染尤其是呼吸道感染，如出现感冒、咽炎、扁桃体炎、皮肤感染时，应及时到肾内科就诊。

四、饮食指导

1．饮食原则为优质低蛋白饮食。

2．观察液体入量，应视病情、水肿程度及尿量而定。若每天尿量达1000 ml以上且无心功能不全，不需要严格限制液体入量，但不可过多饮水。若尿量<500 ml/d或有严重水肿，需限制水的摄入，每天液体入量不应超过前一天24 h尿量+不显性失水量（约500 ml）。液体入量包括以各种形式或途径（如饮食、饮水、服药等）进入体内的水分。

3．补充各种维生素，避免饮用浓茶，少吃油炸及辛辣食品，戒烟、限酒。

五、运动及康复指导

1．注意休息，避免劳累，同时应适当活动，以免发生肢体血栓等并发症。

2．严重水肿、高血压或病情危重者应卧床休息，可在床上或床边适当活动肢体，以防止双下肢静脉血栓的形成。

3．适当的体育运动对疾病恢复有益，如散步、打太极拳、练气功等。应注意锻炼的时间，以早晨及傍晚为宜，切不可在中午或阳光强烈时锻炼。游泳虽然是夏季运动的好项目，但由于游泳需要消耗大量的体力，加之游泳场地的卫生问题，建议肾病综合征患者不要游泳。

六、复诊与随访指导

1．按出院小结中提示的时间复诊，复诊前需提前预约医师门诊号。

2．准备复诊所需资料，如既往就诊记录（如出院小结、住院资料、门诊病历、检验结果、检查报告等）、目前服用药物情况，以及家庭自测的心率、血压、血糖值等。

（陈瀚熙　马　芳）

第四节　狼疮性肾炎患者出院健康教育指引

一、疾病相关知识

狼疮性肾炎（lupus nephritis，LN）是系统性红斑狼疮（systemic lupus erythematosus，SLE）的常见肾脏损害，也是SLE最重要的致残和致命因素。其临床表现多样，常表现为无症状血尿、蛋白尿。SLE在女性中的发病率明显高于男性，通常在青年期发病。约50%以上的SLE患者有肾损害的临床表现，肾活检显示肾脏受累的比例几乎为100%。狼疮性肾炎是终末期肾衰竭的重要原因之一。

二、用药指导

1．严格遵医嘱按时、按量服药，尤其是激素类药物和免疫抑制剂，不可擅自改变药物剂量或突然停药。

2．避免使用诱发SLE的药物，如青霉素、磺胺类、异烟肼、氯丙嗪及含雌激素的避孕药等。

三、疾病预防指导

（一）居住环境

保持居室空气清新，定期开窗通风。

（二）注意个人卫生

1．注意口腔、皮肤、会阴等易感染部位的清洁和卫生。

2．尽量不去人群聚集的公共场所。

3．避免与感染者接触，避免熬夜，避免剧烈运动，避免受凉。适当锻炼（如散步、打太极拳等），做力所能及的事情（如做家务），以提高抵抗力。一旦发现感染征象应及时就诊，尽快控制感染。

4．注意饮食卫生，避免因不洁饮食而导致腹泻。

四、饮食指导

1．宜进食优质蛋白含量高、低脂、低糖、富含维生素、清淡、易消化的食物，如瘦肉、有鳞鱼、鸡蛋白、奶等。

2. 多食钙、钾和维生素D含量丰富的食物，如鲜牛奶、香蕉、橙子等。

3. 出现尿少、水肿时要控制液体入量。每天液体入量不应超过前一天24 h尿量＋不显性失水量（约500 ml）。液体入量包括以各种形式或途径（如饮食、饮水、服药等）进入体内的水分。

4. 避免食用具有增强光敏感作用的食物，如无花果、紫云英、黄泥螺，以及芹菜、苋菜、香菜、蘑菇等。

五、康复指导

（一）生育指导

1. 合理选择避孕措施，避免意外妊娠。

2. 如渴望生育，可在咨询医师后选择恰当的时机妊娠。

3. 妊娠后要保持情绪稳定，自我监测血压、体温、呼吸及有无皮疹等。遵医嘱用药。

（二）皮肤护理

1. 避免日光直接照射皮肤。日光强烈时出门应戴遮阳帽或撑遮阳伞，穿长衣裤。

2. 保持皮肤清洁、卫生，避免寒冷刺激。有面部红斑者应经常用清水洗脸，忌用碱性过强的肥皂或洗衣粉清洁皮肤。正确使用护肤品，避免接触化学制品而刺激皮肤。

六、复诊与随访指导

1. 按出院小结中提示的时间复诊，复诊前需提前预约医师门诊号。

2. 准备复诊所需资料，如既往就诊记录（如出院小结、住院资料、门诊病历、检验结果、检查报告等）、目前服用药物情况，以及家庭自测的心率、血压、血糖值等。

（陈瀚熙　马　芳）

第五节　糖尿病肾病患者出院健康教育指引

一、疾病相关知识

糖尿病肾病（diabetic nephropathy）是由于长时间患糖尿病而导致的蛋白尿及肾小球滤过率进行性降低。糖尿病肾病是糖尿病患者最重要的合并症之一，其在我国的发病率呈上升趋势，已成为终末期肾病的第二位原因，仅次于各种肾小球肾炎。由于该病存在较复杂的代谢紊乱，一旦发展到终末期肾病，往往比其他肾脏疾病的治疗更加棘手，因此，及时防治对于延缓糖尿病肾病意义重大。

二、用药指导

1. 严格遵医嘱服药，了解降糖药的不良反应，掌握注射胰岛素的方法及低血糖反应的相关知识，自我控制血糖、血压。

2. 使用利尿药期间应监测尿量、体重及水肿消退情况。如体重持续增长并伴有水肿，应及时就诊以调整用药。

3. 使用降糖药期间，空腹指尖微机血糖在6～8 mmol/L、餐后2 h指尖微机血糖在8～10 mmol/L为宜。如血糖控制不良或食欲减退时应及时就诊以调整降糖药的用量。

4. 使用降压药期间，血压控制在出院小结中医师提出的目标值内。

三、疾病预防指导

1. 保持皮肤温暖、干燥，并经常按摩皮肤以促进血液循环。

2. 建议每晚用温水（40 ℃）泡脚20 min，使用清洁泡后用软毛巾轻轻擦干趾缝，忌用热水袋，以免烫伤。注意检查足部有无破损和硬结、足背动脉搏动情况、皮肤色泽及弹性，及时发现缺血现象。

3. 鞋的松紧要适宜，鞋口不要太紧，以免发生足部皮肤损伤及感染。

4. 注意个人卫生，勤剪指甲，穿宽松、柔软的内衣、袜子。

5. 随身携带糖尿病识别卡，以便昏迷时能得到及时的救治。

四、饮食指导

1. 肾功能异常时蛋白质的摄入量在0.6～0.8 g/（kg·d）。宜优质蛋白饮食，优质蛋白指富含必需氨基酸的动物蛋白，如牛奶、鸡蛋、鱼肉等。

2. 限制盐的摄入量（3 g/d）。

3. 忌食白糖、麦芽糖、葡萄糖等；少食精粉、精米，可采用麦淀粉代替部分普通面粉、大米；禁食热量高而蛋白质含量相对低的食物，如土豆、白薯、山药、芋头、莲藕等；多食糙米面、果胶等含粗纤维多的食物。

4. 戒烟、戒酒，少食油腻、煎炸类食物。

5. 液体入量应视水肿程度及尿量而定，每天液体入量不应超过前一天24 h尿量＋不显性失水量（约500 ml）。液体入量包括以各种形式或途径（如饮食、饮水、服药等）进入体内的水分。

五、运动及康复指导

改变不健康的生活方式，不饮酒，低盐饮食，合理膳食，积极参加适当的体育锻炼，以控制血糖，防止病情加重。

六、复诊与随访指导

1. 按出院小结中提示的时间复诊，复诊前需提前预约医师门诊号。

2. 准备复诊所需资料，如既往就诊记录（如出院小结、住院资料、门诊病历、检验结果、检查报告等）、目前服用药物情况，以及家庭自测心率、血压、血糖值等。

（陈瀚熙　马　芳）

第六节　腹膜透析患者出院健康教育指引

一、疾病相关知识

腹膜透析（peritoneal dialysis，PD）简称“腹透”，是慢性肾衰竭患者最常用的替代疗法之一，指利用腹膜的半透膜特性，将适量的透析液引入腹腔并停留一段时间，借助腹膜毛细血管内血液及腹腔内透析液中的溶质浓度梯度和渗透梯度进行水和溶质交换，以清除蓄积的代谢废物，纠正水和电解质及酸碱平衡紊乱。常见的腹膜透析方式包括持续非卧床腹膜透析（continuous ambulatory peritoneal dialysis，CAPD）、间歇性腹膜透析（intermittent peritoneal dialysis，IPD）、连续循环腹膜透析（continuous cycling peritoneal dialysis，CCPD）、夜间间歇性腹膜透析（nightly intermittent peritoneal dialysis，NIPD）、自动腹膜透析（automated peritoneal dialysis，APD）等。目前以双连袋可弃式Y形管道系统（简称“双联系统”）的持续非卧床腹膜透析在临床中的应用最广泛。

二、伤口护理指导

（一）导管出口处及隧道口的护理

1. 导管出口处每天用生理盐水及不含酒精的消毒液（安尔碘Ⅲ型）消毒后用无菌纱布或其他透气敷料覆盖，保持伤口敷料干洁。

2. 注意观察出口处及隧道口有无红、肿、热、痛及周围皮肤有无分泌物，如出现感染症状应及时报告责任护士。

3. 淋浴时应套上保护袋（如肛袋）以保护导管出口处，淋浴后立即换药。

4. 禁止在出口处使用爽身粉、万金油、祛风油、药贴等外用药。

（二）腹膜透析导管的护理

1. 导管应沿其自然走向妥善固定好，勿扭曲、压折导管。

2. 避免剧烈活动和拉扯导管，以免引起出口处及隧道的损伤而继发感染。

3. 外接短管每4～6个月更换1次，如有污染，应立即更换。

三、用药指导

1. 严格遵医嘱服药，了解常用药物的主要作用、不良反应和注意事项，如各种降压药、降糖药、利尿药、铁剂、钙剂等。自我控制血糖、血压。

2. 使用利尿药期间应监测尿量、体重及水肿消退情况。如体重持续增长并伴有水肿，应及时就诊以调整用药。

3. 使用降糖药期间，空腹指尖微机血糖在6～8 mmol/L、餐后2 h指尖微机血糖在8～10 mmol/L为宜。如血糖控制不佳或食欲缺乏，应及时就医以调整降糖药的用量。

4. 使用降压药期间，血压控制在出院小结中医师提出的目标值内。

5. 严格遵医嘱使用促红细胞生成素，以改善贫血状态。

6. 避免使用肾毒性药物。

四、疾病预防指导

1. 养成良好的生活习惯。保持充足的休息，少摄入高盐、高脂、高蛋白食物，不饮用过多刺激性饮品，避免加重肾脏负担。

2. 适当进行体育运动，减肥，提高机体免疫力，防止肾衰竭、尿毒症的发生。

3. 避免服用肾毒性药物，如布洛芬、庆大霉素等，以免造成肾功能损伤。

4. 在医师指导下积极治疗肾疾病，有助于肾脏功能的快速恢复，预防肾衰竭、尿毒症的发生。

五、饮食指导

1. 饮食原则为优质蛋白、低盐、低钾、低磷饮食。

2. 优质蛋白指富含必需氨基酸的动物蛋白，如牛奶、鸡蛋、鱼肉等。应限制蛋白质的摄入，一般摄入量为1.0～1.2 g（kg·d）。

3. 食盐量一般不超过6 g/d，水肿、高血压、少尿者需限制食盐摄入量（不超过3 g/d）。

4. 避免进食含钾高的食物，如绿叶蔬菜和新鲜水果（如橙子、柑、橘、柚、香蕉、荔枝、龙眼等）。

5. 低磷饮食，如各种海鲜、坚果、加工食品和罐头食品、骨汤、燕麦、全麦及相关产品、酸奶、奶酪、可乐、巧克力等。

6. 限制液体入量，应视病情、水肿程度及尿量而定。若每天尿量达1000 ml以上且无心功能不全，不需要严格限制，但不可过多饮水；若尿量＜500 ml/d或有严重水肿，需限制水的摄入，每天液体入量不应超过前一天24 h尿量＋不显性失水量（约500 ml）。液体入量包括以各种形式或途径（如饮食、饮水、服药等）进入体内的水分。

7. 补充各种维生素，避免饮用浓茶，少吃油炸及辛辣食物，戒烟、限酒。进食膳食纤维丰富的食物。养成定时排便的习惯，保持大便通畅。

8. 避免进食肾毒性水果，如杨桃等。

六、康复指导

1. 保持换液室清洁、宽敞、明亮。室内用具及地面每天按消毒隔离制度擦拭消毒，房间用紫外线灯每天照射消毒2次，每次30～60 min。操作时应关门窗，停用风扇或空调，避免对流风。

2. 注意个人卫生，勤换内衣、勤洗澡，着装应宽松，腰带不可过紧，适量运动。外出旅行时需注意相关的事项及腹透液的储存要求。

3. 密切观察排出透析液的量、颜色、性状，每天监测血压、体重，记录24 h尿量及总超滤量。

4. 腹透管引流不畅时可多变换体位，病情允许可适当多散步或走楼梯。在医师指导下口服促进肠蠕动的药物，若无效，应及时返院检查。

5. 做好自我监测，若发现无超滤或负超滤、足踝以上肿胀、尿量减少，并出现恶心、呕吐、胸闷、气促、夜间不能平卧等症状，提示透析可能不充分，应及时返院复查。

七、复诊与随诊指导

1. 按出院小结中提示的时间复诊，复诊前需提前预约医师门诊号。

2. 准备复诊资料，包括既往就诊记录（如出院小结、住院资料、门诊病历、检验结果、检查报告等）、目前服用药物情况，以及家庭自测的心率、血压、血糖值等。

（陈瀚熙　马　芳）

第七节　血液透析患者出院健康教育指引

一、疾病相关知识

血液透析（hemodialysis，HD）简称“血透”，是急、慢性肾衰竭患者肾脏替代治疗的方式之一。其通过将体内的血液引流至体外，经无数根空心纤维组成的透析器，与机体浓度相似的电解质溶液（透析液）和血液在一根根空心纤维内外通过弥散/对流形式进行物质交换，以清除体内的代谢产物、维持水和电解质及酸碱平衡，同时清除体内过多的水分，将经过净化的血液回输入体内。在长期透析通路未建立前，紧急透析需要留置临时的血液透析导管，以作为血液透析的通路。

二、血液透析血管通路护理指导

血管通路分为5种：①自体动静脉内瘘（autogenous arteriovenous fistula，AVF）；②移植物动静脉内瘘（arteriovenous graft，AVG）；③中心静脉导管（central venous catheter，CVC）；④带隧道和涤纶套的透析导管（tunnel-cuffed catheter，TCC），简称“隧道式导管或长期透析导管”；⑤无隧道和涤纶套的透析导管（non-cuffed catheter，NCC），简称“非隧道式导管”或“临时透析导管”。

（一）动静脉内瘘的护理指导

1. 保持内瘘侧肢体皮肤清洁，勿用手揉搓、挠抓或热敷伤口。

2. 术后抬高术肢，促进血液回流，减轻水肿，及时活动手指，以降低血栓形成的风险。

3. 术后72 h可进行握拳锻炼，2周内可每天活动手指和进行轻度的握拳运动，2周（拆线）后可每天用内瘘侧手臂捏橡皮球3～4次，以促进内瘘成熟。

4. 伤口如有渗血可轻压止血，3～7天换药1次，10～14天拆线。伤口如出现红、肿、热、痛、渗血、渗液等现象，应及时换药，切勿自行换药。

5. 如正在服用抗凝药（如拜阿司匹林、波立维、华法林等），或者透析日全身肝素化，要更注意伤口渗血情况。

6. 术后2周内洗澡时，伤口处可用防水薄膜加以保护，以免内瘘伤口感染。

7. 睡眠时不可压迫内瘘侧肢体。避免血压过低，防止内瘘堵塞。

8. 衣袖宜宽松，内瘘侧勿提重物及戴手表、手镯和过紧的护腕等，以防止内瘘受压。可佩戴合适的弹力护腕。

9. 避免内瘘侧肢体暴露于过热或过冷的环境中。日常生活中应随时注意内瘘侧肢体不可长时间上举，避免内瘘侧肢体负重、受压及在内瘘侧肢体测血压、输血、输液及采血等。

10. 教会患者观察内瘘的通畅情况，即用耳贴近术肢，听内瘘血管有无猫喘样震颤或吹风样杂音。如发现震颤或杂音减弱或消失，应立即就诊。

（二）血液透析导管的护理指导

1. 不穿过紧的衣裤，不宜进行剧烈运动，以免牵拉过度而致导管脱落。

2. 如导管意外脱落，应立即压迫伤口止血至少15 min，并尽快就诊。

3. 留置导管期间要注意局部卫生，保持导管周围的皮肤清洁，观察导管局部有无出血及渗液，避免导管受压及扭曲。

4. 洗澡、洗头时可用防水薄膜保护导管周围，避免导管出口感染。

5. 睡眠时取平卧位或置管对侧卧位。

6. 夏天因出汗多而弄湿敷料时，应及时消毒并更换敷料。

7. 若透析间隔时间较长，每周应至少更换敷料2次。

三、用药护理

1. 严格遵医嘱服药，了解常用药物的主要作用、不良反应和注意事项，如各种降压药、降糖药、利尿药、铁剂、钙剂等。自我控制血糖、血压。

2. 血液透析当天要减少或停用降压药及降糖药的剂量，以免透析时发生低血压和低血糖。

3. 使用降糖药期间，空腹指尖微机血糖在6～8 mmol/L，餐后2 h指尖微机血糖在8～10 mmol/L为宜。如血糖控制不良或食欲缺乏，应及时就医以调整降糖药的用量。

4. 服用降压药期间，血压控制在出院小结中医师提出的目标值内。

5. 避免服用肾毒性药物。

四、饮食指导

血液透析患者营养管理的主要目的是预防和纠正蛋白能量消耗。方案包括膳食咨询、充分透析、防治代谢性酸中毒、在急性分解代谢疾病时接受强化药物治疗和营养支持。膳食摄入是影响蛋白能量消耗的重要因素，推荐的摄入量如下。

（一）蛋白质

蛋白质摄入量为1.0～1.2 g/（kg·d），优质蛋白应为50%以上。必要时补充复方α-酮酸制剂0.12 g/（kg·d）。

（二）能量

能量摄入量通常为35 kcal/（kg·d）。60岁以上、活动量较小、营养状况良好（人血白蛋白＞40 g/L，SGA评分为A级）的患者可减少至30～35 kcal/（kg·d）。

（三）脂肪

每天脂肪供能比例为25%～35%，其中饱和脂肪酸不超过10%，反式脂肪酸不超过1%。可适当提高多不饱和脂肪酸和单不饱和脂肪酸的摄入量。

（四）无机盐

1．钠摄入量＜2000 mg/d（相当于膳食钠盐＜5 g/d）。

2．血液透析无尿患者的钾摄入量＜2000 mg/d。如果尿量＞1500 ml/d，可适当放宽限制。

3．一般磷摄入量为600～1000 mg/d，合并高磷血症时应限制在800 mg/d以下，并根据个体情况在医师指导下服用磷结合剂。

4．元素钙的摄入量不超过1500 mg/d（包含各种药物中的元素钙）。

（五）维生素

适当补充各种维生素，特别是水溶性维生素。合并维生素D不足或缺乏的慢性肾脏病患者应补充维生素D。推荐补充适量的维生素C、维生素B_6和叶酸，其中维生素C的推荐摄入量为60 mg/d，但避免过度补充维生素C，否则会导致高草酸盐尿症。

（六）液体

透析间期体重增加不超过目标体重的3%～5%。

五、运动指导

血液透析患者存在不同程度的生活自理或体力活动障碍。运动能改善患者的钙磷代谢、营养状态、生活质量、心理与睡眠状况，能防止肌肉萎缩，提高免疫力、心肺功能及透析的充分性，还有助于控制血压和血糖。

（一）运动频率

运动频率为每周3～5次，每次运动时间为30～60 min。

（二）运动强度

运动强度以中低强度的运动量为宜，即心率不超过最大心率的60%～70%，或者自感稍累，但不是精疲力竭的状态。

（三）运动时间

1．非透析期 饭后2 h，至少睡前1 h，早晨与傍晚为佳。

2．透析期 透析治疗过程的前2 h或治疗过程中。

（四）运动方式

非透析期可选择行走、慢跑、游泳、保健操、打太极拳等运动方式；透析期可选择踩脚踏车等。

（五）终止运动指征

终止运动指征为出现明显疲劳、与运动不相符的呼吸困难、胸痛、快速或不规则心律失常、低血压或高血压、头痛或嗜睡、肌肉痉挛、关节疼痛等明显不适。

（六）禁忌证

禁忌证包括透析方案及服药方案改变初期，发热，严重心血管病变，血压过高或过低，视网膜病变，体能状况恶化，未控制好血糖的糖尿病，严重贫血（血红蛋白＜60 g/L），发生过骨折的肾性骨营养不良，运动可能加重关节、骨骼病变等。透析间期体重增加＞5%目标体重时，不宜进行透析期运动。

六、复诊与随访指导

1．按出院小结中提示的时间进行规律透析和门诊复诊，复诊前需提前预约医师门诊号。

2．准备复诊所需资料，包括既往就诊记录（如出院小结、住院资料、门诊病历、检验结果、检查报告等）、目前服用药物情况，以及家庭自测心率、血压、血糖值等。

（陈瀚熙　马　芳）

第八章 风湿免疫科常见病患者出院健康教育指引

第一节　痛风患者出院健康教育指引

一、疾病相关知识

高尿酸血症（hyperuricemia）是嘌呤代谢障碍引起的代谢性疾病，少数患者可发展为痛风（gout）。痛风的临床特点为高尿酸血症、反复发作的痛风性关节炎、痛风石、间质性肾炎，严重者呈关节畸形及功能障碍，常伴有尿酸性尿路结石。痛风可分为原发性和继发性两大类，临床以原发性痛风占绝大多数。

二、用药指导

遵医嘱正确服药。糖皮质激素早上8时前、饭后服用；多数免疫抑制剂餐前1 h或餐后2 h服用，不能自行停药或减量。定期复诊，以监测病情变化和及时调整治疗方案。

三、疾病预防指导

1. 控制饮食　限制高嘌呤食物的摄入，如动物内脏、海鲜、豆类等。

2. 增加运动　进行户外运动，可以促进血液循环和尿酸排出。

3. 减轻体重　避免超重或肥胖，制订合理的减重计划。

4. 定期复查　定期进行血尿酸的复查，若发现异常，应及时就诊。

四、饮食指导

1. 急性期应严格限制高嘌呤食物，选择嘌呤低的蔬菜和水果，限制脂肪的摄入。含嘌呤的食物主要分为3类：①第1类为嘌呤含量高的食物，如动物内脏、肉馅、肉汤，以及海鲜、海鱼等，这些食物在急性期和缓解期禁用；②第2类为嘌呤含量中等的食物，如猪肉、牛羊肉、菠菜、豌豆、蘑菇、干豆类、扁豆、芦笋、花生等；③第3类为含微量嘌呤的食物，如牛奶、鸡蛋、精白面、米、糖、咖啡等，以及除第2类所列蔬菜类之外的蔬菜及水果。

2. 缓解期应以第2、3类饮食为主。肉类烹饪时尽量焯水。维持理想体重和正常血尿酸水平。多饮水以稀释尿液。每天液体摄入总量需达2500～3000 ml，使每天排尿量达2000 ml以上，防止结石的形成。戒烟、戒酒。

五、运动及康复指导

1. 急性发作期应绝对卧床休息，避免受累关节负重，或者用支架支起盖被。遵医嘱服用镇痛药。

2. 恢复期逐步加强功能锻炼。运动时应避免关节过度活动和紧张。防止精神刺激、过度疲劳、寒冷潮湿、关节局部损伤等诱发因素，以防病情加重。

3. 指导痛风患者日常生活中的注意事项：①尽量使用大肌群，如能用肩部负重者不用手提，能用手臂者不用手指；②避免长时间持续进行重体力劳动；③经常改变姿势，保持受累关节舒适；④若有关节局部温热和肿胀，应尽可能避免关节活动；⑤如运动后疼痛超过1～2 h，应暂停此项运动。

六、复诊与随访指导

1. 每个月复诊至少1次，持续6～12个月（具体复诊时间遵从门诊医师的要求）。

2. 准备复诊资料，如门诊病历、出院小结、检测登记本，以及相关的检验、检查结果等。

（陈瀚熙　杨祖莲）

第二节 类风湿关节炎患者出院健康教育指引

一、疾病相关知识

类风湿关节炎（rheumatoid arthritis，RA）是以侵蚀性、对称性多关节炎为主要临床表现的慢性、全身性自身免疫性疾病，发病机制不明。RA呈全球性分布，是造成人类丧失劳动力和致残的主要原因之一，我国的患病率为0.32%～0.36%。RA可见于任何年龄，其中80%发病于35～50岁，女性约为男性的3倍。RA多缓慢、隐匿起病，在出现明显的关节症状前可有数周低热，少数患者可有高热、乏力、全身不适、体重下降等症状，之后逐渐出现关节症状。

二、用药指导

根据药物性能不同，治疗RA的常用药物可分为非甾体抗炎药（nonsteroidal anti-inflammatory drug，NSAID）、缓解病情抗风湿药（disease modifying anti-rheumatic drug，DMARD）、糖皮质激素、生物制剂和植物药制剂。

1. 非甾体抗炎药 NSAID具有镇痛抗炎的作用，是改善关节炎症状的常用药，但不能控制病情，应与DMARD同服。NSAID可增加心血管意外事件的发生率，应谨慎选择该类药物，并以个体化为原则。该类药物会引起胃肠道反应，只有在1种NSAID足量使用1～2周后无效时才能更换另一种。避免2种或2种以上药物同时服用，原因是疗效不叠加，不良反应反而会增多。老年人宜选用半衰期短的NSAID，对有消化性溃疡病史的老年人，宜服用选择性环氧化酶-2抑制剂以减少胃肠道不良反应。

2. 缓解病情抗风湿药 DMARD起效比NSAID慢，症状明显改善需1～6个月，有改善和延缓病情进展的作用，同时又有抗炎作用，多与NSAID联合应用。诊断明确的RA患者均应使用DMARD，药物的选择和应用方案要根据病情活动性、严重性和进展情况而定，视病情可单用，也可2种及以上联合使用。

3. 糖皮质激素 激素治疗RA的原则是小剂量、短疗程，必须同时应用DMARD。低至中等剂量的激素与DMARD联合应用，在初始治疗阶段对控制病情有益，当临床条件允许时应尽快递减激素用量至停用。伴心、肺、眼和神经系统等受累的重症患者，可根据具体情况使用中至大剂量激素，症状得到控制后递减。部分患者可根据情况以每天10 mg或低于10 mg的剂量维持治疗。关节腔注射激素有利于减轻关节炎症状，但过于频繁的关节腔穿刺可能会增加感染的风险，并可能发生类固醇晶体性关节炎，因此，每年穿刺不宜超过3次。使用激素时应注意补充钙剂和维生素D，警惕感染、高血压、高血糖等不良反应。

4. 生物制剂 目前使用生物制剂治疗RA得到快速发展且疗效显著，目前使用最普遍的生物制剂是TNF-α拮抗药。如最初DMARD方案治疗未能达标或存在预后不良因素时应考虑加用生物制剂。为增强疗效和减少不良反应的发生，其宜与用氨蝶呤联合应用。其主要的不良反应包括注射部位局部皮疹、感染，尤其是结核感染。有些生物制剂若长期使用可导致淋巴系统肿瘤。

5. 植物药制剂 植物药制剂有雷公藤总苷、青藤碱、白芍总苷等。其中部分药物对缓解关节症状有较好的作用，但需进一步研究来证实。

三、疾病预防指导

帮助患者及其家属了解疾病的性质、病程和治疗方案。避免感染、寒冷、潮湿、过劳等诱因，注意保暖。强调休息和治疗性锻炼的重要性，养成良好的生活方式和习惯。在疾病缓解期每天有计划地进行锻炼，增强机体抵抗力，保护关节功能。

四、饮食指导

病情加重与短期内大量摄入虾、蟹、柿子、竹笋、花生及油腻食物有关。应建立合理的饮食习惯，宜清淡饮食，控制体重，戒烟、戒酒。

五、运动及康复指导

1. 保持关节表面皮肤的清洁，不要用手揉搓、抓挠伤口，保持肿痛关节处的皮肤完整。关节疼痛明显时，以卧床休息为主，减少活动，保持关节功能位。

2. 出现晨僵时，注意关节保暖，可使用弹力手套、袜套、热水袋等保暖工具；活动前关节局部可先进行热敷、热泡或理疗；积极参加日常活动，避免长时间不活动而致关节僵硬。

3．恢复期适当进行关节功能锻炼。功能锻炼的原则是尽早进行、循序渐进、持之以恒。

4．尽早开始关节功能锻炼，以免长期卧床而导致肌肉萎缩、关节强直和关节失用，尽量恢复关节功能。适宜地进行柔和的体育锻炼，避免关节负重及剧烈运动。功能锻炼的种类包括慢跑、打太极拳、练气功、游泳、做操等。

六、复诊与随访指导

1．每个月至少复诊1次，持续6～12个月（具体复诊时间遵从门诊医师的要求）。

2．准备复诊资料，如门诊病历、出院小结、检测登记本，以及相关的检验、检查结果等。

（马　芳　白阳娟）

第三节　骨关节炎患者出院健康教育指引

一、疾病相关知识

骨关节炎（osteoarthritis）是一种非炎症性的退行性关节病，表现为关节疼痛、僵硬，特别是在长时间活动后。骨关节炎可分为原发性和继发性。原发性骨关节炎是指随老化逐渐出现而与其他疾病不相关的关节病变；继发性骨关节炎则是由损伤、炎症、遗传及代谢、内分泌疾病等因素所引起。

二、用药指导

遵医嘱正确服用药物。不能自行停药或减量。定期复诊，以监测病情变化和及时调整治疗方案。

三、疾病预防指导

1．幼年时营养合理，终身保持适度合理的运动，不过量运动并防止急/慢性损伤。老年人应避免剧烈运动，以散步、打太极拳等舒缓的运动形式为主。当关节疼痛、僵硬、肿胀时应减量甚至停止运动，同时应注意保暖，保持合适的体重，对防治该病均有好处。关节病变较重的老年患者应扶手杖行走，以减轻关节负担。

2．本病好发于中老年人负重较大的关节，因此，中老年人应做好以下4点：①控制体重或减肥。肥胖是本病发生的重要原因，中老年人应控制体重，防止肥胖。体重下降后能防止或减轻关节损害，并能减轻患病关节所承受的压力，有助于本病的治疗。②避免长时间站立及长距离行走，否则会增加关节承受力并加速关节退变。③及时和妥善治疗关节外伤、感染、代谢异常、骨质疏松等原发病。④坚持适量的体育锻炼，防止骨质疏松。有规律的运动能通过加强肌肉、肌腱和韧带的支持作用而保护关节，预防骨关节病的发生。

四、饮食指导

1．控制体重，少食多餐。饮食宜清淡，注意饮食卫生，合理调配膳食，戒烟、戒酒。多食含钙量高的食物（如牛奶、虾皮等），多晒太阳，防止骨质疏松的发生。

2．补钙应以食补为基础，注意营养均衡，多食奶制品（如鲜奶、酸奶、奶酪等）、豆制品（如豆浆、豆粉、豆腐、腐竹等）、蔬菜（如金针菜、胡萝卜、小白菜、小油菜等），以及紫菜、海带、鱼、虾等海鲜类食品。另外，应多晒阳光及补充维生素D，以促进钙的吸收，但一定要在医师的指导下补钙。

五、运动及康复指导

1．急性期以卧床休息为主，减少活动量，保持良好的睡眠姿势及关节功能位，遵医嘱使用镇痛药并观察药物疗效。

2．慢性期或恢复期依据病情制订活动计划，以主动活动为主，防止关节挛缩、强直和肌肉萎缩，活动量由小到大，以次日清晨关节肿痛、乏力消失为度。

3．避免发病因素，改善生活环境，养成良好的生活习惯，避免关节劳累负重，少做爬楼梯、爬山等引起膝关节骨膜磨损的运动，可进行散步、做操等柔和的运动，避免剧烈运动。

4．注意关节保暖，关节受凉常可诱发本病。

六、复诊与随访指导

1．每个月至少复诊1次，持续6～12个月（具体复诊时间按照门诊医师的要求）。

2. 准备复诊资料，如门诊病历、出院小结、检测登记本，以及相关的检验、检查结果等。

（马　芳　白阳娟）

第四节　反应性关节炎患者出院健康教育指引

一、疾病相关知识

反应性关节炎（reactive arthritis，ReA）是一种继发于某些特定部位（如肠道和泌尿生殖道）感染而出现的急性非化脓性关节炎。反应性关节炎常伴一种或多种关节外表现。包括细菌、病毒、衣原体、支原体、螺旋体等在内的绝大多数微生物感染后均可引起反应性关节炎。经典的反应性关节炎仅指某些特定的泌尿生殖道或胃肠道感染后短期内发生的一类外周关节炎。

二、用药指导

遵医嘱正确服药。糖皮质激素早上8时前饭后服用；多数免疫抑制剂餐前1 h或餐后2 h服用。不能自行停药或减量。定期复诊，以监测病情变化和及时调整治疗方案。

三、疾病预防指导

尽可能地避免接触可能导致反应性关节炎的细菌，养成良好的生活习惯。有些性传播感染会引发反应性关节炎，使用避孕套有助于降低该病的发生风险。避免不洁性生活及不洁饮食，防止感染。

四、饮食指导

进食富含维生素、清淡的饮食，避免辛辣等刺激性食物。加强营养，合理搭配膳食，戒烟、戒酒。将食物存放于适当温度的环境中。正确烹饪有助于避免许多可引起反应性关节炎的食源性细菌，包括沙门菌、志贺菌、耶尔森菌和弯曲杆菌。

五、运动及康复指导

1. 急性关节炎患者可卧床休息，避免使用夹板固定关节以免引起纤维强直和肌肉萎缩。当急性炎症症状缓解后，应尽早开始关节功能锻炼。注意关节保暖，观察关节肿痛的部位、程度、时间及缓解方式，以便调整治疗方案。

2. 有尿频、尿急、尿痛等症状时应注意会阴部的清洁、卫生，可多饮水。腹泻时应注意观察有无腹痛、便血等症状，注意保持肛周皮肤清洁，预防感染。

六、复诊与随访指导

1. 每个月至少复诊1次，持续6～12个月（具体复诊时间按门诊医师要求）。

2. 准备复诊资料，如门诊病历、出院小结、检测登记本，以及相关的检验、检查结果等。

（陈瀚熙　马　芳）

第五节　银屑病患者出院健康教育指引

一、疾病相关知识

银屑病（psoriasis）是一种常见的免疫介导的多基因遗传性慢性皮肤病，其典型皮损为鳞屑性红斑。寻常型银屑病初起皮损为红色丘疹或斑丘疹，逐渐扩展为边界清楚的红色斑块，上覆厚层银白色鳞屑，刮除成层鳞屑，犹如轻刮蜡滴（蜡滴现象），可见淡红色发光半透明薄膜（薄膜现象），剥去薄膜可见点状出血（Auspitz征），患者自觉瘙痒。皮损以四肢伸侧，特别是肘部、膝部和骶尾部最为常见，常呈对称性。多发生于青壮年，春冬季节易复发或加重，其发病率与种族、地理位置、环境等因素有关，世界各地差异较大。

二、用药指导

1. 使用外用药前先用温水洗澡，除去皮损处沉积的药膏和鳞屑，软化皮损，以利于药物吸收。

2. 急性期不宜使用刺激性药物，应使用软膏保护皮肤。如必须使用刺激性药物，用药前在小片皮肤上试用，确认无刺激性症状后方可使用，并从低浓度逐渐向高浓度过渡。

3. 向患者讲解正确擦药的方法及注意事项，角质促成剂或剥脱剂及维A酸类不宜用于面部及皮肤皱褶处，使用卡泊三醇时不宜超过体表面积的40%。

4. 使用糖皮质激素制剂时应薄层涂抹，注意局部不良反应。大面积长期应用强效或超强效制剂可引起全身不良反应，停药后甚至可诱发脓疱型或红皮病型银屑病，因此，应遵医嘱用药、停药。

5. 遵医嘱正确服药。糖皮质激素早上8时前、饭后服用；多数免疫抑制剂餐前1 h或餐后2 h服用。不能自行停药或减量。定期复诊，以监测病情变化和及时调整治疗方案。

三、疾病预防指导

1. 注意保暖，气候对银屑病的影响较大，寒冷、干燥的天气会使症状加重。

2. 避免服用或替换会引起皮疹的药物，锂、普萘洛尔、奎宁等药物可诱发银屑病。如果有银屑病家族史等高危因素，应告知医师，以利于医师根据病情调整用药。必要时可遵医嘱服用替代药物。

3. 避免皮肤外伤。皮肤外伤（包括擦伤、割伤等）可使损伤部位发生银屑病，因此，在生活中应注意保护好皮肤，尽量避免皮肤损伤。

4. 减轻压力。压力可能诱发银屑病并使其加重。多进行自我调节，保持良好的心态。

5. 戒烟。吸烟可引发银屑病，加重疾病症状。

四、饮食指导

应进食清淡、易消化的食物，多食新鲜蔬菜及水果，戒烟、戒酒，避免刺激性食物。

五、运动及康复指导

1. 关节有明显肿痛时应尽量卧床休息。疼痛减轻后在身体可耐受的情况下适当活动关节，以保持关节活动度，预防肌肉萎缩、关节畸形和强直。

2. 平时注意关节保暖，观察关节肿痛的部位、程度、时间及缓解方式。

3. 床铺不宜太软，睡眠时忌用高枕。有关节僵硬时避免长时间保持同一体位。早晨醒后不要急于起床，可在床上轻微活动或揉搓、按摩僵硬的部位，以促进局部血液循环、放松肌肉。起床后再行肢体伸屈、腰背扭转等轻柔的活动，以缓解晨僵。

4. 保持皮肤清洁，勿搔抓皮肤。宜穿宽松的棉质衣裤，避免擦伤皮肤，保持床单整洁，温水洗浴。

5. 禁用刺激性的沐浴液、肥皂或药品。皮肤干燥时可适当使用润肤霜。定期修剪指甲。

6. 注意不要晒伤皮肤，虽然日光照射可以治疗银屑病，但强烈的日光照射可能会导致晒伤，使病情复发或加重。外用或系统地应用维A酸或行补骨脂素光化学疗法的患者必须避免日晒。

六、复诊与随访指导

1. 每个月至少复诊1次，持续6～12个月（具体复诊时间按门诊医师要求）。

2. 准备复诊资料，如门诊病历、出院小结、检测登记本，以及相关的检验、检查结果等。

（陈瀚熙　马　芳）

第六节　强直性脊柱炎患者出院健康教育指引

一、疾病相关知识

强直性脊柱炎（ankylosing spondylitis，AS）是脊柱关节炎常见的临床类型，以中轴关节受累为主，可伴关节外表现，严重者可发生脊柱畸形和关节强直，是一种慢性自身炎症性疾病。其病因未明，以累及骶髂关节、引起脊柱强直和纤维化，并可造成不同程度的眼、肺、肌肉、骨骼病变，以骶髂关节和脊柱附着点炎症为主要表现，影像学检查是临床诊断的关键。约20%的患者有家族聚集倾向。其发病率存在种族差异，我国的患病率为0.25%左右。早期首发症状常为腰背痛伴晨僵，骶髂关节压痛，髋、膝和踝关节痛。

二、用药指导

1. 非甾体抗炎药　非甾体抗炎药（NSAID）是缓解关节疼痛和晨僵的一线用药，对此类药物的反应良好是本病的特点。对于效果不好、有禁忌证和/或不能耐受的患者，可考虑使用对乙酰氨基酚和阿片类药物等镇痛药。

2. 缓解病情抗风湿药 无足够证据证实缓解病情抗风湿药（DMARD）（包括柳氮磺吡啶和甲氨蝶呤）对AS中轴病症有效。外周关节炎患者可考虑使用柳氮磺吡啶。

3. 糖皮质激素 眼急性葡萄膜炎、肌肉关节炎患者可局部直接注射激素。

4. 其他药物 国际脊柱关节炎专家评估协会推荐，对于持续高疾病活动性的患者，可给予抗肿瘤坏死因子治疗。

5. 用药注意事项 遵医嘱正确服药。糖皮质激素应在早上8时前，早餐后服用。消炎镇痛药不能自行停药或减药。定期复诊，以监测病情变化和及时调整治疗方案。

三、疾病预防指导

1. 坐 选用有靠背和扶手的椅子。保持正确的坐姿，避免身体向前弯曲。时常活动，伸展脊柱，通过坐直或向后活动来伸展脊柱。避免久坐，避免坐低，坐柔软的沙发或座椅。

2. 站立 挺胸收腹，双眼平视，不要一种姿势站立得过久，或者坐得过久。

3. 睡眠 尽可能保持仰卧位，避免脊柱屈曲畸形。尽量选用硬板床。

4. 运动 坚持日常锻炼，可以选择慢跑、游泳、打太极拳等，避免高强度的剧烈运动，如摔跤等。根据个体的体质情况和身体条件制订一套合适的体操计划，坚持锻炼，维持健康的身体。

四、饮食指导

1. 冬季寒冷地区可适当服用姜汤以驱寒祛湿。多食用含丰富植物蛋白和微量元素的食物，如大豆、黑豆、黄豆等，以促进肌肉、骨骼、关节、肌腱的代谢，有助于病损修复。

2. 规律饮食，戒烟、戒酒，忌食刺激性食物，应进食新鲜的食物。

五、运动及康复指导

1. 疼痛较轻时可按摩疼痛的关节，热敷关节部位，进行适宜的关节活动。

2. 疼痛较重时以卧床休息为主，可局部热敷。遵医嘱服用消炎镇痛药，及时就医。

3. 睡眠时宜使用木板床，枕头不宜过高，注意睡眠姿势，可多变换体位。早晨醒后不要急于起床，可在床上轻微活动或揉搓、按摩僵硬的肢体关节部位，以促进局部血液循环，放松肌肉，起床后再行肢体屈伸、腰背扭转等轻柔的活动，以缓解晨僵。

4. 日常生活中，注意不要长时间保持同一体位。改变体位时，动作要轻缓，以免发生跌倒。

5. 坚持功能康复运动，尤其要注重颈部活动、扩胸运动、髋部运动等，保持腰背及各关节的生理活动度。日常可多进行游泳、瑜伽等有氧活动。

六、复诊与随访指导

1. 每个月至少复诊1次，持续6～12个月（具体复诊时间按门诊医师要求）。

2. 准备复诊资料，如门诊病历、出院小结、检测登记本，以及相关的检验、检查结果等。

（陈瀚熙　马　芳）

第七节　多发性肌炎患者出院健康教育指引

一、疾病相关知识

多发性肌炎（polymyositis，PM）是一种以肌无力、肌痛为主要表现的自身免疫性疾病，其病因不清，是以对称性四肢近端、颈肌、咽部肌肉无力，以及肌肉压痛、血清酶水平升高为主要特征的弥漫性肌肉炎症性疾病。多为亚急性起病，任何年龄段均可发病，中年以上多见，女性略多。部分患者发病前有恶性肿瘤，约20%的患者合并红斑狼疮、硬皮病、类风湿关节炎、干燥综合征等其他自身免疫性疾病。由于受累范围不同，伴发病的差异较大，本病的临床表现也多样化。通常本病症状在数周至数月内达高峰，表现为全身肌肉无力，严重者表现为呼吸肌无力，可危及生命。

二、用药指导

1. 使用糖皮质激素可抑制炎症反应、改善症状。在体温正常、肌力增强、肌酶恢复正常时可逐渐减量。激素治疗无效者可使用免疫抑制剂，病情严重时也可静脉滴注丙种球蛋白或采用血浆置换疗法。

2. 遵医嘱正确服用药物。糖皮质激素早上8时前、饭后服用；多数免疫抑制剂餐前1 h或餐后2 h服用。不能自行停药或减量。定期复诊，以监测病情变化和及时调整治疗方案。

三、疾病预防指导

1. 平时预防呼吸道感染，如有发热、咳嗽、咳痰、胸痛等症状，应及时就诊。

2. 应尽量避免日光照射，外出时戴帽子、手套或穿长袖衣服等。

3. 不用唇膏、化妆品、染发剂等。避免接触农药及某些化学装修材料。

4. 育龄期女性在病情未十分稳定时尽量避免妊娠和人工流产，生育应在医师指导下进行。

5. 保证足够的睡眠，不可过于劳累和精神紧张。

四、饮食指导

进食半流食或软食，小口分次缓慢进食，做到专心进食、饮食不言语。进食时取半坐卧位或坐位，速度缓慢，避免摄入干粉及粘喉的食物，预防吸入性肺炎。忌食刺激性食物，避免诱发因素，尽可能不进食海产品（鱼、虾、蟹等）等易引起过敏的食物。忌食辛辣刺激性食物（葱、姜、蒜等），少食油腻性食物，勿饱食。多食新鲜水果和蔬菜、粗粮、脱脂牛奶、鱼及家禽，少食精制糖、白面、腌制食品、牛肉、羊肉、猪肉及含饱和脂肪酸的食物。

五、运动及康复指导

急性期应卧床休息，可做关节和肌肉的被动活动，2次/天，以防止组织萎缩，但不鼓励做主动活动。病情缓解后可进行功能锻炼，但动作不宜过快，幅度不宜过大，根据肌力恢复程度逐渐增加活动量，进行功能锻炼时应避免过度疲劳。

六、复诊与随访指导

1. 每个月至少复诊1次，持续6～12个月（具体复诊时间按门诊医师要求）。

2. 准备复诊资料，如门诊病历、出院小结、检测登记本，以及相关的检验、检查结果等。

（陈瀚熙　马　芳）

第八节　皮肌炎患者出院健康教育指引

一、疾病相关知识

皮肌炎（dermatomyositis，DM）是一组主要累及皮肤和肌肉的自身免疫性疾病，可出现多个内脏器官的损害，也可仅累及皮肤或肌肉，以独特的皮肤损害（如水肿性紫红色斑、指关节伸侧紫红色丘疹、皮肤异色症等）和肌肉无力为特征。

二、用药指导

遵医嘱正确服用药物。糖皮质激素早上8时前、饭后服用；多数免疫抑制剂餐前1 h或餐后2 h服用。不能自行停药或减量。定期复诊，以监测病情变化和及时调整治疗方案。

三、疾病预防指导

1. 合理安排生活，加强身体锻炼，增强机体抵抗力，劳逸适度。避免一切诱因，如感染、寒冷、创伤、情绪受挫等。

2. 有皮损者避免日光照射。育龄期女性患者应避孕，以免病情复发或加重。避免一切免疫接种。

3. 在服用药物期间需密切监测病情，如出现皮损或肌肉症状，需及时就医。

4. 该病暂无绝对有效的预防措施，但对可疑危险因素进行早期干预可对预防本病起积极的作用。

5. 对发病风险较高的人群要有意识地加强监测，做到早发现、早诊断和早治疗。

四、饮食指导

应进食有一定黏度的流质食物，小口分次缓慢进食，做到专心进食、饮食不言语。进食时取半坐卧位或坐位并低头约20°，以减少胃食管反流。进食速度宜缓慢，避免摄入干粉及粘喉食物，预防吸入性肺炎。必要时接受抗反流药物治疗。规律饮食，戒烟、戒酒，忌食刺激性食物。

五、运动及康复指导

1. 向患者及家属介绍本病的有关知识，使患者能正确地对待疾病，做好长期治疗的思想准备。

2. 每天根据自身肌力情况进行适当的功能锻炼。完全不能活动者可由家属帮助其完成关节运动，按摩肌肉，防止肌肉萎缩；部分能活动者可由家属给予一定的外力以协助其完成关节运动，但施力不可过多，所施外力应随患者肌力的恢复逐渐减小；可自行完成动作全过程者应尽量主动参与功能锻炼。

3. 每天进行身体可接受的有氧活动以促进肺康复，如散步、慢跑、深呼吸、缩唇活动等，1～2次/天，每次20～30 min。平时注意劳逸结合，预防呼吸道感染。

六、复诊与随访指导

1. 每个月至少复诊1次，持续6～12个月（具体复诊时间按门诊医师要求）。

2. 准备复诊资料，如门诊病历、出院小结、检测登记本，以及相关的检验、检查结果等。

（陈瀚熙　马　芳）

第九节　血管炎患者出院健康教育指引

一、疾病相关知识

血管炎（vasculitis）是指在病理上以血管壁炎症为特征的一组炎性自身免疫性疾病，分为原发和继发性。原发性血管炎是不合并另一种已明确疾病的系统性血管炎；继发性血管炎是继发于另一种已确诊疾病的血管炎，如感染、肿瘤、弥漫性结缔组织病等。血管炎患者的临床症状复杂多样，异质性大，包括全身症状和局部症状。全身症状常见发热、盗汗、乏力、食欲缺乏、恶心、体重下降、全身不适、月经不调等；局部症状指受累血管炎症及其供血器官缺血的临床表现。

二、用药指导

遵医嘱正确服用药物。糖皮质激素在早上8时前、早餐后服用；多数免疫抑制剂餐前1 h或餐后2 h服用；不能自行停药或减量。定期复诊，以监测病情变化和及时调整治疗方案。

三、疾病预防指导

1. 适当锻炼，提高机体抵抗力和抗寒能力，促进肢体血液循环。锻炼还可以增加肢体血流量，预防肌肉萎缩，使肢体保持灵活性。

2. 合理饮食，注意饮食均衡。多食用维生素含量高的食物，如猕猴桃、胡萝卜、菠菜等，同时多食用易消化的食物。饮食尽量少食多餐，少食辛辣刺激性食物。

3. 戒烟。香烟所含的焦油、尼古丁等成分会使血管收缩、血液浓稠，从而提高血管炎的发病率。

4. 避免外伤。在日常生活和工作中要注意加强肢体保护，避免外伤，否则会导致血液循环不畅，出现炎症或坏死，从而引发血管炎。

四、饮食指导

应进食清淡、易消化的饮食，多吃新鲜的蔬菜及水果，忌烟、酒和刺激性食物。

五、运动及康复指导

1. 树立乐观的情绪，保持心情舒畅，正确对待疾病。注意劳逸结合，适当锻炼（以运动后不感到疲乏或肌肉酸痛为度），增强体质，天气变化时及时增添衣物，预防感冒。

2. 避免诱发因素，养成良好的生活习惯，预防感染，注意饮食卫生，避免摄入辛辣刺激性食物，戒烟、戒酒。

3. 注意保暖，防止受寒，但不可局部热敷，否则会加重组织缺氧，并烫破表皮，导致溃疡经久不愈，甚至坏疽。

六、复诊与随访指导

1. 每个月至少复诊1次，持续6～12个月（具体复诊时间按门诊医师要求）。

2. 准备复诊资料，包括门诊病历、出院小结、检测登记本，以及相关的检验、检查结果等。

（陈瀚熙　杨祖莲）

第十节　系统性红斑狼疮患者出院健康教育指引

一、疾病相关知识

系统性红斑狼疮（systemic lupus erythematosus，SLE）是一种具有多系统损害表现的慢性自身免疫性疾病。患者血清具有以抗核抗体为代表的多种自身抗体，通过免疫复合物等途径损害各个系统、器官和组织。SLE的患病率因人群而异，全球平均患病率为（12.00～39.00）/10万，我国患病率为（30.30～70.41）/10万，以女性多见，尤其是20～40岁的育龄期女性。汉族人SLE的发病率位居全世界各种族第二位。

活动期患者大多数有全身症状，主要包括发热、疲倦、乏力、体重下降等。80%的患者可出现皮疹，多见于日晒部位，鼻梁和双颧颊部呈蝶形分布的蝶形红斑最具特征性。约85%的患者有关节痛，常见于指、腕、膝关节，伴红肿者少见，常出现对称性多关节疼痛、肿胀。狼疮性肾炎是SLE的肾脏损害，约50%以上的SLE患者有肾脏损害表现，肾活检显示肾脏受累几乎为100%。心血管系统受累以心包炎最为常见，可为纤维蛋白性心包炎或渗出性心包炎。约35%的患者可出现双侧中小量胸腔积液。

二、用药指导

遵医嘱正确服用药物。糖皮质激素早上8时前、饭后服用；多数免疫抑制剂餐前1 h或餐后2 h服用。不能自行停药或减量。定期复诊，以监测病情变化和及时调整治疗方案。

三、疾病预防指导

1．调整饮食习惯　饮食清淡、易消化，避免摄入过多油腻和脂肪含量高的食物，戒烟、限酒。

2．避免诱发因素　避免强紫外线照射，少用化妆品，避免使用青霉素类药物，避免重体力劳动和剧烈运动。

3．加强锻炼　适当加强体育锻炼，多参加户外活动，促进血液循环，增强机体免疫力。

4．做好个人防护　注意个人卫生，定期体检，积极治疗，防止病情加重。

四、饮食指导

避免食用芹菜、无花果、蘑菇、烟熏食物、豆荚、无鳞鱼等可诱发红斑狼疮的食物。宜低盐、低脂、低糖、高钙饮食，忌辛辣食物。累及肾脏时应低盐、优质蛋白饮食，限制水、钠的摄入。

五、运动及康复指导

1．避免阳光直射皮肤，禁止日光浴，避免接触化学制品，外出时穿长衣、长裤，打遮阳伞或戴遮阳帽等，以免加重皮疹。

2．女性患者应注意避孕，不可服用避孕药，希望生育者应在医师指导下妊娠。

3．不去人多密集处，外出戴好口罩，预防感染。关节肌肉疼痛时应卧床休息，尽量让关节处于功能位，适当热敷或理疗。

4．四肢末端麻木、发冷时，应保持四肢末端温暖，可以使用短袜、毯子、手套等保暖工具。手指、足趾呈紫红色，甚至糜烂、缺血性坏死时，应就医。在冷空气中暴露的时间不能太久，不用冷水洗漱。不饮咖啡、不吸烟，避免引起血管收缩的因素。

5．有水肿者不能长时间站立，可适当抬高下肢。控制水分和钠盐的摄入，每天准确记录24 h出入量，定时测量体重、腹围，做好日记。长期卧床者至少每1～2小时更换1次体位，避免发生压疮。

6．血小板低的患者应注意皮肤有无瘀斑、出血点等情况，防止碰撞，保持大便通畅。

六、复诊与随访指导

1．每个月复诊至少1次，持续6～12个月（具体复诊时间，按门诊医师要求）。

2．准备复诊资料，如门诊病历、出院小结、检测登记本，以及相关的检验、检查结果等。

（陈瀚熙　马　芳）

第十一节　硬皮病患者出院健康教育指引

一、疾病相关知识

硬皮病（scleroderma）是一种病因不明的结缔组织病，以局限性或弥漫性皮肤增厚、纤维化为特征，也是一种可累及心、肺、肾、消化道等多个系统的自身免疫性疾病，呈慢性病程。胶原纤维等细胞外基质的沉积可导致局限性或弥漫性皮肤增厚和纤维化，也可影响内脏器官（心、肺、消化道等）而致其功能减退。按累及范围可分为局灶性硬皮病和系统性硬化病。局灶性硬皮病的病变主要在皮肤，无内脏损害，可表现为斑状损害（硬斑病）、带状损害、点滴状损害，一般预后较好；系统性硬化病表现为广泛的皮肤硬化，多个内脏损害较常见，一般病情较严重。

二、用药指导

遵医嘱正确服用药物。糖皮质激素早上8时前、饭后服用；多数免疫抑制剂餐前1 h或餐后2 h服用。不能自行停药或减量。定期复诊，以监测病情变化和及时调整治疗方案。

三、疾病预防指导

1. 保暖　低温刺激可导致肢体末端血管收缩，易诱发和加重硬皮病，因此，在气温较低时应注意保暖，有利于预防硬皮病。

2. 预防和治疗感染性病灶　反复发作的慢性感染性病灶易诱发异常免疫反应，引起硬皮病，因此，积极治疗各种慢性感染性病灶对预防硬皮病有一定的作用。

3. 正确合理用药　秋水仙碱、博来霉素等药物可能会诱发硬皮病，因此，在无适应证的情况下应避免长期服用这些药物，有助于预防硬皮病。

4. 防止外伤　有遗传易感性的情况下，外伤刺激也可能诱发异常免疫反应，从而引起硬皮病，因此，应加强个人防护，防止外伤。

四、饮食指导

规律饮食，戒烟、戒酒，忌食刺激性食物。吞咽有困难阶段可选用有一定黏度的流质食物，小口分次缓慢进食，做到专心进食、饮食不言语。进食时取半坐卧位或坐位并低头约20°，以减少胃食管反流。进食速度宜缓慢，避免摄入干粉及粘喉食物，预防吸入性肺炎。

五、运动及康复指导

1. 手脚末端血液循环差，肢端易发生破损及感染，伤口不易愈合。应注意个人卫生，常修剪指甲，清洁皮肤。平时注意皮肤保暖，禁止用热水烫洗，不用碱性肥皂洗手。

2. 若有皮肤干燥、瘙痒时勿搔抓皮肤。洗浴后使用可滋润皮肤、有润滑止痒作用的软膏（如3%的水杨酸软膏、维生素E软膏等）。避免暴晒，夏天外出时做好防晒。避免暴露于寒冷空气中。做家务时应戴橡胶手套，避免接触冷水及冷的物体。

3. 时常观察手指、足趾的颜色，观察其有无破损。若皮肤颜色异常或出现溃烂、感染时应及时就医。避免皮损伤口长期受压。

4. 每天进行身体可接受的有氧活动，如散步、慢跑、深呼吸、缩唇活动等，1～2次/天，每次20～30 min。平时注意劳逸结合，预防呼吸道感染。

六、复诊与随访指导

1. 每个月至少复诊1次，持续6～12个月（具体复诊时间按门诊医师要求）。

2. 准备复诊资料，如门诊病历、出院小结、检测登记本，以及相关的检验、检查结果等。

（陈瀚熙　马　芳）

第十二节　抗磷脂抗体综合征患者出院健康教育指引

一、疾病相关知识

抗磷脂抗体综合征又称“Hoghes综合征”，是一种以反复发生的血栓形成事件和流产为主要临床特征，并伴有血清中存在抗磷脂抗体的临床综合征。主要临床表现为血栓形成，以中小血管最为好发，动、静脉均可形成血栓，静脉血栓更为多见。

二、用药指导

遵医嘱正确服用药物。糖皮质激素早上8时前、饭后服用；多数免疫抑制剂餐前1 h或餐后2 h服用。不能自行停药或减药。定期复诊。

三、疾病预防指导

1．注意皮肤黏膜有无瘀斑，活动时动作要轻柔，防止碰撞和外伤。

2．注意观察牙龈、皮肤黏膜、眼结膜等有无新的出血点，有无肉眼血尿。若有，应及时就医。

3．养成良好的生活习惯，慎用化妆品、染发剂等，避免接触农药及某些装饰材料。

4．育龄期女性在病情不稳定时应避免妊娠和人工流产，生育应在医师指导下进行。

四、饮食指导

戒烟、戒酒，进食低脂、高蛋白、高热量、高维生素、富含铁的食物，少食多餐，在饮食中增加粗纤维食物（如水果、蔬菜等），补充足够的水分，保持大便通畅，忌食过硬或过于粗糙的食物。

五、运动及康复指导

1．告知患者血小板低于正常值时要以休息为主，不能进行跳跃活动，不要剧烈咳嗽和用力大便，以防颅内出血。

2．用小头软毛牙刷刷牙，防止损伤牙龈，必要时用漱口水漱口。保持皮肤清洁，勤洗澡，勤更换内衣，勤剪指甲，以防抓破皮肤，女性患者要做好会阴部护理。

3．如出现下肢肿痛，应绝对卧床休息，禁止按摩、热敷患肢，必要时及时就诊。

六、复诊与随访指导

1．每个月至少复诊1次，持续6～12个月（具体复诊时间按门诊医师要求）。

2．准备复诊资料，如门诊病历、出院小结、检测登记本，以及相关的检验、检查结果等。

（陈瀚熙　马　芳）

第十三节　干燥综合征患者出院健康教育指引

一、疾病相关知识

干燥综合征（sicca syndrome，SS）是一个主要累及外分泌腺体的慢性炎症性自身免疫性疾病，又名“自身免疫性外分泌腺体上皮细胞炎”或“自身免疫性外分泌病”。临床除唾液腺和泪腺功能下降而出现口干、眼干外，还可因其他外分泌腺及腺体外其他器官的受累而出现多系统损害的症状。患者血清中有多种自身抗体，可出现高免疫球蛋白血症。本病分为原发性和继发性两类。

二、用药指导

遵医嘱正确服用药物。糖皮质激素早上8时前、饭后服用；多数免疫抑制剂餐前1 h或餐后2 h服用。不能自行停药或减量。定期复诊，以监测病情变化和及时调整治疗方案。

三、疾病预防指导

1．每天检查口腔黏膜，观察有无溃疡、白斑等。已发生口腔溃疡或白斑时应及时就医。遵医嘱使用漱口液，漱口可每天多次，含漱后用清水漱口。避免使用龙甲紫外涂。

2．口干时经常用饮用水湿润口腔。适量饮水可缓解干燥症状。

3．皮肤干燥伴瘙痒者可外涂适量的润肤露。沐浴时要少用或不用碱性肥皂，选用中性沐浴用品。衣服以棉质为主，宽松柔软，经常更换，以减少对皮肤的摩擦。

四、饮食指导

少食产气食物（如豆制品），忌食生、热、硬和刺激性食物，宜摄入高热量、高维生素、高蛋白质（优质蛋白为主）、易吞咽、易消化的食物，少食多餐，适当多饮水。

五、运动及康复指导

每天坚持做口腔咀嚼训练，或者做鼓腮状，同时用手轻轻叩击同侧腮腺部位数次，或者按摩腮部和下颌部，以刺激腮腺的分泌。

六、复诊与随访指导

1. 每个月至少复诊1次，持续6～12个月（具体复诊时间按门诊医师要求）。

2. 准备复诊资料，如门诊病历、出院小结、检测登记本，以及相关的检验、检查结果等。

（陈瀚熙　马　芳）

第十四节　混合性结缔组织病患者出院健康教育指引

一、疾病相关知识

混合性结缔组织病主要表现为雷诺现象、手指肿胀、皮疹、关节及肺部损害等病变，血中可检测到高滴度抗核抗体及抗U_1核糖核蛋白抗体。

二、用药指导

遵医嘱正确服用药物。糖皮质激素早上8时前、饭后服用；多数免疫抑制剂餐前1 h或餐后2 h服用。不能自行停药或减量。定期复诊，以监测病情变化和及时调整治疗方案。

三、疾病预防指导

1. 注意皮肤保暖，冬天或空调房可佩戴手套，避免暴露于寒冷空气中。做家务时宜戴橡胶手套，避免接触冷水及冷的物体，皮肤无破损时可用温水浸泡。

2. 保持皮肤清洁，每天用温水清洗皮肤，避免用肥皂等刺激性洗涤用品，不使用碱性肥皂洗手，皮肤干燥、瘙痒者可使用温和的润肤霜，有皮疹时避免用手搔抓。密切观察指/趾端皮肤温度和颜色，警惕指/趾端缺血性溃疡的发生。

四、饮食指导

戒烟、戒酒，加强营养，少食多餐，细嚼慢咽，饮食宜清淡，注意饮食卫生，合理膳食调配。不要进食冷冻食品及饮料。

五、运动及康复指导

关节及肌肉疼痛明显时应卧床休息，减少活动。疼痛缓解后可适量活动，但动作不宜过快，幅度不宜过大。根据肌力恢复程度逐渐增加活动量。应避免过度疲劳。

六、复诊与随访指导

1. 每个月至少复诊1次，持续6～12个月（具体复诊时间按门诊医师要求）。

2. 准备复诊资料，如门诊病历、出院小结、检测登记本，以及相关的检验、检查结果等。

（陈瀚熙　马　芳）

第十五节　成人斯蒂尔病患者出院健康教育指引

一、疾病相关知识

斯蒂尔病本是指系统性起病的幼年型关节炎，但相似的疾病也可发生于成年人，因此称为成人斯蒂尔病，曾用名“变应性亚败血症”。临床特征为发热、关节痛和/或关节炎、皮疹、肌痛、咽痛、淋巴结肿大、白细胞总数和中性粒细胞增多及血小板计数增多，严重者伴系统损害。由于无特异性的诊断标准，常需排除感染、肿瘤和其他结缔组织病后才考虑该诊断。本病男性和女性的患病率相近，散布世界各地，无地域差异。好发年龄为16～35岁，高龄发病亦可见。

二、用药指导

遵医嘱正确服用药物。糖皮质激素在早上8时前、早餐后服用；多数免疫抑制剂餐前1 h或餐后2 h服用。不能自行停药或减量。定期复诊，以监测病情变化和及时调整治疗方案。

三、疾病预防指导

劳逸结合，保证规律的日常生活，保证充足的睡眠和充分的休息时间，避免疲劳。保持房间空气流通，经常通风、换气，保持床铺整洁、干燥。

四、饮食指导

饮食宜清淡、新鲜，少食多餐、加强日常营养，做到营养均衡，多食高蛋白、高纤维素、高维生素D、高钙的食物，如牛奶、蛋清、瘦肉、淡水鱼肉、黑木耳、豆制品、绿色蔬菜、各种深色水果等，饮食要低盐、低脂、低糖，避免摄入油炸类食物和辛辣刺激性食物。应细嚼慢咽，戒烟、戒酒。

五、运动及康复指导

（一）运动指导

每天坚持锻炼身体，采取适当的体育锻炼形式，提高机体抵抗力，但要避免剧烈运动。

（二）康复指导

1. 体温观察　出院后注意体温变化，若有发热且伴乏力、皮疹时应立即测量体温，并及时就医。若体温高于39 ℃，可先物理降温，出汗多时适当多喝温开水，更换衣物。有畏寒、寒战时应注意保暖，并立即就医。

2. 肝损害护理　日常注意观察皮肤、巩膜黄色是否变深或呈金黄色，注意观察大小便的颜色、性状，并定期复查肝功能。

六、复诊与随访指导

1. 每个月至少复诊1次，持续6～12个月（具体复诊时间按门诊医师要求）。

2. 准备复诊资料，如门诊病历、出院小结、检测登记本，以及相关的检验、检查结果等。

（马　芳　白阳娟）

第三篇

外科常见病患者出院健康教育指引

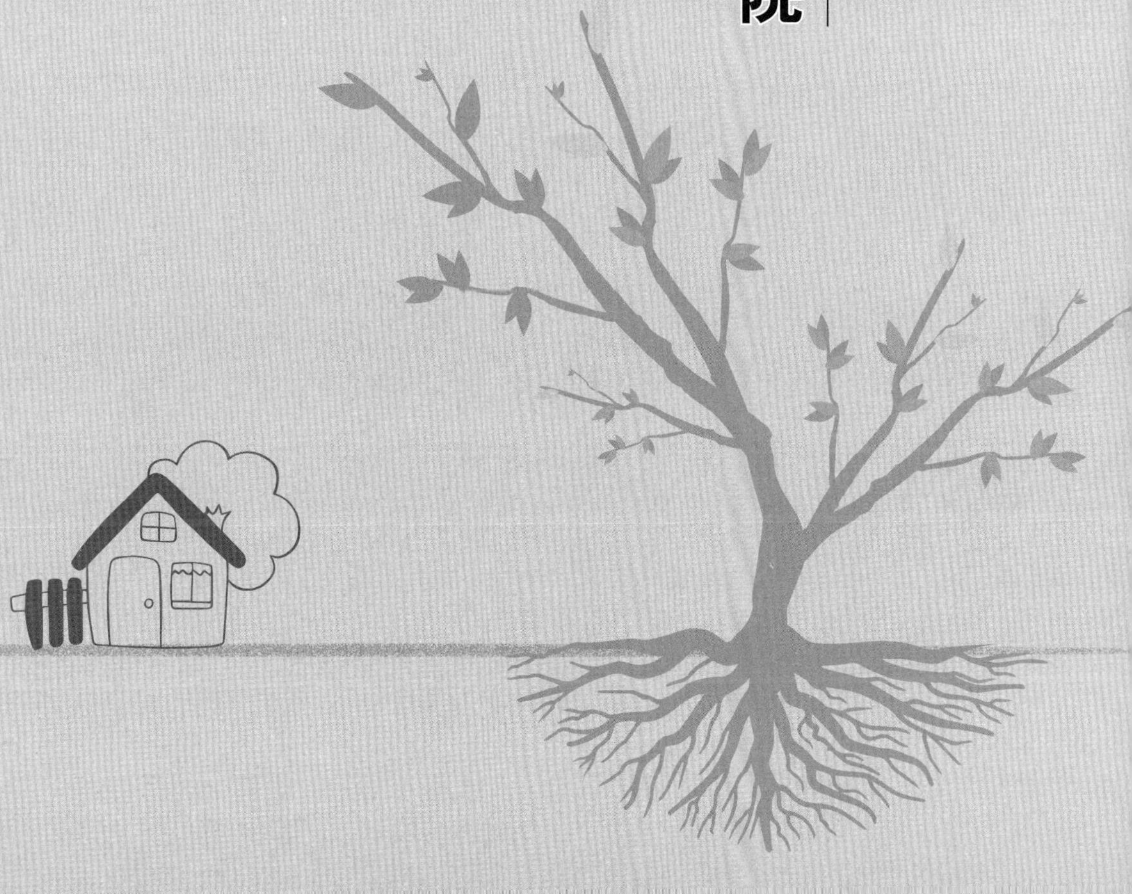

第一章

胃肠外科常见病患者出院健康教育指引

第一节 胃十二指肠溃疡穿孔患者出院健康教育指引

一、疾病相关知识

胃肠道急性穿孔为常见的外科急腹症。起病急、病情重、变化快。饮食、情绪、使用非甾体抗炎药等因素均可诱发其发病。手术不及时或治疗不当可导致患者出现感染性休克，甚至危及生命。十二指肠溃疡穿孔以男性患者居多，胃十二指肠穿孔多见于老年女性，绝大多数十二指肠溃疡穿孔发生在球部前壁，60%的胃溃疡穿孔发生在胃小弯。

二、伤口护理指导

1. 注意观察伤口有无红、肿、热、痛及伤口周围波动感。若出现异常，应及时就医处理。

2. 腹部伤口7～10天拆线。有些因素会导致伤口愈合不佳，可适当延长拆线时间，如肥胖、高龄、营养不良、缝合技术欠佳、局部感染、合并糖尿病等。平时应尽量保持伤口清洁，加强营养，以促进伤口愈合。

3. 术后伤口周围皮肤可能会出现麻木或感觉异常的情况，这是因为手术切断或损伤了皮肤上的神经，经过一段时间会自行恢复，无须特殊处理。

4. 在伤口恢复期，伤口周围会出现瘙痒或蚁行感，这是组织生长的原因，应避免伤口沾水或用手抓挠，以防止伤口感染。

5. 拆线后，伤口仍然需要用敷料覆盖。拆线24 h后伤口无渗液、结痂，可以淋浴，无须再覆盖敷料。收紧腹围直至伤口完全愈合。出院后伤口若已愈合，不需要回院换药，若没有愈合，要遵医嘱按时换药。

6. 预防腹腔内残余脓肿，可采取半卧位，以利于漏出的消化液积聚于盆腔最低位，便于引流。

三、用药指导

遵医嘱用药，切勿擅自停药。

（一）抗酸药

抗酸药如碳酸氢钠片、铝碳酸镁片等，可直接中和胃酸，一般餐后1～2 h胃酸分泌较多，因此宜餐后1～2 h服用，3次/天。由于夜间胃酸分泌增多，部分患者夜间会有胃部灼热、疼痛感，因此亦可在睡前服用。

（二）H_2受体拮抗剂

H_2受体拮抗剂如雷尼替丁片、法莫替丁片等，可通过抑制胃壁细胞上的H_2受体而起到降低胃酸分泌的疗效。雷尼替丁2次/天，早、晚餐时服用，或者睡前顿服1天的剂量。法莫替丁2次/天，餐后30 min服用。

（三）质子泵抑制剂

质子泵抑制剂如奥美拉唑肠溶胶囊、兰索拉唑肠溶片、雷贝拉唑钠肠溶胶囊、埃索美拉唑肠溶片等，可作用于胃酸形成的关键酶——H^+-K^+-ATP酶，其抑酸作用强而持久，需餐前30 min服用，一般1次/天，早晨服用，若医嘱注明2次/天，则应早餐前和晚餐前服用。

（四）胃黏膜保护剂

胃黏膜保护剂如铋剂、硫糖铝混悬液等，能与胃肠黏膜溃疡创面形成保护性薄膜或对胃肠黏膜有直接修复作用，建议3～4次/天，餐前30 min服用。另外，铋剂和质子泵抑制剂若同时口服，应错开服药时间，以免影响疗效。口服铋剂会排黑粪，属正常现象，不必紧张。

（五）其他药物

慎用或勿用致溃疡药物，如非甾体抗炎药等。

四、并发症的观察及处理

（一）术后胃出血

注意观察有无呕血、呕咖啡色内容物、黑粪，如有，则提示出血。处理措施：①立即就诊，密切观察生命体征及意识情况；②记录呕血或黑粪的次数及量；③遵医嘱给予止血药、冰盐水洗胃或输新鲜血等；④若非手术治疗无法止血，须完善术前准备。

（二）输入空肠袢梗阻

进食15～30 min后出现上腹胀痛或绞痛，随即突然喷射性呕吐大量不含食物的胆汁，呕吐后症状缓解，这是由于消化液潴留在输入袢内，进食后消化液分泌明显增加，输入袢内压力增高，刺激肠管发生强烈收缩，从而引起喷射样呕吐，也称“输入袢综合征”。处理措施包括禁食、胃肠减压、营养支持等，多数患者术后数周症状逐渐减轻而自愈。如症状在数周或数月内不能缓解，需手术治疗。

（三）输出空肠袢梗阻

观察有无上腹胀痛及呕吐，严重时是否呕吐食物和胆汁。若非手术治疗无效，应通过手术治疗解除梗阻。

（四）吻合口梗阻

观察进食后有无上腹饱胀感和溢出性呕吐，以及呕吐物中是否含胆汁。X线钡剂检查可见对比剂完全停留在胃内。非手术治疗措施同胃排空障碍的处理措施。若经非手术治疗仍无改善，可通过手术治疗解除梗阻。

（五）倾倒综合征（dumping syndrome）

倾倒综合征是胃大部切除术后失去幽门对胃排空的控制，导致胃排空过快而产生的一系列综合征。根据进食后症状出现的时间可分为早期和晚期2种类型。

1. 早期倾倒综合征 多发生于术后不久，在进餐后30 min内，以循环系统症状和胃肠道症状为主要表现。循环系统症状包括心悸、心动过速、出汗、全身无力、面色苍白、头晕等；胃肠道症状包括腹部饱胀不适或绞痛、恶心、呕吐、腹泻等。患者应调整饮食，即少食多餐，避免过甜、过咸、过浓的流质饮食，宜进食低碳水化合物、高蛋白饮食，用餐时限制饮水、喝汤，进餐后平卧20 min。多数患者经调整饮食后，症状可逐渐减轻或消失，术后6～12个月能自愈。极少数症状严重且持久的患者需手术治疗。

2. 晚期倾倒综合征 餐后2～4 h出现心慌、出冷汗、面色苍白、手颤、无力甚至虚脱等症状。饮食中应减少碳水化合物的含量，增加蛋白质的比例，少量多餐可防止其发生。出现症状时少量饮食，尤其是糖类，即可缓解。

（六）十二指肠残端破裂

十二指肠残端破裂是胃大部切除术后早期较严重的并发症，起病急，一经发现需立即处理。常发生于术后24～48 h，表现为突发的上腹部疼痛、高热，伴有腹部压痛、反跳痛等腹肌紧张的体征，实验室检查白细胞计数升高，腹腔穿刺可发现胆汁样液体。

五、疾病预防指导

1. 养成良好的饮食习惯。不饮酒，每天食盐摄入量不超过5 g。避免吃过硬和酸性食物，不吃霉变食物，少吃烟熏和腌制肉制品。避免暴饮暴食，少吃生冷、辛辣、刺激、油腻的食物，每天保证必需的饮水量。多吃富含膳食纤维的食物，促进肠道蠕动，缓解便秘，保持大便通畅，维持肠道菌群平衡。

2. 不要长期使用或滥用抗生素、镇痛药及激素等，不随便停药和减量，防止溃疡复发，避免再次穿孔。

3. 保持愉快的心情。心情与肠道健康息息相关，现代社会生活中人们的压力都比较大，在日常生活中要学会疏解压力，释放负面情绪。心情与肠胃健康互相影响，因此，生活中要学会保持乐观、积极向上的心态。

六、饮食指导

1. 定时、定量进餐，注意少量多餐，避免过饥、过饱。胃炎患者，建议规律饮食，每天可进食4～5餐，定时定量进餐可使胃酸分泌有规律，少量多餐，每餐进食六七分饱。

2. 避免进食刺激性食物，饮食宜清淡，避免高脂肪、高盐饮食。高脂肪饮食可促进胃酸分泌，胃酸较多的胃炎患者应避免进食高脂肪类食物。

3．有报道指出，高盐饮食与胃炎的发生密切相关，因此，胃炎患者应避免摄入过咸的食物。

4．饮食多样化，注意补充多种营养物质，均衡饮食，避免偏食，每天饮食中应包含主食、蛋白质、脂肪、维生素及各种矿物质，切勿盲目地大量进食所谓的“护胃”食物。

5．多吃新鲜食物，不吃霉变食物，少吃熏制、腌制、硝酸盐和亚硝酸盐含量高的食物。饮食中缺乏新鲜的蔬菜、水果可能是引发胃炎的原因，因此，每天应摄入足够的新鲜蔬菜和水果，保证维生素和各种矿物质的摄入。

6．平时养成良好的生活习惯和饮食习惯，尽量少吃或不吃隔夜的剩饭菜。

七、运动及康复指导

1．选择适合自己的运动能促进全身血液循环，刺激胃肠道蠕动，帮助食物消化和吸收，如打太极拳、八段锦或散步等，不能让身体过度劳累，运动量不能过大，尽量不要大汗淋漓。

2．平时应多注意休息，卧床休息状态下能够让消化器官得到充足的血液供应，促进胃肠道蠕动，以充分消化和吸收食物中的营养。

八、复诊与随访指导

定期复诊，如上腹部疼痛节律发生变化或加剧，或者再次出现呕血、黑粪时，应立即就医。

（陈瀚熙　钟玉娱）

第二节　胃癌患者出院健康教育指引

一、疾病相关知识

胃癌（gastric cancer）是起源于胃黏膜上皮的恶性肿瘤，可发生于胃的任何部位，其中50%以上发生于胃窦部，胃大弯、胃小弯及前后壁均可受累。绝大多数胃癌属于腺癌，早期无明显症状，或者出现上腹不适、嗳气等非特异性症状，常与胃炎、胃溃疡等胃慢性疾病的症状相似，易被忽略。

二、伤口护理指导

1．注意观察术后伤口有无红、肿、热、痛及伤口周围波动感。若出现异常，应及时就医。

2．腹部伤口7～10天拆线。有些因素会导致伤口愈合不佳，可适当延长拆线时间，如肥胖、高龄、营养不良、缝合技术欠佳、局部感染、合并糖尿病等。平时尽量保持伤口清洁，加强营养，促进伤口愈合。

3．术后伤口周围皮肤可能会出现麻木或感觉异常的情况，这是因为手术切断或损伤了皮肤上的神经，经过一段时间后会自行恢复，无须特殊处理。

4．在伤口恢复期，伤口周围会出现瘙痒或蚁行感，这是组织生长的原因，应避免伤口沾水或用手抓挠伤口，以免伤口感染。

5．拆线后，伤口仍然需要用敷料覆盖。拆线24 h后若伤口无渗液、结痂，可以淋浴，无须再覆盖敷料。收紧腹围直至伤口完全愈合。出院后伤口已经愈合，无须再回院换药，若未愈合，需要遵医嘱按时换药。

三、用药指导

遵医嘱用药，切勿擅自停药。

（一）抗酸药

抗酸药如碳酸氢钠片、铝碳酸镁片等，可直接中和胃酸，一般餐后1～2 h胃酸分泌较多，因此，宜餐后1～2 h服用，3次/天。由于夜间胃酸分泌增多，部分患者在夜间会感觉胃部灼热、疼痛，因此，亦可在睡前服用。

（二）H_2受体拮抗剂

H_2受体拮抗剂如雷尼替丁片、法莫替丁片等，通过抑制胃壁细胞上的H_2受体而起到降低胃酸分泌的作用。雷尼替丁2次/天，早、晚餐时服，或者睡前顿服1天的剂量。法莫替丁2次/天，餐后30 min服用。

（三）质子泵抑制剂

质子泵抑制剂如奥美拉唑肠溶胶囊、兰索拉唑肠溶片、雷贝拉唑钠肠溶胶囊、埃索美拉唑肠溶片等，可作用于胃酸形成的关键酶——H^+-

K^+-ATP酶，其抑酸作用强而持久，需餐前30 min服用，一般1次/天，早晨服用。若医嘱注明2次/天，则应早餐前和晚餐前服用。

（四）胃黏膜保护剂

胃黏膜保护剂如铋剂、硫糖铝混悬液等，能与胃肠黏膜溃疡创面形成保护性薄膜，或者对胃肠黏膜有直接修复作用，建议3～4次/天，餐前30 min服用。另外，铋剂和质子泵抑制剂若同时口服，应错开服药时间，以免影响药物疗效。口服铋剂会排黑粪，属正常现象，不必紧张。

（五）胃肠解痉药

胃肠解痉药如曲美布汀片等，具有对胃肠道平滑肌的双向调节作用，3次/天，餐前服用。匹维溴铵片是作用于胃肠道的解痉剂，宜在进餐时用水吞服，但不宜在卧位时或临睡前服用，因为在胃肠平滑肌松弛状态下，卧位可能会导致食物反流，从而有食物进入气管的风险。

（六）助消化药

助消化药如复方消化酶胶囊等，含有多种胃酶、胰酶和促消化酶分泌的成分，餐后服用可帮助消化。若餐前服用，在空腹状态下可能有胃肠道溃疡的发生风险，因此，建议餐后服用，3次/天。

（七）促胃肠动力药

促胃肠动力药如枸橼酸莫沙必利片、多潘立酮片等，可通过增强胃肠收缩力而达到加速胃排空的作用，同时有抑制呕吐的作用。建议餐前15～30 min服用。

四、并发症的观察及处理

（一）术后胃出血

注意观察有无呕血、呕咖啡色内容物、黑粪，如有，则提示出血。处理措施：①立即就诊，密切观察生命体征及意识情况；②记录呕血或黑粪的次数及量；③遵医嘱使用止血药、冰盐水洗胃或输新鲜血等；④若非手术治疗无法止血，须完善术前准备。

（二）胃排空障碍

胃排空障碍也称“胃瘫”，常发生于术后4～10天。应注意观察有无上腹饱胀、钝痛和呕吐的现象，以及呕吐物中是否含胆汁等胃内容物。若有，应立即就诊，禁食，胃肠减压，肠外营养支持，纠正低蛋白血症，维持水、电解质平衡，使用促胃肠动力药，也可用3%的温盐水洗胃。

（三）输入空肠袢梗阻

进食15～30 min后出现上腹胀痛或绞痛，随即突然喷射性呕吐大量不含食物的胆汁，呕吐后症状缓解，这是由于消化液潴留在输入袢内，进食后消化液分泌明显增加，输入袢内压力增高，刺激肠管发生强烈收缩，引起喷射样呕吐，也称“输入袢综合征”。处理措施包括禁食、胃肠减压、营养支持等，多数患者术后数周症状可逐渐减轻甚至自愈。如症状在数周或数月内不能缓解，需手术治疗。

（四）输出空肠袢梗阻

观察有无上腹部胀痛及呕吐的现象，严重时是否呕吐食物和胆汁。若非手术治疗无效，应通过手术治疗解除梗阻。

（五）吻合口梗阻

观察进食后有无上腹饱胀感和溢出性呕吐，以及呕吐物中是否含胆汁。X线钡剂检查可见对比剂完全停留在胃内。非手术治疗措施同胃排空障碍的处理措施。若经非手术治疗仍无改善，应通过手术治疗解除梗阻。

（六）倾倒综合征

倾倒综合征是由于胃大部切除术后失去幽门对胃排空的控制，导致胃排空过快而产生的一系列综合征。根据进食后症状出现的时间可分为早期和晚期2种类型。

1. 早期倾倒综合征 多发生于术后不久，在进食30 min内，以循环系统症状和胃肠道症状为主要表现。循环系统症状包括心悸、心动过速、出汗、全身无力、面色苍白、头晕等；胃肠道症状包括腹部饱胀、不适或绞痛、恶心、呕吐、腹泻等。患者应调整饮食，少食多餐，避免过甜、过咸、过浓的流质饮食，宜进食低碳水化合物、高蛋白饮食，用餐时限制饮水、喝汤，进餐后平卧20 min。多数患者经饮食调整后，症状可逐渐减轻或消失，术后6～12个月能自愈。极少数症状严重且持久的患者需手术治疗。

2. 晚期倾倒综合征　餐后2～4 h出现心慌、出冷汗、面色苍白、手颤、无力甚至虚脱等症状。饮食中应减少碳水化合物的含量，增加蛋白质的比例，少量多餐可防止其发生。出现症状时少量饮食，尤其是糖类，即可缓解。

五、疾病预防指导

1. 养成良好的饮食习惯。不饮酒，每天食盐摄入量不超过5 g。避免吃过硬和酸性食物，不吃霉变食物，少吃烟熏和腌制肉制品。避免暴饮暴食，少吃生冷、辛辣、刺激、油腻的食物，每天保证必需的饮水量。多吃富含膳食纤维的食物，促进肠道蠕动，缓解便秘，保持大便通畅，维持肠道菌群平衡。

2. 不要长期使用或滥用抗生素、镇痛药及激素等。

3. 保持愉快的心情，心情与肠道健康息息相关。现代社会生活中人们的压力都比较大，在日常生活中要学会疏解压力，释放负面情绪，心情与肠胃健康互相影响，因此，在生活中要学会保持乐观、积极向上的心态。

六、饮食指导

1. 定时、定量进餐，注意少量多餐，避免过饥过饱。胃炎患者，建议规律饮食，每天可进食4～5餐，定时定量，避免过饥过饱。定时定量进餐可使胃酸分泌有规律，每餐进食六七分饱。

2. 避免进食刺激性食物，饮食宜清淡，避免高脂肪、高盐饮食。高脂肪饮食可促进胃酸分泌，胃酸较多的胃炎患者应避免进食高脂肪类食物。

3. 高盐饮食与胃炎的发生密切相关，因此，胃炎患者应避免摄入过咸的食物。

4. 食物多样化，注意补充多种营养物质，均衡饮食，避免偏食。每天的饮食中应包括主食、蛋白质、脂肪、维生素及各种矿物质，切勿盲目地大量进食所谓的“护胃”食物。

5. 多吃新鲜食物，不吃霉变食物，少吃熏制、腌制、硝酸盐和亚硝酸盐含量高的食物。饮食中缺乏新鲜的蔬菜、水果可能是引发胃炎的原因，因此，每天应摄入足够的新鲜蔬菜和水果，以保证维生素和各种矿物质的摄入。

6. 平时要养成良好的生活习惯和饮食习惯，尽量少吃或不吃隔夜剩饭菜，少吃熏制、腌制、硝酸盐和亚硝酸盐含量高的食物。

七、运动及康复指导

1. 选择适合自己的运动能促进全身血液循环，刺激胃肠道蠕动，帮助食物的消化和吸收，如打太极拳、八段锦或散步等。不能让身体过度劳累，运动量不能过大，尽量避免大汗淋漓。

2. 平时应多注意休息。卧床休息状态下能够让消化器官得到充足的血液供应，帮助胃肠道蠕动，充分消化和吸收食物中的营养。

八、复诊与随访指导

胃癌患者须定期门诊随访，检查肝功能、血常规等，注意预防感染。术后3年内每3～6个月复查1次，3～5年每6个月复查1次，之后每年复查1次。每年进行1次内镜检查。若出现腹部不适和胀满感、肝区肿胀、锁骨淋巴结肿大等表现，应随时复查。

（陈瀚熙　熊代兰）

第三节　结直肠癌患者出院健康教育指引

一、疾病相关知识

结直肠癌是常见的胃肠道恶性肿瘤，早期症状不明显，随着癌肿的增大而逐渐出现排便习惯改变、便血、腹泻、腹泻与便秘交替、局部腹痛等症状，晚期则表现为贫血、体重减轻等全身症状。

二、伤口护理指导

（一）一般指导

1. 定期更换伤口敷料，保持伤口清洁、干燥。沐浴时使用保鲜膜缠绕腹部，保护伤口后再行淋浴，避免盆浴。沐浴后检查伤口敷料是否潮湿，潮湿后应及时消毒换药。

2. 勤洗手，做好手卫生，避免触摸伤口。注意伤口是否有脓液、红肿、渗液等异常情况，如有，应及时就医。

3. 伤口在愈合时或伤口周围皮肤较干燥时，可能会出现瘙痒等不适感，应避免用力搔抓伤口，防止伤口感染，定期复查伤口。

（二）肠造口护理

1. 肠造口评估

（1）活力：正常肠造口颜色呈牛肉红色或粉红色，表面光滑、湿润。术后早期肠黏膜轻度水肿，2～3周水肿会消退。

（2）高度：肠造口一般高出皮肤表面1～2 cm，以利于排泄物进入造口袋。

（3）形状与大小：肠造口一般呈圆形或椭圆形，结肠造口比回肠造口直径大。

（4）其他：观察造口有无出血、坏死、狭窄、回缩、脱垂、造口黏膜分离、造口周围皮肤粪水性皮炎等。出现异常，应及时就医。

2. 造口袋的使用

（1）佩戴造口袋：一般于手术当天或术后2～3天开放结肠造口后即佩戴造口袋。造口袋有2种：①一件式造口袋，底盘与便袋合一，使用时只需将底盘直接粘贴于造口周围皮肤上即可，用法简单，但清洁不方便；②两件式造口袋，底盘与便袋分开，使用时先将底盘粘贴于造口周围皮肤上，再将便袋安装在底盘上，便袋可随时取下清洗。当造口袋内充满1/3的排泄物时，应及时倾倒，以防因重力牵拉而使造口底盘松脱。

（2）更换造口袋：在术后伤口已经开始愈合的情况下，频繁更换造口袋会阻碍皮肤愈合，因此可适当延长更换造口袋的时间，一般3～5天更换一次，在此期间应注意观察造口袋底盘，底盘变白说明已经老化，可提前更换。后期若造口基本长好，可每周换1次，但不可超过1周，因为造口袋长期不换可能会导致感染。

三、用药指导

遵医嘱用药，不得擅自停药或减量。如服药时出现不良反应，应立即就诊。特殊治疗（如放疗、化疗）可能会引起恶心、呕吐、便秘、腹泻、骨髓抑制等不良反应。

（一）恶心、呕吐

化疗前2 h内避免进食，可进食适量的粥粉面等清淡、易消化的食物，以减少化疗所致的胃肠道反应。可饮用少量牛奶以保护胃黏膜，橘子可减少恶心的症状。有恶心等不适时应按揉内关穴，以和胃降逆，减轻恶心、呕吐等症状。化疗期间进食后勿立即平卧，以防止食物反流，引起恶心、呕吐等症状。进食后应适当活动，促进食物的消化和吸收。保持口腔清洁。当发生呕吐后应及时漱口并将呕吐物及时丢弃。呕吐时应及时坐起或将头偏向一侧，防止误吸。

（二）便秘

有些化疗药物会使肠蠕动减慢而引起便秘，预防便秘可以采取以下措施。

1. 对于使用止吐药或化疗药而使肠蠕动减慢所致便秘的患者，可以多吃富含粗纤维的蔬菜，如芹菜、菠菜、西蓝花、卷心菜、韭菜、青菜、芦笋、茄子、胡萝卜、番薯等，水果有香蕉、西瓜、火龙果、猕猴桃等。主食要适当补充粗粮和杂粮，以增加B族维生素的摄入，既可预防便秘，亦可增强机体抵抗力。需要特别注意的是，增加富含膳食纤维的食物，不可过快，以免造成腹痛和腹泻。糖尿病患者不吃或少吃含糖量高的水果。

2. 适量多饮水，每天应在2000 ml左右，早上5—7时是大肠经经气最旺的时间，晨起空腹饮一杯淡盐水或蜂蜜水，且在这个时段养成定时排便的习惯，有助于预防便秘。

3. 进食核桃糊、花生糊、芝麻糊等有滑肠润燥的作用。需要特别注意的是，要吃糊状或油状食物，润肠通便的效果才更好。临床上常有肠道术后多年的患者因进食烘制后的核桃、杏仁而出现肠梗阻的现象。

4. 一种非药物通便的方法是将一大汤匙食用油（以橄榄油、芝麻油为佳）放入200 ml水中冲饮，然后再饮200 ml水。根据需要每天饮用这种饮料，必要时可增加一汤匙，维持剂量3天后可逐渐加量。

5. 适当增加运动量、加强有氧运动，能促进胃肠蠕动，有助于排便。保持心情舒畅，生活要有规律。

6．如出现持续性不缓解的便秘，要遵医嘱选择合适的缓泻药，如泻液、酚酞片、麻仁润肠丸等。

（三）腹泻

1．饮食宜清淡，少量多餐，进食少渣食物，避免过热、过冷及产气类食物（如玉米、卷心菜、豆类、糖类等），禁食油腻、刺激性食物。

2．选用有抗菌、消炎、清热解毒功效的食物或药物，如马兰头、马齿苋、菊花等。

3．腹泻患者应注意补充含钾量高的食物，如土豆、橘子、桃、杏等。

4．可遵医嘱口服活菌制剂，以调节肠道菌群失调，也可以每天喝2～3杯酸奶。

（四）骨髓抑制

1．白细胞/中性粒细胞减少

（1）避免去人多的地方，外出戴口罩，减少探视。

（2）保持环境整洁，定时开窗通风，室内不放花草、动物。

（3）严密监测体温，保持个人卫生和清洁。

（4）减少外出，注意保暖。

（5）注意饮食卫生，食材新鲜，避免摄入不洁食品和未熟透的肉/蛋，以高蛋白、高热量、高维生素、易消化的食物为主，如鱼、瘦肉、牛奶及新鲜的蔬菜和水果等。

（6）保持皮肤清洁，勤换衣裤。

（7）保持口腔清洁卫生，晨起、饭前、饭后、睡前漱口，预防口腔溃疡及霉菌感染。

2．血小板减少

（1）当血小板计数＜50×10^9/L时，会有出血的危险，此时应增加卧床休息的时间，减少活动量，可进行简单的生活自理活动；当血小板计数＜20×10^9/L时，出血危险增大，此时应绝对卧床休息；当血小板计数＜10×10^9/L时，易出现严重的中枢神经系统出血、胃肠道大出血而危及生命。因此，当血小板计数低下时，应观察有无头晕、头痛、视物模糊、恶心、呕吐、心慌等症状，如出现这些症状，应及时就诊。

（2）用软毛牙刷刷牙，避免剔牙，以免损伤牙龈及口腔黏膜。

（3）避免吃硬的水果和食物，如咬苹果、啃馒头、吃硬食（如煎炸、鸡骨、猪排、鱼刺等）等，预防口腔黏膜出血、胃出血等。

（4）避免挖耳、挖鼻，以防耳鼻出血。避免搔抓或碰撞皮肤。

（5）多进食蔬菜、水果，保持大便通畅。剧烈咳嗽、情绪激动及过度用力大便易诱发脑出血，大便干燥也可引起肛裂或痔疮出血。

（6）阿司匹林等药物可致出血，应避免使用。

（7）行各种穿刺时，拔针后应延长按压时间，一般按压10～15 min。

（8）鼻腔干燥可使出血加重，平时可用油剂保护鼻腔黏膜，如复方薄荷油、维生素E、鱼肝油、红霉素软膏等。

3．血红蛋白减少

（1）活动：轻度贫血（90 g/L＜血红蛋白＜120 g/L）的患者可室外活动；中度贫血（60 g/L＜血红蛋白＜90 g/L）的患者应增加卧床休息时间，减少活动量，可进行简单的生活自理活动；重度贫血（血红蛋白＜60 g/L）的患者应绝对卧床休息，注意安全，防止晕厥及跌倒。

（2）饮食：应进食高蛋白、高维生素、高热量、易消化的饮食，如鸡蛋、牛奶、动物肝脏、蔬菜和水果、骨头汤（将油滤去）等。增加富含铁的食物，如动物、肝脏、蛋黄、海带、紫菜、木耳等。多食富含维生素C的新鲜蔬菜和水果，如茄子、西红柿、马铃薯、草莓、橘子、苹果、葡萄、桃子、梨等。鼓励进食，合理安排进餐的次数和品种。

四、并发症的观察及处理

（一）伤口感染

观察伤口有无充血、红肿、剧烈疼痛，以及伤口周围有无波动感等，有无发热。预防措施是保持伤口敷料干燥、清洁，定期换药，必要时遵医嘱预防性应用抗生素。

（二）伤口裂开

术后常规使用腹围3个月以保护伤口。术后即佩戴腹围，卧床休息时可稍放松，改变体位及活动时收紧腹围，以起到伤口加压包扎的作用，以预防伤口裂开。同时避免做使腹内压过度增高的动作，如提重物、用力排便、咳嗽、打喷嚏等。

（三）吻合口狭窄

观察有无腹胀、腹痛、排便不畅或排便频繁

等。预防措施是术后尽早排便，及早恢复饮食，利用正常成形大便自然扩肛，预防吻合口狭窄。患者术后2周左右复查，肛门指检触摸吻合口是否有狭窄，早期轻度狭窄需门诊扩肛。保持大便通畅，对有明显狭窄的患者可采用气囊扩张、手术等方法进行治疗。一旦发生重度瘢痕性狭窄需手术治疗。

（四）肠梗阻

观察有无腹胀、腹痛、呕吐、排便异常或无排便排气等。保持大便通畅，养成定时排便的习惯，适当运动，预防肠粘连。

五、疾病预防指导

（一）改变生活方式

有助于预防结直肠癌的生活方式包括：①健康饮食，多吃水果和蔬菜；②不吸烟，限制饮酒；③保持积极的生活方式，适当运动，提高抵抗力，避免熬夜；④避免接触环境中的危险因素。

（二）定期筛查

定期筛查可以预防结直肠癌的发生，并及早发现术后复发。结直肠癌患者早期接受治疗有可能治愈。研究表明，筛查可以通过早期发现和消除癌前生长来降低结直肠癌的发病率和死亡率。

六、饮食指导

1. 宜多吃有抗结直肠癌作用的食物，如石莱花、麒麟菜、核桃、薏米、慈姑、芋艿、无花果、菱角、芦笋、胡萝卜等。

2. 宜多吃减轻化疗毒性反应的食物，如猕猴桃、无花果、苹果、橘子、绿豆、红豆、黑大豆、薏米、核桃、香菇、丝瓜等。

3. 宜多吃具有增强免疫力的食物，如西红柿、蜂蜜、杏仁、胡萝卜、芦笋、刀豆、扁豆、山药、香菇、黑木耳等。

4. 宜多吃具有排脓解毒作用的食物，如丝瓜、冬瓜、杏仁、桃仁、荞麦、莼菜、油菜、大头菜、鱼腥草、核桃、荠菜等。

5. 出院后可在较短时间内由半流质饮食过渡到正常饮食（通常1～2周）。若进食总量不够，可到就近的医院通过输液来补充。若食欲不佳，可在医师指导下服用促进食欲的中药或中成药。宜少食多餐（5～10次/天），勿暴饮暴食。

6. 低脂、低糖、高维生素、高蛋白饮食，如水果、蔬菜、面条、瘦肉、鱼等。尽量少吃易产气的食物，如糖水、洋葱、苏打水、豆类等。

7. 化疗期间若有呕吐、腹泻，应多饮水或口服补液盐，避免脱水。

8. 建议术后前3个月到营养科门诊就诊，进行营养评估、营养指导、营养治疗等，每个月至少1次。

9. 选择易消化的高蛋白食品，同时要注意在制作食物的过程中，要减少食盐及刺激性辛辣调料的使用。

七、运动及康复指导

1. 出院后逐步恢复适度的运动，6个月内应避免剧烈运动及重体力劳动。

2. 直肠手术患者1个月内应避免下蹲及用力排便，同时训练肛门排便功能。若有里急后重、排便不净、肛门瘙痒、肛周脓肿等，应每天多次坐浴熏蒸肛门，若无缓解，应立即就诊。术后肛门处伤口有红肿、流液或伤口未愈合，可每天多次坐浴，并多次用碘伏消毒肛门，若无缓解，可就诊咨询。

3. 结肠造瘘（人造肛门）者可穿戴造口弹力胶带，始终避免剧烈运动及负重，术后3个月内定期扩张造瘘口，以防造瘘口狭窄。如遇造瘘口相关问题，可于伤口造口治疗师处咨询。如果自行在家扩肛，需动作轻柔，并提前咨询主管医师相关的注意事项，避免因扩肛不当而造成吻合口破裂等。

4. 根据工作性质的不同，一般可在出院后1～3个月恢复工作（非重体力劳动者）。

八、复诊与随访指导

1. 定期复诊。每3～6个月定期门诊复查。行化学治疗、放射治疗者，应定期检查血常规，若白细胞和血小板计数明显减少时，应及时就诊。

2. 结直肠癌Ⅰ期的患者，术后每6个月复查1次，术后随访5年，5年以上每年复查1次。结直肠癌Ⅱ～Ⅲ期的患者前3年每3个月复查1次，3～5年期间每6个月复查1次至术后5年，5年后每年随访1次。

（陈瀚熙　熊代兰）

第四节　急性阑尾炎患者出院健康教育指引

一、疾病相关知识

急性阑尾炎是外科常见病，常见病因是阑尾管腔堵塞，临床常见转移性右下腹痛、腹膜刺激征、发热、胃肠道反应等，多发生于青年人。

二、伤口护理指导

1. 注意观察伤口有无红、肿、热、痛及伤口周围波动感，若出现异常，应及时就医处理。

2. 腹部伤口7～10天拆线。有些因素可导致伤口愈合不佳，可适当延长拆线时间，如肥胖、高龄、营养不良、缝合技术欠佳、局部感染、合并糖尿病等。平时尽量保持伤口清洁，加强营养，促进伤口愈合。

3. 在伤口恢复期，伤口周围会出现瘙痒或蚁行感，这是因为组织在生长，应避免伤口沾水或用手抓挠伤口，以免伤口感染。

4. 拆线后，伤口仍然需要用敷料覆盖。拆线24 h后伤口无渗液、结痂，可以淋浴，无须再覆盖敷料。收紧腹围直至伤口完全愈合。出院后伤口已愈合不需要再回院换药，若未愈合，需要遵医嘱按时换药。

三、用药指导

1. 遵医嘱使用抗感染药物。手术患者应尽早下床活动，避免肠粘连。

2. 遵医嘱使用镇痛药，使用腹带减轻伤口疼痛。

四、并发症的观察及处理

1. 伤口感染　观察伤口有无充血、红肿、剧烈疼痛，以及伤口周围有无波动感等，观察有无发热。预防措施是保持伤口敷料干洁，定期换药，必要时遵医嘱预防性应用抗生素。

2. 肠梗阻　观察有无腹胀、腹痛、呕吐、排便异常或无排便、排气等。保持大便通畅，养成定时排便的习惯，适当运动，预防肠粘连。

五、疾病预防指导

1. 作息规律，可适当活动，增强机体抵抗力，但避免剧烈运动。避免做增加腹压的动作，避免强力负重等。

2. 保持愉快的心情，心情与肠道健康息息相关。现代社会人们的压力都比较大，在日常生活中要学会疏解压力，释放负面情绪，生活中学会保持积极向上的心态。

六、饮食指导

1. 注意饮食过渡，术后1周内以流质饮食为主，多吃新鲜的蔬菜和水果及富含膳食纤维的食物，适当进食清凉润肠的食物，保持大便通畅，如火龙果、大蕉、西瓜、木耳菜、番薯叶等。

2. 注意饮食卫生，避免腹泻或便秘。

3. 禁食辛辣、刺激性食物，戒烟、戒酒，以降低酒精及辛辣食物对肠道的刺激。

七、运动及康复指导

选择适合自己的运动能够促进全身血液循环，刺激胃肠道蠕动，帮助食物的消化和吸收，如打太极拳、八段锦或散步等。身体不能过度劳累，运动量不能过大，尽量不要大汗淋漓。

八、复诊与随访指导

1. 适时随诊。如出现腹痛、腹胀、呕吐、伤口有脓性分泌物等情况，需及时就诊。

2. 遵医嘱定时复查。

（陈瀚熙　钟玉娱）

第五节　痔患者出院健康教育指引

一、疾病相关知识

痔（hemorrhoid）是肛门和直肠处的静脉曲张。根据发生部位的不同，痔可分为内痔、外痔和混合痔。

二、伤口护理指导

1. 避免肛门局部刺激，保持清洁。

2. 保持肛门及会阴部清洁、干燥，便后清洁肛门。

3. 穿纯棉等透气的衣裤，勤换内裤。

4. 便纸宜柔软，不穿紧身衣裤和质硬、粗糙的内裤。

5. 伤口周围若有轻度肿胀，大便后有少量出血是常见的现象。

6. 伤口若有红、肿、疼痛，以及有脓性或异味的分泌物，可能是由感染引起，需及时复诊。

7. 术后若肛门有创面，特别是肛周脓肿、肛瘘等较大的创面，应定期温水坐浴，保持肛门清洁、干燥，直至创面完全愈合。

8. 术后肛门伤口换药是手术获得成功的关键。肛肠手术患者出院后仍需定期换药，直至伤口愈合。

9. 若有基础疾病（如高血压、糖尿病等），应积极配合相关的药物治疗，避免影响创面愈合。

三、用药指导

高锰酸钾坐浴指导内容如下：①水温为40～45 ℃的温开水；②配制时用1 g高锰酸钾配5000 ml水，同时搅拌均匀，肉眼观察为粉红色即可使用，现配现用；③臀部完全泡入水中，坐浴时间为15～20 min；④坐浴频次为1～2次/天，便后再增加1次。

四、并发症的观察及处理

1. 便血的预防 操作勿粗暴，尽量减少对周围健康组织的损伤；勿进食油炸类食品，同时保持大便通畅，排便时不要过度用力、久蹲等；切忌强拉将要坏死脱落的痔核或结扎的线头，以防撕裂伤口及丝线滑脱而发生出血；严密观察伤口渗血情况，若有出血先兆，应及时对症处理；预防感冒，避免腹内压增高的因素，如用力排便、剧烈咳嗽等。

2. 排便失禁的预防 询问患者排便前有无便意，每天排便的次数、量及性状。若仅为肛门括约肌松弛，可在术后3天指导患者行提肛运动；若患者会阴部皮肤常有黏液及粪便沾染，或者无法随意控制排便时，应及时处理。

3. 肛门狭窄的预防 肛门狭窄的患者，为防止肛门狭窄，术后5～10天可用示指扩肛，1次/天。

五、疾病预防指导

1. 作息规律，可适当活动，增强机体抵抗力，避免剧烈运动。避免做增加腹压的动作，避免强力负重、用力排便、久坐、久站、久蹲、劳累等。

2. 保持大便通畅，养成定时排便的好习惯。若出现排便困难，可绕脐周顺时针按摩腹部，每天3次及以上，每次20～30圈。若排便仍然困难，可自备开塞露塞肛，或者及时复查，由医师处理。

六、饮食指导

1. 多吃新鲜的蔬菜和水果及富含膳食纤维的食物，适当进食清凉润肠的食物，保持大便通畅，如火龙果、大蕉、西瓜、木耳菜、番薯叶等。

2. 注意饮食卫生，避免腹泻或便秘。

3. 禁食辛辣、刺激性食物，戒烟、戒酒，以降低酒精及辛辣食物对肛门直肠部的刺激。

4. 多饮水（每天8杯水，约2000 ml），慢性病患者可酌情选择饮水量。

七、运动及康复指导

指导患者进行提肛运动，像憋大便一样，将肛门向上提，然后放松，接着再往上提，一提一松，反复进行。

1. 可采用坐、站、平躺的姿势。

2. 放松肌肉，深吸气，同时将肛门用力收紧5 s，然后深呼气放松肛门10 s，一收一松为1次，如此反复10～20次，每天可重复3～5组。

3. 术后第3天开始做提肛运动，逐渐增加锻炼幅度并延长锻炼时间。即使痊愈后也应每天坚持锻炼，如此可避免和减少肛门直肠疾病的复发。

八、复诊与随访指导

1. 有不适及时复诊。如出现肛门疼痛明显、大便过干、排便困难、大便出血过多、有脓性分泌物等情况，需及时就诊。

2. 遵医嘱定时复查。

（陈瀚熙　熊代兰）

第六节　肛瘘患者出院健康教育指引

一、疾病相关知识

肛瘘（anal fistula）简称"肛门直肠瘘"，是肛管或直肠与肛周皮肤相通的病理性管道，属于感染性疾病，分高位肛瘘和低位肛瘘，是常见的直肠肛管疾病之一，多见于青壮年男性。

二、伤口护理指导

1. 取舒适体位，避免压迫瘘口。避免肛门局部刺激，保持清洁。

2. 保持肛门及会阴部清洁、干燥，便后清洁肛门。

3. 穿纯棉等易透气的衣裤，勤换内裤。

4. 预防便秘，防止创面出血。便纸宜柔软，不穿紧身衣裤和质硬、粗糙的内裤。

5. 观察肛门疼痛、瘙痒及流出脓液的性状并及时记录。

6. 密切观察伤口敷料有无渗血、渗液。肛瘘术后及时进行伤口换药是确保手术成功的关键。

7. 定期温水坐浴，保持肛门清洁、干燥，直至创面完全愈合。

8. 预防尿潴留。肛瘘术后常并发排尿困难，诱导排尿无效时应遵医嘱导尿。

9. 便后坐浴及清洁创面换药的护理顺序是排便、坐浴、清洁创面、换药。

10. 若为高位肛瘘，应观察有无肛门失禁。

11. 若有基础疾病（如高血压、糖尿病等），应积极配合药物治疗，以免影响创面愈合。

12. 挂线疗法的护理：①皮肤护理。保持肛周皮肤清洁，嘱患者局部皮肤瘙痒时不可用指甲抓挠，以免损伤皮肤而感染；术后创面换药至药线脱落后1周。②饮食护理。术前晚进半流质饮食，术日晨可进流质饮食；术后宜进食清淡、易消化的食物，保持大便通畅。③温水坐浴。术后第2天开始每天早晚及便后用1∶5000的高锰酸钾溶液温水坐浴或中药坐浴，既可缓解局部疼痛，又有利于局部炎症的消散和吸收。

三、用药指导

1. 高锰酸钾坐浴　①水温为40～45 ℃；②配制时用1 g高锰酸钾配5000 ml水，同时搅拌均匀，肉眼观察为粉红色即可使用，现配现用；③臀部完全泡入水中，坐浴时间为15～20 min；④坐浴频次为1～2次/天，便后再增加1次。

2. 挂线疗法　收紧药线。嘱患者每5～7天至门诊收紧药线，直至药线脱落。脱线后局部可涂生肌散或抗生素软膏，以促进伤口愈合。

四、并发症的观察及处理

1. 便血　操作勿粗暴，尽量减少对周围健康组织的损伤；勿进食油炸类食品，同时保持大便通畅，排便时不要用力、久蹲等；切忌强拉线头，以防伤口撕裂及丝线滑脱而出血；术后应严密观察创面渗血情况，若有出血先兆，应及时对症处理；预防感冒，避免增高腹内压的因素，如用力排便、剧烈咳嗽等。

2. 排便失禁　询问患者排便前有无便意及每天排便的次数、量及性状。若仅为肛门括约肌松弛，可在术后3天开始指导患者进行提肛运动；若发现患者会阴部皮肤常有黏液及粪便沾染，或者无法随意控制排便时，应及时处理。

3. 肛门狭窄　对于肛门狭窄的患者，为防止肛门狭窄，术后5～10天可用示指扩肛，1次/天。

五、疾病预防指导

1. 作息规律，可适当活动，增强机体抵抗力，但应避免剧烈运动。避免做增加腹压的动作，避免强力负重、用力排便、久坐、久站、久蹲、劳累等。

2. 保持大便通畅，养成定时排便的好习惯。出现排便困难时可绕脐周顺时针按摩腹部，每天3次及以上，每次20～30圈。排便仍然困难可自备开塞露塞肛，或者及时来院复查，由医师处理。

六、饮食指导

1. 多吃新鲜的蔬菜、水果及富含膳食纤维的食物，适当进食清凉润肠的食物，保持大便通畅，如火龙果、大蕉、西瓜、木耳菜、番薯叶等。

2. 注意饮食卫生，避免腹泻或便秘。

3. 禁食辛辣、刺激性食物，戒烟、戒酒，以降低酒精及辛辣食物对肛门直肠部的刺激。

4. 多饮水（每天8杯水，约2000 ml），慢性病患者可酌情选择饮水量。

七、运动及康复指导

指导患者进行提肛运动，像憋大便一样，将肛门向上提，然后放松，接着再往上提，一提一松，反复进行。

1. 可采用坐、站、平躺的姿势。

2. 放松肌肉，深吸气，同时将肛门用力收紧5 s，然后深呼气放松肛门10 s，一收一松为1次，如此反复10～20次，每天可重复3～5组。

3. 术后第3天开始做提肛运动，逐渐增加锻炼幅度，延长锻炼时间。即使痊愈后，也应每天坚持锻炼，以避免和减少肛门直肠疾病的复发。

八、复诊与随访指导

1. 有不适时随诊。如出现肛门疼痛明显、大便过干、排便困难、大便出血过多、有脓性分泌物等情况时，需及时就诊。

2. 遵医嘱定时复查。

（陈瀚熙　熊代兰）

第二章
肝胆外科常见病患者出院健康教育指引

第一节　肝囊肿患者出院健康教育指引

一、疾病相关知识

长在肝脏上的所有囊泡状病变统称为肝囊肿。肝囊肿是一种较常见的肝脏良性疾病，可分为先天性、创伤性、炎症性和肿瘤性。

二、伤口护理指导

1. 保持伤口干燥，避免做增加腹压的动作，如剧烈咳嗽、便秘等。

2. 观察伤口有无红、肿、热、痛等不适，若有，应及时返院处理。

3. 伤口若有缝线或皮肤缝合器，术后7～9天至医院进行拆除。拆线/拆钉后，如伤口愈合良好可沐浴，勿用力揉搓伤口。

三、用药指导

肝囊肿术后使用抗生素和护肝类药物可能会引起腹痛、腹泻、恶心等症状，停药后可恢复。

四、并发症的观察及处理

1. 囊肿复发　可能会出现原有的持续性腹胀、腹痛、食后饱胀感，以及恶心、呕吐等症状。处理措施是定期复查、遵医嘱处理。

2. 肝功能不全　表现为黄疸、出血、感染、肾功能障碍、肝性脑病等临床综合征。处理措施是在积极护肝的同时处理诱发因素。

3. 胆瘘　观察有无腹痛、发热和腹壁肌肉呈木板样强直等症状。处理措施是穿刺引流及抗感染治疗，经久不愈的胆瘘可行手术治疗。

五、疾病预防指导

1. 积极防治胆道感染及结石，以防止潴留性肝囊肿的发生。

2. 做好手卫生是防治寄生虫性肝囊肿的有效方法，应减少与犬等动物的接触，禁止食用野生动物。家中饲养宠物者，需定期给宠物检查是否存在寄生虫感染。

六、饮食指导

忌食辛辣、油腻、刺激、高脂肪的食物，戒烟、戒酒。

七、运动指导

生活规律，避免熬夜、避免过度劳累和精神刺激。6个月内勿从事重体力活动，可适当参加体育锻炼和轻体力活动，如散步、打太极拳等，以增强体质。忌长时间坐、卧。

八、复诊与随访指导

一般出院3个月复查肝功能及B超，之后每年定期至医院复查，以防复发。若有不适应及时复诊。

（陈瀚熙　熊代兰）

第二节　肝血管瘤患者出院健康教育指引

一、疾病相关知识

肝血管瘤是肝脏最常见的良性肿瘤，临床上可分为较小的毛细血管瘤和较大的海绵状瘤。

二、伤口护理指导

参照“肝囊肿患者出院健康教育指引”相关内容。

三、用药指导

无须长期药物治疗。若术后肝功能恢复不良，应使用护肝药物。可能存在的不良反应有消化不良、腹胀、恶心、头晕、头痛、皮疹、睡眠障碍等，应严格遵医嘱用药。

四、并发症的观察及处理

1. 肝功能不全 肝功能不全为非胆道阻塞或胆漏所致的持续性高胆红素血症，临床表现为腹水、凝血功能障碍、肝性脑病等。处理措施是在积极护肝的同时处理诱发因素。

2. 腹腔感染 腹腔感染时可出现腹痛、发热及实验室检查中感染指标升高等。处理措施是遵医嘱行抗感染治疗，必要时腹腔穿刺引流。

五、疾病预防指导

1. 避免服用含大量激素的药物，女性还应注意少服避孕药。

2. 不良情绪是引起肝血管瘤的重要原因之一，应保持良好的心态及乐观的情绪。

六、饮食指导

1. 多吃含优质蛋白的食物，如鱼、虾、蛋、奶、瘦肉等。少量多餐。

2. 控制脂肪摄入量，少吃肥肉、奶油、煎炸类等油腻的食物。

3. 多吃新鲜的蔬菜和水果以补充维生素。

七、运动指导

术后3个月内应注意休息，保证充足的睡眠。适量运动有利于肝脏修复和肝功能恢复。6个月后可根据体质情况逐步恢复正常工作，但需避免劳累和重体力劳动。

八、复诊与随访指导

出院后按时复诊，有不适时应随诊。

（陈瀚熙　熊代兰）

第三节　肝脏恶性肿瘤患者出院健康教育指引

一、疾病相关知识

肝癌是最常见的肝脏恶性肿瘤，在肝硬化等慢性肝脏疾病患者中高发。主要致病因素有病毒性肝炎（主要是乙型肝炎、丙型肝炎）、黄曲霉毒素等，其他危险因素包括饮食污染、吸烟、酗酒等。肝癌分为原发性和继发性2种。

二、伤口护理指导

1. 保持伤口及敷料的清洁、干燥，按时到医院或社区门诊换药。

2. 注意自我保护，避免伤口创伤。

3. 如伤口出现红、肿、热、痛，或者因渗血、渗液而浸湿敷料时应及时就医。

4. 术后3个月内戴腹围，避免重体力劳动及剧烈运动，以防伤口裂开。

三、用药指导

定期复诊、检查，遵医嘱服药，切忌擅自停药。

1. 抗炎类药物 甘草酸制剂针对炎症通路，可以减轻肝脏的病理学损害、改善肝功能。

2. 利胆类药物 熊去氧胆酸可增加胆汁分泌，促进胆汁排泄。熊去氧胆酸和腺苷蛋氨酸可作为肝切除术后高胆红素血症的首选用药。

3. 磷脂类药物 多磷脂酰胆碱可促进肝细胞膜再生、协调磷脂和细胞膜功能、降低脂肪浸润。

4. 解毒类药物 解毒类药物可以通过提供巯基或葡糖醛酸增强解毒功能，如谷胱甘肽、水飞蓟素等。

5. 免疫抑制剂 ①钙调磷酸酶抑制药，如环孢素、他克莫司等；②麦考酚酸类药物，如吗替麦考酚酯、麦考酚钠等；③哺乳动物雷帕霉素靶蛋白（mammalian target of rapamycin，mTOR）抑制剂，如西罗莫司等；④糖皮质激素，如甲泼尼龙、泼尼松等；⑤单克隆抗体，如重组抗CD25人源化单克隆抗体、巴利昔单抗、达利珠单抗等；⑥多克隆抗体，如抗人T细胞免疫球蛋白、抗人胸腺细胞免疫球蛋白等。

四、并发症的观察及处理

1. 上消化道出血 表现为呕血及黑粪。处理措施应重在预防和控制出血：①观察有无黑粪、血便及呕吐的情况。若发现出血，应立即就医。若在呕血的同时伴有心慌、四肢湿冷、尿少、神志淡漠等情况，应立即拨打120，急诊处理。

②戒烟、戒酒，饮食软烂、易消化，忌食辛辣刺激、过硬及粗纤维食物，以免引起消化道出血。

2. 肝衰竭 可出现黄疸、乏力、食欲缺乏、腹胀、尿少、出血、感染及腹水等症状和体征。处理措施是及早识别并纠正或去除诱因，纠正水和电解质及酸碱平衡紊乱，慎用镇静、催眠及麻醉药物。

3. 胆汁漏 可出现腹痛、发热和腹膜刺激征。应注意伤口有无胆汁渗出和/或腹腔引流液有胆汁。如怀疑胆汁漏，应立即就医，保持引流通畅，并注意观察引流液的量和性质的变化；如发生局部积液，需行超声定位下穿刺置管进行引流；如发生胆汁性腹膜炎，应尽快手术。

4. 肝性脑病 可发生性格和行为上的变化，如欣快感、表情淡漠或扑翼样震颤等前驱症状。应注意观察有无肝性脑病的早期症状，一旦出现应立即就医。避免肝性脑病的诱因，如上消化道出血、高蛋白饮食、感染、便秘、应用麻醉剂和镇静催眠药等。禁用肥皂水灌肠。限制蛋白质的摄入，以减少血氨的来源。便秘者可口服乳果糖，促使肠道内氨的排出。

5. 顽固性腹水 可出现腹胀、少尿、双下肢水肿、乏力、食欲减退等。处理措施是纠正原发病和护肝，卧床休息和吸氧，利尿及扩充血容量，必要时行腹水引流。

五、疾病预防指导

1. 早期发现、早期治疗肝炎。定期体检以筛查脂肪肝。

2. 如需抗病毒治疗的肝炎患者，应规范服药、定期复查。

3. 高危人群为40岁以上的男性、有肝癌家族史者等。慢性肝病患者应积极治疗并定期随访。

4. 戒烟、戒酒，避免服用可疑肝损伤的药物。如需用药，应密切监测肝功能情况。

六、饮食指导

1. 肝部分切除术后肝脏合成蛋白的能力降低，因此，补充优质蛋白非常必要。建议少量多餐，多吃含优质蛋白的食物，如鱼、虾、蛋、奶、瘦肉等。若患者出现意识状态和性格行为上的改变，应警惕摄入过多蛋白质食物诱发的肝性脑病，尽快就医。

2. 肝部分切除术后，肝脏储存维生素的能力下降，应多吃新鲜的蔬菜和水果以补充维生素。

3. 注意饮食卫生，避免食用未彻底煮熟的食物，如生鱼片等。

4. 控制脂肪的摄入，少吃肥肉、奶油、煎炸类等油腻的食物。

七、运动指导

术后3个月内注意休息，保证充足的睡眠，适量活动，6个月后可根据体质情况逐渐恢复正常工作，但要避免劳累和重体力劳动。

八、复诊与随访指导

1. 术后仍存在肝功能不全及复发的可能，应定期复查。

2. 若出现发热、体重减轻、黄疸、水肿、出血倾向、疲倦乏力等任何不适，应及时就医。

（陈瀚熙 熊代兰）

第四节 胆石症与胆道感染患者出院健康教育指引

一、疾病相关知识

胆石症，即胆道系统结石，包括胆囊结石和胆管结石，是胆道系统的常见病、多发病。胆道感染为各种因素导致的胆囊、胆道系统的炎症反应，包括胆囊炎和胆管炎。胆道感染与胆石症常互为因果。胆石症可引起胆道梗阻，梗阻可造成胆汁淤积、细菌繁殖，从而致胆道感染；胆道反复感染又是胆石症形成的致病因素和促发因素。

二、伤口护理指导

1. 如伤口出现红、肿、热、痛，或者渗血、渗液浸湿敷料时，应及时就医。

2. 避免做增加腹压的动作，如剧烈咳嗽、便秘等。

3. 若伤口有缝线或皮肤缝合器，术后7～9天可拆除。拆线/拆钉后，伤口愈合良好，可沐浴，注意勿用力揉搓伤口。

4. 带管出院患者的T管引流居家护理指导：

①妥善固定T管，避免提举重物或过度活动，防止T管脱出。若T管不慎脱出，切勿自行回置管道，应取干净敷料覆盖引流口并立即前往医院处理。②每天观察并记录T管引流出胆汁的量、颜色和性状。正常胆汁呈黄绿色、清亮、无沉渣，且有一定的黏性。出院后每天引流量为200 ml左右，若发现胆汁引流量锐减或无胆汁流出，同时伴腹胀、腹痛、发热、黄疸等，应检查引流管是否扭曲、受压、堵塞或脱出，并及时返院。

三、用药指导

1. 胆囊炎、胆石症患者的常用药物包括镇痛药、解痉药和抗生素。镇痛解痉药要避免使用吗啡，因吗啡有收缩胆总管的作用，可加重病情。

2. 使用特殊药物如熊去氧胆酸时，不良反应较少见，主要为腹泻。

3. 用药时应注意药物禁忌证及药物间的相互作用。

四、并发症的观察及处理

1. 胆囊切除术后奥迪括约肌功能障碍相关性胆源性腹痛 表现为持续性或发作性上腹痛，发作间歇期不等，伴恶心和呕吐，疼痛放射至背部和/或右肩胛下区。处理措施是遵医嘱用药，临床常用药物包括钙通道阻滞剂、胃肠动力调节药物、硝酸酯类药物、抗抑郁药及中药等。药物治疗无效后，可行内镜下十二指肠乳头括约肌切开术、外科奥迪括约肌成形术等。

2. 胆囊切除术后消化功能紊乱相关性腹胀、腹泻 表现为不同程度的腹胀、腹泻等消化不良的症状。处理措施是补充消化酶、促进胆汁排泄、使用钙通道阻滞剂等药物对症治疗。

3. 胆囊切除术后胆总管残余结石 表现为胆管炎相关症状，如腹痛、发热、黄疸等。处理措施是及时行腹部B超、CT及磁共振胰胆管成像（magnetic resonance cholangiopancreatography，MRCP）等检查。胆总管残余结石一旦诊断明确，应及时处理，可根据患者的具体情况选择内镜或手术治疗。

4. 胆总管取石术后结石复发 出现腹痛、黄疸、寒战、高热等症状。处理措施是完善相关检查，必要时行内镜治疗或再次手术治疗。

五、疾病预防指导

1. 定期体检，如有胆道疾病时应及时治疗。

2. 预防寄生虫感染，生、熟切菜板应分类使用。忌食生鲜食物，如生鱼、生虾、生菜、生牛肉等，肉类、河鲜、海鲜等尽量煮熟后再吃。

3. 改变静坐的生活方式，多走动、多运动。

六、饮食指导

注意饮食卫生，合理膳食，荤素搭配，三餐规律（坚持吃早餐），控制总热量的摄入，戒烟、戒酒，多饮水。

七、运动指导

1. 适当地活动与锻炼，劳逸结合。

2. 术后4～6周避免剧烈活动和重体力劳动。

八、复诊与随访指导

1. 术后1个月复查腹部B超，每年定期体检。

2. 带T管出院的患者遵医嘱按时返院复查，一般为4～6周。

3. 若出现腹痛、发热、黄疸、引流液异常或管道脱出，随时就诊。

4. 带管时间较长者，定期到医院更换敷料，保持伤口敷料清洁、干燥。

（陈瀚熙　钟玉娱）

第五节　胆道恶性肿瘤患者出院健康教育指引

一、疾病相关知识

胆道恶性肿瘤是一组起源于胆道上皮，并以腺癌为主要病理学类型的恶性肿瘤，主要包括胆囊癌和胆管癌。胆管癌又分为肝内胆管细胞癌（intrahepatic cholangiocarcinoma，ICC）和肝外胆管细胞癌（extrahepatic cholangiocarcinoma，ECC）。

二、伤口护理指导

伤口护理指导可参照“胆石症与胆道感染患者出院健康教育”的相关内容。另外，还需注意以下2点。

1. 皮肤护理　皮肤黄染伴瘙痒者，每天温水擦浴，剪短指甲，避免因搔抓而损伤皮肤。遵医嘱使用止痒外用药物和/或退黄护肝药物。

2. 缓解疼痛　根据疼痛的程度遵医嘱采取药物或非药物治疗。

三、用药指导

1. 根据病情使用辅助化疗药物。

2. 化疗药物不良反应包括消化道症状、出血、感染、手足脱皮、关节红肿等，做好对症处理。

四、并发症的观察及处理

1. 胆肠吻合口狭窄　表现为反复右上腹疼痛及黄疸、寒战、高热等。处理措施以手术治疗最佳，或者采用内镜治疗和经皮肝穿刺球囊扩张或置入支架等方法。

2. 胆道感染　表现为定期发热的反流性胆管炎症状（以反复发作的寒战、高热为主，上腹或右上腹持续性疼痛，常伴严重恶心、呕吐），严重者可表现为肝脓肿及肝衰竭。需根据具体情况制定个体化治疗方案，包括经皮肝穿刺胆道引流术、金属支架置入术、再次手术解除梗阻、中成药调理肠道功能等。

五、疾病预防指导

1. 摄入丰富的水果、蔬菜、全谷物和高纤维食物，减少过多的脂肪和加工类食品的摄入。

2. 控制体重，避免肥胖和超重。戒烟、戒酒。

3. 接种乙肝疫苗，采取预防措施避免患肝炎。

4. 定期体检，早发现、早诊断、早治疗肝胆管疾病。

六、饮食指导

1. 以清淡、易消化的饮食为主，忌油腻饮食，避免暴饮暴食。

2. 进食新鲜的水果和蔬菜，补充体内缺乏的多种维生素。

3. 鱼肉、禽肉、瘦肉、海产品、鸡蛋、牛奶、大豆等食物均含有丰富的蛋白质，其中鱼肉、禽肉的肌肉纤维细腻，脂肪含量较低，更易于人体消化和吸收。

七、运动指导

1. 适当进行活动与锻炼，劳逸结合。

2. 术后4～6周避免剧烈活动和重体力劳动。

八、复诊与随访指导

术后6个月内每个月复查1次，之后每3个月复查1次，持续2年后可改为每年复查1次直至第5年。如有不适，随时就诊。

（陈瀚熙　熊代兰）

第六节　脾功能亢进患者出院健康教育指引

一、疾病相关知识

脾功能亢进是一种综合征，临床表现为脾大，外周血液中1种或多种血细胞减少，而骨髓造血细胞相应增生，可分为原发性和继发性2种。如脾大显著，引起明显的压迫症状，贫血加重，血小板明显减少伴出血症状，粒细胞缺乏且反复感染，切脾为首选的治疗方法。

二、伤口护理指导

1. 注意保持伤口干燥，应避免做增加腹压的动作，如剧烈咳嗽或便秘等，以免伤口疼痛及裂开。

2. 拆线后如伤口愈合良好，一般拆线1周后可洗澡，勿用力揉搓伤口，洗完后应轻轻擦干伤口部位。

3. 如伤口出现红、肿、热、痛，应及时就医。

三、用药指导

遵医嘱服用抗血小板聚集药物，建议餐后30 min服用，忌空腹服用。定期检查血常规，若发现皮肤黏膜有出血倾向应及时就医，常用药物如下。

1. 阿司匹林肠溶片　主要作用为抑制血小板聚集，防止血栓形成。常见不良反应为胃肠道不适（如消化不良、胃肠道和腹部疼痛等）、出血（如皮下出血、牙龈出血等）。

2. 双嘧达莫　主要作用为扩张冠状血管、

抗凝、防止血栓形成。常见不良反应为乏力、头痛、胃肠道不适等。

四、并发症的观察及处理

1．血小板增多和血栓形成 脾切除术后2周血小板可增多，血小板计数>400×10^9/L时，血栓的发生率达6%，以肠系膜上静脉和下肢深静脉多见。处理措施是使用抗血小板聚集药物，常用的抗凝药物有华法林、阿司匹林、低分子右旋糖酐、丹参、肝素、双嘧达莫等。用药后观察疗效和不良反应，如头痛、消化道出血、伤口渗血、腹腔出血等。不良反应严重时，需暂时停药或更换抗凝药物。

2．脾热 体温不超过39 ℃。处理措施是严密监测体温变化，可以使用物理降温。发热多可自行消退，必要时使用药物治疗。

五、疾病预防指导

预防如疟疾、黑热病、血吸虫病、病毒性肝炎及各种原因引起的门静脉高压等可导致脾功能亢进和脾大的疾病。

六、饮食指导

饮食规律，少量多餐，戒烟、戒酒。注意原发疾病相关饮食的注意事项。

1．肝硬化患者如原发疾病是严重肝硬化，若蛋白水平低，应摄入高蛋白饮食；若有肝性脑病的征象，应及时限制蛋白质的摄入；若有腹水，应注意限制钠和水的摄入；若有门静脉高压、食管-胃底静脉曲张等，要限制摄入过热、过硬的食物。

2．血液病患者如原发疾病是血液病，脾切除术后可能会出现血小板水平异常升高，此时可以多饮水，及时使用抗血小板药物，避免血栓形成。

3．补充多种维生素，多食蔬菜、水果、蛋类、乳类等。

七、运动指导

养成良好的生活习惯，术后3个月内避免重体力劳动，可参加适宜的体能锻炼，逐步增加活动量。

八、复诊与随访指导

出院后2周内应每4～5天复查1次血常规，以观察血小板水平升高的情况，如血小板计数大于正常值上限并呈升高趋势，应继续服用药物，直至血小板降至正常范围再停药。此后可每2～3周复查血常规，直至血小板水平稳定为止。

（陈瀚熙　熊代兰）

第三章 胰腺外科常见病患者出院健康教育指引

第一节 胰腺炎患者出院健康教育指引

一、疾病相关知识

胰腺炎是胰腺因胰蛋白酶的自身消化作用而引起的疾病，分为慢性胰腺炎和急性胰腺炎。慢性胰腺炎表现为反复发作的上腹部疼痛伴不同程度的胰腺内、外分泌功能减退或消失。急性胰腺炎（acute pancreatitis，AP）是一种常见的急腹症，严重程度不一。轻型易治疗，有自限性，预后好，死亡率＜1%。重型病情险恶，常涉及全身多个器官，死亡率高达10%～30%，临床主要表现为急性上腹痛、恶心、呕吐、发热、血和尿淀粉酶或脂肪酶增高，重症患者常继发感染、腹膜炎、休克等多种并发症。常见手术方式有胰腺及胰周坏死组织清除加引流术、胆道手术、胰管空肠吻合术、胰腺切除术。

二、伤口护理指导

参见“胰腺癌患者出院健康教育指引”的相关内容。

三、用药指导

1．口服胰酶制剂可减少胰腺分泌，降低胰管压力，缓解腹痛。胰酶制剂应与“食”同进，以保证脂肪酶与食物充分混合后一起进入十二指肠。

2．糖尿病患者应遵医嘱口服降糖药。口服药物效果不佳时可改为胰岛素治疗，应注意低血糖的发生。

四、并发症的观察及处理

1．胰腺假性囊肿 胰腺假性囊肿由胰腺炎或胰腺手术创伤后胰腺炎症引起，表现为上腹逐渐膨隆、腹胀，压迫胃、十二指肠，引起恶心、呕吐，从而影响进食。有时在上腹部可触及半球形、光滑、不移动、囊性感的肿物，合并感染时可有发热和触痛。胰腺假性囊肿可无症状，经检查除外恶性后，可暂时予以非手术治疗。一旦囊肿性质不清或出现并发症时，需适当的外科干预。

2．胃肠道漏 胰液的消化及感染坏死病灶的腐蚀均可使胃肠道壁坏死、穿孔而发生漏，表现为引流管或创口有消化液、食糜或食物残渣溢出，常有腹膜炎的表现。可行腹腔持续灌洗，保持引流通畅，纠正水和电解质紊乱，加强营养支持，必要时采用手术治疗。

3．术后胰性脑病 胰性脑病是指急性胰腺炎或慢性复发性胰腺炎急性期发展到一定阶段和相当程度时所并发的中枢神经系统损害综合征，其典型表现为精神异常、幻视和幻听、行为怪异、抽搐发作，甚至出现谵妄或意识障碍。胰性脑病多见于胆源性胰腺炎，发病时间多在术后1周内，与性别因素无显著关系。胰性脑病的治疗重点在于病因治疗，即应首先积极有效地治疗胰腺炎症，对重症急性胰腺炎继发感染者应果断、早期施行手术治疗，以减少毒性物质的吸收，中断毒性物质对脑和其他重要器官的进一步损害。

五、疾病预防指导

1．胆石症、高脂血症、酗酒、孕妇等危险人群需定期复查。

2．有胆总管结石患者行经内镜逆行胆胰管成像（endoscopic retrograde cholangiopancreatography，ERCP）取石。

3．有高脂血症的患者，应低脂饮食、控制体重。若不能控制血脂水平，需服用降血脂药物，且定期复查血脂。

4．酗酒者应接受心理干预，彻底戒酒。

5．孕妇是发生胰腺炎的高危人群，高脂血症和胆石症是常见的病因。产检时应检测血脂、肝功能和肝胆B超，不应过度补充营养。

6．谨慎用药，有些药物（如氢氯噻嗪、硫唑嘌呤等）可诱发胰腺炎，需要在医师指导下使用。

六、饮食指导

1. 指导患者掌握饮食卫生知识，养成规律的进食习惯，避免暴饮暴食。腹痛缓解后，应从少量低脂、低糖饮食开始逐渐恢复正常饮食，应避免刺激性强、产气多、高脂和高蛋白的食物，戒烟、戒酒，防止复发。

2. 康复期进食需谨慎，如发现腹痛、腹胀或腹泻等消化道症状，提示胃肠道对脂肪的消化和吸收未耐受，此时应减少饮食中脂肪、蛋白质的含量。

3. 轻症急性胆源性胰腺炎患者，若合并胆囊结石，应切除胆囊。中重度以上患者出院后，在切除胆囊前不得进食油腻食物。

4. 高脂血症患者即使在胰腺炎痊愈后，也应长期低脂饮食、戒酒。

5. 酒精性胰腺炎患者绝对禁止饮用任何酒类或含酒精的饮料。

七、运动及康复指导

患者急性期应绝对卧床休息，取半卧位，以松弛腹肌，减轻疼痛，利于康复。注意休息，避免劳累、情绪激动及紧张。

八、复诊与随访指导

定期到医院复查。出现胰腺假性囊肿、胰腺脓肿、胃肠道瘘等并发症时，应及时就诊。

（陈瀚熙　熊代兰）

第二节　胰岛素瘤患者出院健康教育指引

一、疾病相关知识

胰腺内分泌肿瘤（pancreatic endocrine neoplasm，PEN）是胰岛内具有分泌不同激素功能的多种细胞发展而成的肿瘤，根据血清激素水平是否正常和有无临床症状可分为功能性和无功能性胰腺内分泌肿瘤。功能性胰腺内分泌肿瘤中以胰岛素瘤（insulinoma）最为常见。胰岛素瘤是来源于胰岛β细胞的一种少见的肿瘤，占功能性胰腺内分泌肿瘤的70%～80%，任何年龄段均可发病，高发年龄为40～50岁，女性发病率较男性稍高，多为单发、良性，体积小，直径一般为1～2 cm。

二、伤口护理指导

1. 注意观察术后伤口有无红、肿、热、痛及伤口周围波动感。若出现异常，应及时就医。

2. 未拆线伤口，出院后2～3天换药1次，若有渗液应随时更换。术后7～10天拆线。有些因素可导致伤口愈合不佳，可适当延长拆线时间，如肥胖、高龄、营养不良、缝合技术欠佳、局部感染、合并糖尿病等。平时尽量保持伤口清洁，加强营养，促进伤口愈合。

3. 在伤口恢复期，伤口周围会出现瘙痒或蚁行感，这是组织生长的原因，应避免沾水或用手抓挠，以免伤口感染。

4. 拆线24 h后伤口无渗液、结痂，可以淋浴，无须再覆盖敷料。

三、用药指导

1. 生物治疗　生长抑素类似物（somatostatin analogues，SSA）通过与生长抑素受体结合，可以缓解功能性PEN引发的激素相关综合征，同时还有抵抗肿瘤增殖的作用。目前临床应用的药物包括长效奥曲肽、兰瑞肽、帕瑞肽。但使用长效SSA可能会出现恶心、腹胀、脂肪泻等不良反应，部分患者还可能出现胆管炎。作为控制功能性PEN激素相关症状的治疗方案，应警惕SSA抑制胰高血糖素的分泌，避免发生低血糖。

2. 靶向治疗　目前用于PEN的靶向药物主要有依维莫司、舒尼替尼、索凡替尼等。常见不良反应有消化道反应、皮疹、肝肾功能损害等。

3. 化学药物治疗　常用的化疗方案：①以链佐星为基础的化疗方案；②以替莫唑胺为基础的化疗方案；③以铂类为基础的化疗方案，包括顺铂或卡铂联合依托泊苷或伊立替康方案。

4. 免疫治疗　目前，免疫治疗在PEN治疗中的应用仍处于探索阶段，免疫单药试验药物主要为程序性死亡受体-1（programmed death-1，PD-1）单抗，联合方案药物有PD-1/PD-L1单抗与细胞毒性T淋巴细胞相关抗原4（cytotoxic T lymphocyte-associated antigen-4，CTLA-4）抗体联合。

四、并发症的观察及处理

1. 低血糖　动态监测血糖，了解血糖波动及低血糖发生的规律。指导患者规律进食，定时加餐，减少或避免发生低血糖。低血糖发作时，应立即测定血糖值，指导患者进食或静脉推注50%的葡萄糖溶液20～60 ml，观察症状有无缓解，并动态监测血糖至正常范围。若术后仍有低血糖，应查明原因，若术中遗漏肿瘤，需再次手术。

2. 反跳性高血糖　功能性胰岛素瘤患者因长期胰岛素分泌异常，瘤外正常β细胞处于抑制状态，摘除瘤体后易出现“反跳性高血糖”，且病程越长，正常胰岛素分泌功能恢复所需的时间越长，高血糖的持续时间也就越长。“反跳性高血糖”为术后正常反应，也是判断肿瘤是否全部切除的价值较高的指标。因此，术后应监测指尖血糖，对异常血糖的发生做出及时、有效的处理。

五、疾病预防指导

1. 避免摄入过多的高动物蛋白、高脂肪食物，忌暴饮暴食和酗酒。应增加粗粮、蔬菜、水果的摄入。

2. 坚持锻炼身体，保持良好的情绪。

六、饮食指导

注意合理饮食，进食高蛋白、高维生素、易消化、无刺激的食物，避免暴饮暴食，预防低血糖，随身携带含糖食物。

七、运动指导

活动应循序渐进，以不感觉疲劳为宜，避免剧烈运动，可做一些轻柔的运动，如散步、打太极拳、做保健操等，这些运动不仅能锻炼身体，还可以增加食欲、加快身体恢复。

八、复诊与随访指导

神经内分泌疾病可能为潜在恶性，应进行长期随访。对于行根治性切除术的患者，建议每6～12个月随访1次，随访10年，若出现症状应随时复查。对于有远处转移的患者，应每3～6个月随访1次，接受治疗的患者随访时间应相应地缩短。随访内容应至少包括血清肿瘤标志物和影像学检查（如CT或MRI）。

（陈瀚熙　熊代兰）

第三节　胰腺癌患者出院健康教育指引

一、疾病相关知识

胰腺癌（pancreatic cancer）是一种发病隐匿、进展迅速、治疗效果及预后极差的消化道恶性肿瘤。中国国家癌症中心2021年的统计数据显示，胰腺癌位居我国男性恶性肿瘤发病率的第7位，女性的第11位，占恶性肿瘤相关死亡率的第6位，预计至2030年，胰腺癌可在所有因肿瘤导致死亡的疾病中升至第2位。该肿瘤对放疗和化疗均不敏感，患者往往预后不良。目前，胰腺癌的治疗仍以手术为主，手术方式有胰十二指肠切除术、保留幽门的胰十二指肠切除术、胰体尾切除术、全胰切除术等。

二、伤口护理指导

1. 伤口愈合过程中可能有瘙痒感，勿搔抓伤口。出院时若伤口未愈合，需要定期换药，一般2～3天换药1次。如有渗液或出汗浸湿时，需及时更换敷料。

2. 保持伤口及周围皮肤清洁、干燥。如伤口出现红、肿、热、痛、渗液或有异味时，需及时就医。

3. 腹腔镜或机器人手术拔管后，伤口较小，可使用无菌防水敷贴保护伤口后再行淋浴。

4. 手术后一般10～14天拆线，拆线24 h后可以淋浴。

三、用药指导

1. 根治术后的胰腺癌患者如无禁忌证，均应行辅助化疗。推荐辅助化疗方案以吉西他滨或氟尿嘧啶类药物（5-FU、卡培他滨或替吉奥）为基础。辅助化疗的起始时间应尽可能控制在术后12周内，持续时间为6个月。吉西他滨的不良反应有骨髓抑制、消化道反应、皮疹、肺部毒性、泌尿系统损伤等，少数患者可出现水肿或类似流感的表现，极少数患者可出现脱发、嗜睡等表现。

2. 合并糖尿病者，应遵医嘱合理用药，如按餐前、餐时、餐后或定时用药，同时注意监测血糖的变化，预防发生低血糖。

3. 全胰切除术后患者丧失内、外分泌功能，需要终身依赖药物或胰岛素以维持血糖，因此，应监测血糖的变化。另外，还需终身服用胰酶制剂以辅助消化，可在进餐时与食物同时服用。

四、并发症的观察及处理

1. 出血 出院时因胰瘘、胆漏、感染或淋巴漏等未拔除腹腔引流管的患者，有可能出现晚期出血。应做好自我观察，如有头晕、心慌、腹胀且休息后无缓解，或者腹腔引流管引出血性液体，应及时就医。就医后应监测生命体征，观察引流液的颜色、性状、量。出血量少者可行静脉补液、输血，使用止血药等；出血量大者需急诊行介入或手术治疗。

2. 感染 患者出院（特别是带管出院）后如出现腹痛、腹胀、发热等症状，应警惕腹腔感染的可能。胰瘘患者需保持腹腔引流管引流通畅，妥善固定引流管，保持引流袋低于引流管口平面，避免腹腔内胰液积聚或逆流而引起感染。腹腔感染患者需遵医嘱使用抗生素，持续或间断腹腔冲洗，加强全身支持治疗。形成腹腔脓肿者，可在超声引导下行脓肿穿刺引流置管术。

3. 胃排空障碍 多见于保留幽门的胰十二指肠切除术，是术后因非机械性梗阻因素引起的以胃排空障碍为主要表现的胃动力紊乱综合征，如上腹饱胀感逐渐加重，伴恶心、呕吐、打嗝等症状，或者存在上腹轻压痛及振水声阳性，以上症状往往于呕吐大量胃内容物、禁食或胃肠减压后得到缓解。胰瘘、腹腔脓肿等为其发生的重要危险因素。治疗主要是充分胃肠减压，加强营养，进行心理治疗或心理暗示治疗，应用胃肠道动力药物，治疗基础疾病和营养代谢紊乱。传统中医药治疗对促进胃肠道功能恢复、缩短胃排空恢复时间具有良好的效果。多数患者经保守治疗3～6周可恢复。

4. 血糖异常 全胰腺切除可能会引起胰源性糖尿病，患者的血糖水平在短时间内可以波动很大，使用胰岛素后易出现低血糖。注意观察有无饥饿、心慌、乏力、冷汗、多尿、多饮、多食、体重下降等症状。该类患者每天餐前、餐后应监测血糖变化并记录血糖值，以便就诊时提供给医师数据。饮食定时、定量，随身携带糖果及饼干，出现低血糖时应及时补充糖，优选葡萄糖。避免从事重体力劳动及高风险工作，以防低血糖时因头晕而发生意外。

五、疾病预防指导

1. 避免摄入过多的高动物蛋白、高脂肪食物，忌暴饮暴食和酗酒。应增加粗粮、蔬菜、水果的摄入。

2. 不吸烟，烟草中含多种致瘤物质，会使患胰腺癌的风险增加3倍以上，并且吸得越多，患病概率越高。

3. 坚持锻炼身体，保持良好的情绪。

4. 避免接触萘胺和苯胺等有害化学物质。

5. 重视高危人群，有胰腺癌家族史者、曾患慢性胰腺炎者、曾做过胃大部切除术者、突发糖尿病者等应定期体检。

6. 如出现食欲缺乏、腹痛、腹胀、皮肤巩膜发黄、大便颜色变浅及不明原因的体重下降等症状时，需行胰腺疾病筛查。

六、饮食指导

1. 术后应规律饮食，少量多餐，戒烟、戒酒，忌酸辣、煎炸、油腻、刺激性食物，以及坚硬、不易消化的食物，保持大便通畅，避免腹部用力过大，必要时可使用开塞露塞肛或口服缓泻剂。

2. 饮食应循序渐进，由粥粉面过渡到软饭，然后是普通饮食，可吃青菜、水果、鸡蛋、猪肉、鸡肉、鱼肉等，以无消化不良为标准选择易消化、有营养的饮食。建议术后继续进食营养素1个月。

3. 有关营养方面的问题可于营养科门诊随诊。

七、运动指导

1. 循序渐进，以不感到疲劳为宜，避免剧烈运动，可做一些轻柔的运动，如散步、打太极拳、做保健操等，不仅能锻炼身体，还能增加食欲、加快身体恢复。

2. 留置外周中心静脉导管（peripherally inserted central venous catheter，PICC）/输液港的患者应避免同侧上肢剧烈外展、扩胸运动及使用带有PICC侧的手臂提过重的物体（>5 kg），不可用带管的手臂进行引体向上、托举哑铃等持重锻炼。避免游泳等会浸湿无菌区的活动。避免来回拖地、洗刷衣服等吃力的活动。

八、复诊与随访指导

1. 胰腺癌患者出院后第1、3、6个月门诊随访1次，之后每6个月随访1次。若有不适，应及时就诊。复诊内容包括实验室检查（肿瘤标志物、血常规、血生化等）和影像学检查（超声、X线、腹部B超等）。

2. 如出现贫血、发热、黄疸、腹痛、腹胀、肛门停止排气排便等不适，应及时就诊。

（陈瀚熙　熊代兰）

第四节　壶腹周围癌患者出院健康教育指引

一、疾病相关知识

壶腹周围癌（periampullary carcinoma）是指发生于距十二指肠乳头2 cm以内的肿瘤，主要包括壶腹癌、胆总管下端癌和十二指肠腺癌。壶腹周围癌因其起源组织器官的不同而具有不同的临床表现，其恶性程度明显低于胰头癌，手术切除率和5年生存率均明显高于胰头癌。手术是首选治疗方法，可行胰十二指肠切除术或保留幽门的胰十二指肠切除术。

二、伤口护理指导

参见“胰腺癌患者出院健康教育指引”的相关内容。

三、用药指导

手术切除后可以考虑再次基于组织学进行辅助治疗，以降低复发的概率。指南推荐的辅助治疗方案包括FOLFIRINOX，伴或不伴后续放化疗的改良FOLFIRINOX，以及以吉西他滨为基础的方案联合顺铂、卡培他滨或白蛋白结合型紫杉醇。药物不良反应有造血系统毒性、消化系统毒性、皮肤毒性、呼吸系统毒性、心血管系统毒性、泌尿系统毒性等。

四、并发症的观察及处理

参见“胰腺癌患者出院健康教育指引”的相关内容。

五、疾病预防指导

1. 戒烟。吸烟是已被证实的致病因素。

2. 避免摄入过多的脂肪和蛋白质，避免大量饮用浓咖啡，避免饮酒，预防糖尿病、慢性胰腺炎、恶性贫血、胆石症等。

六、饮食指导

参见“胰腺癌患者出院健康教育指引”的相关内容。

七、运动指导

参见“胰腺癌患者出院健康教育指引”的相关内容。

八、复诊与随访指导

术后每3～6个月复查1次。若出现贫血、发热、黄疸等情况，应及时就诊。

（陈瀚熙　熊代兰）

第四章 泌尿外科常见病患者出院健康教育指引

第一节　睾丸扭转患者出院健康教育指引

一、疾病相关知识

睾丸扭转（testicular torsion）是由于精索连接的睾丸扭转引起的一种泌尿系统急症，会导致睾丸血供受限、睾丸缺血、睾丸坏死。主要发病原因是睾丸和精索本身的解剖结构异常或活动度增大而导致扭转，主要症状是睾丸或阴囊区胀痛，下腹或会阴部疼痛，会阴部红肿、压痛等。时间过长会导致睾丸缺血性坏死、逐渐萎缩，从而导致睾丸功能不可逆损伤，因此，一旦检查提示睾丸扭转，应立即行外科手术治疗。

二、伤口护理指导

1．保持伤口敷料干燥、清洁，定期门诊更换敷料。避免穿紧身裤，防止会阴部伤口受压。伤口拆线前勿淋浴，以防伤口感染。

2．术后2～3天可正常出院，但是出院后1周避免过度走动。1个月内避免骑跨动作，避免剧烈活动。建议成年男性出院后3个月内避免性生活。

3．术后1周内阴囊可能会出现水肿，应注意平卧休息时适当地将阴囊抬起。如果出院后水肿严重伴疼痛、发热等情况，需及时就诊。

三、用药护理

遵医嘱口服抗生素，餐后服用。服用抗生素期间严禁饮酒。

四、并发症的观察及处理

睾丸萎缩是常见的并发症。在睾丸血供恢复后保留睾丸的患者中，仍有20%的患者可能出现不同程度的睾丸萎缩，即睾丸尺寸明显缩小，因此需密切观察、定期随访。

五、疾病预防指导

1．避免睾丸损伤、受压及剧烈震荡。

2．注意会阴部保暖，避免睾丸受凉。

3．避免压迫睾丸的睡眠姿势。

4．如果睾丸已切除，出院时应注意加强健侧睾丸的保护，避免阴囊损伤，避免健侧睾丸失去生理功能。

5．患者若为青少年，监护人需加强其心理健康教育及生活指导，预防睾丸扭转再次出现。

六、饮食指导

术后1周避免辛辣饮食，戒烟、戒酒。居家饮食宜营养均衡，保证营养支持，促进伤口愈合。饮食中适当增加肉类、蛋类，注意补充优质蛋白。

七、运动及康复指导

避免剧烈运动。青春期患者如突然出现睾丸肿胀、疼痛，即便可自行缓解，也应考虑睾丸扭转的可能，需及时就医。

八、复诊与随访指导

为防止睾丸复位固定术后出现患侧睾丸萎缩，应定期随访，平均随访时间为3～6个月。

（陈瀚熙　郑　莉）

第二节　精索静脉曲张患者出院健康教育指引

一、疾病相关知识

精索静脉曲张（varicocele）是指男性精索内的静脉出现迂曲、扩张，是阴囊内静脉血管的瓣膜功能障碍导致血液回流受阻所致，多见于左侧，也可见于双侧或右侧，主要临床表现是阴囊部位出现间断性疼痛、长时间站立或体力活动可加重疼痛、睾丸出现坠胀感、阴囊温度升高、包皮水肿等。

二、伤口护理指导

保持伤口敷料干燥、清洁，定期门诊更换敷料。避免穿紧身裤，防止会阴部伤口受压。伤口拆线前勿淋浴，以防伤口感染。

三、用药指导

遵医嘱口服抗生素，餐后服用。服用抗生素期间严禁饮酒。

四、并发症的观察及处理

1. 术后需密切关注会阴部情况，注意有无伤口红、肿、痛，以及腹股沟和阴囊胀痛、淤血的情况。若出现以上情况，应及时就诊。

2. 如出现阴囊水肿，术后3个月内可逐渐消退，平卧时可适当抬高阴囊，以促进水肿消退。

3. 避免坐浴或泡温泉，避免睾丸局部温度升高而影响精子的产生及活性。

五、疾病预防指导

多数患者无症状，多在体检时发现，或者因不育症就诊时被查出。部分患者可在阴囊表面触及无痛性蚯蚓状包块。精索静脉曲张可能会影响患者的生育，需及时就诊。

六、饮食指导

术后1周避免辛辣饮食，戒烟、戒酒。居家饮食宜营养均衡，保证营养支持，促进伤口愈合。饮食中适当增加肉类、蛋类，补充优质蛋白。

七、运动及康复指导

1. 术后2天可正常出院，但是出院后1个月内避免长时间站立、做骑跨动作或参加剧烈活动。宜穿宽松的棉质内裤，避免摩擦伤口。

2. 出院后3个月内不要进行性生活，术后需要几个月的恢复时间，通过精液分析检查可观察到精子质量是否有改善。

八、复诊与随访指导

第1次复查时间为术后2周，第2次复查时间为术后3个月，之后可根据医师的指导定期随诊复查。复查时提前预约挂号，并带好出院小结。

（陈瀚熙　郑　莉）

第三节　泌尿系统结石患者出院健康教育指引

一、疾病相关知识

泌尿系统结石（urolithiasis）是指发生在肾、输尿管、膀胱、尿道等泌尿系统内的结石，可引起疼痛、恶心、呕吐、血尿等症状，并可能因继发感染而出现寒战、发热。

二、伤口护理指导

行经皮肾镜或腹腔镜手术的患者，术后1周返院拆除伤口处缝线。注意保持伤口敷料干燥、清洁，定期门诊更换敷料。

三、用药指导

1. 遵医嘱口服抗生素，餐后服用。服用抗生素期间严禁饮酒。

2. 为促进结石排出，可遵医嘱口服排石药物。

3. 肾绞痛发作时遵医嘱使用解痉镇痛药物，适量饮水，以促进结石排出体外。

四、并发症的观察及处理

术后出院居家护理要点如下。

1. 体外冲击波碎石通常用于粉碎肾盂或输尿管上端内直径2 cm及以下的结石。患者术后应多饮水，观察尿中是否有小砂石排出，观察尿液颜色是否正常。若出现明显的肉眼血尿、无尿、疼痛、发热等情况，应及时就诊。

2. 进行输尿管钬激光碎石的患者体内会留置双J管。双J管的作用是协助残石排出，减少输尿管水肿、粘连、梗阻，一般术后1～3个月拔除双J管。

3. 泌尿系统结石易复发，建议有结石病史或家族史的患者每年定期门诊复查，以预防结石的发生。

4. 行经皮肾镜钬激光碎石的患者若留置肾造瘘管，应注意保护管道，避免其脱落，注意有无腰部胀痛，避免管道打折，同时密切关注肾造瘘管引流液的颜色。

5. 如出现发热、尿色浑浊、尿急、尿频、尿痛、血尿持续性加重及尿道口有管状物脱出，应及时就诊。

五、疾病预防指导

为预防泌尿系统结石的发生，每天饮水量应为1500～2000 ml，建议低盐、低糖饮食，合理补钙，适量运动，控制体重。

六、饮食指导

若行结石成分分析，应根据结石类型采取针对性的预防措施。

1. 肾功能良好者，建议每天饮水1500～2000 ml。

2. 均衡饮食。根据结石成分分析结果调整日常食谱。

七、运动及康复指导

1. 适当运动。

2. 遵医嘱定期复查。

3. 如出现结石相关症状应高度警惕是否为结石复发，并及时就诊。

八、复诊与随访指导

1. 若手术未完全清除结石而需二次手术排石的患者，应遵医嘱及时返院处理残留结石。

2. 按照出院小结的时间返院拔除体内双J管。

3. 根据出院带药处方的要求按时、足量服用药物。

（陈瀚熙　郑　莉）

第四节　良性前列腺增生患者出院健康教育指引

一、疾病相关知识

良性前列腺增生（benign prostatic hyperplasia）简称“前列腺增生”，是前列腺的非癌性（良性）增生，在男性50岁之后非常常见，可导致不同程度的尿路梗阻症状，如尿频、尿急、夜尿次数增多、尿线变细、排尿等待、排空不完全、尿滴沥等。

二、伤口护理指导

前列腺增生手术治疗目前以微创手术为主，如行开放性前列腺摘除术等。术后伤口1～2天更换敷料1次，敷料覆盖伤口未愈合前不宜淋浴或盆浴。注意避免伤口受到摩擦或碰撞。遵医嘱定时换药并及时返院拆线。

三、用药指导

遵医嘱用药。长期口服降糖药、降压药、抗凝药、降脂药等药物的患者，遵专科医师医嘱决定是否继续服用。注意药物不良反应。如有不适，应及时告知医师。

四、并发症的观察及处理

前列腺增生患者若发生急性尿潴留，应及时就医并行尿液引流。引流尿液的方式根据具体情况来选择，如置入导尿管、耻骨上膀胱造瘘等。

尿液不受主观意志控制而由尿道口溢出，谓之尿失禁。前列腺增生患者行经尿道前列腺电切术或开放前列腺切除术后尿失禁的发生率较低，一般＜2%。前列腺术后若尿失禁得到初步确诊，非手术治疗是首选治疗方式。无论采用何种治疗方案，若出现尿失禁，应及时寻求专业医师的康复指导。

1. 盆底肌功能锻炼　在医护人员的指导下进行盆底肌功能锻炼。

2. 生活方式的调整　主要包括定时排尿、控制液体摄入量、减少对膀胱有刺激作用物质（如咖啡、辛辣食物）的摄入等。

五、饮食指导

1. 出院后饮食宜清淡、易消化，避免摄入辛辣、刺激性食物（医师若有特殊交代，应遵医嘱饮食），增加优质蛋白的摄入（如猪肉、鸡肉、鱼肉、鸡蛋、牛奶等）。

2. 保持大便通畅，避免便秘，多吃新鲜蔬菜和水果，保持正常的排便习惯。

3. 多饮水，建议每天＞2000 ml，勤排尿，预防泌尿系统感染。

4．避免过度饮酒，以免影响身体康复和药物疗效。密切关注自身排尿情况。如果尿道口有渗血，需及时清洁，并用肥皂水清洗干净，避免感染。

六、运动及康复指导

1．术后1个月内避免做增加腹压的动作，如用力咳嗽、用力排便等。

2．避免剧烈的体力活动，如搬运重物等。

3．根据医师的建议逐渐增加日常活动量，但要避免长时间站立。

4．规律休息，保证充足的睡眠。

七、复诊与随访指导

1．建议第1次随访时间在拔出导尿管后的第4～6周。根据第1次随访结果，医师会决定之后的随访时间，应遵医嘱随访。

2．如有以下不适，应及时就诊：①尿色浑浊伴较浓厚的气味、尿色持续呈鲜红色等；②尿频、尿急等情况持续多天不能缓解；③尿线变细，排尿困难。

3．遵医嘱定期复查B超、血常规、尿常规，以及早发现疾病复发或尿路感染等情况。

（陈瀚熙　郑　莉）

第五节　膀胱肿瘤患者出院健康教育指引

一、疾病相关知识

膀胱肿瘤（bladder tumor）目前病因尚不明确，有研究表明其可能与吸烟、长期接触工业化学产品、职业环境因素、使用化学药物、慢性感染、饮用砷含量高的水及染发等因素有关。主要临床表现有血尿、膀胱刺激症状、排尿困难、上尿路阻塞症状、下腹部症状、全身症状、转移症状等。

诊断性经尿道膀胱肿瘤电切术（diagnostic transurethral resection of bladder tumor）是为明确膀胱占位性病变的病变性质、组织来源、病理分期和分级等为目的而实施的经膀胱镜肿瘤全部或部分电切除术。

二、伤口护理指导

如有腹部或其他部位的手术伤口，应注意保持伤口清洁和干燥。定期更换伤口敷料，预防伤口感染。

三、用药指导

1．遵医嘱于门诊行膀胱灌注治疗。

2．遵医嘱服药。长期口服降糖药、降压药、抗凝药、降脂药等药物者，应遵专科医师的医嘱决定是否继续服用药物。

四、并发症的观察及处理

血尿是经尿道膀胱肿瘤电切术后最常见的并发症之一。出院后如观察到淡红色的血尿，无须过度担心，一般为陈旧性出血。如出现鲜红色的血尿，伴或不伴排尿困难，则有术后出血的可能，需及时就诊。

1．根据医师的建议进行排尿训练，避免憋尿和过度用力排尿。注意尿液的颜色、气味和排尿频率，及时报告医师任何异常的症状。

2．避免泡澡、游泳等可能引起感染的活动。注意个人卫生，保持泌尿系统的清洁。

五、饮食指导

出院后饮食宜清淡、易消化，避免辛辣、刺激性食物，以减轻其对膀胱的刺激（医师若有特殊交代，应遵医嘱饮食）。增加水分的摄入，保证充足的水分，促进尿液排出。保持大便通畅，多吃新鲜蔬菜和水果。多饮水，建议每天>2000 ml，勤排尿，预防泌尿系统感染。增加优质蛋白的摄入，如猪肉、鸡肉、鱼肉、鸡蛋、牛奶等。

六、运动及康复指导

1．术后1个月内避免增加腹压的动作。多吃蔬菜和水果及膳食纤维含量高的食物，防止便秘。避免用力咳嗽，避免快速下蹲、起立、仰卧起坐、跳跃等动作。

2．避免剧烈的体力活动，逐渐增加日常活动量，避免过度劳累。规律休息，保证充足的睡眠，有助于身体康复。术后1～3个月避免剧烈活动（忌跑步、打球、爬山、游泳等），可进行轻体力活动，如散步等。

七、复诊与随访指导

出院后1个月或遵医嘱于当地医院门诊复查。需提前预约挂号。复诊时携带出院小结。如有不适，应及时复诊。

（陈瀚熙　郑　莉）

第六节　前列腺癌患者出院健康教育指引

一、疾病相关知识

前列腺癌（carcinoma of prostate）是发生于前列腺的上皮性恶性肿瘤，是男性泌尿生殖系统最常见的恶性肿瘤。大多数早期前列腺癌患者无明显症状。一旦肿瘤导致前列腺肿胀，或癌细胞扩散至前列腺以外的器官，可能会出现排尿困难、尿频、尿流弱或排尿中断，笑或咳嗽时漏尿，无法站立排尿，排尿或射精时疼痛或灼热感，射精时精液较少、血尿或血精，直肠有压迫感或疼痛感，以及勃起功能障碍等症状。

二、伤口护理指导

1～2天更换敷料1次，伤口未愈合前不宜淋浴或盆浴。注意避免伤口受摩擦或碰撞。

三、用药指导

遵医嘱服药。长期口服降糖药、降压药、抗凝药、降脂药等药物的患者，应遵专科医师的医嘱决定是否继续服用药物。

四、并发症的观察及处理

尿液不受主观意志控制而由尿道口溢出，谓之尿失禁。前列腺根治术后尿失禁得到初步确诊，非手术治疗是首选的治疗方式。非手术治疗6～12个月后症状仍无缓解的患者，可行手术治疗。无论采用何种治疗方案，若出现尿失禁，应及时寻求专业医师的康复指导，包括但不限于以下内容：①在医护人员的指导下进行盆底肌功能锻炼；②调整生活方式，主要包括定时排尿、控制液体摄入量、减少对膀胱有刺激作用的物质的摄入（如咖啡、辛辣食物等）等；③人工尿道括约肌植入术。

五、疾病预防指导

术后1～3个月避免剧烈活动（忌跑步、打球、爬山、游泳等），可进行轻体力活动，如散步等。

六、饮食指导

出院后饮食宜清淡、易消化，避免摄入辛辣、刺激性食物（医师若有特殊交代，应遵医嘱饮食），保持大便通畅，多吃新鲜蔬菜和水果。多饮水，每天＞2000 ml，勤排尿，预防泌尿系统感染。增加优质蛋白的摄入，如猪肉、鸡肉、鱼肉、鸡蛋、牛奶等。避免过度饮酒，以免影响身体康复和药物疗效。

七、运动及康复指导

（一）出院后留置尿管的注意事项

1．注意管道安全，避免导尿管被意外牵拉而损伤伤口。禁止自行拔除尿管。遵医嘱按时返院复诊，及时拔除尿管。

2．保持尿液引流通畅。避免引流管扭曲或打折，始终将集尿袋保持在膀胱水平以下，但不能放置在地面上，避免集尿袋中的尿液超过3/4。

3．每天用肥皂水或清水常规清洁会阴部，保持会阴部卫生。

4．保持会阴部清洁、干燥。

5．在沐浴或淋浴期间清除导尿管管道上的残留碎屑。

6．如果病情允许（具体请咨询医师），可增加液体摄入量，每天保持尿液在1500～2000 ml。

（二）术后1个月内避免增加腹压的动作

1．多吃蔬菜、水果及膳食纤维含量高的食物，避免便秘。

2．避免用力咳嗽。

3．避免快速下蹲、起立、仰卧起坐、跳跃等动作。

八、复诊与随访指导

1．出院后1个月或遵医嘱于当地医院门诊复查，需提前预约挂号。复诊时携带出院小结。

2. 复诊时检测前列腺特异性抗原（prostate specific antigen，PSA）。

3. 如果伤口出现红、肿、渗液，应及时就医。

4. 遵医嘱定时换药和及时返院拆线。

（陈瀚熙　郑　莉）

第七节　回肠代膀胱造口患者出院健康教育指引

一、疾病相关知识

回肠代膀胱造口（ileal cystostomy）是泌尿造口中的一种，是一个以外科手术方式制造的腹部开口。泌尿造口让患者的膀胱被移除后，其小便亦能通过该造口排出体外。当回肠代膀胱造口完成后，肾脏产生的尿液便由该造口排出。

二、居家护理要点

1. 造口观察　造口略高于腹部皮肤，造口颜色应如同口腔黏膜的颜色。如果造口黏膜颜色逐渐瘀黑，造口陷入腹部皮肤或较出院时明显脱垂，应及时到泌尿外科门诊就诊。

2. 皮肤护理　造口周围皮肤应与腹部其他部位完整的皮肤相同。如果底盘粘贴不牢固而导致尿液渗漏，或者每次更换底盘时的移除方式较粗暴，则易出现伤口周围皮肤发红、胀痛、皮疹、溃疡，因此，一定要保护好造口周围的皮肤。如出现以上皮肤问题，应到造口门诊就诊。

3. 沐浴指导　虽然有造口，但是仍可以像平时一样淋浴，但不建议浸浴。淋浴时可以自行选择是否佩戴造口袋。使用肥皂时不要将其涂抹于造口黏膜上。淋浴完毕后完全擦干造口周围皮肤再粘贴造口袋，避免粘贴不牢固。

三、用药指导

遵医嘱口服抗生素，餐后服用。服用抗生素期间严禁饮酒。

四、并发症的观察及处理

1. 造口出血　尿路造口出血患者若出血量较少，使用纱布或棉球压迫止血即可；若出血量较大，则需及时就医，遵医嘱服用止血药物，或者使用缝线结扎出血点，以达到彻底止血的目的。

2. 造口缺血性坏死　正常的造口黏膜颜色为淡红色或牛肉红色，有光泽，犹如口腔黏膜，富有弹性。如造口黏膜转为苍白或黏膜发黑，则提示造口缺血性坏死，需及时就医处理。

3. 造口皮肤黏膜分离　肠造口黏膜与腹壁皮肤的缝合处分离，形成不同程度的伤口。如出现造口皮肤黏膜分离，需及时于造口门诊就诊。

五、疾病预防指导

1. 为避免造口术后出现造口及造口周围皮肤相关并发症，需定期更换造口袋，及时使用造口附件产品，避免因造口渗漏而导致皮炎的发生。

2. 普通衣着不会影响外观，建议不穿紧身衣，可以把造口袋覆盖在衣服下面。出行、旅游并不受影响，但是乘坐飞机时不可携带利器，出行前可将造口底盘裁剪好，置于随身箱内，有需要可及时更换。若从事非体力劳动工作，出院1个月后体力恢复较好即可正常工作；若从事高体力消耗工作，建议返回泌尿外科门诊，请示手术医师，以指导开始工作的注意事项。

3. 因为造口手术改变了身体的外观形象，所以很多人会担心其会影响两性间的亲密关系。手术后夫妻双方需要相互适应造口的存在，性行为不会伤害到造口。

六、饮食指导

回肠代膀胱造口术后的饮食并不会受很大的影响，注意饮食均衡，保证每天摄入足够的水分（建议2000 ml以上），以维持良好的肾脏代谢功能，增加尿量，预防泌尿系统感染。如果出现小便颜色浑浊、小便有浓烈的气味、腰背部疼痛、发热、胃口欠佳等情况，应及时到泌尿外科门诊就诊。

七、运动及康复指导

1. 术后3个月避免做增加腹压的动作，减少抬举或提重物，以降低造口旁疝和脱垂等并发症的发生风险。完全康复后，可根据术前的爱好及身体耐受力选择不太剧烈的运动，如游泳、桌球、自行车、打太极拳、慢跑、节奏不快的舞蹈及散步等。

2. 避免从事接触性、撞击类的运动，如打篮球、举重、踢足球等。此外，应避免太极拳中幅度很大的蹲马步及不断下蹲的动作。

八、复诊与随访指导

出院后1个月或遵医嘱于当地医院门诊复查，需提前预约挂号。复诊时携带出院小结。

（陈瀚熙　郑　莉）

第八节　原位新膀胱术患者排尿训练出院健康教育指引

一、疾病相关知识

原位新膀胱术是指切除膀胱的手术，多用于膀胱癌、复杂的膀胱阴道瘘等疾病的治疗。术后可以通过提肛运动、按摩、导尿等方式帮助排尿。

二、并发症的观察及处理

1. 尿液浑浊，伴鼻涕样异物　由于手术时利用一截回肠做的新膀胱，这截肠管也会分泌肠黏液，一般6个月至1年后黏液分泌会慢慢减少。如果肠黏液多，容易堵塞管道或尿道，造成引流的尿液或排尿不通畅。因此，平时应多喝水，可以服用碳酸氢钠片碱化尿液，以减少肠黏液的分泌。如果黏液确实很多，引起了堵塞，在有导管时，需要间断地行膀胱冲洗治疗；如果没有导管，易引起排尿困难，需要放尿管冲洗黏液。

2. 排尿异常　回肠原位新膀胱术后可能会出现排尿异常，常见的是尿失禁和排尿困难。不完全性尿失禁术后早期的发生率较高，夜间比白天明显，但一般会慢慢恢复，直至术后1年左右，白天尿失禁的发生率为8%～10%，夜间尿失禁的发生率为20%～30%。若是有经验的医师处理，术后尿失禁的发生率会更低。

治疗尿失禁主要以功能训练为主。夜间尿失禁患者睡前应少饮水，使用闹钟夜间唤醒排尿，做提肛动作加强肛提肌训练，同时加强营养。原位新膀胱术患者若发生尿失禁，轻微者不需要特殊治疗，随时间延长，尿失禁会逐渐好转。不同情况的排尿困难及对应的处理方法如下：①若为排尿方法不当，可在医师和护士的指导下采用正确的排尿方法；②若为尿道和膀胱吻合口狭窄，可做尿道造影和尿道镜检查，明确原因后可定期行尿道扩张或手术切开狭窄；③若为不明原因尿失禁，可长期导尿，或行新膀胱造瘘，或间歇性自我导尿。

三、饮食指导

新膀胱引起的盐丢失综合征若程度较重，会引起低血容量、脱水和体重下降，因此，要确保术后每天2000～3000 ml的液体入量（包括饮水、饮料、汤等流质饮食），同时还要增加饮食中盐的摄取量。建议经常监测体重。饮食均衡、多元化，注意营养的合理搭配，避免摄入辛辣、刺激性及海鲜类的生冷食物。食物要细、软、烂，以利于消化。

四、运动及康复指导

原位新膀胱术后排尿训练要点如下。

1. 饮水后需要排尿　每天饮水量达2000～3000 ml，每次饮水200～300 ml，待15～30 min后排尿，每次排尿时做正常的排尿动作，不建议腹压排尿，可指导患者间歇性自我清洁导尿。

2. 夜间也需要定期排尿　夜间需定时唤醒排尿，避免长时间憋尿。开始时的间隔时间为1～2 h，之后逐渐延长至3～4 h排尿1次。

3. 锻炼腹肌　在呼气时收缩腹部（吸肚子），保持3～5 s，吸气时放松，每天锻炼4～6次，每次10～15 min，目的是加强腹肌和膈肌的收缩力，增加排尿时的腹压，加大排尿动力，利于尿液排出。

4. 盆底肌训练防治尿失禁　指导患者坚持有规律地收缩盆底肌。在吸气时收缩肛门（缩肛运动，可以想象成在关着门蹲厕所，突然有人推开门，一紧张便会收缩肛门的那种感觉）保持3～5 s，吸气时放松，每天4～6次，每次10～15 min，目的是在收缩肛门括约肌的同时，使盆底肌群也得到收缩、舒张锻炼，从而加强尿道括约肌的张力，防治尿失禁。

5. 遵医嘱尤为重要　原位新膀胱术的患者一定要遵循医护人员的嘱托定时排尿，如餐后30 min需要排尿1次，时间间隔以每次排出的尿量为200～300 ml为准。若每次＜200 ml，可以适当延长排尿间隔时间；若每次＞300 ml，则需要缩短排尿间隔时间。新膀胱就像气球一样，吹得太大就会丧失收缩力，之后尿液就会排不干净，长此以往，新膀胱就会失去收缩功能，造成肾积水、肾功能不全等危害。

五、复诊与随访指导

1．膀胱癌患者接受原位新膀胱术后须长期随访。随访重点包括肿瘤复发和与尿流改道相关的并发症。随访内容应包括手术相关并发症。患者应遵医嘱定期至泌尿外科专科门诊复诊。如有不适，应随时复诊。

2．对原位新膀胱术后患者的控尿功能进行定期随访的目的是及时发现并处理并发症，这对于提高患者的生活质量、避免潜在的肾功能损害十分重要。随访时间可根据医师的临床经验来定，患者可于术后3、6、12个月回院定期复查。术后第2年，随访时间可延长至每6个月1次，此后每年随访1次。具体随访时间视患者的具体情况而定，遵医嘱定期复查。随访内容包括询问病史、膀胱管理策略评估、排尿日记、泌尿系统B超、残余尿量测定、尿动力学检测等。

3．复查时应提前预约挂号，并携带出院小结。

（陈瀚熙　郑　莉）

第九节　肾部分切除术患者出院健康教育指引

一、疾病相关知识

肾部分切除术（partial nephrectomy）是通过开放性手术或腹腔镜手术方式，将局限于肾实质一极或一侧的病灶（如小体积的肿瘤、结核球、结石等），连同病灶周边的一部分正常肾实质一并切除并保留同侧其余正常肾组织的手术方法。

二、伤口护理指导

1～2天更换敷料1次。伤口未愈合前不宜淋浴或盆浴。注意避免伤口受摩擦或碰撞。保持伤口干燥，观察伤口有无渗出、红肿或其他异常。2～3天后可去除敷料。待痂皮自行脱落后可用温水清洗。

三、用药指导

1．遵医嘱服药。

2．长期口服降糖药、降压药、抗凝药、降脂药等药物的患者，应遵专科医师的医嘱决定是否继续服用药物。

3．慎用肾毒性药物，定期行肾功能检查，注意观察尿液的颜色和量。如有异常，及时就诊。

4．出院后如果使用干扰素等免疫制剂类药物，初期可能导致高热，此多由药物不良反应所致，可对症处理。必要时及时就医。

四、并发症的观察及处理

术后远期出血较少见，主要与剧烈活动有关。临床主要表现为手术侧腰部疼痛，查体术侧上腹部膨隆，多数出血在肾周形成血凝块，导致负压球引流量不多，但是引流液呈暗红色。另外，患者多表现为心率加快、血压降低、血红蛋白和血细胞比容下降，B超检查可见肾周有明显的积液和积血，或者出现严重的血尿，甚至形成膀胱填塞。注意观察伤口有无红肿、渗液，体温和尿液颜色有无变化。如果出现发热、体温超过38.5 ℃、伤口红肿和渗液、腰酸腰痛明显、尿色变红等情况，应及时就诊。

五、疾病预防指导

出院后2周内注意居家休息，4周内避免激烈的活动（如提重物、性生活、抱小孩、跑步、打球等），同时保持大便通畅，避免过度用力。伤口出现麻木、间断刺痛是正常现象，大部分症状于6个月内会消失，如出现红肿、发热、液体外溢等情况，应及时就诊。注意保护肾功能，高血压、糖尿病患者还要注意血糖、血压的控制，尽量避免使用对肾功能有损害的药物。

六、饮食指导

出院后正常饮食（医师若有特殊交代，应遵医嘱饮食），保持大便通畅，多吃新鲜蔬菜和水果。多饮水，建议每天＞2000 ml，勤排尿，预防泌尿系统感染。增加优质蛋白的摄入，如猪肉、鸡肉、鱼肉、鸡蛋、牛奶等。戒烟、戒酒。

七、运动及康复指导

术后1～3个月避免重体力劳动及剧烈运动（禁忌跑步、打球、爬山、游泳等），可适当活动，如散步等。注意保护健肾，避免外伤。肾部分切除术后患者需卧床2～4周，卧床期间进行主动踝泵运动，预防深静脉血栓。

八、复诊与随访指导

1. 出院后1个月或遵医嘱于当地医院门诊复查，需提前预约挂号。复诊时携带出院小结。

2. 如果伤口出现红肿、渗液，应及时就医。遵医嘱定时换药和及时返院拆线。

3. 定期复查，术后4～6周行腹部CT及肾功能检查，3年内每6个月复查1次，以了解肾功能及其局部情况，观察有无肿瘤复发。

（陈瀚熙　郑　莉）

第十节　肾上腺切除术患者出院健康教育指引

一、疾病相关知识

肾上腺切除术（adrenalectomy）是采用腹腔镜或开放手术方式，将患侧肾上腺完整切除的方法。主要用于治疗肾上腺皮质癌、恶性肾上腺嗜铬细胞瘤、单侧肾上腺增生的原发性醛固酮增多症、促肾上腺皮质激素依赖性库欣综合征的靶腺切除及少数激素替代难以控制的先天性肾上腺皮质增生等。

二、伤口护理指导

1～2天更换敷料1次。伤口未愈合前不宜淋浴或盆浴。注意避免伤口受摩擦或碰撞。伤口拆线一般为术后7～12天。拆线前每3～5天换药1次，此期间若伤口敷料出现大量渗出或鲜红色渗出液，应及时就诊处置。拆线后1～2天可以洗澡，在此之前可以用毛巾擦拭非手术区域，但要避免触及和弄湿敷料。伤口处痂皮不要强力去除，应待其逐渐软化后自行脱落。应用可吸收缝线者，伤口无须拆线，可待线结自行脱落后酌情清理。

三、用药指导

1. 遵医嘱服药。长期口服降糖药、降压药、抗凝药、降脂药等药物者，应遵专科医师的医嘱决定是否继续服用药物。

2. 居家监测血压情况，遵医嘱服用降压药。嗜铬细胞瘤患者术后1个月避免剧烈运动，避免情绪波动和大幅度体位改变，定期监测血压情况。

3. 多数皮质醇增多症患者术后需长期激素替代治疗，出院后应遵医嘱按时服药，不可自行增减药量，应随诊监测激素水平，并了解其潜在的不良反应。若出现满月脸、水肿、体重增加、青春痘、失眠、尿频、头痛等，不必停药，可对症治疗。若服药过程中出现过敏反应，应立即停药就医。若出现高血压、青光眼等不良反应，可减量和对症治疗。停药时应遵医嘱逐渐减量，以免发生反跳现象。

4. 原发性醛固酮增多症患者应遵医嘱使用补钾药物，定期监测电解质水平。

四、并发症的观察及处理

1. 出血　监测生命体征，注意观察意识变化情况。若术后引流量较多、引流液颜色鲜红，同时伴血压下降、心率加快，则提示出血，应立即通知医师。若少量出血，可遵医嘱监测生命体征，必要时输血；若出现活动性出血并难以控制，应协助医师准备二次手术。

2. 肾上腺危象　肾上腺危象是患者术后可能发生的较危险的并发症之一，主要表现为高热、厌食、恶心、呕吐、精神状态差、腹泻，继而出现脱水、少尿、低血压、心悸、四肢湿冷等症状，可迅速进展为休克，同时合并低钾低钠血症，常见于皮质醇增多症肿瘤切除术后或双侧肾上腺切除术后。一旦发生肾上腺危象，应立即通知医师，同时持续监测生命体征，遵医嘱补充糖皮质激素、补液及抗休克治疗，时刻注意电解质的变化，确保患者的生命安全。

3. 伤口感染　若患者术后发生体温升高、伤口疼痛，且实验室检查伴白细胞计数、中性粒细胞比例、C反应蛋白水平升高时，提示存在感染，应及时通知医师，并严格遵循皮试结果进行抗感染治疗，同时观察生命体征的变化。

五、疾病预防指导

定期监测血压，评估是否需要药物治疗，并在专科医师指导下规律服用降压药。

六、饮食指导

出院后正常饮食（医师若有特殊交代，应遵

医嘱饮食），保持大便通畅，多吃新鲜蔬菜和水果。多饮水，每天饮水量＞2000 ml，勤排尿，预防泌尿系统感染。增加优质蛋白的摄入，如猪肉、鸡肉、鱼肉、鸡蛋、牛奶等。加强营养，饮食荤素搭配，避免暴饮暴食，减少肾功能负担，少吃辛辣、刺激性食物。戒烟、戒酒。

七、运动及康复指导

1. 3个月内避免重体力劳动，避免过度弯腰的动作。

2. 选择适合自身的体育锻炼方式，适度的运动有助于恢复肾上腺功能。

3. 养成良好的工作、休息和饮食规律，避免劳累及精神高度紧张。

4. 保持伤口皮肤清洁、干燥，预防感染。

5. 定期监测血压的变化。

八、复诊与随访指导

1. 出院后1个月或遵医嘱门诊复查，需提前预约挂号。复诊时携带出院小结。

2. 如果伤口出现红肿、渗液，应及时就医。遵医嘱定时换药和及时返院拆线。

3. 3个月后复查B超。

4. 出现腰痛、腰胀、头晕、头痛、厌食、乏力等症状时，应及时就诊。

（陈瀚熙　郑　莉）

第五章 心血管外科常见病患者出院健康教育指引

第一节　瓣膜置换及整形患者出院健康教育指引

一、疾病相关知识

心脏瓣膜手术是指在低温体循环全麻下对心脏瓣膜（包括二尖瓣、三尖瓣、主动脉瓣及肺动脉瓣等）进行的瓣膜成形或置换，主要适用于二尖瓣狭窄、二尖瓣关闭不全、二尖瓣脱垂、二尖瓣狭窄合并关闭不全，三尖瓣狭窄、三尖瓣关闭不全、三尖瓣脱垂、三尖瓣狭窄合并关闭不全，以及主动脉瓣狭窄、主动脉瓣关闭不全。可根据疾病或年龄选择机械瓣或生物瓣，常见手术入路有胸骨正中切口、腋下小切口或右侧胸腔镜切口。

二、伤口护理指导

（一）自我观察

出院后每天自我检查伤口的情况，如出现红、肿、热、痛、破溃、渗液、颜色异常、出血等现象，应立即就诊。

（二）保持伤口清洁、干燥

保持伤口（胸正中）皮肤清洁、干燥。如伤口干燥且愈合良好，可用温和的沐浴露或无刺激性的肥皂轻柔地洗抹伤口皮肤，注意不要揉搓、抓挠或热敷。

（三）拆线及洗澡指导

胸腔引流管拔除后10～14天可拆线，拆线后2～3天伤口表面愈合即可洗澡。

（四）伤口愈合

1. 胸骨需3～4个月才能愈合。早期伤口可能会感觉疼痛，必要时可遵医嘱服用镇痛药。勿过度伸展胸骨，出院后6个月内勿提举重物、抱小孩等，以免影响伤口愈合。

2. 微创手术创伤小、恢复较快，但是肋间微创小切口可能会引起伤口疼痛，必要时可遵医嘱服用镇痛药。

三、用药指导

（一）服药频次

若服药频次为1次/天，遵医嘱每天定时服用；若服药频次为2次/天，服药时间分别为早、晚；若服药频次为3次/天，服药时间分别为早、中、晚。应遵医嘱服药，有不适及时就医。

（二）服药时间

如无特殊要求，建议餐后服用药物。

（三）遵医嘱服药

遵医嘱服药，切忌擅自停药或更改药物剂量。

1. 抗凝药物　服用抗凝药物华法林时需定期抽血，监测抗凝指标。建议INR的目标值为1.8～2.5。生物瓣置换术后需服药3～5个月，机械瓣置换术后需终身服药。

2. 降低心率药物　地高辛、胺碘酮为降低心率药物，美托洛尔、比索洛尔在降低心率的同时有降低血压的作用。使用此类药物前需数脉搏，脉搏＞60次/分方可服用，脉搏低于此数值，需停药观察。未服用降低心率药物情况下连续3天脉搏＜60次/分，应及时到医院就诊。

3. 降压药

（1）服用降压药前应先测量血压，固定测量同一侧手臂。血压＜90/60 mmHg，应停止用药。未服用药物情况下连续3天血压＜90/60 mmHg，应及时就诊。

（2）注意脉搏及血压的测量须在静息状态下、服药前，可用血压计、运动手表等测量。如有心房颤动，需测量1 min的脉搏总数。

4. 利尿药　建议下午4时30分左右服用利尿药，晚餐后服用可能会造成夜尿增多，从而影响睡眠。

5. 镇痛药　出院后可能仍会感觉伤口疼痛，可遵医嘱服用镇痛药。

四、并发症的观察及处理

（一）出血及栓塞

1. 观察并记录伤口有无渗血、红肿，以及引流液的颜色、性状和量，保持引流管通畅，密切监测凝血指标，以及血小板计数、血红蛋白浓度、红细胞压积等指标。

2. 遵医嘱定时服药，定期检测凝血指标，如有牙龈出血、口腔黏膜出血、鼻腔出血、皮肤瘀斑、经量增多，以及黑粪、血尿等出血征象，或者下肢冰冷、疼痛、皮肤苍白等症状，应及时就诊。

3. 主动询问患者有无头晕、肢体麻木等现象，观察其有无意识改变、疼痛及言语是否清晰，有无口角歪斜、四肢肌张力改变、偏瘫，有无干咳、突发呼吸困难等症状。出现异常状况要及时报告医师。

（二）心律失常

出现心律失常时要进行心电监护、血气分析，维持酸碱平衡及内环境稳定，遵医嘱使用抗心律失常药物，如胺碘酮、利多卡因等。药物治疗效果不佳时可行心脏电复律。Ⅱ度房室传导阻滞患者在术中应安装临时起搏器，以保障安全。

（三）急性肺水肿

密切观察患者有无呼吸困难、面色苍白、口唇发绀、呼吸急促等症状，严重者可出现脉搏细弱。注意补液速度不宜过快，发生肺水肿时遵医嘱吸氧，静脉注射呋塞米、吗啡等，密切观察患者体征的变化。

（四）瓣膜反流

观察患者有无心率加快、气促等症状，及时报告医师或到医院就诊，行心脏超声检查，根据检查结果做进一步处理。

（五）心脏压塞

1. 重视患者的主诉，严密观察患者的病情，若患者出现心前区疼痛、胸闷、气促、面色苍白、烦躁多汗、血压进行性下降、脉压减小、血氧下降、尿量减少等症状，应立即行床旁心脏超声检查以明确诊断。

2. 一旦确诊，应即刻行心包穿刺引流，记录心包引流液的颜色、性状和量，保持引流管通畅，观察生命体征，并做好心理护理。

五、饮食指导

（一）养成良好的生活习惯

戒烟、戒酒，均衡饮食，劳逸结合，早睡早起，避免劳累。

（二）饮水量

饮水量可逐渐恢复至平日的饮水量，须关注尿量，两者应平衡。如出现胸闷、气促及下肢水肿等情况，应及时就诊。

（三）饮食

建议低脂、高蛋白、高纤维素饮食。进食富含维生素的蔬菜、水果，保持大便通畅，避免进食过于油腻的食物。进食高蛋白食物，如肉类、鸡蛋、牛奶等，以促进伤口愈合。尽量避免使用中药材，如需服用中药材，必须咨询医师后方可服用。

（四）控制血糖

糖尿病患者出院后必须定期到内分泌门诊复查，控制好血糖。

六、运动及康复指导

1. 出院后应避免剧烈运动，如快速短跑、打篮球等。可进行适当的有氧运动，如散步、打太极拳、瑜伽、做家务、缓步跑、踏单车等。

2. 渐进性地恢复适量运动。合适运动量的主要标志为运动时稍出汗，轻度呼吸加快但不影响讲话，早晨起床时感舒适，无持续疲劳感和其他不适。

3. 出院初期勿做推拿、按摩、挤压伤口等操作，以免影响伤口愈合。

4. 出院6个月内勿进行重体力劳动，如提举重物、抱小孩、扩胸运动等，以免影响伤口愈合。

5. 出院6周后，当能以每分钟70～90步的速度爬楼梯，上3层楼后心率在110次/分以下，并且无不适感，即可以恢复性生活。

6. 保持卫生，尤其注意口腔卫生，餐后漱口，或者使用牙线清洁。

7. 保持大便畅通，勿用力排便，以免增加心脏负荷。

七、复诊与随访指导

1. 按照出院小结的要求定期门诊复查凝血指标INR。出院早期每3天检查1次，若结果稳定，出院后第1个月内每周检查1次，之后每个月复查1次，如再次出现指标波动，则按此循环往复。用药期间若出现皮下出血、牙龈出血、鼻腔出血等现象，或者四肢乏力、手脚麻木、肢体活动障碍等不适现象，应即刻就诊（务必严格按医嘱服用抗凝药物华法林，抗凝效果不佳易造成血栓、卡瓣并发症，过度抗凝则可能造成脏器出血）。

2. 出院后1个月心外科门诊复诊，以调整用药，出院后3个月心外科门诊复查心脏彩超。

3. 复查项目包括胸部X线片、心电图、心脏彩超及血液检测等。

4. 准备复诊资料，如门诊病历、出院小结，以及相关的检验、检查结果等。

5. 机械瓣膜置换患者乘坐地铁、飞机过安检时应向工作人员出示诊断证明书复印件。

6. 行检查治疗前应告知医师机械瓣膜置换情况，心电图、B超、X线、CT等检查不受影响。必须行心脏MRI检查时，应携带瓣膜保修卡并咨询该型号是否可行检查。

（陈瀚熙　罗思妮）

第二节　心脏肿瘤患者出院健康教育指引

一、疾病相关知识

原发性心脏肿瘤非常少见，可分为良性肿瘤和恶性肿瘤，通常无症状。80%～90%的心脏良性肿瘤为黏液瘤，是成年人中最常见的原发性良性心脏肿瘤；心脏恶性肿瘤约占原发性心脏肿瘤的25%，主要为肉瘤。手术切除是治疗心脏肿瘤的基本治疗方法，患者的预后取决于肿瘤的病理类型及侵袭范围。

二、伤口护理指导

（一）自我观察

出院后每天自我检查伤口情况，如出现红、肿、热、痛、破溃、渗液、颜色异常、出血等现象，应立刻就诊。

（二）保持伤口清洁、干燥

保持伤口（胸正中）皮肤清洁、干燥。如伤口干燥且愈合良好，可用温和的沐浴露或无刺激性的肥皂轻柔地洗抹伤口皮肤，不要揉搓、抓挠或热敷伤口。

（三）拆线

胸腔引流管拔除后10～14天可拆线。

（四）伤口愈合

1. 胸骨需3～4个月才能愈合。早期伤口可能仍会感觉疼痛，必要时可遵医嘱服用镇痛药。建议开胸手术患者3个月内佩戴胸带。勿过度伸展胸骨。出院后6个月内勿提举重物、抱小孩等，以免影响伤口愈合。

2. 微创手术创伤小、恢复较快，但是肋间微创小切口可能会引起伤口疼痛，必要时可遵医嘱服用镇痛药。

三、用药指导

（一）服药频次

若服药频次为1次/天，遵医嘱每天定时服用；若服药频次为2次/天，服药时间分别为早、晚；若服药频次为3次/天，服药时间分别为早、中、晚。具体情况可遵医嘱，若有不适，应及时就医。

（二）服药时间

如无特殊服药要求，建议餐后服用药物。

（三）遵医嘱服药

遵医嘱服药，切忌擅自停药或更改药物剂量。

1. 抗凝药　心脏肿瘤术后需要抗凝的患者，应遵医嘱服用阿司匹林。

2. 降低心率药物　地高辛、胺碘酮为降低心率药物，美托洛尔、比索洛尔在降低心率的同时有降低血压的作用。此类药物在使用前需要数脉搏，脉搏>60次/分方可服用，脉搏低于此数值，需停药观察。未服用降低心率药物情况下连续3天脉搏<60次/分，应及时就诊。

3. 降压药

（1）服用前测量血压，固定测量同一侧手臂。血压<90/60 mmHg，停止用药。未服用药物情况下连续3天血压<90/60 mmHg，应及时就诊。

（2）脉搏及血压的测量须在静息状态下、服药前，可用血压计、运动手表等测量，如有心房颤动，需测量1 min的脉搏总数。

4. 利尿药　建议下午4:30左右服用利尿药，晚餐后服用可能造成夜尿增多，从而影响睡眠。

5. 镇痛药　出院后可能仍会感觉伤口疼痛，可遵医嘱服用镇痛药。

四、并发症的观察及处理

（一）出血及栓塞

1. 观察并记录伤口有无渗血、红肿，以及引流液的颜色、性状和量，保持引流管通畅，密切监测凝血指标，以及血小板计数、血红蛋白浓度、红细胞压积等指标。

2. 遵医嘱服药，注意有无牙龈出血、口腔黏膜出血、鼻腔出血、皮肤瘀斑、经量增多，以及黑粪、血尿等出血征象，或者下肢冰冷、疼痛、皮肤苍白等症状，若有，应及时到医院就诊。

3. 主动询问患者有无头晕、肢体麻木等感觉，观察其有无意识改变、疼痛及言语是否清晰，有无口角歪斜、四肢肌张力改变、偏瘫，有无干咳、突发呼吸困难等症状。若出现异常，应及时报告医师。

（二）心律失常

出现心律失常时要进行心电监护及血气分析，维持酸碱平衡及内环境稳定，遵医嘱使用抗心律失常药物，如胺碘酮、利多卡因等。药物治疗效果不佳时可行心脏电复律。Ⅱ度房室传导阻滞患者术中应安装临时起搏器，以保障安全。

五、饮食指导

（一）养成良好的饮食习惯

戒烟、戒酒，均衡饮食，劳逸结合，早睡早起，避免劳累。

（二）饮水量

饮水量逐渐恢复至平日饮水量，须关注尿量，两者应平衡。如出现胸闷、气促及下肢水肿等情况，应及时就诊。

（三）饮食

建议低脂、高蛋白、高纤维饮食。进食富含维生素的蔬菜、水果，保持大便通畅，避免进食过于油腻的食物。进食高蛋白食物，如肉类、鸡蛋、牛奶等，以促进伤口愈合。尽量避免使用中药材，如需服用中药材，必须咨询医师后方可服用。

（四）控制血糖

糖尿病患者出院后须定期到内分泌门诊复查，以控制好血糖。

六、运动及康复指导

1. 出院后应避免过于剧烈的运动，如快速短跑、打篮球等。进行适当的有氧运动，如散步、打太极拳、瑜伽、做家务、缓步跑、踏单车等。

2. 渐进式地恢复适量运动。合适运动量的主要标志为运动时稍出汗，轻度呼吸加快但不影响讲话，早晨起床时感舒适，无持续疲劳感和其他不适。

3. 出院初期勿做推拿、按摩、挤压伤口等操作，以免影响伤口愈合。

4. 出院6个月内勿进行重体力劳动，如提举重物、抱小孩、扩胸运动等，以免影响伤口愈合。

5. 出院6周后能以每分钟70～90步的速度爬楼梯，上3层楼后心率在110次/分以下，并且无不适感，即可恢复性生活。

6. 拆线前以擦浴为主。下半身无伤口，可清洗下半身。拆线后2～3天伤口愈合后即可洗澡。

7. 保持身体卫生，尤其应注意口腔卫生，建议餐后使用冲牙器或牙线。

8. 保持大便畅通，勿用力排便，以免增加心脏负荷。

七、复诊与随访指导

1. 出院后第1、3、6、12个月各复查1次，病情稳定后每年复查1次，以及时发现肿瘤复发。如有不适，随时就诊。

2. 复查项目包括胸部X线片、胸部CT、心电图、心脏B超、血液检查、肿瘤标志物等。

3. 准备复诊资料，如门诊病历、出院小结，以及相关的检验、检查结果等。

（陈瀚熙　罗思妮）

第三节 心脏移植患者出院健康教育指引

一、疾病相关知识

心脏移植是将供体的健康心脏移植于受体胸腔内，部分或完全代替受体心脏，维持受体的循环功能。心脏移植是治疗终末期心脏病和复杂先天性心脏病的重要手段。

二、伤口护理指导

（一）自我观察

出院后每天自我检查伤口情况，如出现红、肿、热、痛、破溃、渗液、颜色异常、出血等现象，应立刻就诊。

（二）保持伤口清洁、干燥

保持伤口（胸正中）皮肤清洁、干燥。如伤口干燥且愈合良好，可用温和的沐浴露或无刺激性的肥皂轻柔地洗抹伤口皮肤，不要揉搓、抓挠或热敷伤口。

（三）拆线

胸腔引流管拔除后10～14天可拆线。

（四）伤口愈合

胸骨需3～4个月才能愈合。早期伤口可能仍会感觉疼痛，必要时可遵医嘱服用镇痛药。勿过度伸展胸骨，出院3个月内建议佩戴胸带。出院后6个月内勿提举重物、抱小孩等，以免影响伤口愈合。

三、用药指导

（一）频次

遵医嘱每天准时、准量服用药物。

（二）服药时间

如无特殊服药要求，建议餐后服用药物。

（三）遵医嘱服药

遵医嘱服药，切忌擅自停药或更改药物剂量。

1. 抗排斥药物 心脏移植术后需要终身服用抗排斥药物，药物使用不合理会导致排斥反应或感染的出现。抗排斥药物（如他克莫司、吗替麦考酚酯）的服用时间一般是餐前1 h或餐后2 h，激素药物需要在餐后服用。不建议将药片掰开或嚼碎服用，不能擅自停药或更改剂量。服用某些抗排斥药物可能会导致呕吐、腹泻或大便次数增多，如果出现严重的腹泻或呕吐，应联系随访医师或药师。

2. 降压药

（1）服用降压药前应测量血压，固定测量同一侧手臂。血压<90/60 mmHg，应停止用药。未服用药物情况下连续3天血压<90/60 mmHg，应及时就诊。

（2）脉搏及血压的测量须在静息状态下、服药前，可用血压计、运动手表等测量。如有心房颤动，需测量1 min的脉搏总数。

3. 利尿药 建议下午4:30左右服用，晚餐后服用可能会造成夜尿增多，影响睡眠。

4. 镇痛药 出院后伤口可能仍会感觉疼痛，可遵医嘱服用镇痛药。

四、并发症的观察及处理

（一）右心功能不全

1. 心脏移植术后常见右心功能不全，主要原因是术前肺动脉高压、右心室心肌薄、未经过肺动脉高压的治疗和训练，同时存在再灌注损伤。

2. 严密监测心率、血压、中心静脉压（central venous pressure，CVP）、肺动脉压（pulmonary artery pressure，PAP）。如出现CVP升高、肺毛细血管楔压（pulmonary capillary wedge pressure，PCWP）正常或降低、肺血管阻力过高、肺动脉压力升高，伴体循环低血压和尿量减少，应警惕右心功能不全。出现上述情况要及时报告医师，控制输液速度，使用血管活性药物，吸入一氧化氮或口服降肺压药物等，以改善右心功能，必要时可使用体外膜氧合（extracorporeal membrane oxygenation，ECMO）或右心辅助装置治疗。

（二）排斥反应

1. 排斥反应是心脏移植术后最常见的死亡原因，可分为超急性排斥反应、急性排斥反应和慢性排斥反应。需严密监测，早期发现、早期治疗。

2. 严密监测有无体温升高、疲乏无力、CVP升高、胸腔积液、心率与血压的异常变化等。出现上述症状应及时就医并联系随访医护人员，必要时行心肌活检以明确诊断。

3. 严格遵医嘱定时、定量服用抗排斥药物，如他克莫司、霉酚酸酯、糖皮质激素等，不能私自减量或停药。不遵医嘱服药极易发生排斥反应。

4. 定期复查心脏超声、心电图及血药浓度，根据血药浓度调整药物剂量。

（三）感染

1. 心脏移植术后由于免疫抑制剂的使用，极易发生感染。感染是术后早期死亡的主要原因，包括细菌感染、病毒感染、真菌感染等。

2. 医护人员要严格执行无菌操作，工作人员进入移植病房应洗手、戴口罩和帽子，限制人员出入。

3. 每天监测体温，观察患者是否出现发热、白细胞升高，伤口有无红、肿、热、痛，口腔有无白斑及溃疡，做好口腔护理。

4. 做好居家护理。每天开窗通风，保持空气流通。不到人员密集的地方，外出戴口罩，返回后要洗手。家中不养宠物及水生植物，以免滋生细菌。

（四）移植物冠状动脉病

1. 移植物冠状动脉病以移植心脏冠状动脉早期血管内膜增生、晚期心外膜下血管狭窄、小血管闭塞及伴心肌梗死为特征，是心脏移植1年后死亡的首要原因。

2. 心脏移植术后需每年复查冠状动脉造影或冠状动脉CT，以尽早发现有无移植物冠状动脉病。

3. 合理搭配膳食，控制体重，控制血压，戒烟、戒酒。建议在移植后1～2周开始行他汀类药物治疗。

五、饮食指导

（一）养成良好的饮食习惯

戒烟、戒酒，均衡饮食，劳逸结合，早睡早起，避免劳累。

（二）饮水量

饮水量逐渐恢复至平日饮水量，须关注尿量，两者应平衡。如出现胸闷、气促及下肢水肿等情况，应及时就诊。

（三）饮食种类

1. 进食富含维生素的蔬菜、水果，保持大便通畅，避免进食过于油腻的食物。各种柚类（包含西柚、蜜柚和沙田柚）会增强抗排斥药的药效，影响其抗排斥效果，勿进食。

2. 进食高蛋白食物，如肉类、鸡蛋、牛奶等，以促进伤口愈合。

3. 尽量避免使用中药材，如需服用中药材，必须咨询医师后方可服用。

4. 禁止食用人参、蜂王浆、冬虫夏草、黄芪、灵芝、西洋参等增强免疫力的食物及保健药品。做到“五忌”，即忌刺激性和油炸类食物、忌坚硬食物、忌胀气食物、忌烟酒、忌大补食物。

（四）控制血糖

糖尿病患者出院后须定期到内分泌门诊复查，以控制好血糖。

六、运动及康复指导

1. 出院后应避免过于剧烈的运动，如快速短跑、打篮球等。进行适当的有氧运动，如散步、打太极拳、瑜伽、做家务、缓步跑、踏单车等。

2. 渐进式地恢复适量运动。合适运动量的主要标志为运动时稍出汗，轻度呼吸加快但不影响讲话，早晨起床时感舒适，无持续的疲劳感和其他不适。

3. 出院初期勿做推拿、按摩、挤压伤口等操作，以免影响伤口愈合。

4. 出院6个月内勿进行重体力劳动，如提举重物、抱小孩等，以免影响伤口愈合。

5. 出院6周后，当能以每分钟70～90步的速度爬楼梯，上3层楼后心率在110次/分以下，并且无不适感，即可恢复性生活。

6. 拆线前以擦浴为主，下半身无伤口可清洗下半身，拆线后2～3天伤口愈合即可洗澡。

7. 保持房间清洁卫生、阳光充足，每天至少开窗通风2次，每次≥30 min。床铺要保持清洁，勤更衣，贴身衣物应在太阳下暴晒消毒。注意口腔卫生，餐后建议使用冲牙器或牙线清洁。3个月内避免去环境较差，人员混杂的地方（如农贸市场、车站等），适当减少与他人的接触，出门戴口罩（流感等呼吸道疾病暴发期建议佩戴N95口罩），回家换衣服，注意保暖。

8. 保持大便畅通，勿用力排便，以免增加心脏负荷。

9. 心脏移植患者术后可能会出现排斥反应或感染，及时捕捉一些征兆尤为重要。以下是一些生理指标的正常参考值。

（1）体温：36.0～37.0 ℃。

（2）脉搏：60～100次/分。

（3）血压：收缩压为90～130 mmHg；舒张压为60～90 mmHg。

（4）尿量：保持出入平衡即可。正常人每天尿量为1000～1500 ml，如果出现少尿（24 h尿量<400 ml）、多尿（24 h尿量>2500 ml），且有明显不适，须立即联系医师。

（5）血糖：空腹血糖为3.9～6.1 mmol/L；餐后2 h血糖在正常值范围内但<7.8 mmol/L。

七、复诊与随访指导

复查当天早上空腹抽血，带上药物，抽血后及时服用。

1. 随访内容主要包括血常规、尿常规、肝肾功能、血糖、血脂、心肌二项指标、药物浓度、心电图、心脏彩超、心内膜活检（部分）、胸部正侧位X线片等。

2. 一般出院每周抽血复查药物浓度。稳定后遵医嘱每半个月或1个月复查1次，抽血复查前不要服药。每年需全面体检1次。

3. 监测免疫抑制剂浓度。1～2个月每周测1次；3～4个月每2周测1次；5个月以上、1年以内每个月测1次；1年后根据实际情况制定监测方案。

4. 由于移植后心脏神经功能缺失，心脏移植术后患者在冠心病发作时若无胸闷、胸痛等症状，建议移植术后1年定期行冠状动脉CT检查。若出现以下情况应立即就医：发热；身体任何部位有感染，浮肿；体重突然增加；呼吸短促，心慌，咯血性泡沫痰；不明原因的恶心和呕吐；巩膜及周身皮肤出现黄染。

（陈瀚熙　罗思妮　王　玮）

第四节　冠状动脉旁路移植术患者出院健康教育指引

一、疾病相关知识

冠状动脉旁路移植术，又称“冠状动脉搭桥术”，是取患者本身的血管（常为大隐静脉或乳内动脉，也可用桡动脉、胃网膜动脉或其他肢体动静脉），在冠状动脉狭窄处的近端和远端之间建立一条通道，使血液绕过狭窄部位到达远端血管，以恢复心肌的血液供应，解除心肌缺血、缺氧状态的手术，也是治疗冠心病较为有效的外科方法。

二、伤口护理指导

（一）自我观察

出院后每天自我检查伤口情况，如出现伤口红、肿、热、痛、破溃、渗液、颜色异常、出血等现象，应立刻就诊。

（二）保持伤口清洁、干燥

保持伤口（胸正中）皮肤清洁、干燥。如伤口干燥且愈合良好，可用温和的沐浴露或无刺激性的肥皂轻柔地洗抹伤口皮肤，不要揉搓、抓挠或热敷伤口。

（三）拆线

胸腔引流管拔除后10～14天可拆线，拆线后2～3天伤口愈合即可洗澡。

（四）伤口愈合

1. 胸骨需3～4个月才能愈合。早期可能仍会感觉伤口疼痛，必要时可遵医嘱服用镇痛药。勿过度伸展胸骨，出院后6个月内勿提举重物、抱小孩等，以免影响伤口愈合。

2. 取血管的肢体应避免久站或久坐，可穿长筒型弹力袜。睡眠或卧床休息时，可用枕头抬高患肢，以促进血液循环，避免引起患肢水肿，影响伤口愈合。

三、用药指导

（一）服药频率

若服药频率为1次/天，可遵医嘱每天定时服用；若服药频率为2次/天，服药时间分别为早、晚；若服药频率为3次/天，服药时间分别为早、中、晚。

（二）服药时间

如无特殊要求，建议餐后服用药物。

（三）遵医嘱服药

遵医嘱服药，切忌擅自停药或更改药物剂量。

1. 抗血小板药物　抗血小板治疗术后服用阿司匹林、氯吡格雷双联抗血小板治疗1年，此后视情况调整抗血小板治疗方案。阿司匹林肠溶片应用适量水送服，最好饭前至少30 min服用。不应压碎、掰开或咀嚼肠溶片，以确保活性物质在小肠碱性环境中释放，以免破坏胃黏膜。

2. 降低心率药物　地高辛、胺碘酮为降低心率药物，美托洛尔、比索洛尔在降低心率的同时有降低血压作用。使用此类药物前需数脉搏，脉搏>60次/分方可服用，脉搏低于此数值，需停药观察。未服用降低心率药物情况下连续3天脉搏<60次/分，应及时就诊。

3. 降压药

（1）服用降压药前应测量血压，固定测量同一侧手臂。血压<90/60 mmHg，应停止用药。未服用药物情况下连续3天血压<90/60 mmHg，应及时就诊。

（2）脉搏及血压的测量应在静息状态下、服药前，可用血压计、运动手表等测量，如有心房颤动，需测量1 min的脉搏总数。

4. 利尿药　建议下午4:30左右服用，晚餐后服用可能造成夜尿增多，从而影响睡眠。

5. 镇痛药　出院后可能仍会感觉伤口疼痛，可遵医嘱服用镇痛药。

6. 抗凝药物　如合并瓣膜整形或瓣膜置换术，应遵医嘱服用抗凝药物华法林，并定期抽血监测抗凝指标INR，建议其目标值为1.8～2.5。

四、日常生活指导

（一）养成良好的生活习惯

戒烟、戒酒，早睡早起，避免劳累，进行适当的运动。

（二）保持情绪稳定

保持心情开朗，学习自我松弛的方法，如听音乐、阅读、散步等。

（三）排便

保持大便畅通，勿用力大便，以免增加心脏负荷。

（四）体重

保持正常体重，减轻心脏负担，体重超标的患者需要减肥。WHO标准体重的计算方法：男性标准体重（kg）=［身高（cm）−80］×70%，女性标准体重（kg）=［身高（cm）−70］×60%。

（五）性生活

出院6周后，若能以每分钟70～90步的速度爬楼梯，上3层楼后心率在110次/分以下，并且无不适感，即可恢复性生活。但应注意，若有顽固性心绞痛、无法控制的高血压等情况，应在医师指导下恢复性生活。

（六）控制血糖

糖尿病患者出院后必须定期到内分泌门诊复查，以控制好血糖。

（七）足部护理

冠状动脉旁路移植术一般需要取用下肢大隐静脉。当下肢静脉被抽取后可能会影响下肢血液及淋巴液循环，使足部出现肿胀的情况，出院后要做好以下护理措施。

1. 穿着弹力袜。弹力袜能帮助静脉血液及淋巴液回流，避免液体积聚而致肿胀。

2. 腿、足部按摩。按摩能加速血液及淋巴液循环，减少腿、足部肿胀。

3. 避免久坐、久站。久坐、久站可导致下肢肿胀，出现下肢肿胀可适当抬高下肢，以促进静脉回流，减轻肿胀。可指导患者行踝泵运动。

五、并发症的观察及处理

（一）出血及栓塞

1. 观察并记录伤口有无渗血、红肿，以及引流液的颜色、性状和量，保持引流管通畅，密切监测凝血指标，以及血小板计数、血红蛋白浓度和红细胞压积等指标。

2. 遵医嘱定期服药，定期检测凝血指标，如有牙龈出血、口腔黏膜出血、鼻腔出血、皮肤瘀斑、经量增多，以及黑粪、血尿等出血征象，或者下肢冰冷、疼痛、皮肤苍白等症状，应及时就诊。

3．主动询问患者有无头晕、肢体麻木等现象，观察其意识有无改变,有无疼痛及言语是否清晰，有无口角歪斜、四肢肌张力改变、偏瘫，有无干咳、突发呼吸困难等，若出现异常，应及时报告医师或就诊。

（二）心律失常

1．术后3天连续做十二导联心电图，观察S-T段和T波改变，有无Q波出现，以尽早发现心肌缺血及围手术期心肌梗死的表现。

2．严密监测心律、心率、血压。出现心律失常时要复查血气分析，维持酸碱平衡及内环境稳定，遵医嘱使用抗心律失常药物，如胺碘酮、利多卡因等，药物治疗效果不佳时可行心脏电复律。

3．Ⅱ度房室传导阻滞患者术中应安装临时起搏器，以保障安全。

（三）下肢肿胀

1．取血管肢体应垫软枕，抬高15°～20°，使用弹性绷带挤压、包扎伤口，以防患肢水肿和静脉炎。

2．观察患肢敷料有无渗血，外露指（趾）端皮温、颜色、足背动脉搏动情况及有无肿胀。

3．鼓励患者早期活动，促进侧支循环的建立。

六、饮食指导

1．冠心病的主要因素是“三高”（高血糖、高血脂、高血压），因此，糖尿病患者要控制好血糖，高血压患者应控制好血压，饮食以低盐（钠）、低脂、高蛋白食物为主。

2．选择低脂肪的食物，如去皮鸡肉、瘦肉（牛肉、羊肉、猪肉）、鱼肉、麦包、脱脂奶等。减少肥猪肉、肥鸭鹅、火腿、野味、海鲜、内脏等食物的摄入。

3．以清淡饮食为主，每天食盐摄入量不超过6 g（约一啤酒瓶盖的量），减少鲜露、生抽、味精、蚝油、腌制食物的摄入。避免刺激性食物和饮品，如辣椒油、浓茶、咖啡等。

4．减少用油量，使用植物油，避免煎炸类食物，烹饪方法最好是蒸、煮、焗、炖、焖及凉拌等。

5．进食蛋白质丰富的食物，以促进伤口愈合，如牛奶、鱼肉、鸡肉、瘦肉、鸡蛋白等。

6．多吃高纤维食物（如水果、蔬菜）以促进胆固醇的排泄，多吃洋葱、大蒜、香菇、木耳、豆类及全麦制品（麦片、麦包）等。

七、运动及康复指导

1．出院后应避免过于剧烈的运动，如快速短跑、打篮球等。进行适当的有氧运动，如散步、打太极拳、瑜伽、做家务、缓步跑、踏单车等。

2．渐进式地恢复适量运动。合适运动量的主要标志为运动时稍出汗，轻度呼吸加快但不影响讲话，早晨起床时感舒适，无持续疲劳感和其他不适。

3．出院初期勿做推拿、按摩、挤压伤口等操作，以免影响伤口愈合。

4．出院6个月内勿进行重体力劳动，如提举重物、抱小孩等，以免影响伤口愈合。

八、复诊与随访指导

1．出院后第1、3、6、12个月各复查1次心脏彩超、心电图，病情稳定后每年复查1次。如有不适，应随时就诊。

2．准备复诊资料，如门诊病历、出院小结，以及相关的检验、检查结果等。

（陈瀚熙　罗思妮　王　玮）

第五节　心脏大血管手术患者出院健康教育指引

一、疾病相关知识

大血管疾病分为狭窄性和扩张性两大类。狭窄性的大血管疾病有先天性的（如主动脉缩窄），也有后天性的，如由梅毒、结核、动脉炎、创伤、风湿热、动脉粥样硬化等引起的管腔狭窄或闭塞，还有因风湿性、先天性及老年退化性引起的主动脉缩窄。扩张性的大血管疾病是通常所说的动脉瘤，动脉瘤又分为真性动脉瘤、假性动脉瘤和主动脉夹层。

二、伤口护理指导

（一）自我观察

出院后每天自我检查伤口情况，如出现伤口红、肿、热、痛、破溃、渗液、颜色异常、出血等现象，应立即就诊。

（二）保持伤口清洁、干燥

保持伤口（胸正中）皮肤清洁、干燥。如伤口干燥且愈合良好，可用温和的沐浴露或无刺激性的肥皂轻柔地洗抹伤口皮肤，不要揉搓、抓挠或热敷伤口。

（三）拆线

胸腔引流管拔除后10～14天可拆线。

（四）伤口愈合

胸骨需3～4个月才能愈合。早期可能会感觉伤口疼痛，必要时可遵医嘱服用镇痛药。勿过度伸展胸骨，出院后6个月内勿提举重物、抱小孩等，以免影响伤口愈合。

三、用药指导

（一）服药频率

若服药频率为1次/天，遵医嘱每天定时服用；若服药频率为2次/天，服药时间分别为早、晚；若服药频率为3次/天，服药时间分别为早、中、晚。

（二）服药时间

如无特殊要求，建议餐后服用药物。

（三）遵医嘱服药

遵医嘱服药，切忌擅自停药或更改药物剂量。

1. 抗凝药物　因疾病累及瓣膜而行瓣膜置换或整形的患者需遵医嘱服用华法林抗凝，需定期抽血，监测抗凝指标，建议INR目标值为1.8～2.5。

2. 降低心率药物　地高辛、胺碘酮为降低心率药物，美托洛尔、比索洛尔在降低心率的同时有降血压作用。使用此类药物前需数脉搏，脉搏>60次/分方可服用，若脉搏低于此数值，需停药观察。未服用降低心率药物情况下连续3天脉搏<60次/分，应及时就诊。

3. 降压药

（1）服用降压药前应测量血压，固定测量同一侧手臂，血压<90/60 mmHg时应停止用药。未服用药物情况下连续3天血压<90/60 mmHg，应及时就诊。

（2）脉搏及血压的测量须在静息状态下、服药前，可用血压计、运动手表等测量，如有心房颤动，需测量1 min的脉搏总数。

4. 利尿药　建议下午4:30左右服用，晚餐后服用可能会造成夜尿增多，从而影响睡眠。

5. 镇痛药　出院后可能仍会感觉伤口疼痛，可遵医嘱服用镇痛药。

四、并发症的观察及处理

（一）吻合口出血

1. 与手术创伤大、止血困难、吻合技术不当，以及鱼精蛋白中和肝素不足、凝血功能紊乱有关。

2. 严格控制血压，监测凝血指标和活化凝血酶原时间，及时调整抗凝药物的剂量。

3. 观察并记录伤口有无渗血、红肿，以及引流液的颜色、性状和量，保持引流管通畅，密切监测凝血指标，以及血小板计数、血红蛋白浓度和红细胞压积等指标。

4. 观察有无牙龈出血、口腔黏膜出血、鼻腔出血、皮肤瘀斑、经量增多，以及黑粪、血尿等出血征象，或者下肢是否出现冰冷、疼痛、皮肤苍白等情况，若有，应及时处置。

（二）心律失常

进行心电监护，监测心律、心率、血压、经皮血氧饱和度，出现心律失常时要复查血气分析，维持酸碱平衡及内环境稳定，遵医嘱使用抗心律失常药物，如胺碘酮、利多卡因等。药物治疗效果不佳时可以行心脏电复律。术中可安装临时起搏器，以保障安全。

（三）脑功能障碍

1. 高龄和颅内血管病变是术后发生脑功能障碍的高危因素，另外，脑功能障碍与气栓、血栓、动脉斑块脱落、脑保护不当、手术时间长有关。

2. 脑功能障碍的主要表现为苏醒延迟、昏迷、躁动、谵妄、癫痫发作、偏瘫、截瘫等症状，须严密监测患者的意识、肌力改变，进行营养神经和脱水治疗，必要时予以腰大池引流以降低脑脊液压力。

3. 保证充分的氧供，防止大脑缺血、缺氧，必要时行高压氧治疗。

五、饮食指导

（一）养成良好的饮食习惯

戒烟、戒酒，均衡饮食。

（二）饮水量

饮水量可逐渐恢复至平日饮水量，须关注尿量，两者应平衡，如出现胸闷、气促及下肢水肿等情况，应及时就诊。

（三）饮食

建议低脂、高蛋白、高纤维素饮食。应进食富含维生素的蔬菜、水果，保持大便通畅，避免进食过于油腻的食物。进食高蛋白食物，如肉类、鸡蛋、牛奶等，以促进伤口愈合。尽量避免使用中药材，如需服用中药材，须咨询医师后方可服用。

（四）控制血糖

糖尿病患者出院后必须定期到内分泌门诊复查，以控制好血糖。

六、运动及康复指导

1. 患者出院后应避免过于剧烈的运动，如快速短跑、打篮球等。进行适当的有氧运动，如散步、打太极拳、瑜伽、做家务、缓步跑、踏单车等。

2. 渐进式地恢复适量运动。合适运动量的主要标志为运动时稍出汗，轻度呼吸加快但不影响讲话，早晨起床时感舒适，无持续的疲劳感和其他不适。

3. 出院初期勿做推拿、按摩、挤压伤口等操作，以免影响伤口愈合。

4. 出院6个月内勿进行重体力劳动，如提举重物、抱小孩等，以免影响伤口愈合。

5. 动脉瘤患者多有高血压病史，出院后要学会准确地监测血压，避免血压过高。

6. 出院6周后，若能以每分钟70～90步的速度爬楼梯，上3层楼后心率在110次/分以下，并且无不适感觉，即可恢复性生活。

7. 拆线前以擦浴为主，下半身无伤口可清洗下半身，拆线后2～3天伤口愈合即可洗澡。

8. 保持身体卫生，尤其应注意口腔卫生，餐后建议使用冲牙器或牙线。

9. 保持大便畅通，勿用力排便，以免增加心脏负荷。

七、复诊与随访指导

1. 准备复诊资料，如门诊病历、出院小结，以及相关的检验、检查结果等。

2. 大血管术后需定期按时复查，出院后第1、3、6、12个月各复查1次，之后每6个月复查1次。

3. 1年后在病情稳定的情况下，需每年复查主动脉CT及心脏彩超，以明确人工血管及心脏的情况。如有不适，应立即就医或联系主刀医师。

（陈瀚熙　罗思妮　王　玮）

第六章 胸外科常见病患者出院健康教育指引

第一节　气管肿瘤患者出院健康教育指引

一、疾病相关知识

气管是人体非常重要的脏器，也是呼吸系统的重要门户。它是由纤维软骨构成的管道，向上连接喉部，向下连接左右主支气管，内有一层纤毛柱状上皮，可将灰尘、细菌、病毒等外界物质排出呼吸道。成人的气管平均长度为10～12 cm，直径2.0～2.3 cm。在横断面上，气管呈C形或U形。

气管肿瘤分为良性和恶性。成人气管肿瘤的好发年龄为40～69岁，男女发病比例约为4∶1，成人气管肿瘤中约90%为恶性。儿童气管肿瘤以良性居多，良性率可达90%。

二、伤口护理指导

1. 出院后伤口2～3天换药1次，直至拆线。覆盖伤口的纱布需保持清洁、干燥，如果纱布潮湿，应及时换药。拆线时间以出院小结记录的为准，拆线后伤口愈合良好才能洗澡。

2. 伤口上的痂皮不能强行撕除。伤口愈合过程中可能会出现周围皮肤瘙痒感和疼痛感，属正常现象，勿抓挠。如果疼痛难忍，可遵医嘱服用镇痛药。如果伤口出现红、肿、热、痛，应及时就医换药。

三、术后症状的处理

（一）疼痛

疼痛是术后最常见的症状，主要原因是手术引起的伤口疼痛及肋间神经痛。当疼痛已影响正常生活时，应及时就医或遵医嘱使用镇痛药。

（二）咳嗽、咳痰

术后愈合过程中可能会出现咳嗽、咳痰的症状，属正常症状，可适当遵医嘱使用镇咳化痰的药物。

（三）胸闷、气短

术后可能会因肺功能受损而出现胸闷、气短的症状。出院后应进行肺康复锻炼，以提高肺功能，可行居家氧疗，以助于缓解相关的症状。

（四）疲乏

术后疲乏多以情绪消极、精神差、休息多为特点，常伴有生理和心理上的不适感，易使患者产生消极情绪。适当的锻炼和积极的心态有助于缓解疲乏状态。

（五）发热

术后发热与组织损伤、伤口感染、肺炎、深静脉血栓形成等因素有关。若体温＜38 ℃，不伴其他不适，可多饮水继续观察；若体温＞38 ℃，或者伴有其他不适，应及时就医。

四、疾病预防指导

（一）注意日常饮食

良好的饮食习惯及合理的膳食结构不仅对预防气管肿瘤有重要作用，而且对其他癌症也有预防作用。

（二）避免吸烟

关于预防气管肿瘤这个问题，戒烟很关键。吸烟是人们熟知的致癌因素，其与30%的癌症有关，主要引起肺、咽、喉及食管部癌肿，烟焦油中含有多种致癌物质和促癌物质，如3-4苯丙芘、多环芳香烃、酚类、亚硝胺等，当烟草燃烧的烟雾被人体吸入时，焦油颗粒便附着于支气管黏膜上，经长期慢性刺激，可诱发癌变。

（三）远离污染的空气

远离污染的空气也是有效预防气管肿瘤的重

要措施。要远离空气被严重污染的工业区。不要经常生活于因汽车尾气和尘沙而造成的严重空气污染的环境中。日常家庭居室要注意通风，有效预防生活中的空气污染，有效预防油烟污染。

（四）有效提高免疫力

有效提高机体免疫力是预防气管肿瘤十分重要的措施。在日常生活中要养成良好的生活和作息习惯，不熬夜，早睡早起，养成良好的工作习惯，劳逸结合，有效释放各种压力，坚持锻炼身体，有效增强体质，提高机体免疫力。

五、饮食指导

维持正常饮食，少食多餐，原则上多吃青菜、水果、高蛋白食物（鸡蛋、牛奶）和白肉（鱼肉、家禽肉），适量吃红肉（牛肉、羊肉）和海鲜。术后短期内不建议进补活血类的中药食材，如有需求应在中医师的指导下进食。因为手术部位和体位的原因，患者在进食时易发生误吸，因此，进食要缓慢。

六、运动康复指导

（一）肺康复锻炼

肺康复锻炼有助于增加肺活量、强化呼吸肌、提升咳嗽能力，从而降低术后并发症，预防肺不张，肺康复锻炼的方法如下。

1. 呼吸训练器 有助于锻炼呼吸肌的耐受力和协调性，提高肺功能。使用时按缩唇呼气—深吸气（含住白色咬嘴，尽量使吸起的球保持2 s以上）—屏住呼吸—缩唇呼气4个步骤进行，每个步骤需缓慢有序地进行，每次10 min，间隔2 h做1次，饭后1 h内不能做，肺气肿、肺大疱和重症肌无力患者不能使用呼吸训练器。

2. 深呼吸 可增加呼吸道的通气功能。用鼻慢慢吸气，然后缩着嘴唇慢慢呼气，整个过程要缓慢地进行。

3. 有氧锻炼 有氧锻炼可有效提高心肺耐力、改善心肺功能。出院后可根据自身情况进行散步、快走、慢跑、打太极拳、瑜伽、爬楼梯、爬山、骑单车等有氧锻炼，也可以做些力所能及的家务。

（二）自我管理

1. 出院后要继续戒烟，避免去人多密集的地方。注意个人卫生，适当进行有氧锻炼，保障睡眠质量，6个月内避免剧烈运动和重体力劳动。如有胸闷加剧或其他不适，应及时就医。

2. 做好体位管理。可采取Pearson体位（压颌曲颈位），平时活动中有意识地让头部保持压颌曲颈位，睡眠时垫高枕头，避免头部后仰，保持头部压颌曲颈位，进行有效咳嗽、深呼吸及日常活动。术中用粗线将患者下颌的皮肤跟胸部皮肤缝吊，使头颈部固定于前倾位15°～30°，维持10～14天。

3. 不可以猛然抬头或仰头，避免做回头动作，以防固定线断裂而导致吻合口撕裂。由于气管愈合至正常组织抗张力达100%时通常需要3个月，出院后3个月内应平视看物，3个月后才可抬头。

4. 休息和睡眠时抬高床头30°～45°，或者用枕头抬高头部，翻身时保持头、颈、胸平行。

七、复诊与随访指导

1. 术后1个月复查胸部X线片，观察术后胸腔恢复情况，追踪病理结果，确定下一步治疗方案。如无须辅助治疗（放疗、化疗或免疫治疗），只需要定期复查。复查频率为治疗后2年内每3～6个月复查1次，2～5年内每6个月复查1次，5年后每年复查1次。

2. 如需辅助治疗，应遵从医师的治疗方案行下一步治疗。

（陈瀚熙　李淑芳　刘慧玲）

第二节　食管癌、贲门癌患者出院健康教育指引

一、疾病相关知识

我国是世界上食管癌、贲门癌的高发地区。早期可表现不明显，咽下时有哽噎感，胸骨后烧灼样、针刺样疼痛等；中晚期表现为进行性咽下困难；晚期可表现为持续消瘦、脱水、无力等。手术是首选也是唯一能治愈食管癌、贲门癌的方法。对于不适合手术治疗的患者，可在术前、术后辅助进行放疗、化疗及其他治疗。

二、伤口护理指导

1．手术伤口有针刺样疼痛和麻木感是伤口愈合过程中的正常反应，数月后这种不适感会慢慢消退。

2．伤口拆线后可洗澡，勿用肥皂用力擦洗伤口，保持伤口及周围皮肤清洁、干燥。伤口需3天左右换1次药，敷料弄湿后需及时更换。如有红肿、化脓，应及时就诊。

3．带空肠造瘘管出院的患者，如无进食困难，于术后1个月门诊拔除引流管。

4．建议穿全棉、柔软的内衣，洗后将衣裤在阳光下暴晒。

三、用药指导

出院后应遵医嘱服用药物，一般需持续一段时间服用促胃动力药和抑酸药。药物治疗主要有抑酸剂、促胃动力药、抗酸药、黏膜保护药等。

（一）质子泵抑制剂

质子泵抑制剂的抑酸作用强，疗效确切，是治疗首选药物。常用药物有奥美拉唑、艾司奥美拉唑、兰索拉唑、泮托拉唑、雷贝拉唑等。

（二）组胺H_2受体拮抗剂

该类药物易受饮食影响，抑酸作用持续时间短，抑酸能力较质子泵抑制剂弱，且患者易快速耐受，适合轻、中症患者。常用药物有西咪替丁、雷尼替丁、法莫替丁、罗沙替丁等。

（三）促胃动力药

促胃动力药可通过增加食管下括约肌压力、改善食管蠕动功能、促进胃排空，减少胃十二指肠内容物反流并缩短其在食管中暴露的时间。这类药物适用于轻症患者，或者作为与抑酸药联用的辅助用药。常用药物有多潘立酮、莫沙必利、依托必利等。

（四）抗酸药

抗酸药为弱碱性物质，口服后可在胃内直接中和胃酸，降低胃蛋白酶活性，减轻酸性胃内容物对食管黏膜的损伤，从而达到减轻症状的效果，适用于轻、中度患者。该类药物多含有铝、镁、铋等碱性盐类及其复合制剂。常见药物有氢氧化镁、三硅酸镁、铝碳酸镁、氢氧化铝等。

（五）黏膜保护药

黏膜保护药常用于反流性食管炎及食管溃疡患者，该类药物可在食管黏膜表面形成一层保护膜，并且中和胃酸，吸附胃蛋白酶和胆酸，促进损伤的修复和愈合，但临床上一般不单独用于治疗，通常采用联合用药的形式。常用药物包括硫糖铝、铋剂等。

（六）抗抑郁药或抗焦虑药

对久治不愈或反复发作者，应考虑精神心理因素的可能。治疗药物包括三环类抗抑郁药和选择性5-羟色胺再摄取抑制剂等，可用于伴有抑郁或焦虑症状的患者。常用药物有氯米帕明、氟西汀等。

四、并发症的观察及处理

（一）肺部感染

若出现发热、咳嗽、咳痰、胸痛、呼吸困难、烦躁不安等症状，处理措施如下。

1．加强呼吸功能锻炼，鼓励患者深呼吸、咳嗽、咳痰。遵医嘱选择有效的抗生素。

2．常规雾化吸入，2～3次/天，每次20 min。

3．若患者情况允许，应鼓励其早期活动，以促进肺扩张。

（二）下肢静脉血栓形成

1．观察　观察下肢有无感觉异常、疼痛、麻木，皮肤温度及颜色有无改变，有无脉搏异常等情况。

2．处理　建议术后1～6个月常规穿弹力袜。多下床活动，做踝泵运动，预防血栓形成。禁止按摩患肢，防止血栓脱落，可抬高患肢45°，若有异常，及时就医。

（三）反流性食管炎

反流性食管炎属远期并发症，也是较为常见的并发症。

1．观察　观察是否有反酸、胸骨后疼痛、烧灼感、吞咽受阻等现象。

2．处理　可行保守治疗，遵医嘱服用抑酸药、黏膜保护药、促胃动力药，禁食高脂肪食物、咖啡、酒，少食多餐，勿饱食，餐后30 min内不要平卧，可取坐位或缓慢散步1～2 h。睡眠时应抬高床头。

五、疾病预防指导

（一）避免烫食

长期喝滚烫的咖啡和茶及热汤、热粥，会增加患食管癌的危险。因为过烫的食物可对食管产生慢性热损伤而致癌。吃一口烫的食物，口腔和食管要承受被烫9 s的时间。偶尔烫伤，黏膜还可以自我修复，但是经常摄入过烫的食物，食管长期反复受伤，不正常的“异型性”细胞就会越来越多，癌变就此发生。

（二）戒除烟酒、慎用药物

烟、酒及某些药物进入食管，容易诱发胃-食管反流，久之可形成食管炎。有些药物如四环素、阿莫西林、氯化钾、去痛片等，若服用方法不当，因其化学特性，也会损伤食管。

（三）细嚼慢咽

虽然食管的鳞状上皮与其他上皮相比具有一定的耐磨性，但这种性能毕竟有限。细嚼可使食物与唾液充分混合，形成光滑的食团。慢咽可使食团得到食管分泌的黏液的润滑，顺利地移行到胃，使食管不受磨损。如果吃东西时狼吞虎咽，食管难免会受到损伤。

（四）多吃新鲜的蔬菜、水果

新鲜的蔬菜、水果含有维生素A和维生素C，对食管癌有预防作用。

（五）癌前病变早根治

食管癌前病变包括慢性食管炎、上皮萎缩、细胞不典型增生等。癌前病变若不及时治疗，会有癌变的风险。治疗时可针对病情使用维生素C、维生素E、维生素B、增生平、维胺酯、硒元素等。

六、饮食指导

出院后可继续半流质饮食，如藕粉、蒸蛋、麦片粥、大米粥、烂糊面等，逐渐由稀变稠，术后1个月左右可过渡到软食乃至正常饮食。不能直接进食流质/半流质。建议每天进食馒头团（25～50 g），以扩张食管吻合口，防止吻合口狭窄。

注意少食多餐，根据需要每天可进餐5～8次，进餐时要细嚼慢咽。不要忌口，各种食物只要是清淡、新鲜、有营养、易消化，都可以吃，不吃辛辣、刺激性食物，戒烟、戒酒。

七、运动指导

1. 进食时体位保持端坐位，不宜平卧或半卧位。进餐后不要马上平卧，可适当散步约30 min，睡眠时可将上半身垫高30°，尽量朝向手术侧睡眠。

2. 出院后继续进行深呼吸功能锻炼至术后2个月。肺活量达1500 ml，证明肺功能恢复良好。根据自身情况可适当地进行体育锻炼，注意劳逸结合，以不疲劳为宜。待全部治疗结束后，可恢复轻体力工作，直至正常工作。

八、复诊指导

1. 术后1个月复查，追踪病理结果，确定下一步治疗方案。如患者无须辅助治疗（放疗、化疗或免疫治疗），则只需定期复查。对于食管癌术后患者，推荐术后1～2年内每3个月随访1次，第3～5年每6个月随访1次，此后每年随访1次。随访内容包括询问病史和体格检查，根据患者的临床情况决定是否行血常规、血生化（肝肾功能、血清蛋白、肿瘤标志物等）、内镜、上消化道造影及CT等影像学检查。如怀疑肿瘤复发、转移，应根据病情推荐患者行PET-CT、MRI及骨扫描等检查，并及时进行放疗或化疗。

2. 如需辅助治疗，应根据医师制定的治疗方案行下一步治疗。

（陈瀚熙　李淑芳　刘慧玲）

第三节　胸壁畸形（漏斗胸、鸡胸）患者出院健康教育指引

一、疾病相关知识

1. 漏斗胸　漏斗胸是儿童时期最为常见的胸壁畸形之一，表现为部分胸骨、肋软骨及肋骨向脊柱呈漏斗状凹陷的一种畸形，形似漏斗故而得名。

2. 鸡胸　鸡胸又称“鸽胸”。胸骨向前隆起，状如鸡、鸽子之胸脯，故称为鸡胸，是前胸壁第二种常见的胸廓畸形，一般认为是肋骨和肋软骨过度生长造成的，胸骨畸形继发于肋骨畸形，也可继发于胸腔内疾病。

二、伤口护理指导

1. 出院后伤口2～3天换药1次，直至拆线。伤口纱布需保持清洁、干燥，如果纱布潮湿，应及时换药。拆线时间以出院小结记录的为准。拆线后伤口愈合良好才能洗澡。

2. 伤口上的痂皮不能强行撕除。伤口愈合过程中可能会出现周围皮肤瘙痒感和疼痛感，属正常现象，勿抓挠。如果疼痛难忍，可遵医嘱服用镇痛药。如果伤口出现红、肿、热、痛，应及时就医换药。

三、用药指导

1. 遵医嘱服用阿莫西林、头孢克肟等药物进行抗感染治疗。

2. 若疼痛症状比较严重，可以遵医嘱服用布洛芬混悬液、对乙酰氨基酚口服混悬液等药物以缓解症状。

四、并发症的观察及处理

1. 术后发热　术后轻度低热是正常表现，需持续观察伤口情况，检测外周血白细胞计数。若是感染引起，需报告医师，以调整抗生素用药。

2. 伤口疼痛　观察伤口情况、患者表情、心率、血压等，评估患者的疼痛等级及其是否影响生活或睡眠。一般情况下无须处理。可通过转移注意力的方法减轻疼痛，如看电视、听舒缓的音乐等。少数情况下可适量使用镇痛药。

3. 伤口愈合不良　部分患者可因钢板排斥反应或营养不良而导致伤口愈合不良，通常经伤口换药、加强营养即可自行愈合，特殊情况下需清创缝合，有的患者则须将钢板取出。

五、疾病预防指导

多进行游泳、俯卧撑、扩胸运动或深呼吸等肺部训练。避免去人多密集的地方，注意个人卫生，适当进行有氧锻炼，保障睡眠质量。如有胸闷加剧或其他不适，应及时就医。

六、饮食指导

维持正常饮食，少食多餐，原则上多吃蔬菜、水果、高蛋白食物（鸡蛋、牛奶）和白肉（鱼肉、家禽肉），适量吃红肉（牛肉、羊肉）和海鲜。饮食以高热量、高维生素、粗纤维食物为宜，保证大便通畅。

七、运动及康复指导

肺康复锻炼有助于增加肺活量、强化呼吸肌、提升咳嗽能力，从而降低术后并发症，预防肺不张，有助于排痰。肺康复锻炼的方法如下。

1. 深呼吸可增加呼吸道的通气功能。用鼻慢慢吸气，然后缩着嘴唇慢慢呼气，整个过程需要缓慢地进行。

2. 有氧锻炼可有效提高心肺耐力、改善心肺功能。

3. 出院后根据自身情况进行散步、快走、慢跑、爬楼梯等有氧锻炼，也可做些力所能及的家务。

4. 出院后睡平板床，睡眠时尽量平卧，多做深呼吸运动。术后4周内不弯腰、扭腰或滚翻；术后第1个月必须做到背部挺直；术后2个月内不要搬重物；术后3个月内不做剧烈运动。取出钢板前，避免剧烈运动和重体力劳动，避免胸部碰撞、外伤及剧烈运动等，以免使钢板移动、断裂并损伤周围组织器官。尽量不要做对抗性运动（如踢足球、打篮球等）。

八、复诊与随访指导

出院1个月后复诊，术后第1、2、3个月应行X线检查，以了解钢板的位置，如有移位应及时处理。在钢板取出前禁止做胸部和上腹部MRI检查。当胸壁有足够的力量可以支撑胸骨时方可取出钢板。若出现钢板戳出及胸闷、胸痛等情况，应及时就诊。10岁以下患儿，术后2年取出矫形钢板；12岁以上患者，术后3年取出矫形钢板。

（陈瀚熙　李淑芳　刘慧玲）

第四节 胸部外伤患者出院健康教育指引

一、疾病相关知识

根据损伤暴力性质的不同及其是否造成胸膜腔与外界相通，可将胸部损伤分为钝性伤（blunt injury）和穿透伤（perforating wound）。胸部损伤同时发生膈肌破裂可造成胸腔和腹腔同时损伤，称为胸腹联合伤（thoracic-abdominal injury）。临床表现如下。

1. 胸痛 胸部损伤的主要症状，多位于受伤部位，且呼吸时加重。

2. 呼吸困难 受伤部位疼痛使胸廓活动受限，分泌物或血液可堵塞呼吸道，导致肺水肿或气胸、血胸。

3. 肺膨胀不全 肺膨胀不全可引起呼吸困难。若存在多根、多处肋骨骨折，呼吸困难则加重。

4. 咯血 肺或支气管损伤可引起痰中带血或咯血。严重胸部损伤时可出现休克症状。

5. 体征损伤区域触痛、压痛 发生肋骨骨折时可触及骨擦感；发生气胸和血胸时，听诊患侧呼吸音减弱或消失。

二、伤口护理指导

伤口处保持清洁、干燥，避免污染、潮湿。出院后还未拆线者，拆线前不可洗澡，可擦拭身体，但应注意勿浸湿伤口敷料。拆线后不可用力擦拭伤口处。

三、用药指导

用药原则是镇痛、抗感染。遵医嘱服用塞来昔布、布洛芬等药物。如合并炎症，则需联合头孢克肟、头孢唑林等药物。合并咳嗽、咳痰者，应遵医嘱行雾化治疗或口服化痰镇咳药。

四、并发症的观察及处理

1. 伤口感染 保持伤口敷料完整、清洁、干燥，并及时更换，同时观察伤口有无红、肿、热、痛等炎症表现。如有异常，应及时采取抗感染治疗。

2. 肺部感染和胸腔内感染 因开放性损伤易导致胸腔或肺部感染，应密切观察患者的体温变化及痰液的性状。如患者出现畏寒、高热或咳脓痰等感染征象，应及时处理。

五、疾病预防指导

保持房间整洁、安静、阳光充足，定时开窗换气，避免直接吹风。根据温度变化及时增减衣被，避免着凉。戒烟，避免待在有人吸烟的场所。外出时备好口罩，尽量少去人群密集的场所。生活作息应劳逸结合，避免因体力恢复差或肺功能未完全恢复而产生新的问题。每天坚持做呼吸功能锻炼，以降低气胸等胸外伤的复发率。

六、饮食指导

合理饮食，营养均衡，不暴饮暴食。

1. 优质蛋白 每天至少1个鸡蛋，建议瘦肉、鱼、蛋类200 g/d，乳制品150 ml/d，豆类150 g/d。待伤口愈合后，瘦肉、鱼、蛋类200 g/d，豆类减量至30～50 g/d。

2. 蔬菜 每天可吃500 g蔬菜，深绿色蔬菜和十字花科蔬菜可各占50%，适量搭配菌类和根茎类蔬菜。水果最好每天2～3种（200～250 g），主食类（如米、面、土豆、玉米等）300～400 g/d。

3. 不强调“滋补” 正常饮食，可适当食补气类食物（如红枣、山药、桂圆、莲子等）和滋阴润燥的食物（如银耳、百合、黑芝麻、苹果、梨、小米、赤小豆、鸭肉等）。

七、运动及康复指导

做好肺部训练。

1. 缩唇呼吸法 取半卧位或坐位，用鼻吸气，将嘴唇缩成鱼嘴样或吹笛状，让气体从鱼嘴状口唇中缓慢呼出，吸气与呼气的比例为1∶（2～3），尽量做到深吸、慢呼。每天锻炼2～4次，每次5 min。

2. 腹式呼吸 腹式呼吸能加强膈肌肌力。取卧位，两肩下垂，放松肩部和颈部，两膝半屈，使腹肌放松，双手分别置于前胸和上腹部，用鼻缓慢吸气，吸气时胸部不动，腹部抬起，放于腹部的手有下降的感觉。每天锻炼2～4次，每次重复8～10遍。

3. 有效咳嗽　首先进行5～6次深而慢的呼吸，随之深吸一大口气，然后短暂地屏气3～5 s，身体前倾，进行短促有力的咳嗽。

4. 呼吸操　放松肩颈部肌肉（耸肩维持2～3 s，双手自然下垂，放松肩膀），活动颈部（做头部"米"字操，动作缓慢）。做扩胸运动，吸气时扩胸，呼气时收回。

5. 术后康复运动　为防止下肢静脉血栓，应在术后早期开始康复运动，如踝关节运动。做屈伸运动时，患者躺或坐在床上，下肢伸展，缓缓勾起足尖，足尖先尽力往上勾，再尽力向下压，至最大限度保持10 s。做环绕运动时，以踝关节为中心，足掌做360°环绕，分顺时针、逆时针交替，动作幅度尽量保持最大。屈伸、环绕动作为1组，每组10～30次，每天至少做8组。

八、复诊与随访指导

胸部损伤严重者，出院后须定期复诊，发现异常及时治疗。伴有肋骨骨折的患者，术后1个月复查胸部X线片，以了解骨折愈合情况。

（陈瀚熙　李淑芳　刘慧玲）

第五节　自发性气胸患者出院健康教育指引

一、疾病相关知识

自发性气胸是指因肺部疾病使肺组织和脏层胸膜破裂，或者靠近肺表面的肺大疱、细微气肿疱自行破裂，使肺和支气管内的空气逸入胸膜腔。多见于男性青壮年或患有慢性支气管炎、肺气肿、肺结核者。本病属肺科急症之一，严重者可危及生命，及时处理可治愈。

二、引流装置及伤口护理指导

胸腔闭式引流装置需定时更换，应由医院专业人员更换。

伤口敷料每2～3天更换1次，或者根据实际情况更换敷料，有分泌物浸湿敷料或敷料污染时应及时更换。

三、用药指导

自发性气胸患者手术后应在医师指导下使用消炎、镇痛、化痰、止咳等药物，这些药物成分可以起到预防和治疗感染、减轻咳嗽、化痰等作用。

四、并发症的观察及处理

1. 伤口感染　保持伤口敷料清洁、干燥，并及时更换，同时观察伤口有无红、肿、热、痛等炎症表现。如有异常，应及时就诊。

2. 肺部感染或胸腔内感染　密切观察体温变化及痰液性状，如出现畏寒、高热或咳脓痰等感染征象，应及时通知医师并配合处理。

五、疾病预防指导

1. 积极治疗肺部原发疾病，如慢阻肺、肺结核、肺癌等。

2. 避免过度用力和屏气动作，多食新鲜蔬菜和水果，保持大便通畅。

3. 吸烟患者应戒烟。

4. 适当参加一些体育锻炼，可以通过做深呼吸及慢跑的方式来锻炼身体，以增加肺活量，不能使用呼吸训练器。

六、饮食指导

术后患者应严格加强饮食护理，可以适量地食用一些高维生素、高蛋白食物，如香蕉、西瓜、鸡蛋、瘦肉等，保持饮食营养均衡，有助于局部伤口愈合，对自身恢复也有促进作用。老年人需要预防便秘，多进食含粗纤维、易消化的食物，如雪莲果、火龙果、香蕉等具有润肠通便作用的水果。

七、运动及康复指导

1. 呼吸功能锻炼　指导患者练习深呼吸和有效咳嗽、咳痰的方法。嘱患者出院后仍需坚持训练腹式呼吸和有效咳嗽。

2. 肢体功能锻炼　告知患者恢复期胸部仍可能有轻微不适或疼痛，应尽早开展循序渐进的患侧肩关节功能锻炼，以促进功能恢复。在气胸痊愈1个月内，不宜参加剧烈的体育活动，如打球、跑步、抬举重物等。

八、复诊与随访指导

术后1个月复查胸部X线片，观察胸部恢复情况。若有不适，应及时复诊。

（陈瀚熙　李淑芳　刘慧玲）

第六节 脓胸患者出院健康教育指引

一、疾病相关知识

脓胸是由致病菌侵入胸膜腔引起的化脓性感染，分急性和慢性。主要致病菌为金黄色葡萄球菌，其次是肺炎球菌、链球菌、大肠埃希菌和厌氧菌。

急性脓胸患者常有高热、胸痛、咳嗽、咳痰（合并支气管胸膜瘘者咳脓痰）、呼吸急促，严重者可出现呼吸困难、发绀甚至休克等。查体可见患侧肋间饱满，呼吸运动减弱，气管和纵隔移位，叩诊浊音，听诊呼吸音减弱或消失。

慢性脓胸患者常有低热、慢性咳嗽、脓痰、胸闷、消瘦、贫血、低血浆蛋白等。查体可见患者胸壁塌陷，呼吸活动受限，叩诊浊音，听诊呼吸音减弱或消失，气管向患侧移位，可有杵状指（趾）。胸膜腔穿刺抽出脓液便可确诊。早期应用抗生素并予以有效的支气管引流，是缩短疗程、提高治愈率的有效方法。

二、伤口护理指导

胸腔穿刺后观察穿刺部位有无红、肿、热、痛、渗血、渗液，以及血胸、气胸等并发症。

三、用药指导

1. 遵医嘱用药，积极治疗肺部基础疾病。

2. 严格按照医师规定的时间、给药途径、方法用药，牢记医护人员交代的用药特殊注意事项。

3. 用药时若有异常反应，应及时就诊。

四、疾病预防指导

1. 注意口腔清洁，常漱口，多饮水。

2. 积极治疗原发疾病，遵医嘱正确使用药物。

3. 避免受凉、醉酒、极度疲劳等。

4. 提高机体免疫力，注意休息，劳逸结合，生活有规律。

5. 勤开窗通风，每天至少2次，每次30 min。

五、饮食指导

1. 合理调配饮食，进食高能量、高蛋白、富含维生素的食物，不宜进食刺激性食物。

2. 增加饮水量（>1.5 L/d）。

3. 戒烟、限酒。

六、运动及康复指导

1. 体位 多取半坐位，有支气管胸膜瘘者取患侧卧位。

2. 排痰 有痰即咳出，不能咽下。

3. 常用的有效咳嗽法 适用于清醒并能配合的患者。患者取坐位，先进行深而慢的腹式呼吸5～6次，然后深吸气再屏气3～5 s，继而缩唇，缓慢地经口呼出气体，再深吸一口气屏气3～5 s，身体前倾，从胸腔进行2～3次短促有力的咳嗽，将痰液咳出。

4. 缩唇呼吸和腹式呼吸 缩唇呼吸时，闭嘴经鼻吸气，然后通过缩唇（吹口哨样）缓慢呼气，同时收缩腹部，吸气与呼气的时间比为1∶2或1∶3。缩唇大小程度和呼气流量，以能使距口唇15～20 cm处与口唇等高点水平的蜡烛火焰随气流倾斜又不至于熄灭为宜。腹式呼吸时，可取立位、平卧位或半卧位，两手分别置于前胸部和上腹部。用鼻缓慢吸气时，腹部凸起，手感到腹部向上抬起。呼气时用口呼出，手感到腹部下降。缩唇呼吸和腹式呼吸每天训练3～4次，每次重复8～10遍。

七、复诊与随访指导

1. 根据出院小结的提示按时返院复诊。

2. 准备复诊资料，如门诊病历、出院小结、检测登记本，以及相关的检验、检查结果等。

（陈瀚熙　李淑芳　刘慧玲）

第七节 胸壁肿瘤患者出院健康教育指引

一、疾病相关知识

胸壁肿瘤是指生长于人体胸壁深层组织（胸壁肌肉、肋骨、胸骨、神经和血管）内的肿瘤，但不包括位于皮肤表面、皮下脂肪层、乳房、锁骨或肩胛骨的肿瘤。对于绝大多数胸壁肿瘤来说，手术切除是最常用的治疗方式，根据不同的肿瘤类型进行新辅助或辅助治疗能在一定程度上延长患者的生存时间、提高其生存率。

二、伤口护理指导

1. 手术部位应予以胸肋带固定，一方面可以减轻活动后疼痛的程度，另一方面可以防止重建胸壁组织的松动和脱落。

2. 出院后伤口2～3天换药1次，直至拆线。伤口纱布需保持清洁、干燥，如果伤口纱布潮湿，应及时换药。拆线时间以出院小结记录的为准，拆线后伤口愈合良好才能洗澡。

3. 伤口上的痂皮不能强行撕除。伤口愈合过程中可能会出现周围皮肤瘙痒感和疼痛感，属正常现象，勿抓挠。如果疼痛难忍，可遵医嘱服用镇痛药。如果伤口出现红、肿、热、痛，应及时就医换药。

4. 加压包扎的绷带应松紧适度，以不影响呼吸为宜，创面应充分引流，伤口渗液要及时更换。

三、用药指导

遵医嘱使用阶梯镇痛法服用镇痛药，发现伤口有局部感染时应使用有效的抗炎药。

四、并发症的观察及处理

1. 感染　密切观察患者的体温、心率、伤口有无红、肿、热、痛，以及引流管的情况和引流液的性质等。若发现感染（如体温升高、心率加快、引流液浑浊等），应及时报告医师，采用物理降温或药物降温，遵医嘱服用抗感染药，及时更换伤口敷料，保持敷料清洁、干燥。如在胸腔用药应在注射药物30 min后更换体位，以使药物分布均匀。若是由植入物造成的控制不佳的感染，可考虑伤口清创、手术去除植入物。做好患者的情志护理，减轻患者的焦虑和不安。

2. 呼吸系统并发症　常见的呼吸系统并发症包括肺不张、反常呼吸、呼吸限制、慢性呼吸衰竭等。有效的肺保护措施能够有效降低呼吸系统并发症，如术前腹式呼吸锻炼、术前运动锻炼、术后有效的咳嗽和雾化治疗、使用必要的化痰药物等。

五、疾病预防指导

胸壁肿瘤的确切形成机制尚未完全明确，戒烟、戒酒、避免熬夜，可提高机体免疫力，降低患病风险。一旦发生慢性感染、炎症或其他疾病，务必尽早接受治疗，避免长期损伤引发细胞变异。如果工作中会接触辐射或有毒化学物质，应做好规范的防护措施。做好早期筛查，每年例行体检，如果发现胸部肿块、胸痛等情况，应及时就诊，行胸部CT检查。

六、饮食指导

术后正常饮食应为高蛋白、高热量、丰富维生素、易消化的食物，以提高机体抵抗力、促进伤口愈合。宜进食瘦肉、牛肉、鸡肉、鸡蛋、绿色蔬菜、水果（苹果、香蕉）等，避免进食油腻、辛辣、刺激性的食物。牛奶、豆浆易引起腹胀，卧床期间不推荐食用。术后应适量多饮水，以利于药物代谢及痰液的咳出（水肿、心力衰竭者及全肺切除者除外）。

七、运动及康复指导

肺康复锻炼有助于增加肺活量、强化呼吸肌、提升咳嗽能力，从而降低术后并发症，预防肺不张和利于排痰。肺康复锻炼的形式如下。

1. 使用呼吸训练器　有助于锻炼呼吸肌的耐受力和协调性，提高肺功能。使用时按缩唇呼气—深吸气（含住白色咬嘴，尽量使吸起的球保持2 s以上）—屏住呼吸—缩唇呼气4个步骤进行，每个步骤需缓慢有序地进行，每次10 min，间隔2 h做1次，饭后1 h内不能做。注意肺气肿和肺大疱患者不能使用呼吸训练器。

2. 深呼吸　增加呼吸道的通气功能。用鼻缓慢吸气，然后缩着嘴唇缓慢呼气，整个过程要缓慢地进行。

3. 有氧锻炼　有效提高心肺耐力、改善心肺功能。出院后可根据自身情况进行散步、快走、慢跑、打太极拳、瑜伽、爬楼梯、爬山、骑单车等有氧锻炼，也可做些力所能及的家务。

八、复诊与随访指导

1. 术后1个月复查胸部X线片，观察术后胸腔的恢复情况，追踪病理结果，确定下一步治疗方案。如患者无须辅助治疗（放疗、化疗或免疫治疗），则只需定期复查。复查频率为治疗后2年内每3～6个月复查1次，2～5年内每6个月复查1次，5年后每年复查1次。

2. 如患者需要辅助治疗，应遵从医师的治疗方案行下一步治疗。

（陈瀚熙　李淑芳　刘慧玲）

第八节　纵隔肿瘤患者出院健康教育指引

一、疾病相关知识

纵隔肿瘤是指在纵隔内生长的肿瘤，除外在食管、气管、支气管和心脏生长的肿瘤。部分纵隔肿瘤患者可无明显症状，随着肿瘤逐渐增大，可能会出现典型的胸痛、咳嗽，以及压迫症状、神经系统症状等。一般采取手术治疗，良性肿瘤可治愈。根据肿瘤检查结果及分期的不同，会行不同的术式。具体术式包括开胸手术、纵劈胸骨手术、微创胸腺瘤切除手术，甚至还有创伤更大的横断胸骨、L形切口，或者需要做更为复杂的心包切除、肺切除、血管置换等。

二、伤口护理指导

观察伤口有无渗血、渗液，伤口及周围皮肤有无发红，以及伤口愈合情况。及时发现伤口感染、裂开等异常情况。保持伤口敷料清洁、干燥，并注意观察术后伤口包扎是否限制胸、腹部呼吸运动或指端血液循环。

三、用药指导

纵隔肿瘤术后的常用药有镇痛药、抗感染药物、激素类药物等，需要在医师的指导下合理用药。

1. 镇痛药　如布洛芬缓释胶囊、塞来昔布胶囊等，能起到缓解疼痛的目的。

2. 抗感染药物　遵医嘱合理使用抗感染药物，如阿莫西林胶囊、头孢克肟胶囊等，以有效抑制炎症反应。

3. 激素类药物　常见的激素类药物包括地塞米松片、醋酸泼尼松片等，能调节机体免疫，也能抑制炎症反应。使用激素类药物时，为了防止发生骨质疏松症，可以适量补充钙剂，还要注意经常测量血压，观察是否有高血压、高血糖等疾病的发生，注意观察有无消化道出血及黑粪、血便的情况。

四、并发症的观察及处理

常见的并发症是重症肌无力危象，主要表现为呼吸困难、烦躁不安、发绀及气管内分泌物增多而无力排出，可导致严重缺氧，重者可引起急性呼吸衰竭。应遵医嘱正确使用抗胆碱酯酶药物，慎用肾上腺皮质激素类药物，对心率慢、分泌物多者可适当使用阿托品。保持呼吸道通畅，同时给予痰细菌培养和药敏试验，根据药敏试验结果合理使用抗生素。

五、疾病预防指导

1. 保持乐观情绪，积极应对各种挫折。
2. 加强体育锻炼，提高机体抗病能力。
3. 提倡均衡膳食，多进食新鲜蔬菜和水果，戒烟、戒酒，少吃辛辣、刺激性食物。

六、饮食指导

1. 注意膳食平衡　膳食平衡是维持机体免疫力的基础，存在营养不良等情况的患者应接受个体化营养治疗。

2. 食物多样化、搭配合理化　保证摄取均衡全面的营养，按照中国居民平衡膳食宝塔展示的五大类食物比例进行搭配。

3. 少量多餐、吃清淡易消化的食物　患者术后由于消化功能减弱，增加进餐次数可达到减轻消化道负担、增加食物摄入量的目的。

七、运动及康复指导

适时、适量地运动，以改善精神面貌，调整机体内在功能，增强抵抗力，减少各类并发症的发生。指导卧床患者进行被动肢体按摩、主动背屈及肩关节运动，以预防关节强直和失用性萎缩。

八、复诊与随访指导

1. 术后1个月复查胸部X线片，观察术后胸腔的恢复情况，追踪病理结果，确定下一步治疗方案。如患者无须辅助治疗（放疗、化疗或免疫治疗），则只需定期复查。复查频率为治疗后2年内每3～6个月复查1次，2～5年内每6个月复查1次，5年后每年复查1次。

2. 如患者需要辅助治疗，应遵从医师的治疗方案行下一步治疗。

（陈瀚熙　李淑芳　刘慧玲）

第九节　手汗症患者出院健康教育指引

一、疾病相关知识

手汗症是一种复杂的自主神经系统紊乱现象，其发病机制尚不清楚，主要表现为手掌严重多汗，甚至滴汗。往往为手掌和足掌两个部位出汗，有时合并腋窝出汗。当手汗症的症状较为严重时，常呈手滴水样现象，患者的生活和工作会受到较大的影响。胸腔镜下胸交感神经切断术是目前外科治疗手汗症最有效的方法。通过胸腔镜引导下切断双侧T_3或T_4交感神经，此术式可以减少手汗的症状，但是会出现不同程度的术后代偿性出汗。

二、伤口护理指导

保持伤口干净、清洁。术后首先要注意的就是伤口不要沾水，因为伤口沾水时，潮湿的环境易滋生细菌，从而造成伤口感染。另外，伤口沾水时会引起免疫反应，不利于伤口愈合，如果伤口不慎沾水，可以先用碘伏沿着伤口周围自内向外地同方向环绕消毒，通常消毒2～3次，再用酒精清洗伤口周围，待酒精挥发后，再用医用纱布包好伤口。

三、并发症处理

1. 术后气胸及皮下气肿　胸腔镜交感神经切除术后，75%的患者胸腔内有少许气体残留，术后应严密观察患者的呼吸频率、节律及血氧饱和度，还要观察患者有无胸痛和肺不张，以及伤口周围皮肤有无捻发感等，必要时安置胸腔闭式引流管。少量皮下气肿可自行吸收，一般不需要特殊处理。如皮下气肿迅速增大，应及时处理。

2. 疼痛　术中胸腔镜戳孔对肋间神经的刺激或轻微损伤肋间神经可引起放射痛，轻度疼痛可采取放松训练或分散注意力等方法以减轻疼痛。若疼痛难以忍受或影响呼吸，应遵医嘱使用镇痛药。

3. 肺不张　鼓励患者咳嗽、咳痰，多做深呼吸，指导其使用呼吸训练器，可有效预防肺不张。

4. 出血　术中有损伤肋间动脉及肺部血管的可能，术后有造成血胸或失血性休克的可能，要注意观察患者血压的变化，此外，还要注意伤口敷料有无渗血。

5. 代偿性出汗　术后最常见的并发症为代偿性出汗，即在原发部位之外的部位出现新的汗腺分泌增多的现象，具体发病机制尚不明确，但一般为轻至中度出汗，存在个体差异。

四、饮食指导

手汗症患者术后应先进食流质食物，再慢慢改为半流质食物，如无不良反应，可逐渐恢复至正常进食，注意适当补充一些高蛋白食物。术后短期内避免辛辣、刺激性食品及饮酒。

五、运动指导

手汗症患者术后恢复较快，一般术后4～8 h就无须卧床，且术后1天即可根据实际情况考虑出院。关于术后活动，首先要注意的是不要进行剧烈运动，提重物、突然用力等动作也应避免，毕竟伤口还未完全愈合，需要遵医嘱逐步恢复日常活动。术后行肺康复训练对患者很有裨益。

适当运动是帮助排痰、扩张肺泡、增加潮气量的最好方式。术后4～8 h，患者清醒后即可自主完成一些深呼吸、扩胸运动等小幅度的主动运动。

有效咳嗽是术后排痰的重要途径。首先需要进行足够的吸气，待声门闭合后短暂停止呼吸，暴发式的将气体呼出。合理的术后活动可以帮助肺扩张，加快肺康复。

六、复诊指导

术后1周复查胸部X线片，如有胸痛、胸闷、咳嗽，以及伤口红、肿、热、痛等现象，需及时就诊。

（陈瀚熙　李淑芳　刘慧玲）

第十节　肺部手术患者出院健康教育指引

一、疾病相关知识

肺部疾病包括肺部组织结构异常、感染、肿瘤等，可不同程度地影响患者的通气和换气功能，甚至导致酸碱平衡失调。肺部手术特别是全肺切除术后，气体弥散面积和通气量减少，对呼吸功能影响较大。若患者术前肺部病变已非常广泛或已丧失弥散功能，术后缺氧状况可得到一定程度的改善。术前加强呼吸道准备、改善肺功能，以及术后维持呼吸道通畅是预防术后并发症、促进患者快速康复的关键。常见的肺部疾病包括肺癌、肺结核、支气管扩张、肺大疱、支气管肿瘤等。

二、伤口护理指导

1．出院后伤口2～3天换药1次，直至拆线。伤口纱布需保持清洁、干燥，如果伤口纱布潮湿，应及时换药。拆线时间以出院小结记录的为准。拆线后伤口愈合良好才能洗澡。

2．伤口上的痂皮不能强行撕除。伤口愈合过程中可能会出现周围皮肤瘙痒感和疼痛感，属正常现象，勿抓挠。如果疼痛难忍，可遵医嘱服用镇痛药。如果伤口出现红、肿、热、痛，应及时就医换药。

三、用药指导

（一）出院后常用药物

1．氨酚羟考酮片　用于术后镇痛。口服，3次/天，每次1片。常见的非严重不良反应包括头晕、眩晕、嗜睡、恶心、呕吐等，运动时加重，休息时减轻。

2．复方甲氧那明　用于咳嗽、咳痰、咳喘。口服，3次/天，每次2粒。偶有皮疹、皮肤发红、皮肤瘙痒、恶心、呕吐、食欲缺乏、眩晕、心悸及排尿困难，停药后症状可消失。

3．头孢呋辛酯片　有抗炎作用。口服，2次/天，每次1片。主要不良反应有恶心、呕吐、上腹部不适、腹泻等，偶有头痛，一般为轻度和短暂性。

（二）慎用药物

肺部手术患者术后慎用以下药物，因其易引发肺部不良反应。

1．博来霉素　博来霉素是治疗头颈部肿瘤、生殖细胞肿瘤和淋巴瘤很有效的药物。其引起的肺部损害的发生率约为10%，肺部不良反应包括慢性间质性纤维化、过敏性疾病及隐源性机化性肺炎。博来霉素的不良反应主要表现为急性或亚急性呼吸困难和胸痛。

2．丝裂霉素　丝裂霉素可用于治疗乳房、胃肠道、肺部肿瘤及妇科肿瘤。丝裂霉素肺部毒性的发生率为3%～12%，表现为：①急性肺炎；②伴急性肺损害的溶血-尿毒症样综合征；③伴隐匿性发生的弥散性薄壁组织肺病的慢性肺炎；④渗出性胸膜炎。吸入氧气浓度＞50%将增加丝裂霉素的肺部毒性，与长春碱类（如长春碱、长春新碱）合用可引起支气管痉挛和呼吸困难。

3．卡莫司汀　卡莫司汀常用于中枢神经系统恶性肿瘤，相比其他亚硝基脲类药物，其更易引起肺部毒性，引起肺部毒性的发生率为20%～30%，死亡率为90%。

4．环磷酰胺　环磷酰胺为烷化剂，可用于治疗各种白血病和淋巴瘤，并且可作为骨髓和干细胞移植前的调节剂。该药引起的肺部毒性的发生率一般＜1%。环磷酰胺相关的肺部毒性有2个明显的临床特征：①急性肺炎，出现于疗程早期；②慢性、逐渐发展的纤维化，可以在长期使用后发生。如果在早期得到诊断，撤药且行糖皮质激素治疗，环磷酰胺引起的急性肺部毒性大多数可以逆转。环磷酰胺引起的慢性肺炎表现为进展性肺纤维化伴呼吸衰竭，且有时出现杵状指。即便是撤药并使用糖皮质激素规范化治疗，通常也不可逆转。

5．白消安　白消安是用于骨髓增殖性疾病的烷化剂，引起肺部毒性的发生率约5%。目前该药专门作为干细胞移植前的准备用药。高氧、放射线或其他细胞毒性化疗药可产生协同作用，从而损伤肺部。常见的临床表现为咳嗽、疲乏、发热、体重下降、皮肤褐色斑及进行性呼吸困难。

处理方法是撤药和糖皮质激素治疗。一般预后较差，死亡率为50%～80%。

6. 甲氨蝶呤 甲氨蝶呤为抗肿瘤化疗药。引起肺毒性的发生率为0.3%～12.0%。甲氨蝶呤治疗开始后的数周内可能出现的症状有发热、呼吸困难、持续干咳和/或皮疹，也可能出现疲劳和体重减轻。病情通常很快便会加重，形成渗出性肺病，导致呼吸衰竭，出现持续、严重的低氧血症。约40%的患者出现较轻的嗜酸性粒细胞增多症。最为常见的症状是非特异性间质性肺炎。与其他许多细胞毒性药物相比，甲氨蝶呤引起的肺部异常通常可以逆转，85%的患者可痊愈。甲氨蝶呤引起肺炎后一般不会出现肺纤维化，总死亡率约为15%，一般因迅速进展为呼吸衰竭而死亡。

7. 阿司匹林 在健康人群中阿司匹林引起哮喘的发生率约为1%，在哮喘人群中则高达20%。除气喘外，通常还伴鼻和眼症状，包括鼻塞、流鼻涕、流泪，也可出现面部发红、血管性水肿和胃肠道症状。应停用阿司匹林和非甾体抗炎药，并使用甾体激素治疗。在长期使用阿司匹林的老年患者中，10%～15%的患者可出现非心源性水肿。有些患者则需要血液透析。

8. 金制剂 金制剂（如金诺芬）引起的不良反应较少见，约占用药患者的1%。不良反应在用药开始后的2～6个月发生，弥散性肺泡损害和非特异性间质性肺炎是金制剂引起肺病的最常见表现。

9. 青霉胺 青霉胺可用于治疗风湿性关节炎。该药可引起闭塞性支气管炎、系统性红斑狼疮、肺肾综合征和肺炎。处理方法是撤药、支持疗法及考虑试用糖皮质激素。预后通常较差。

四、并发症的观察及处理

（一）疼痛

疼痛是肺部手术后最常见的症状，主要原因是手术引起伤口疼痛及肋间神经痛。当疼痛已明显影响生活时，应及时就医或遵医嘱使用镇痛药。

（二）咳嗽、咳痰

术后肺部伤口愈合过程中有可能出现咳嗽、咳痰症状，属正常现象，可遵医嘱使用化痰镇咳药，或者遵医嘱居家雾化治疗。

（三）胸闷、气短

术后可能因肺功能受损而出现胸闷、气短的症状。出院后应进行肺康复锻炼，提高肺功能，有助于缓解相关的症状。

（四）疲乏

术后疲乏多以情绪消极、精神差、休息多为特点，常伴有生理、心理等不适感，易使患者产生消极情绪，适当的锻炼和积极的心态有助于缓解疲乏状态。

（五）发热

术后发热与手术组织损伤、伤口感染、肺炎深静脉血栓形成等因素有关。若体温<38 ℃，不伴其他不适，可多喝水继续观察；若体温>38 ℃或伴其他不适，应及时就医。日常应注意保暖，防止感冒。

五、疾病预防指导

（一）定期体检

定期进行胸部CT等检查，有助于早期发现并监控肺结节的变化，及早发现并治疗肺结节，降低肺癌的发生风险。

（二）戒烟、限酒

戒烟可以显著降低肺癌的发生风险，同时限制酒精摄入也有助于预防肺癌的发生。

（三）保持健康的生活方式

合理饮食、适量运动及规律作息都可以增强身体免疫力，降低肺癌的发生风险。

（四）避免暴露于有害物质中

避免长期接触有害物质（如石棉、砷等），可以降低肺癌的发生风险。

（五）定期筛查

肺结节高危人群，如长期吸烟者、吸二手烟人群、有害工种人群及有肺癌家族史的人群，应定期筛查。建议每年进行1次低剂量螺旋CT检查，以便早期发现并处理肺结节。

（六）积极配合治疗

一旦被诊断为肺结节，应积极配合医师进行治疗，并按照医师的建议定期复查，有助于早期发现并治疗肺结节，降低肺癌的发生风险。

六、饮食指导

肺部手术后补充营养的最简单原则是饮食以优质碳水化合物、优质蛋白、新鲜的蔬菜和水果为主。

（一）优质碳水化合物

优质碳水化合物可提供机体所需的能量，但是考虑到术后前3天肠道功能尚未完全恢复，建议先进食流质饮食，如蔬菜粥、蒸蛋等。

（二）优质蛋白

蛋白质是建造和修复身体的重要原料，可以促进伤口愈合及受损细胞的修复和更新，同时也能被分解，为人体的生命活动提供能量。

（三）新鲜的蔬菜和水果

肺部手术后最好摄入500 g左右的新鲜蔬菜，建议选择深绿色叶菜和彩色的各类蔬菜。水果尽量以应季水果为主，可以多吃苹果、香蕉、梨等。

七、运动指导

（一）呼吸功能锻炼

出院后6个月内，建议进行一定程度的呼吸功能锻炼，保持每天充足的休息时间。

（二）活动指导

在活动方面，可做力所能及的家务或进行适当的体育锻炼，如散步、打太极拳等。活动量可酌情增加，循序渐进，活动过程中以身体不觉疲劳为宜。如此，可促进术后身体恢复，提高生活质量。

（三）肺康复锻炼

肺康复锻炼有助于增加肺活量、强化呼吸肌、提升咳嗽能力，从而降低术后并发症的发生率，预防肺不张，利于排痰。肺康复锻炼的形式如下。

1. 呼吸训练器 有助于锻炼呼吸肌的耐受力和协调性，提高肺功能。使用时按缩唇呼气—深吸气（含住白色咬嘴，尽量使吸起的球保持2 s以上）—屏住呼吸—缩唇呼气4个步骤进行。每个步骤需缓慢有序地进行，每次10 min，间隔2 h做1次，饭后1 h内不能做。注意肺气肿和肺大疱患者不能使用呼吸训练器。

2. 深呼吸 深呼吸可增加呼吸道通气功能。用鼻慢慢吸气，然后缩着嘴唇慢慢呼气，整个过程要缓慢地进行。

3. 有氧锻炼 有氧锻炼可有效提高心肺耐力，改善心肺功能。出院后可根据自身情况进行散步、快走、慢跑、打太极拳、瑜伽、爬楼梯、爬山、骑单车等有氧锻炼，也可做些力所能及的家务。

八、复诊与随访指导

1. 术后1个月复查胸部X线片，观察术后胸腔恢复情况，追踪病理结果，确定下一步治疗方案。如患者无须辅助治疗（放疗、化疗或免疫治疗），则只需定期复查。复查频率为治疗后2年内每3～6个月复查1次，2～5年内每6个月复查1次，5年后每年复查1次。

2. 如患者需要辅助治疗，应遵从医师的治疗方案行下一步治疗。

（陈瀚熙　李淑芳　刘慧玲）

第十一节　肺移植患者出院健康教育指引

一、疾病相关知识

肺移植手术是指肺纤维化、肺动脉高压等肺疾病患者进入终末期，肺实质、血管和支气管发生不可逆的改变，肺功能出现严重障碍，或者反复伴有感染、出血等状况，可以手术切除丧失功能的病肺，将同种异体的健康肺植入体内的过程。该手术为多数终末期肺疾病患者的最佳治疗措施，术后患者可以长期存活，生活质量可得到明显的提高。

二、伤口护理指导

1. 观察伤口有无渗液、渗血、脓性分泌物及刺激性异味等，发现异常应及时就医。

2. 保持伤口敷料清洁、干燥，每2～3天换药1次，严格执行无菌操作，以防伤口感染。若伤口渗液多，需增加换药次数，2～3次/天。

3. 拆线后仍应注意保护好伤口，穿宽松的衣物，避免摩擦伤口，活动时不要牵扯到伤口。注意观察伤口有无红肿、出血等，出现异常应及时就医。

4. 伤口恢复过程中可能会有轻微的瘙痒感，一般是伤口愈合过程中的正常表现，勿抓挠伤口。

三、用药指导

1. 按时、按量服用抗排斥药物，一般应用甲泼尼龙、泼尼松、环孢素或他克莫司等药物。使用免疫抑制剂时需定时监测血药浓度，遵医嘱根据血药浓度调整用药剂量，以免过度抑制而引起感染。

2. 肺移植术后需常规应用抗感染药物，如使用广谱抗生素以预防细菌感染。在最初应用抗生素48 h后，要根据临床状况和药敏结果合理选用抗生素，避免盲目经验性地使用抗生素。在无感染迹象的情况下应停用抗生素，以免出现抗生素耐药。还可以使用更昔洛韦等抗病毒感染药物及伊曲康唑等预防肺部真菌感染药物。

四、并发症的观察及处理

1. 受体感染　受体感染是肺移植术后的主要并发症和致死原因，包括细菌感染、真菌感染、病毒感染等，主要分布在肺部、尿路、口腔、手术切口、上呼吸道、皮肤等处，其中以肺部、尿路、口腔3处的发生率最高。应尽量预防并发症的出现。术后要安全准确地使用抗生素和免疫抑制剂，遵医嘱行肺保护机械通气，减少暴露风险，这些措施均可降低感染的发生率。

2. 急性排斥反应　首次急性排斥反应常发生于术后1周，最早可于术后4～5天出现，主要表现为体温上升、胸痛、全身不适、疲乏、食欲减退、咳嗽、咳痰、不同程度的呼吸困难等。行纤维支气管镜检查和CT检查可以辅助诊断，激素冲击治疗可以有效缓解症状。

3. 气胸　气胸可发生在移植肺或单肺移植的自体肺一侧，为肺移植术后较为常见的一种并发症。如果存在支气管吻合口瘘、感染、排斥反应，以及支气管动脉循环缺失导致的缺血而引起的肺薄壁损伤，均可引发移植肺气胸。若出现自体肺气胸，可行胸腔闭式引流的保守治疗方法。保守治疗效果不佳时，可行胸腔镜下肺大疱切除及胸膜固定术。

4. 心血管并发症　心血管并发症包括心力衰竭、心律失常、静脉血栓栓塞症等。其中心力衰竭的发生与受者术前心功能不全、心律失常、术后发生感染导致循环不稳定、心肌损伤等因素有关。对于心率过快者，可使用地高辛控制心率。因心力衰竭导致烦躁者，应充分镇静、镇痛，也可使用利尿药以减轻心脏负荷和肺水肿。心律失常多于术后30天内发生，需要纠正酸碱及水、电解质失衡，可静脉注射去乙酰毛花苷，使用抗心律失常药物，也可在有效抗凝基础上使用电复律治疗。静脉血栓栓塞症常发生于移植术后4个月内，与肺移植术前及围手术期受者长期卧床、高龄、术前原发病导致的高凝状态等因素有关，一旦发生，需要维持生命体征的平稳，给予吸氧、镇静、充分抗凝等治疗措施。

五、疾病预防指导

1. 改善不良生活习惯　平时应尽量戒烟或远离二手烟环境，可以在一定程度上减轻尼古丁或焦油等物质的吸入，降低肺部疾病的发生率。

2. 饮食调理　可适当增加饮水量，以促进身体各器官功能的正常运转，提高身体代谢率。可适当多吃具有润肺功效的食物，如雪梨、白萝卜等，以起到清肺、润肺的作用，对肺部健康有好处。

3. 适当运动　进行适度的有氧运动，如游泳、跑步等，以促进肺内气体的交换，提高身体免疫力。

4. 预防感染　平时外出时应佩戴防护效果较好的口罩，可以避免吸入刺激性较强的气体或病毒，避免其对肺部组织的损伤。

5. 积极治疗肺部疾病　积极治疗肺部疾病，定期检查。

六、饮食指导

1. 进食清淡、易消化的普通食物，如鸡蛋羹、牛奶、鱼头汤等，不要进食刺激性食物，多吃富含钙、维生素、蛋白质的食物，少食多餐，同时注意补钾、补钙。

2. 病情恢复后需注意不饮用未经过滤或未经处理的井水，不食用未经高温消毒的乳制品、水果、蔬菜汁或果汁，不食生的或未煮熟的鸡蛋、肉、家禽或海鲜。准备食物时要将熟食和生食分开，并使用干净的砧板。食用水果和蔬菜前彻底清洗，以免引起感染。

七、运动及康复指导

肺移植手术后患者应卧床休息，可结合患者的具体情况制定4级活动等级，分别从呼吸系统、循环系统、神经功能及各种留置导管情况评估患者能否进行床上或床下锻炼，具体运动指导如下。

1. 术后早期恢复较好者可在医护人员协助及密切监测下开始行双下肢抬举、蹬腿、蹬车运动，以减轻肌肉萎缩。

2. 鼓励患者拔管当天即开始咳嗽、咳痰，以及深呼吸、腹式呼吸、缩唇呼吸等呼吸功能锻炼。可根据Borg评分进行自我评价，以3分为基准线，遵循循序渐进和不过度疲劳的原则。

3. 建议术后恢复良好者坚持锻炼，多进行轻、中强度的有氧运动，能改善运动能力，保持最佳体重，减少器官移植后骨质疏松及肌肉功能障碍等疾病的发生。

八、复诊与随访指导

肺移植手术后应严格遵医嘱定期复诊，一般术后3个月内每周复查1次，3个月后每个月复查1次，1年内每3个月随访1次，术后2年内每6个月门诊随访1次，2年以上者每年或每6个月复诊1次，之后可以根据患者的身体状况及医嘱安排复诊时间。若出院后出现胸痛、全身不适、疲乏、食欲减退、咳嗽、咳痰等情况，应随时就医。

（陈瀚熙　李淑芳　刘慧玲）

第七章 神经外科常见病患者出院健康教育指引

第一节　经鼻蝶手术患者出院健康教育指引

一、疾病相关知识

经鼻蝶手术是垂体瘤的首选治疗方式，手术的主要目的是解除肿瘤对垂体、神经的压迫。手术通过直径几毫米的内镜，通过鼻腔自然腔道经颅底进入鞍区，经过很小的暗切口切除垂体瘤。这种手术创伤小，面部无手术切口，对视神经的损伤较小，有利于肿瘤的完全切除，同时也保护了垂体功能。

二、伤口护理指导

1. 如无脑脊液鼻漏者，术后3天左右拔除鼻腔引流条，使用呋麻滴鼻液，每天4次，每次2～3滴，以减轻鼻腔黏膜肿胀、预防鼻腔感染。如有鼻漏，术后5～7天拔除鼻腔引流条，此后勿用棉球或纱布堵塞鼻腔，注意观察鼻腔渗液情况。勿抠鼻、擦鼻、用力咳嗽或打喷嚏等。

2. 如有腹部伤口，应隔日换药1次，7天后拆线。

三、用药指导

遵医嘱用药，特别是激素类药物应逐渐减量，不能擅自停药，以免因激素水平降低而引起垂体功能危象。

四、并发症的处理

1. 尿崩症　主要原因是抗利尿激素缺乏。患者术后应留置导尿管，严密观察尿液的量、颜色、比重，同时监测心率、呼吸、血压等指标的变化。禁饮含糖饮料。

2. 术后迟发性脑脊液漏　术后咳嗽、打喷嚏、呕吐等动作，颅脑水肿等导致颅内压增高，以及术后继发感染等情况均可造成迟发性脑脊液漏。若发现鼻腔有清亮的液体漏出，应及时就医。勿抠鼻、擦鼻、用力咳嗽或打喷嚏等。

3. 视力减退　视力减退的主要原因为鞍内血肿、鞍内填塞明胶海绵过多或术中损伤视神经。若发现视力减退，休息后无缓解，复诊时应做头部CT检查，如鞍区占位较术前增大，需要住院再次手术以减少鞍区填充物或清除血肿。视力减退者，日常生活中应注意安全，以防发生意外。

五、疾病预防指导

注意鼻孔内有无清亮的液体流出。如有，应考虑脑脊液鼻漏的可能，应及时就诊。一般来说，只要术中没有出现脑脊液漏的情况，术后即便出现鼻腔流液，一般也不会是脑脊液鼻漏，而是鼻腔黏膜分泌物。

六、饮食指导

均衡饮食，摄入高热量、高蛋白、富含膳食纤维的食物，多食新鲜蔬菜和水果，饮食宜清淡、易消化，避免吃辛辣、油腻、刺激的食物。

七、运动指导

注意卧床休息，可以散步，避免剧烈运动（如跑步、负荷/承重运动），避免弯腰等活动。

八、复诊与随访指导

出院后1周、1个月、3个月、6个月、12个月常规复查，如出现精神萎靡、表情淡漠、食欲缺乏、记忆力下降等垂体功能危象的表现，应及时复诊，并需终身随诊。

（陈瀚熙　李淑芳　梁立雪）

第二节　颈动脉内膜剥脱术患者出院健康教育指引

一、疾病相关知识

颈动脉狭窄是导致脑卒中的常见病因之一，颈动脉内膜剥脱术是切除增厚的颈动脉内膜粥样硬化斑块，预防由于斑块脱落而引起脑卒中的一种方法，其已被证明是防治缺血性脑血管疾病的有效方法。

二、伤口护理指导

严密观察颈部伤口情况，观察颈部有无肿胀、瘀斑、渗血等表现，引流管维持有效的负压引流，记录引流量，及时发现有无血肿，同时指导患者抬高床头20～30 cm，头部制动，避免颈部过度活动，勿用力咳嗽、打喷嚏，保持大便通畅，以免因血压升高、颈部压力增高而引发出血。

三、用药指导

术后尽早口服阿司匹林，至少3个月。如果患者伴有其他部位的狭窄，口服阿司匹林和硫酸氢氯吡格雷片时，应该严格按照疗程进行正规的治疗。

四、并发症的观察及处理

1．脑缺血 观察手术对侧肢体有无偏瘫，有无运动、感觉及视力障碍，检测凝血功能指标，观察皮肤有无出血点。如有异常，应及时停用抗凝药物，遵医嘱止血。

2．过度灌注脑损伤 当颈动脉狭窄被纠正后，颈内动脉血流急剧增加，脑血管长期处于低灌注状态而失去自主调节功能，血液过度灌注引起血管渗出增多甚至破裂，从而导致脑水肿、脑出血，造成脑过度灌注综合征。注意观察患者有无头痛、抽搐、意识障碍、肌力改变等神经症状，严格控制血压，必要时静脉泵注乌拉地尔、硝普钠或硝酸甘油等药物，血压一般控制在（130～140）/（80～90）mmHg。

五、疾病预防指导

1．控制血压、血脂和血糖，因为高血压、高血脂、高血糖会影响血管变化，使血管内形成斑块，导致血管狭窄。

2．戒烟。吸烟可使体内白细胞、C反应蛋白、纤维蛋白原增加，促进白细胞向血管壁黏附，激活单核细胞，导致动脉粥样硬化的发生、发展。

3．出现嗜睡、精神不好、头晕等症状，应及早就医，尽早使用药物来控制斑块的生成。

4．加强运动，每周进行3～5次30 min以上中等强度的有氧运动，如游泳、有氧慢跑、骑自行车、打羽毛球等。

5．清淡饮食，多吃蔬菜、水果，少吃高脂食物。

六、饮食指导

合理饮食，多食高蛋白、高热量、高维生素食物，尽可能食用较清淡且脂肪含量较低的食物，多食新鲜蔬菜、水果，保持大便通畅，避免用力排便。

七、运动指导

出院后3～4周限制重体力活动，避免剧烈活动。术后7天开始练习颈部运动，防止瘢痕挛缩。

根据患者病情制定合理的运动方案，积极鼓励和支持患者进行适当的运动。心功能Ⅳ级的患者，可以在床上进行简单的坐起运动及上肢运动。心功能Ⅲ级的患者，可以扶床行走。心功能Ⅱ级的患者，可以进行上下楼梯训练或行走训练等。训练均以适量运动为宜，活动后心率需控制在110次/分之内。指导患者出院后进行慢跑或骑自行车等运动。

八、复诊与随访指导

术后2～3个月复查颈部血管多普勒彩色超声。出现头痛、呕吐、意识障碍、偏瘫时，应及时就诊。

（陈瀚熙　李淑芳　梁立雪）

第三节　开颅手术患者出院健康教育指引

一、疾病相关知识

开颅手术主要是针对颅内病变（如脑肿瘤、脑出血、脑积水等）进行的手术操作。根据病变位置不同，可以选择不同的开颅方式。对于严重脑外伤的患者，可能需行标准去骨瓣减压术和颅内血肿清除术，并联合颅内探头植入术。

二、伤口护理指导

1．观察伤口有无渗血、渗液，伤口及周围皮肤有无发红及伤口愈合情况，及时发现伤口感染、裂开等异常情况。保持伤口敷料清洁、干燥，并注意观察伤口术后包扎是否限制胸、腹部呼吸运动或指/趾端血液循环。对于躁动、昏迷患者及不合作的患儿，可适当使用约束带并防止敷料脱落。

2. 若伤口疼痛加重，伤口局部有红、肿、热、压痛、波动感等，伴有体温升高、脉搏加快、白细胞计数升高，可怀疑伤口感染。若伤口出现早期感染症状，需采取有效措施控制感染，如勤换敷料、局部物理治疗、有效应用抗生素等。化脓的伤口需拆除部分缝线，充分敞开伤口，清理伤口后，放置凡士林油纱条以引流脓液，定期更换敷料，争取二期愈合，若需二期缝合，需做好术前准备。

三、用药指导

1. 遵医嘱服用降压药、降糖药，同时监测血压、血糖的变化，遵医嘱调整药物用量。

2. 使用抗癫痫药物时，应遵医嘱逐渐停药，不得随意停药或漏服药。

3. 按时服药，尤其是激素类药物应严格遵医嘱服用，不得擅自停药、减量，遵医嘱调节药物剂量。

四、并发症的处理

1. 外伤性癫痫　预防癫痫发作可使用苯妥英钠100 mg，每天3次。癫痫发作者可使用地西泮10～12 mg，并坚持服用抗癫痫药物以控制癫痫发作。保证患者睡眠，避免情绪激动，预防意外受伤。

2. 失用综合征　四肢关节保持功能位，每天做四肢被动活动和肌肉按摩3次，以防关节僵硬和肌肉萎缩。

3. 呼吸道感染　保持室内适宜的温度和湿度，注意消毒隔离。保持口腔清洁，定时翻身、叩背和吸痰，保持呼吸道通畅。呕吐时防止误吸，预防呼吸道感染。

五、疾病预防指导

1. 控制血压，遵医嘱服用降压药，注意情志调养，避免情绪过度波动。

2. 有先天性脑血管畸形者，勿进行剧烈运动。有血压异常者务必积极治疗和控制血压。

3. 运动或外出时注意安全，骑电动车务必戴符合标准的安全帽，驾车遵守交通规则，严禁酒后驾车。

4. 早发现、早治疗脑肿瘤。除定期检查外，出现以下情况建议到医院进行排查：①头痛。性质多较剧烈，常在清晨发作，有时在睡眠中被痛醒，但起床轻度活动后可逐渐缓解或消失。②呕吐。由于颅内压增高，使延髓呼吸中枢受到刺激，从而出现呕吐，呕吐多在头痛后出现，呈喷射状。③视力障碍。颅内压增高会使眼球静脉血回流不畅，导致淤血、水肿，损伤眼底视网膜上的视觉细胞，使视力下降。④精神异常。位于大脑前部额叶的脑瘤可破坏额叶的精神活动，引起兴奋、躁动、忧郁、压抑、遗忘、虚构等精神异常。⑤单侧肢体感觉异常。位于脑半球中部的顶叶负责感觉，发生于该部位的肿瘤常致单侧肢体痛觉、温度觉、振动觉、形体辨别觉减退或消失。⑥幻嗅。颞叶部肿瘤可在其刺激下出现幻嗅，即闻及并不存在的气味，如烧焦饭或焦橡胶等气味。⑦偏瘫或踉跄步态。小脑部病变更具有特异性，即患者常在头痛、呕吐、视物障碍后出现偏瘫或踉跄的醉酒步态。⑧耳鸣、耳聋。此种症状多在打电话时发觉，即一侧耳能听到，而另一侧耳听不到。该表现多是听神经瘤的先兆。⑨巨人症。多见于脑垂体瘤，患者可表现为生长迅速，出现肢端肥大症（大下巴、大鼻子，口唇、舌均肥大，手足异常粗大）。⑩幼儿生长发育停止。常见于颅咽管瘤，临床表现为十五六岁时只有五六岁的身高，性征亦不发育，腹部堆满脂肪，有"少年发福"之模样。

六、饮食指导

营养素及水分的摄入直接影响代谢功能和术后恢复，因此，进食后要多吃易消化、高蛋白、高热量、富含维生素和膳食纤维的食物。

部分患者术后会出现吞咽障碍，如果反复出现吞咽障碍、呛咳等，可能会造成误吸、肺部感染，早期可能需要留置胃管。在家锻炼时，可以使用小勺，从流质食物开始进食，再到半固体食物。如果能正常吞咽，可以逐步进食小块固体食物，最后恢复至正常食物。

七、运动指导

神经功能缺损者应继续坚持功能锻炼，以促进运动反射的重新建立及意识的恢复，锻炼形式包括被动运动和音乐疗法，还可行辅助治疗，如针灸、物理治疗、按摩、中医药治疗等。

八、复诊与随访指导

3～6个月门诊复查，如原有症状加重，出现头痛、呕吐、抽搐、不明原因的发热及伤口积液和渗液等情况，应及时就诊。

（陈瀚熙　李淑芳　梁立雪）

第四节　颅骨修补术患者出院健康教育指引

一、疾病相关知识

颅骨修补术是针对脑外伤及开颅手术等导致颅骨缺损而对其进行修补的一种脑外科常见手术。颅骨缺损的时间越长，颅骨缺损综合征及继发性脑损害的发生率越高。为了恢复颅腔的密闭性，保持生理性颅内压的稳定，减轻颅骨缺损综合征，对颅骨缺损直径在3 cm以上、无肌肉覆盖、无禁忌证者均应行颅骨修补。一般认为在开颅术后3～6个月修补为宜，儿童宜在5岁后修补。

二、伤口护理指导

1．人工颅骨修补术后伤口易出血，包扎时应加压，保持伤口敷料的干燥、清洁，防止伤口感染。观察伤口有无脑脊液漏、红肿及皮下积液的情况。遵医嘱常规使用抗生素以预防感染。

2．拆线1个月后方能洗头，勿抓破修补部位皮肤，防止感染。忌行剧烈运动，避免外力撞击修补的颅骨部位。

三、用药指导

遵医嘱口服镇痛药及抗癫痫药物，定时复诊。服用抗癫痫药物时，切忌自行停药。

四、术后并发症的观察及处理

1．癫痫　观察有无癫痫的发生。如出现某侧肢体突然抽动或全身抽搐及意识丧失等情况，应及时就诊。教会家属在患者癫痫发作时可采取的急救方法，即将患者头偏向一侧，迅速解开其衣扣，以软物垫塞于其牙齿间，以防咬伤舌和颊部，专人守护，防止坠床，不可强力按压抽搐的肢体。

2．头痛　观察头痛的发作时间、持续时间、程度及性质，遵医嘱口服镇痛药。注意休息，避免剧烈运动及增加颅内压的动作。

五、疾病预防指导

1．注意预防颅脑意外伤害。例如：①高空坠物。刮风天外出时要留意高空广告牌以防误伤，管理并教导好孩子禁止高空抛物，楼上、楼顶阳台避免随意放置花盆。②交通意外。骑电单车、摩托车上路时要戴好头盔；驾车要严格遵守交通规则，文明驾车，礼让行人；饮酒后不驾车。

2．积极治疗颅内炎症。

3．高血压患者应控制血压，保持情绪稳定。

六、饮食指导

进食高蛋白、高维生素及富含粗纤维的食物，避免辛辣、刺激性食物，禁烟、酒、咖啡、浓茶。合理安排作息时间，养成良好的生活习惯，以促进伤口的生长和愈合。

七、休息和运动指导

避免过度用脑，保证充足的睡眠，生活规律，保持乐观积极的心态。对于合并肢体功能障碍的患者，应教会其功能锻炼的方法，回家后继续坚持锻炼。告知患者不应在高温环境下长期工作，夏天外出应戴遮阳帽，头部不可长时间暴晒。

八、复诊与随访指导

术后第1、6、12个月分别复查CT，检查颅骨有无异常及其生长情况。

（陈瀚熙　李淑芳　梁立雪）

第五节　微血管减压术患者出院健康教育指引

一、疾病相关知识

微血管减压术已成为治疗三叉神经痛的标准方法。三叉神经显微血管减压术是原发性三叉神经痛的首选手术方法，也是目前唯一能根治三叉神经痛的手术。该手术是在全身麻醉下，于患侧耳后沿发际行4 cm切口，切开皮肤肌肉暴露乳突根部，钻孔开骨窗（直径为3 cm）。切开硬脑膜，在显微镜下吸出脑脊液。剪开蛛网膜，探查三叉神经根部，找到压迫三叉神经根的责任血管（可为1根或多根），常见的责任血管有小脑上动脉及其分支（如为岩静脉压迫，须行岩静脉离断）。微血管减压术目前可用于治疗难治性偏头痛、三叉神经痛、面肌痉挛、舌咽神经痛等。

二、伤口护理指导

1. 保持伤口干燥，勿过早洗头。

2. 注意观察术后有无明显的头痛、头晕等不适，伤口有无红、肿、热、痛等。一般术后7天拆线。

三、用药指导

一般术后无特殊用药。若患者合并其他基础疾病或疼痛时，应遵医嘱服药。

四、并发症的观察及处理

1. 听力下降 目前，面肌痉挛患者术后听力下降的发生率不到1%，三叉神经痛患者术后听力下降的发生率可能更低。听力下降与手术操作有关：①术中牵拉，多数是手术过程中牵拉造成神经损伤，还可能因听神经表面毛细血管痉挛、缺血而造成神经损伤；②开颅时间较长，开颅后颅内温度降低，温差会让血管出现生理性变化而致痉挛，痉挛有可能造成毛细血管供血中断，对听力产生明显的损伤。如果缺血时间在4 min内，患者的听力还可以恢复；如果缺血时间为4～8 min，患者听力有可能恢复；如果缺血时间超过8 min，听力损伤则不可逆，有可能造成听力丧失。处理措施是中医、中药、针灸等治疗，耳保健操等措施可促进听力的恢复。

2. 面瘫 通常有2种情况：①手术后直接产生面瘫，可能与手术操作有关，在手术减压过程中面神经根部放置的垫棉过多或过大，从而对神经造成损伤；②患者术后未即刻出现面瘫，术后1周出现面瘫，这种情况可能是手术使患者免疫力低下，引发病毒感染所致。通过针灸、营养神经等治疗，大多数患者可以恢复。

3. 吞咽困难 吞咽困难的发生率约为1%，主要原因：①过度牵拉，吞咽由舌咽神经支配，如对其进行锐性离断，对吞咽功能无影响，但过度牵拉会导致术后出现吞咽困难；②使用垫棉导致重压也有可能造成吞咽困难。但无论哪种原因导致的吞咽困难都可以恢复，如果是牵拉或垫棉压迫较轻，一般1周至半个月即可恢复，如果压力较重，恢复时间可能比较长。

4. 复视 复视的发生率约为1%，主要原因是垫棉过大压迫展神经，从而导致复视。目前，只要手术未将展神经全部切断，都有一定的概率可以恢复，只是恢复所需时间长短不一。

5. 视物模糊 原因有以下2个方面：①环境的变化，术中颅内温度的变化会产生生理性血管痉挛，从而导致神经缺血；②垫棉与脑脊液进行化学反应有可能造成血管痉挛而致神经缺血。这2个原因有协同作用，有可能造成视神经损伤，但这类损伤一般可以恢复，恢复时间为3个月左右。

五、疾病预防指导

注意避免感染。夏季是病毒和细菌活跃的季节，一旦感染，会对神经产生不良刺激，从而诱发三叉神经痛，因此，要指导三叉神经痛患者讲究卫生，防止出现口腔、鼻腔及颜面部感染。

六、饮食指导

宜清淡、流质或半流质饮食，适当增加高蛋白、高维生素及高热量饮食。膳食温度要适宜，不要过冷或过热，避免坚硬、粗糙、辛辣、刺激性食物，以柔软、易消化、清淡的食物为主，以免因咳呛而引发三叉神经痛，同时也要避免烟、酒、咖啡等,以免加重病情。

七、运动及康复指导

1. 锻炼咀嚼肌 指导三叉神经痛患者经常锻炼咀嚼肌，多行面部活动（如张口、扮鬼脸等），保持良好的咀嚼习惯，出现咬合不全时，要及时纠正。

2. 动作指导 三叉神经痛患者的面部会有很多疼痛触发点，因此，应指导患者保持轻柔的动作，避免做较大的动作而引发三叉神经痛。

八、复诊与随访指导

术后1个月第1次复诊，主要复查伤口是否异常；术后3个月第2次复诊，需要复查头部CT。

（陈瀚熙　李淑芳　梁立雪）

第六节 椎管手术患者出院健康教育指引

一、疾病相关知识

椎管手术是指通过手术切除狭窄处部分椎管壁的相关结构，并清除突入椎管内的骨块、椎间盘等异物，以减轻椎管压力，从根本上消除脊髓和神经受压的方法。当椎管狭窄导致神经功能缺损、恶化时，如出现麻木或无力等症状，如果非手术治疗无效，可以考虑手术治疗。

二、伤口护理指导

注意伤口敷料情况，每天检查伤口，如发现伤口有渗液，应立即换药，避免伤口感染。加强营养，促进创面及脊柱、骨质被破坏后的恢复。

三、用药指导

遵医嘱服药，可服用营养神经药物、钙剂、强筋骨的中成药等，定时复诊。

四、并发症的观察及处理

1. 脑脊液漏 脑脊液漏是脊柱椎管内肿物最常见的术后并发症。术后要仔细观察引流液的颜色、性状和量。一经确诊，应立即取头低足高位，伤口局部加压包扎。在愈合前禁止下床活动，引流管位置应低于伤口，尽早拔出引流管，以免出现严重后果。

2. 便秘 便秘是术后长期卧床患者常见的并发症之一，应指导患者进行定时排便训练，多食用高蛋白、高纤维素、易消化的食物及新鲜的蔬菜和水果。可以采用穴位按摩联合经络拍打预防术后便秘，患者取平卧位，按摩其天枢、中脘、气海、关元等穴位，每侧肢体拍打2～3 min，双侧肢体交替进行，可以加速消化液的分泌，加快胃肠蠕动，起到通便的作用。

3. 尿潴留 因椎管狭窄压迫神经，患者可能术前即有二便失禁的情况。椎管手术过程中的牵拉若影响到脊神经，术后发生尿潴留的概率较高，可通过护理干预，促进排尿功能的恢复，如心理暗示、行为训练、间歇导尿等。心理暗示常用的方法有热敷、听流水声、按摩等。行为训练可采用定时排尿和提示性排尿。进行间歇导尿时需要遵循饮水计划表饮水，每小时饮水100～150 ml，每天总液体入量为1500～2000 ml。根据残余尿量情况制订导尿计划，每隔4～12小时将导尿管从尿道口插入膀胱，将膀胱内的残余尿液排出，之后拔出尿管，每次导尿最好不要超过500 ml。观察尿液的颜色、性质和气味，同时记录残余尿量，以评估并调整饮水计划和导尿次数。一小段时间内连续残余尿量≤100 ml，即膀胱功能达到平衡，可停止导尿。

五、疾病预防指导

1．平时注意保持良好的劳动姿势和生活习惯。搬抬重物时髋膝弯曲下蹲，腰背伸直，重物紧压身体后方能用力起立和迈步。睡眠时头颈部成自然中立位，双髋、双膝稍屈，避免受寒。

2．坐、立或伏案工作不要太久，避免长期保持一种姿势所带来的软组织疲劳。剧烈运动前应做准备活动。

3．使用腰部强度较大的从业者，需佩戴有保护作用的宽腰带。

六、饮食指导

饮食中注意多食用高钙、高磷、高蛋白及富含维生素的食物。含钙丰富的食物有奶类、豆类、小虾米、海带等，蛋白质含量多的食物有猪肉、鸡肉、牛肉、鱼类、鸡蛋等。多吃新鲜蔬菜和水果，适当补充动物肝脏，饮食多样化，忌寒性、油腻、辛辣、刺激性食物。

七、运动及康复指导

1. 四肢肌肉、关节功能锻炼 卧床期间坚持定时做股四头肌等长收缩运动及四肢关节活动，以防肌肉萎缩及关节僵硬。

2. 直腿抬高训练 卧床期间可进行直腿抬高练习，2次/分，抬放时间相等，逐渐增加抬高的幅度和次数，以防神经根粘连。

3. 腰背肌功能锻炼 腰背部疼痛缓解后，可指导患者锻炼腰背肌，以增强腰背部肌力，预防腰背肌萎缩，增强脊柱稳定性。可先采用飞燕式，如无不适，再用五点支撑法，逐渐增加训练次数。

4. 行走练习 制订活动计划，指导患者按时下床活动，下床时佩戴腰围，行走时应有人陪伴。直至患者无眩晕并感觉体力可承受后，方可独立行走，须注意安全。

5. 运动注意事项　术后3个月内不可剧烈运动，可散步、行走，3个月后可缓慢地进行一些运动，如游泳、跑步等，但需循序渐进。如有不适，立即停止运动。

八、复诊与随访指导

1. 第1次复查在出院后2～4周，如果此期间有不适，需及时复诊。

2. 一般3个月复查1次，6个月后过1年再复查，基本1年后即可恢复。

（陈瀚熙　李淑芳　梁立雪）

第七节　脑积水手术患者出院健康教育指引

一、疾病相关知识

脑脊液通常是存在于脑室和蛛网膜下腔的一种无色透明的液体。脑积水是脑脊液分泌过多，循环受到阻碍或脑脊液吸收障碍，导致脑室系统及蛛网膜下腔的脑脊液过多地积聚并不断地增多，从而继发脑室扩张、颅内压增高和脑实质萎缩。

二、伤口护理指导

观察伤口有无渗血、渗液，敷料是否干燥、清洁。观察患者有无恶心、呕吐、腹胀等症状，轻度腹胀为脑脊液刺激所致。教会患者挤压或按压阀门的方法，缓慢压下阀门后迅速放开，保护伤口及避免分流管区受压和过度扭动，以免拉断分流管，6个月内不能从事过重的体力劳动或运动。

三、用药指导

一般对轻度脑积水或中度脑积水患者采取药物治疗。

1. 首选抑制脑积水分泌的药物，如乙酰唑胺等。该类药物可以通过抑制脉络丛上皮细胞减少脑脊液的分泌。

2. 使用利尿药，如呋塞米等，其对脑积水的治疗有一定的作用。呋塞米一般用于急性脑积水或中度脑积水患者的紧急治疗。

3. 使用甘露醇，包括山梨醇和20%的甘露醇。山梨醇可促进肠道吸收，20%的甘露醇可通过形成高渗状态促进水从肾脏排出，从而降低颅内压。

4. 如脑积水患者合并感染，可以使用抗生素。针对不同的感染使用不同的抗生素治疗。

5. 出院后遵医嘱用药，定时复诊，切忌擅自停药。

四、并发症的观察及处理

1. 感染　脑积水患儿易发生脑膜炎等感染性疾病，应密切监测体温，若体温超过38 ℃，要及时进行物理降温和药物退热，防止发生惊厥。

2. 压疮　因脑积水患者需要卧床休养，因此，其压疮的发生率较大，需要加强预防。要给患者勤翻身，避免身体某一部位长期受压，2 h翻身1次，建议使用气垫床。做好皮肤清洁和护理，定期更换床单、被罩及患者的衣物。患者由于长期卧床，营养状况比较差，需加强其营养。如果患者的身体状况变好，皮肤的耐磨性、耐压性也会变得较好，也不容易出现压疮。

五、疾病预防指导

尽管脑积水不能被有效地预防，但定期产检、定期接种疫苗、积极处理和预防感染性疾病、预防各种外伤的发生、防治高血压等措施均可降低脑积水的发生风险。另外，还要养成良好的生活习惯，不熬夜，保证充足的睡眠。

六、饮食指导

1. 有关脑积水患者饮食的现代研究显示，与脑密切相关的物质主要有脂肪（不饱和脂肪酸）、蛋白质、糖、维生素C、B族维生素、维生素E、钙，以及微量元素锌、铜、硒等。

2. 急性脑积水患者在急性期应保证营养供应，维持水和电解质平衡，做好饮食护理，每天的入量不宜过多，一般在2000 ml左右。病情较轻、意识较清醒、无吞咽障碍者，可辅助其进食流质或半流质饮食。饮食宜清淡，少食多餐，温度不宜过冷或过热。

七、运动及康复指导

1. 运动障碍康复 伸展处于缩短状态的瘫痪肌肉，可降低肌张力及兴奋性。被动运动应包括患肢所有关节各个方向的运动，其重点运动形式是肩关节外展、外旋，前臂外旋，腕及手部各关节的伸展，拇指的外展及对掌，髋关节的伸展及内旋，踝关节的背屈等。在做被动运动时幅度宜逐步增大，逐渐达到最大幅度，应联合几个关节同时运动，并避免过快的牵伸，以免加重痉挛。在对瘫痪肢体各关节进行各方向的被动运动时，由于关节周围肌肉松弛，易造成关节半脱位和关节损伤，因此，被动活动范围要小，开始活动时幅度不得超过90°。

2. 语言障碍康复 对运动性失语患者要进行言语肌肉运动功能的训练，包括舌肌、面肌、软腭和声带的运动练习，模仿发音的练习（如让患者发“阿”“依”“呜”等音），再学说常用的、最熟悉的单字，然后学说双音词、短语、短句及长句话。

3. 记忆康复训练 词语联想记忆法是根据患者的病情及文化程度，写出关键词或短语，以引起患者联想、加强其记忆，最简单的方法是在房间内贴上几个日常生活条幅，引起患者的回忆，使其适应生活。例如，患者看到“早上起床”这4个字，就会联想到起床后要整理被褥、洗脸、刷牙等事情。图片记忆法是让患者看一系列图片，以激起患者对往事的回忆。开始时可以让患者看着图片，向其讲解该图片的来历及当时的背景等，并让患者复述或启发其回忆当时的情景，多次重复进行，直至患者能单独讲述当时的情景。

八、复诊与随访指导

出院后1个月复诊。注意观察腹部及脑部症状，以防分流管阻塞。如有异常情况，要及时与护理人员或主治医师取得联系，及时复诊。

（陈瀚熙　李淑芳　梁立雪）

第八章 骨科常见病患者出院健康教育指引

第一节 颈椎病患者出院健康教育指引

一、疾病相关知识

颈椎病的手术治疗方法可分为颈椎前路手术、颈椎后路手术和颈椎前后路联合手术。

（一）颈椎前路手术

颈椎前路手术指在颈部前方或侧前方进行手术，包括减压和重建稳定。减压是指切除突出的椎间盘、增生的骨赘或大部分椎体、肥厚和骨化的后纵韧带，解除脊髓、神经根压迫。重建稳定包括融合和非融合技术。融合技术是指采用自体骨块、同种异体骨块等材料，填充减压时切除的椎间盘、椎体，实现永久稳定。非融合技术即颈椎人工椎间盘置换术，可以保留手术节段的活动，适合椎间隙退变较轻、单纯椎间盘突出等“软性”压迫的患者。

（二）颈椎后路手术

颈椎后路手术指在颈部后方进行的手术，主要包括椎管扩大、椎板成形术和椎板切除加固定融合术，扩大椎管的有效矢状径，解除脊髓压迫。

（三）颈椎前后路联合手术

颈椎前后路联合手术指同时在颈部前后方进行的手术，一般适用于单纯前路或后路手术效果不佳的患者。

二、伤口护理指导

保持术区敷料干燥、清洁，注意观察伤口有无红、肿、热、痛，有无渗血、渗液及脓性分泌物等。若发现异常，应及时就医。

三、用药指导

颈椎手术后服用活血药物、营养神经药物、类固醇药物等可以促进神经恢复。应在医师指导下根据实际情况选择适当的药物进行治疗。

（一）活血类药物

活血类药物的代表药物有活血止痛胶囊、舒筋活血片、痹祺胶囊等，这类中成药能改善颈椎的血液循环，促进神经修复，缓解麻木等症状。

（二）营养神经药物

营养神经药物如甲钴胺分散片、腺苷钴胺片等，这类药物能起到营养中枢神经的功效，对颈椎手术后出现麻木、皮肤感觉减退、肌力下降等症状，具有促进恢复的作用。

（三）类固醇药物

类固醇药物一般是糖皮质激素，如地塞米松、甲泼尼龙等。类固醇药物对神经系统的结构和功能有重要的作用，术后若颈部神经根或脊髓受到损伤，使用类固醇药物可以促进神经恢复。

四、并发症的观察及处理

（一）呼吸困难

呼吸困难是颈椎前路手术最危急的并发症，多发生于术后1～3天。

1. 原因 ①切口内出血压迫气管；②喉头水肿压迫气管；③术中损伤脊髓；④移植骨块松动、脱落而压迫气管。

2. 表现 患者出现颈部憋胀感、呼吸困难、张口状急迫呼吸、应答迟缓、口唇发绀等。

3. 处理 颈椎前路手术患者的床旁应常规准备气管切开包，术后加强对呼吸频率和节律的观察。一旦发生呼吸困难，应立即通知医师，并做好气管切开及再次手术的准备。

（二）伤口出血

1. 原因 颈椎前路手术常因骨面渗血或术中止血不完善而引起伤口出血。

2. 表现 颈深部血肿多见于术后当日，尤其是12 h内，患者颈部明显肿胀，并出现呼吸困难、烦躁、发绀等症状。出血量大、引流不畅时，可压迫气管导致呼吸困难甚至危及生命。

3. 处理

（1）观察：术后注意观察生命体征、伤口敷料及引流液，注意观察颈部情况，检查颈部软组织张力。

（2）措施：如24 h伤口引流液超过200 ml，应检查是否有活动性出血，若引流量多且呈淡红色，应考虑脑脊液漏，并及时报告医师。若患者颈部明显肿胀，应报告并协助医师剪开缝线、清除血肿。若血肿清除后呼吸仍不改善，应尽快实施气管切开术。

（三）脊髓神经损伤

1. 原因 手术牵拉、周围血肿压迫均可损伤脊髓及神经。

2. 表现 患者可出现声音嘶哑、四肢感觉运动障碍，以及大、小便功能障碍。

3. 处理 手术牵拉所致的神经损伤为可逆性，一般在术后1～2天可明显好转或消失；而血肿压迫所致的损伤为渐进性，术后应注意观察，以便及时发现问题并迅速处理。

（四）吞咽困难

前路手术患者术后可能出现吞咽困难，应注意观察其进食状况，必要时给予鼻饲。若出现发热、颈部疼痛、颈前肿胀、伤口有分泌物、进食后有食物残渣从伤口溢出，应警惕食管瘘的发生，需立即禁饮食，必要时留置胃管，协助医师进行检查和处理。

（五）植骨块脱落、移位

多发生于术后5～7天，系颈椎活动不当时，椎体与植骨块之间产生界面间的剪切力，从而使骨块移动、脱出。因此，颈椎术后应重视患者的活动指导。

五、疾病预防指导

（一）纠正不良姿势

在日常生活、工作、休息时应注意纠正不良姿势，最佳的伏案工作姿势是保持颈部正直，微微前倾，不要扭转、倾斜；每工作1 h，应休息几分钟，做颈部运动或按摩，以缓解颈部肌肉的慢性劳损。不宜长时间低头，避免将头靠在床头或沙发扶手上看书或看电视。

（二）注意颈部保暖

在秋冬季节最好穿高领衣服以保护颈部。若天气较热，夜间睡眠时应注意防止颈部受凉，炎热季节，空调温度不宜过低。

（三）选择合适的枕头及床垫

枕头的选择以中间低、两端高、透气性好、长度超过肩宽、高度以头颈部压下一拳头高为宜。床垫的材质也可影响疾病的恢复。与硬质的木板床和软质的海绵床垫相比，中等硬度的弹簧床垫更利于身体康复。

（四）避免外伤

行走或劳动时应注意避免损伤颈肩部，一旦发生损伤，应尽早诊治。乘坐机动车时需戴颈托保护，避免乘坐高速汽车，以防止紧急制动而引起挥鞭性损伤甚至高位截瘫。

六、饮食指导

（一）饮食清淡

术后应选择清淡、易消化的食物，如米饭、面条、蔬菜、水果等。避免油腻、辛辣、刺激性食物，以免刺激伤口和消化系统。

（二）补充蛋白质

蛋白质是伤口愈合和肌肉恢复的重要营养素，可以适量摄入瘦肉、鱼类、蛋类、豆类等食物来补充蛋白质。

（三）多饮水

保持充足水分的摄入有助于排除体内的废物

和毒素，促进伤口愈合和身体恢复。

（四）避免饮酒和吸烟

酒精和尼古丁会影响伤口愈合和身体恢复，术后应尽量避免饮酒和吸烟。

七、运动及康复指导

1. 行内固定植骨融合术者应加强颈部制动。平卧位时，颈部稍前屈，两侧颈肩部置沙袋以固定头颈部；侧卧位时，枕与肩宽同高；搬动患者或翻身时，保持头、颈和躯干在同一平面上，维持颈部相对稳定。下床活动时，需佩戴颈托或使用头颈胸支架固定颈部。

2. 指导肢体能活动者做主动运动，以增强肢体肌肉力量；肢体不能活动者，在病情许可时，可协助并指导其做各关节的被动运动，以防止肌肉萎缩和关节僵硬。在颈围保护下练习项背肌，防止项背肌失用性肌萎缩。一般术后第1天开始行各关节的主动、被动功能锻炼，如踝泵运动等；术后3～5天，拔除引流管后，可戴支具下床活动。注意不宜从仰卧位直接起床，应先在床边坐至无头晕等不适时，再进行坐位和站立位平衡训练及日常生活活动。

八、复诊指导

颈部术后患者一般在术后第3、6、12个月复查。对于颈椎前路手术患者，应通过影像学检查其颈椎植骨融合的情况，若术中有内固定物，还应观察内固定物是否稳定。有不适（如头晕，恶心，眩晕，伤口红、肿、热、有渗液、分泌物异常，手部麻木、无力、感觉异常，活动受限等症状），应随诊。

（陈瀚熙　李淑芳　黄文静）

第二节　脊柱骨折患者出院健康教育指引

一、疾病相关知识

脊柱骨折的手术治疗方式包括以下3种：①后路手术，操作简单，易掌握和推广，是大多数医院采取的手术方式。②前路手术，最大的优点是椎管减压直接、充分，前路支撑植骨符合生物力学要求、融合率高，但其解剖因素比较复杂，风险高，并发症多，不易掌握，不易推广，对医师的技术水平要求比较高。③微创手术，近年来广泛应用的手术方式，具有创伤小、恢复快的优点。

微创手术是脊柱骨折治疗的重要方式，其应用也越来越广泛。微创手术具有创伤小、手术时间短、术后疼痛轻、恢复快等特点。常见的脊柱微创手术主要为经皮椎体成形术、经皮椎体后凸成形术、经皮椎弓根螺钉内固定术、经皮椎间融合术、内镜下前路内固定术。

二、伤口护理指导

1. 手术切口为无菌伤口，一般应隔天换药，如果被汗液、尿液或其他物品污染，应立即换药。术后应注意检查伤口，去除敷料，注意观察伤口有无红、肿、渗液、积血、缝线反应、针眼脓疱及皮缘是否对称等。

2. 术后2周拆线，拆线后可适当活动，但应避免过度牵拉伤口，1个月内禁止弯腰。

三、用药指导

（一）镇痛药

术后可能会出现疼痛等不适，可根据医师建议使用镇痛药，如对乙酰氨基酚、布洛芬等，但应遵循医师的建议，注意使用剂量和频率。

（二）抗生素

术后可能需要使用抗生素预防感染，应根据医师的建议按时、按量服用。使用抗生素可能会引起不良反应，如过敏、消化道不适、头痛等。如果出现不良反应，应及时报告医师。

（三）消炎药

术后可能会出现炎症反应，可以根据医师的建议使用消炎药，如吲哚美辛等。遵医嘱使用药物，注意使用的剂量和频率，避免过度使用。

（四）增加骨密度药物

脊柱损伤患者的骨密度可能会受到影响，可以使用增加骨密度药物来预防骨质疏松，常用的药物包括阿仑膦酸钠、伊班膦酸钠等。

以上药物的使用需要在医师指导下进行，应严格按照医师的处方用药，不得擅自增减剂量或更换药物。

四、并发症的观察及处理

（一）便秘

由于患者长期卧床，胃肠蠕动减慢，水分吸收较多，而活动减少，饮水量也减少，易导致便秘。应指导患者多食新鲜水果和蔬菜等富含膳食纤维的食物，多饮水。餐后2 h按顺时针方向做腹部按摩15～30 min，以刺激肠蠕动。顽固性便秘者可遵医嘱行灌肠或使用缓泻剂。部分患者通过持续的排便训练可逐渐建立反射性排便，方法为尽量取坐位以增加腹压。

（二）压力性损伤

患者因长期卧床，骨隆突部位的皮肤长时间受压于床褥与骨隆突之间而出现压力性损伤。处理措施：①床单应清洁、平整、干燥和舒适，有条件时可使用减压敷料、水垫、气垫床等；②定时翻身，避免在床上拖拽患者，以减轻局部皮肤剪切力；③保持皮肤清洁、干燥；④保证足够的营养摄入，提高机体抵抗力。

（三）呼吸道感染

患者因疼痛不敢做深呼吸和咳嗽，从而使呼吸道阻力增加，分泌物不易排出，久卧者易产生坠积性肺炎。应注意观察患者的呼吸功能，监测血氧饱和度，给予居家氧疗。遵医嘱给药以减轻脊髓水肿，避免进一步抑制呼吸功能。做好呼吸道护理，指导和协助患者深呼吸、咳嗽、咳痰、翻身拍背，以促进肺膨胀和有效排痰。及时处理肠胀气、便秘，不要用过沉的棉被压盖胸、腹部，以免影响呼吸。已经发生肺部感染者应遵医嘱使用合适的抗生素。

五、疾病预防指导

（一）确保充足的休息

术后要保证充足的休息，避免过度活动，以免引起伤口裂开或手术部位疼痛加剧。

（二）控制体重

体重过重会对脊柱产生过大的压力，增加手术部位的负担，因此，需要控制体重。

（三）加强运动

术后要进行适当的运动，以促进身体康复，但要避免剧烈运动，以免对手术部位造成伤害。

（四）注意保暖

术后要注意保暖，避免受凉或着凉，以免引起感冒等疾病。

（五）定期复查

术后要定期复查，以及时发现并处理手术部位的异常情况。

（六）心理疏导

术后要对患者进行心理疏导，避免因手术带来身体和心理上的压力而致情绪不稳定。

六、饮食指导

术后麻醉清醒、拔除气管插管后，应评估患者有无吞咽困难，可协助其进流质饮食，再逐渐恢复至普通饮食，易进食高热量、高维生素、粗纤维、易消化的食物。

（一）高蛋白饮食

蛋白质是伤口愈合所需的重要营养素，建议摄入适量的优质蛋白，如瘦肉、禽肉、鱼类、蛋类、豆类等。

（二）钙和维生素D

钙和维生素D对骨折愈合至关重要，建议增加含钙食物的摄入，如奶制品、豆腐、鱼类等，并保证足够维生素D的摄入，可适当晒太阳或补充维生素D制剂。

（三）多种维生素和矿物质

多种维生素和矿物质有助于伤口愈合和增强免疫功能，建议多食用新鲜的蔬菜、水果及全谷类食物。

（四）饮水

保证充足的水分摄入有助于预防便秘、促进康复，建议每天饮水量不少于1500 ml。

（五）避免高糖、高脂食物

过多的糖分和脂肪摄入可能影响免疫功能和伤口愈合，建议减少糖果、甜点、油炸食品等的摄入。

（六）少食多餐

术后可能会出现消化不良的情况，建议采用少食多餐的方式，避免大量进食，有助于减轻胃肠道负担。

（七）避免酒精和咖啡因

酒精和咖啡因可能会影响骨折愈合和伤口愈合，应避免或限制饮用。

（八）饮食多样化

保持饮食多样化有助于获得全面的营养，建议合理搭配各类食物，包括谷类、蔬菜、水果、肉类、豆类等。

七、运动及康复指导

术后康复训练非常重要，一般术后一段时间需要卧床，具体时间因人而异。在此期间可以在床上进行抬腿锻炼，之后进行腰背肌锻炼，以避免肌肉萎缩。然后可逐渐开始站立、行走。日常生活中要注意自身安全，避免再次损伤。老年患者要在医师指导下加强钙的补充，防止跌倒。保持各肢体关节处于功能位，防止关节屈曲、过伸或过展。可用矫正鞋或支足板固定足部，以防足下垂。每2小时轴线翻身1次。每天应对瘫痪肢体做被动的全范围关节活动和肌肉按摩，以防止肌肉萎缩和关节僵硬，减少截瘫后并发症。上肢功能良好者可以通过举哑铃和拉拉力器等方法增强上肢力量，为日后的生活自理做准备，并增强患者的信心和对生活的热爱。病情允许时，应指导患者练习床上坐起，学习使用轮椅、拐杖或助行器等移动工具练习上下床和行走。患者下地时应有专人保护，注意清除地面障碍物，以防跌倒。坐位或下床时需佩戴脊柱支具3个月或遵医嘱使用。

（一）稳定性胸腰椎骨折

康复治疗的目的是防止躯干肌肉萎缩，促进骨折愈合，恢复脊柱的稳定性和柔韧性，防止下腰痛。

1. 第1阶段　伤后1周内。不做复位及固定的稳定性骨折患者，应卧床休息至局部疼痛减轻时开始腰背肌及腹肌练习。石膏背心固定的患者，石膏干燥后开始做卧位腰背肌练习。此期以无痛的腰背肌等长收缩训练为主，通过腰背肌的等长收缩增加脊柱周围的力量，稳定脊柱，同时增加前纵韧带及椎间盘前部纤维环的张力，使压缩的椎体前缘逐渐张开。另外，可辅以四肢的主动运动。训练强度及时间应逐渐增加，避免局部明显疼痛，训练中要避免脊柱前屈和旋转。

2. 第2阶段　伤后2～3周。此期疼痛基本消失，可开始做躯干肌的等张收缩练习和翻身练习。通过增加躯干肌力改善脊柱稳定性，减少组织纤维化或粘连，防止骨质疏松、腰背肌失用性萎缩及继发慢性腰背部疼痛。

腰背肌的等张练习自仰卧位挺胸动作开始，逐渐增加至桥式运动。有石膏者可在石膏内做仰卧抬头、抬腿、挺起臀部等练习。翻身时，腰部应维持伸展位，肩与骨盆成一条直线做轴式翻身，翻身后可做俯卧位腰部过伸练习，从俯卧抬头动作开始，逐渐增加俯卧抬腿练习，至无疼痛感时，可增加俯卧“燕飞”练习。

（1）仰卧位挺胸动作：取仰卧位，双腿自然伸直，双手置于体侧，以头、双肩、双足为支撑点，吸气的同时挺胸，尽量将腰背部抬离床面，呼气的同时放下。

（2）桥式动作：取仰卧位，双腿屈曲，足置于床面上，双手置于体侧，以头、双肘、双足为支撑点，将腰背部抬离床面，坚持6 s后放下。注意不能憋气，待呼吸均匀后，进行下一个动作。如该动作可轻松完成，可将双手置于腹部，以头、双足支撑做桥式动作，或者将一侧下肢置于另一侧之上做单桥运动以增加难度。

（3）俯卧“燕飞”动作：轴式翻身至俯卧位，以腹部为支撑点，将头部、上胸部、双上肢及双腿尽量抬起，坚持6 s后放下。如该动作不能完成，可进行分解动作，如进行俯卧抬头或俯卧抬腿动作。另外，腹肌在保持脊柱的稳定和运动方面起着特殊的作用，腹肌无力可使生理前凸增加、骨盆倾斜，从而造成下腰椎不稳，因此，增强腹肌的力量非常重要。在运动训练中，为了避免腹肌锻炼增加脊柱负荷而引起疼痛，可以进行以下动作：腹肌锻炼时在仰卧屈膝、屈髋姿势下抬起头及肩部，或者在仰卧位腰下垫高的姿势时抬起头及肩部至水平位。

3. 第3阶段　伤后4～5周。此时如做卧位练习时无疼痛感，可在支具保护下起床站立、行走。由卧位起立时，先在床沿上俯卧，一侧肢体先下地，然后撑起上身，再放下另一侧肢体撑起上身成站立位，中间不经过坐位，以免腰部屈曲。由站立位变换为卧位时按相反的顺序进行。站立时间可逐渐增加。骨折基本愈合后可取坐位，仍需保持腰椎前凸，避免弯腰驼背的坐姿。

4. 第4阶段 伤后8～12周。此时骨折基本愈合，可进一步增加腰背肌及腹肌练习的强度，同时加强腰椎柔韧性练习。腰背肌练习应与腹肌练习结合进行，以保持屈、伸肌平衡，改善腰椎稳定性。骨折部遗留成角畸形时，愈合牢固后更应着重加强腹肌训练，以控制腰椎前凸弧度，防止下腰痛。腰椎活动度的训练主要为屈曲、后伸、侧屈3个方面，在此基础上可适当增加旋转动作的训练，胸腰椎骨折后还需终身注意在做各种相关动作时腰背部应保持正确姿势。

（二）不稳定性胸腰椎骨折脱位

不稳定或伴有神经功能障碍的胸腰椎骨折脱位需要手术治疗。由于脊柱外科理论和技术的飞速发展，现代脊柱外科手术思路和手术方式与10年前相比已经有了很大的不同，目前可以做到彻底的减压和足够的稳定，术后一般无须石膏固定。康复治疗的分期与神经受损及恢复的速度、程度有关。

1. 不伴有神经损伤或仅伴有局部神经功能障碍 术后1周为第1阶段，进行腹背部肌肉的等长收缩练习，以及四肢的主动运动；术后2～3周疼痛已基本消失，进入第2阶段，可进行小幅度的腹背部肌肉等张练习，但仍禁止做主动翻身动作，这个动作将引起脊柱旋转，影响内固定的稳定性；术后4周以后进入第3阶段，可在支具保护下逐渐下床活动，下床动作与前述保守治疗相同，同时增加腹背肌肉的主动等张收缩。但需注意的是，在术后3个月以内，脊柱活动度的练习宜控制在小范围内，并且仍然禁止做主动、被动脊柱旋转动作。待骨折愈合后方可开始较大幅度的脊柱活动度训练和旋转活动练习。

2. 伴有脊髓损伤的不稳定骨折 术后1～2周为第1阶段，术后3～12周为第2阶段，12周以后为第3阶段。骨折愈合后可在支具或其他器械的保护与帮助下下床活动。

（三）稳定性颈椎骨折

一般采取牵引复位＋固定＋功能锻炼的保守治疗。康复治疗应在不影响颈部稳定性的前提下尽早开始。

1. 第1阶段 伤后3周内。此期患者一般卧床行颈椎牵引，可行四肢的主动、被动运动，保持关节活动度，改善血液循环，防止肌肉萎缩，预防卧床并发症。

2. 第2阶段 伤后3周至伤后3个月。此期患者颈椎复位成功，已行石膏或支具固定，可逐渐在外固定保护下下地活动，以四肢的主动运动为主来恢复肌力和耐力，同时逐渐增加颈肩部肌群的等长收缩训练。伤后2个月左右，较轻的颈椎骨折患者可每天定时取下外固定，行卧位减重颈部肌群等张训练。

3. 第3阶段 伤后3个月后。此期患者的颈椎外固定已去除，可以增加颈部肌群的等张收缩练习，练习强度可逐渐增加，同时开始做颈部关节活动度的恢复性训练，主要为颈椎前屈、后伸及侧屈练习，适当进行旋转运动，以恢复头颈部的柔韧性和灵活性。

（四）不稳定性颈椎骨折脱位

此型颈椎骨折患者应尽早手术治疗，恢复颈椎的稳定性，解除脊髓压迫。其康复治疗应以有利于脊髓功能的恢复与重建作为重点。

1. 卧床期 使用支具保护颈椎，维持正确的体位，预防卧床并发症。进行呼吸训练以维持肺部功能、被动运动以防止肌肉萎缩，保持瘫痪肢体的关节活动能力。在不影响颈椎稳定的条件下做主动活动，以保持和增强残留的肌力。还可行颈部肌群等长肌力训练。

2. 恢复期 此期颈椎基本恢复稳定，去除支具后可逐渐开始颈部肌群等张肌力训练及颈椎柔韧性和活动度训练。脊髓损伤程度不同，康复训练的计划和重点也不同。

八、复诊与随访指导

一般来说，应在术后第3个月或第6个月返院进行第一次复查，之后的复查时间分别为术后第1、2、3、5、10年。患者的情况不一，具体的复诊时间应咨询医师。

随时监测病情变化，若出现脊柱局部疼痛、四肢感觉和活动能力下降等不适，应及时就诊。

（陈瀚熙　李淑芳　黄文静）

第三节　脊柱结核患者出院健康教育指引

一、疾病相关知识

脊柱结核手术的重点在于清除结核病灶、重建脊柱稳定性、神经减压，以及矫正畸形；核心在于选择正确的手术入路、适当的结核病灶清除范围、合适的融合节段、有效的内固定装置，以及减少出血、避免神经损伤。

脊柱结核的手术方式可分为前路手术、后路手术、前后路联合手术，以及微创手术。应根据患者的病变情况选择合适的手术方式。

二、伤口护理指导

1. 在更换敷料时要注意避免将手直接接触伤口，以免引起感染。

2. 术后伤口要保持干燥，若敷料潮湿需及时消毒并更换，若是污水浸湿敷料，需消毒后再更换。

3. 当伤口出现渗液增多、红、肿、热等情况时，应及时就诊，以及时处理感染。

4. 患者术后需卧床休息，避免剧烈运动或承重的活动，以免对伤口造成额外的压力。

三、用药指导

脊柱结核患者可使用抗结核药物，注意观察药物不良反应：①异烟肼的不良反应为末梢神经炎、肝脏损害和精神症状；②利福平和吡嗪酰胺的不良反应为胃肠道反应和肝脏损害；③链霉素的不良反应是损伤脑神经、肾脏及引起过敏反应；④乙胺丁醇的不良反应为球后视神经炎和末梢神经障碍。用药过程中若出现眩晕、口周麻木、肢端疼痛、耳鸣、听力异常、恶心、肝功能受损等情况，应及时通知医师调整药物。

四、并发症的观察及处理

（一）术后疼痛

脊柱结核患者术后要尽早开始功能锻炼，术后疼痛特别是运动锻炼时疼痛的管理尤为重要。

1. 环境和体位　保持病房整洁、安静、舒适、空气流通。指导患者采取合适的体位，减少局部压迫和刺激，以缓解疼痛。

2. 局部制动　疼痛严重者需严格卧床休息，局部制动，减少局部活动，进行轴线翻身。防止病理性骨折、关节畸形和截瘫的发生。

3. 合理用药　合理抗结核治疗，控制病情发展。必要时使用药物镇痛。

4. 心理护理　结核患者的病程较长，脊柱结核手术可能会影响患者术后的活动能力，患者担心手术失败或预后不良会影响日后的生活和工作，因此易表现出不同程度的焦虑、悲观情绪，对生活和前途失去信心。护士应耐心向患者及其家属解释手术的意义，提高患者对手术的信心，使其积极配合手术治疗。

（二）营养不良

每餐摄入25～35 g蛋白质可最大限度地刺激肌肉蛋白的合成。脊柱结核患者在围手术期的术前应保持每餐≥25 g蛋白质的摄入，以达到每天蛋白质的需求量。因此，无营养风险的患者高蛋白饮食即可，建议每餐摄入蛋白质≥25 g。存在营养风险但无营养不良的患者，应对其进行营养宣教，建议每餐摄入蛋白质≥25 g。存在营养不良的患者首选肠内营养治疗，只要患者能经口进食、胃肠道结构及功能基本完整，应口服营养补充（oral nutritional supplements，ONS），建议ONS 3次/天，每次150～200 kcal，全天ONS的热量应至少为400 kcal。当ONS不能满足60%的能量需求3～5天时，可依次选择肠内营养治疗、部分肠外营养联合肠输血。对有贫血或严重低蛋白血症者，应遵医嘱给予少量多次输新鲜血或白蛋白，保持血红蛋白在100 g/L以上。对凝血功能较差者，术前给予维生素和卡巴克络等药物以改善凝血功能。

五、疾病预防指导

（一）避免接触结核菌

尽量避免与结核病患者密切接触，特别是有传染性的病例。此外，避免在空气不流通的封闭环境中长时间停留，以减少结核菌的传播风险。

（二）保持良好的个人卫生

定期洗手，避免用手触摸口、鼻和眼，养成

良好的卫生习惯可有效减少细菌感染的机会。去人群密集的地方应戴好口罩。

（三）加强营养

均衡饮食，摄入足够的蛋白质、维生素和矿物质，以提高免疫力。

（四）注重环境卫生

保持居住环境的清洁和通风，减少细菌滋生的机会，定期消毒碗柜、被褥。

（五）接种疫苗

接种卡介苗可有效预防结核病的发生。

（六）遵医嘱治疗

若家庭中有结核病患者，需严格遵守医师的治疗方案，确保患者按时服药，以减少结核菌的传播。

（七）定期体检

及时发现和治疗结核病的早期症状，有助于预防疾病的扩散。

六、饮食指导

结核分枝杆菌感染可导致机体免疫调控紊乱、炎症水平升高，出现负氮平衡，从而影响患者的营养状况。结核病患者长期发热可导致蛋白质分解代谢增强。部分脊柱结核患者还会出现食欲减退及因被动平卧导致经口进食不便及胃肠功能紊乱加重，使能量、蛋白质摄入不足。因此，应鼓励患者摄取高热量、高蛋白、高维生素、易消化的食物，每天热量达2000～3000 kcal，蛋白质1.5～2.0 g/(kg · d)，保证牛奶、鸡蛋、鱼、瘦肉、豆制品、蔬菜、水果等营养素的均衡摄入。每餐摄入25～35 g蛋白质可最大限度地刺激肌肉蛋白的合成。脊柱结核患者在围手术期的术前应保持每餐≥25 g的蛋白质摄入，以达到每天蛋白质的需求量。若患者食欲差，经口摄入难以满足营养需求，可遵医嘱为患者提供肠内或肠外营养支持。

七、运动及康复指导

术后卧床期，即术后2～3周，可根据患者的具体情况并遵医嘱确定卧床期时间的缩短或延长。建议患者术后麻醉清醒后即开始康复训练，术后1～2天进行呼吸训练、上肢主动训练、下肢肌肉等长收缩训练（臀肌、股四头肌、腘绳肌、小腿肌肉等）、踝关节趾屈运动；术后2～4天开始肢体的活动度训练及抗阻训练，包括双手握球、对拉弹力带、交替直腿抬高、交替双下肢蹬踏等。颈椎结核患者训练时需佩戴颈托（术后4～8周）。术后第4周行CT检查，若骨愈合较好，可在躯干支具保护下进行床边坐起、站立及行走训练。指导患者保持上身直立，不要扭曲身体，保持躯体的整体性、协调性。详细指导患者转移、站立、行走、如厕等注意事项，避免二次损伤。椎体破坏严重、脓腔大、稳定性差者，可遵医嘱适当延长卧床期。

八、复诊与随访指导

术后一般脊柱结核需要服用抗结核药12～18个月。其间，前6个月每个月复查1次，6个月以后可3个月复查1次。

（陈瀚熙　李淑芳　黄文静）

第四节　腓骨截骨患者出院健康教育指引

一、疾病相关知识

骨关节炎（osteoarthritis，OA）是一种严重影响患者生活质量的关节退行性疾病，给患者、家庭和社会造成沉重的负担。腓骨近端截骨术（proximal fibular osteotomy，PFO）通过截取腓骨近端的骨段，使内侧间室的压力明显减少，可改善合并膝内翻的内侧间室OA患者的膝关节功能并缓解疼痛，但PFO的远期疗效仍有待高质量、长期随访的循证医学证据的支持。

二、伤口护理指导

1. 术后伤口要保持干燥，若敷料潮湿需及时消毒并更换。

2. 当伤口出现渗液增多及红、肿、热等情况时，应及时就诊，以便及时处理感染。

三、用药指导

1. 遵医嘱口服镇痛药，如双氯芬酸钠、美洛昔康等非甾体抗炎药及镇痛药以缓解疼痛，该类药物也能抑制无菌性炎症。

2. 遵医嘱服用伤科跌打胶囊、活血止痛胶囊等药物进行治疗，以促进局部血液流通、消除肿胀。

3. 为了预防伤口感染，应遵医嘱服用抗感染药物，如左氧氟沙星、环丙沙星等。

四、并发症的观察及处理

1. 腓总神经、腓浅神经损伤　术中牵拉腓总神经会引起小腿外侧及足背部感觉异常，严重者可致术后足下垂；腓浅神经相对较细，属于皮神经，在手术过程中易被误伤。术后应严密观察患肢小腿及足背的感觉运动情况，注意足部血供、颜色及温度的改变，如有异常，及时告知医师并行对症处理。神经受损如为术中牵拉所致，术后应使用营养神经药物治疗，结合适当的功能锻炼，多能自行恢复。

2. 膝关节肿胀　创伤、手术可引起局部毛细血管破裂出血，使血管壁的通透性增加，血管内液外渗到组织间隙，可致关节肿胀。术后应抬高患肢，以促进血液回流，防止关节充血、肿胀。术后当天膝部持续冰敷30 min，每天可重复数次，连续3天，可刺激机体减轻炎性水肿及渗出，达到镇痛、止血、消肿的目的。如疼痛或肿胀程度比较严重，可视情况增加冷疗的次数和时间。

3. 感染　密切观察体温的变化，如出现体温异常，以及伤口局部红、肿、热、痛及炎性渗出等情况，应及时报告医师。若肿胀明显、有波动感，提示膝关节内积液，应在无菌环境下行穿刺抽液。

五、饮食指导

术后要注意合理饮食，尽量以清淡的食物为主，可以多吃新鲜水果和蔬菜，如苹果、香蕉、火龙果、黄瓜、西红柿等。同时还要注意多休息，避免吃辛辣、刺激性食物，以免影响身体恢复。

六、运动及康复指导

出院时告知患者继续巩固住院期间的各项功能锻炼，包括膝关节屈曲、伸直、直腿抬高练习等。训练的强度以不感觉疲劳为宜，1个月内避免做蹲起动作，避免爬山、长距离行走、跑步等剧烈活动。夜间注意抬高患肢。保持乐观的情绪，避免急躁。多食高蛋白、高热量、富含维生素、易消化的食物。

术后6 h可进行踝泵活动及股四头肌收缩训练。术后第2天，指导患者坐在床边，双小腿自然下垂离地，凭借重力使膝关节屈曲达90°，用力缓慢地伸直膝关节3～5 min，再缓慢落下，每次10下，3次/天。术后2～3天指导患者下地行走，拄拐下地并有人陪护，防止因直立性低血压而摔倒。要注意休息，动作幅度不宜过大，继续保持患处制动，以免造成腓神经损伤。

七、复诊指导

术后需遵医嘱按时复查，以观察骨折愈合情况及是否有畸形等。术后第1、3、6个月门诊复查，若有不适应随诊。

（陈瀚熙　李淑芳　黄文静）

第五节　腱鞘囊肿患者出院健康教育指引

一、疾病相关知识

腱鞘囊肿（thecal cyst）是发生于关节腱鞘内的囊性肿物，是由于关节囊、韧带、腱鞘中的结缔组织退变所致的疾病。多发生于腕背和足背部。该病发展较为缓慢，发病部位可见一圆形肿块，有轻微酸痛感，严重时会给患者造成一定的功能障碍。

二、伤口护理指导

1. 保持伤口表面皮肤清洁，不要用手揉搓、抓挠或热敷伤口。

2. 出院后检查伤口有无红、肿、热、痛、破溃、渗液、颜色异常及出血等现象。如有以上症状，应立即就诊。

3. 伤口每3天换药1次。应到正规医院换药，勿自行换药。

4. 一般情况下，伤口术后10～12天拆线，拆线后仍要注意保护伤口，避免外伤。应到正规医院拆线，勿自行拆线。

三、用药指导

有高血压、糖尿病的患者，需要按时监测血

糖、血压，遵医嘱用药。

四、并发症的观察及处理

（一）伤口感染

保持伤口表面皮肤清洁，如出现红、肿、热、痛、破溃、渗液、颜色异常及出血等现象，应立即就诊。

（二）疼痛

1. 物理治疗，如红外线照射、微波治疗等。

2. 遵医嘱使用药物。

五、疾病预防指导

1. 在日常生活中，进行家务劳动及运动时的用力姿势要正确，不要过度弯曲、后伸用力，也不能用力过猛。同时要注意，手腕关节在做旋转运动时，要将手掌用力握拳后再放松。

2. 需要长期使用电脑和鼠标者应每隔1小时休息5～10 min，可以转动手腕2 min左右，能锻炼全部腕部肌肉，恢复血液循环，消除手腕弯曲的姿势。

六、饮食指导

1. 进食高蛋白、高热量、富含维生素及纤维素的食物，如瘦肉、鱼肉、新鲜蔬菜和水果等。

2. 保证营养，保持大便通畅。

3. 忌辛辣、刺激性食物。

七、运动及康复指导

（一）活动指导

1. 由于腕背部腱鞘囊肿的患者在术中去除部分关节囊后再修复，术后腕关节需要应用石膏托或支具固定2～4周。

2. 腕掌侧腱鞘囊肿的患者，因腕掌侧腱鞘包裹屈肌腱腱鞘，手术对腱鞘有一定的损伤，术后需进行早期、积极的功能康复锻炼，避免屈肌腱粘连而影响关节功能。

3. 早期进行功能锻炼，做简单的手部运动，由离心端至向心端按摩，以促进血液循环。

4. 每天注意按摩手腕，加强功能锻炼。

5. 旋转手腕是预防腱鞘囊肿的简单运动，转动手腕2 min可运动所有的腕部肌肉，恢复血液循环。

（二）居家指导

1. 戒烟、戒酒。

2. 术肢抬高，以高出心脏20°～30°为宜。手术区域禁止受压，患肢避免负重。

八、复诊与随访指导

1. 术后遵医嘱复查。

2. 定期检查血糖、血压，遵医嘱按时服药，控制好血糖、血压。

3. 准备复诊资料，如门诊病历、出院小结、检测登记本，以及相关的检验、检查结果等。

（陈瀚熙　李淑芳　黄文静）

第六节　臂丛神经损伤患者出院健康教育指引

一、疾病相关知识

臂丛神经损伤（brachial plexus injury）多由牵拉所致，常见于汽车或摩托车事故、从高处跌落、重物压伤颈肩部、机器绞榨伤及胎儿难产等。臂丛神经损伤主要包括上臂丛损伤、下臂丛损伤和全臂丛损伤3种类型。除手术治疗外，目前临床常用的康复方法是中西医结合疗法，如低频脉冲电疗、中频脉冲电疗、运动功能训练、作业训练等现代康复疗法，以及针刺、推拿、灸法等中医康复疗法。

二、伤口护理指导

1. 保持伤口表面皮肤清洁，不要用手揉搓、抓挠或热敷伤口。

2. 出院后检查伤口有无红、肿、热、痛、破溃、渗液、颜色异常、出血等现象。如有以上症状，应立即就诊。

3. 离床活动用三角巾或袖带吊高患肢，保持功能位。

4. 注意有无颈部血肿、呼吸困难。

5. 伤口按时换药，若无异常，可2～3天换药1次。应到正规医院换药，勿自行换药。

6. 术后10～14天（从术后第1天算起）拆线，应到正规医院拆线，勿自行拆线。

三、用药指导

1. 药物治疗通常以各种营养神经的药物为主（如鼠神经生长因子、维生素B_1、维生素B_6、维生素B_{12}等）。应遵医嘱服用药物，切勿自行增加或减少药物的剂量及频次。

2. 服用营养神经药物时，如果出现不良反应，应立即停止用药并咨询医师，如头痛、头晕、胸闷、胸痛、心悸、呼吸困难、食欲缺乏、恶心、呕吐等。

3. 使用营养神经药物期间，应避免饮酒、吸烟，并减少咖啡、浓茶的摄入。

四、疾病预防指导

1. 体力劳动者在工作时应确保环境安全，操作危险机器时应时刻保持警惕，避免发生机器牵拉伤。

2. 体育运动前要做好热身活动，不做危险动作，避免发生撞击伤。

3. 避免发生枪弹伤、刀刺伤、切割伤及其他类似情况。

4. 孕妇应定期进行产前检查，对胎位为头位的巨大胎儿及横位或臀位胎儿应考虑剖宫产。

五、饮食指导

1. 饮食初期以清淡、易消化的食物为主，恢复期以高蛋白质，高热量及高营养的食物为主，可多摄入一些高纤维素食物及新鲜的蔬菜和水果。营养均衡，膳食中应包含维生素、微量元素、膳食纤维等必需营养素，荤素搭配，食物品种多元化，充分发挥食物间营养物质的互补作用，对预防此病很有帮助。

2. 臂丛神经损伤患者禁食辛辣食物，戒烟、戒酒，避免摄入咖啡、汽水等刺激性饮品。

六、运动及康复指导

（一）活动指导

1. 早期（24 h至3周） 患肢掌指关节、腕关节进行被动屈曲训练，对未固定的关节进行主动伸直训练，同时进行向心性按摩。指导患者做深吸气练习，嘱患者自然下垂患肩，健侧手掌托前臂，在深吸气的同时将肘关节上举并屈曲至110°，2次/天，40～50个/次。

2. 中期（4～5周） 指导患肢做轻度的主动运动，练习上肢伸屈、提肩。

3. 后期（6～10周） 以主动运动为主，运用不同质地的物品进行感觉功能训练和作业能力训练，也可利用捏皮球、弹力抗力器等形式增加肌力和改善关节活动度。

（二）居家指导

1. 患肢臂丛神经损伤后可能会出现肢体麻木感，应防止烧烫伤、割伤和碰撞。

2. 拆除石膏后，患肢应进行功能锻炼，防止关节囊挛缩。

3. 臂丛神经损伤患者术后一般将患肢通过软枕垫高20°～30°，以减轻肿胀、促进血液循环。

4. 保持乐观愉快的情绪，较强烈、长期、反复的精神紧张、焦虑、烦躁、悲观等情绪，可使大脑皮质兴奋和抑制过程失调，使臂丛神经损伤加重。

七、复诊与随访指导

1. 伤口需定期换药，建议出院后1、3、6个月复查，以了解神经再生情况。如有特殊情况，随时就诊。

2. 臂丛神经损伤患者出院后要注意休息和运动，术后避免患肢碰撞或烫伤，可以使用前臂吊带保护患肢。

3. 指导患者坚持功能锻炼，不能因为疾病恢复过程慢而丧失信心。石膏固定期内做各手指的伸屈握拳运动，皮肤感觉减退的区域应避免烫伤或冻伤。

（陈瀚熙 李淑芳 黄文静）

第七节 腕管综合征患者出院健康教育指引

一、疾病相关知识

腕管综合征（carpal tunnel syndrome，CTS）是一种常见的神经压迫疾病，占所有神经压迫疾病的90%。这种综合征的主要临床表现是拇指、示指、中指和环指桡侧半部分的针刺感和麻木感。鱼际萎缩常发生于晚期神经受压的患者。腕管综合征最常见于30～60岁的女性患者，年龄较大、体重超重和缺乏体育锻炼者更容易患病。全身性疾病如糖尿病、甲状腺功能障碍和类风湿关节炎也可能导致腕管综合征的发生。诊断腕管综合征可以通过屈腕试验、叩击试验和肌电图辅助诊断。在早期阶段，非手术治疗是首选，支具制动和使用激素类药物可以减轻腕管内组织水肿、缓解症状。对于晚期或非手术治疗无效的患者，或者已出现鱼际萎缩的患者，手术治疗是必要的。

二、伤口护理指导

1．保持伤口表面皮肤的清洁，不要用手揉搓、抓挠及热敷伤口。

2．出院后检查伤口有无红、肿、热、痛、破溃、渗液、颜色异常、出血等现象。如有以上症状，应立即就诊。

3．伤口2～3天换药1次，一般情况下，术后伤口10～14天拆线，拆线后仍要注意保护伤口，避免外伤。

三、用药指导

1．遵医嘱使用营养神经药物，注意观察药物不良反应，如食欲缺乏、恶心、呕吐等。

2．有高血压、糖尿病的患者，需要按时监测血糖、血压，遵医嘱用药。

四、并发症的观察及处理

（一）出血

观察出血及血供情况，为防止神经松解术后伤口内积血而形成粘连，术后应用弹性绷带加压包扎。应密切观察伤口出血情况和指端血液循环情况，注意手指的颜色、温度、毛细血管充盈反应，如手指颜色苍白或暗紫、皮温降低、毛细血管充盈反应过快或丧失，可松开包扎过紧的敷料，恢复手指血供。伤口渗血较多时应及时处理。观察腕部肿胀、疼痛情况，抬高患肢且高于心脏水平，以促进静脉回流、减轻组织水肿。

（二）感染

若有体温上升、局部明显红肿等现象，说明患者可能出现伤口感染，应采取相应的治疗。

（三）肌腱粘连

若术中患肢使用石膏固定，术后2天可拆除石膏，并活动手指及关节，防止肌腱粘连，促进血液循环，减轻腕管内压力。

（四）神经损伤

密切观察拇指对掌功能，观察手指是否麻木，观察疼痛性质及其程度，指导患者禁用热水袋，以免烫伤。

五、疾病预防指导

1．制动。腕管综合征术后2天内注意不要过度活动腕关节，禁止甩手腕、搬提东西等动作。双侧腕关节及双手的活动应适量，间断休息，不可长期过度劳累，避免提举重物，同时要注意保暖。

2．使用电脑时手腕要处于中立位，与前臂成一条线，必要时可在腕关节下垫手枕，以支撑手腕。

3．养成劳作后用温水洗手的习惯，不宜用冷水，适时地活动手腕并自行按摩。

4．适当活动。腕管综合征术后2天可进行适当的活动，1个月后可进行一般的工作，但在恢复期内手腕禁止用力过度，禁止长时间保持同一姿势不变。工作休息期间可做手腕部锻炼操，以促进局部血液循环，减轻疲劳，增强耐受力和适应能力。可以使用个体防护用品，如减震手套、护腕等，以加强手腕部保护，避免或减轻损伤。保持手腕放松，不要过度紧绷。

5．积极治疗内分泌疾病，特别注意治疗糖尿病，积极控制血糖，最大限度地避免诱发因素。

6．有职业病倾向的患者要定期随访、复查。

六、饮食指导

1．宜进食清淡、易消化、高蛋白食物，如小米粥、蔬菜、水果、鱼类等。

2．增加有利于神经生长修复食物的摄入，如富含B族维生素的食物（如玉米、小米、薏仁、燕麦、荞麦、豆类等）。

3．禁食生冷、辛辣、油炸、腌制等刺激性食物。

七、运动及康复指导

（一）活动指导

1. 术后48 h　进行握拳训练，指导患者五指用力握拳，之后缓慢伸直，最大限度地张开，张开手掌后依次合上拇指、示指、中指、环指和小指，拇指行旋转、掌侧和桡侧外展，并分别与示指、中指、环指和小指对捏，每次10～15 min，1～2次/天。指导患者行腕肘关节锻炼，肘关节行屈曲、伸展，前臂前旋、后旋练习采用健侧手，或者在家属帮助下适当地行患侧手腕掌屈、背伸、尺偏和桡偏活动，每次15～20 min，2～3次/天。

2. 术后1周　根据正中神经卡压后引起拇指及大鱼际肌无力的特点，重点训练拇指屈曲、内收及对指、对掌等手部精细动作。

3. 术后2～3周　进行拇指抗阻训练，恢复手部的协调动作。运动强度由小到大，次数由少到多，循序渐进，每次锻炼以患肢承受能力为度。

（二）居家指导

1. 禁止吸烟、饮酒。

2. 垫高术肢，保持各关节于功能位或治疗位，术肢高于心脏水平。

八、复诊与随访指导

1. 术后遵医嘱复查。

2. 遵医嘱用药。出现腕部及手部疼痛、麻木，需及时就医。

3. 睡眠时佩戴好支具以制动，日常功能的康复锻炼应循序渐进。

4. 定期监测血糖、血压，遵医嘱按时服药，控制好血糖、血压。

5. 准备复诊资料，如门诊病历、出院小结、检测登记本，以及相关的检验、检查结果等。

（陈瀚熙　李淑芳　黄文静）

第八节　髋关节置换术患者出院健康教育指引

一、疾病相关知识

髋关节置换术又称“人工髋关节置换”，是将人工假体包含股骨部分或髋臼部分利用假体嵌压，将骨水泥和螺钉固定在正常的骨质上面，以取代病变关节，重建髋关节的正常功能。人工髋关节置换术适用于因患髋关节疾病而引起慢性不适和显著功能障碍的患者。

二、伤口护理指导

1. 观察伤口引流液的量、颜色及性状，并及时记录。

2. 术后伤口要保持干燥，若敷料潮湿需及时消毒并更换。

3. 当伤口出现渗液增多、红、肿、热等情况时，应及时就诊，以便及时处理感染。

三、用药指导

（一）抗凝药物

服用抗凝药物过程中需观察是否有出血，如口腔出血、胃肠道出血、鼻黏膜出血、注射部位瘀斑等。如果出血严重，应立即就医。如果患者需要长期服用抗凝药物，应告知医师，并根据医师的指导调整术后用药。

（二）镇痛药

1. 使用方法　根据疼痛程度和身体状况，遵医嘱使用镇痛药，如阿片类药物、非甾体抗炎药等。

2. 监测药物不良反应　镇痛药可能会引起呼吸抑制、恶心、呕吐、便秘等不良反应，需密切监测患者的生命体征和症状，并及时处理。

3. 控制药物的使用量和时间　镇痛药的过度使用可能会导致药物依赖和药物滥用，需要控制药物的使用量和时间，避免不必要的风险。

4. 配合物理治疗　镇痛药只能暂时缓解疼痛，不能治愈疾病，需要配合物理治疗，如康复训练、按摩等，以加速康复进程。

5. 用药知识教育　向患者及其家属详细介绍镇痛药的使用方法、不良反应和注意事项，帮助患者正确使用药物，避免不必要的风险。

四、并发症的观察及处理

（一）感染

感染是髋关节置换术后最严重的并发症，可

导致关节置换术失败。因此，预防感染极为重要。应及时防治牙龈炎、甲沟炎等原发病灶。术后严密观察患者的体温变化。保持伤口敷料清洁、干燥，伤口换药时应严格无菌操作。骨水泥单体的释放可能会影响细胞的吞噬作用，出现排斥反应，也可能造成感染，因此，需要遵医嘱合理使用抗生素。预防坠积性肺炎，尽早鼓励和指导患者做有效的咳嗽、咳痰。术后留置尿管期间，应保持尿管通畅，预防泌尿系统感染。

（二）肺栓塞

肺栓塞是人工髋关节置换术后常见的并发症，其发病率为1.36%，是引起猝死的常见原因之一。突发性呼吸困难、胸痛、咯血、心绞痛、晕厥等是急性肺栓塞的常见症状，一旦发生，应立即给予吸氧、镇痛、控制心力衰竭、抗凝和溶栓治疗等。鼓励和指导患者尽可能早期进行主动和被动运动，可以起到一定的预防作用。

（三）髋关节脱位

术后搬运及体位摆放应正确，以防止脱位。患者术后返回病房时要正确搬运患者，即托住患侧髋部和下肢，尤其是保持患侧髋部稳定，将患者平放于床上，在其大腿间放置“T”形软枕，双腿之间放置外展枕头的目的是保持患肢外展中立位，避免髋关节内收内旋，防止髋关节脱位。外展枕头最好使用6～12周。必要时行患肢皮牵引或穿“丁”字鞋，并向患者及其家属强调严格体位控制的重要性。进行术后功能锻炼时应防止脱位，术后第1天可以进行股四头肌等长收缩运动及踝关节屈伸运动。术后2～6天骨水泥型髋关节置换患者可以拄拐下地练习行走，但行走时一定要有人保护，防止跌倒。术后7天至3个月逐渐减少或弃用辅助行走，3个月后可逐渐过渡到骑自行车、远距离行走、爬楼梯训练等。对患者做好出院康复指导，患肢功能的恢复需要较长时间，指导患者出院后坚持肌肉锻炼及髋、踝关节屈伸运动。教会患者穿衣、穿袜、穿鞋、扶拐行走、上下楼梯、如厕等。上下楼梯按照“健侧先上、患侧先下”的原则，一步一个台阶，开始训练时要有扶手。嘱患者术后12周内不要交叉双腿，健侧卧位时双腿之间要夹一枕头，不要坐沙发和矮的椅子，坐在椅子上时不要将身体前倾，不要弯腰捡地上的东西，注意防止过度屈髋。

（四）血栓形成

1. 健康宣教 术前详细了解患者的病史，检测出凝血时间、凝血酶原时间、血常规。高血压、高脂血症患者应遵医嘱按时服药，指导患者进食清淡、低脂、富含纤维素的食物，多饮水以改善血液黏稠度。糖尿病患者应严格执行糖尿病饮食。劝吸烟者戒烟，避免因尼古丁刺激而引起血管收缩。遵医嘱正确用药，做好预防性抗凝治疗。

2. 病情观察 用药过程中严密观察患者伤口的出血量，防止发生大出血。注射用药时防止发生局部不良反应，如皮下出血等。加强术后观察，认真听取患者的主诉，对比观察双下肢的颜色、温度、肿胀程度及感觉运动情况。严格执行床头交接班制度，每班护士主动巡视，检查患肢是否呈外展中立位，膝下交替垫一软枕，协助患者做患肢小腿按摩（若发生血栓，应严禁按摩），以促进血液循环。观察下肢是否有肿胀、疼痛、不适感，观察足背动脉搏动、皮肤温度等情况，发现异常及时报告医师。

3. 保护血管、避免血管内膜损伤 减少和避免双下肢静脉穿刺，因下肢深静脉血栓（deep vein thrombosis，DVT）的发生率比上肢高。长期输液或静脉给药者尽量采用留置针，减少静脉穿刺的次数，同时避免在同一部位、同一静脉反复穿刺。输注有刺激性的药物时应尽量稀释或用生理盐水冲管。静脉穿刺时应选择小针头，力求一次成功。

4. 制订围手术期功能锻炼计划 术后早期活动是预防DVT形成的最有效方法，可促进下肢静脉回流，促进全身血液循环，加快下肢深静脉血流速度。鼓励患者术后第1天开始主动进行功能锻炼，方法是下肢足尖向上10 s，然后用力往下压10 s，最大限度地屈伸踝关节，3～5次/天，每次10 min，术后第2天行股四头肌及小腿肌肉收缩运动，4次/天，每次20 min。尽可能早期离床活动。

（五）压力性损伤

术后患者应每2小时翻身1次，并按摩其骨隆突部位以促进血液循环。不宜翻身的患者由护理师分别在两侧将患者的臀部抬起，让皮肤透气，可使用减压敷料及水垫缓解压力。翻身、扫床、更换床单时动作应轻柔，避免损伤皮肤。

（六）双下肢不等长

1. 原因 由骨盆倾斜造成。全髋关节置换术后下肢不等长的现象比较普遍，术后患肢延长的情况也比较多见，是临床上患者主诉较多的问题之一，也是全髋关节置换术后影响患者步态和功能恢复的常见原因，如各种原因的髋脱位性病变、股骨头缺血性坏死和髋强直或髋融合术后等。

2. 预防及处理 应重视术前肢体长度测量及X线片模板设计，术中主要通过股骨颈截骨位置的高低即保留股骨距的多少来调整，而不应单纯依靠增加股骨假体颈长或股骨头假体的长度来调整，以免增加股骨假体的力矩，引起机械性松动。如果肢体被延长，应通过重新截骨向远侧置入标准颈股骨假体的方法来纠正，而不应采取更换短颈股骨头假体来调整。

（七）假体周围感染

感染是人工髋关节置换术后最严重的并发症之一，发生率一般为1%～2%。

1. 处理 持续观察患者的临床表现、实验室检查指标（血常规、红细胞沉降率、C反应蛋白等）及影像学资料，及时报告医师。必要时行关节穿刺液培养以获取感染病原体，并行药敏试验以指导抗生素的使用。

2. 预防 术前积极治疗患者存在的各部位隐匿性感染，术中严格遵循无菌原则并精细操作，以及预防性应用抗生素等均为必要的预防措施。

（八）髋臼磨损及假体松动、下沉

假体松动、下沉是人工髋关节置换术后最严重的并发症之一，也是髋关节翻修术最常见的原因之一。

应选择组织相容性、材质好的假体，以减少微粒产生、骨吸收及骨溶解。髋臼磨损与假体头大小选择不当有关，但若患者活动量过大或本身有骨质疏松，术后易出现髋臼磨损，产生髋痛症状。若假体头过大，关节间隙窄，臼缘出现增生，易继发创伤性关节炎。若假体头过小，术后对髋臼的局限性压力过大，压力过于集中，易加重对髋臼的磨损，肥胖患者尤为突出。

五、疾病预防指导

1. 继续进行患肢肌肉功能锻炼，防止关节僵硬及肌肉萎缩。

2. 遵医嘱行患肢负重行走，注意安全。

3. 术后6个月内不能跷“二郎腿”、下蹲、盘腿、坐矮椅子。

六、饮食指导

（一）早期（1～2周）

患者早期往往经络不通、气血阻滞。饮食原则上以清淡为主，如蔬菜、蛋类、豆制品、水果、鱼汤、瘦肉等，忌食酸辣、燥热、油腻的食物，尤其不可过早食用肥腻滋补之品，如骨头汤、肥鸡、炖水鱼等，否则瘀血积滞，难以消散，会拖延病程，使骨痂生长迟缓，影响日后关节功能的恢复。

（二）中期（3～4周）

瘀肿大部分已吸收，饮食应由清淡转为高营养，以满足康复的需要。可在初期食谱的基础上添加骨头汤、田七煲鸡、动物肝脏等，以补给更多的维生素A、维生素D、钙及蛋白质。

（三）后期（5周以上）

手术5周以后，瘀肿基本吸收，开始有骨痂生成，此为骨折后期。此期宜舒筋活络，使骨折部位的邻近关节能自由灵活地活动，恢复往日的功能。饮食上可以解除禁忌，食谱可配以老母鸡汤、猪骨汤、羊骨汤、炖水鱼等。

七、运动及康复指导

术后早期伤口往往存在疼痛、肿胀的情况，除输液、服用药物外，患者可在伤口处冰敷，每次5～20 min，每天可重复数次。冰敷可止血、镇痛，并可消除局部肿胀。目前手术方式以后外侧居多，此方式的优点是术中失血少、手术时间短，但缺点是置换的人工关节易松弛。因此，术后3个月内髋关节前屈角度不能大于90°，且不宜做内收（夹腿）及内旋（坐位时膝盖弯曲、脚踝向外移动）的动作。为了避免上述不良动作，术后仰卧时可在两腿之间放置1个枕头，且脚踝外侧各用1个沙袋来固定。

（一）康复训练的方式

1. 足踝运动

（1）动作：足踝及脚趾同时用力向上翘，维持2 s，再用力往下压，停2 s后反复进行10～25下。

（2）功效：可增进下肢循环、减轻水肿。

2. 下肢滑行运动

（1）动作：仰卧于床上，一侧膝盖来回做弯曲、伸直的动作。

（2）功效：维持下肢关节活动度。

3. 股四头肌等长收缩运动

（1）动作：足置于床上，膝下垫一块毛巾，用力将膝盖向下压，可感觉大腿前侧肌肉（即股四头肌）鼓起来，每次停5～6 s。

（2）功效：维持或增进大腿前侧肌肉力量。

4. 小腿伸直运动

（1）动作：膝下垫枕头或毛巾，使膝盖弯曲约30°，再将膝盖用力伸直，维持5～6 s。

（2）功效：维持或增进大腿前侧肌肉力量。

5. 抬臀运动

（1）动作：仰卧于床上，将两侧膝关节屈曲约45°，再用力将臀部抬起离床，维持5～6 s。

（2）功效：训练臀部及腰部肌肉力量。

6. 外展及内收运动

（1）动作：仰卧于床上，双腿张开（外展），再合起（内收角度不超过身体中线），也可每次练习一只脚。

（2）功效：训练大腿内、外侧肌肉力量。

7. 直腿抬高运动

（1）动作：仰卧于床上，一侧膝盖弯曲，另一侧膝盖伸直，再抬高约30°，且足趾上翘，维持5～6 s。

（2）功效：训练大腿肌肉力量。

（二）注意事项

1. 一般肌力训练每次宜维持5～6 s，每组做10～25次，住院期间清醒时每小时做1组，出院后每天做3组。

2. 术后须在助行器或双边拐杖协助下才可行走，术后一个半月才可换成单边拐杖，3个月后方可不用辅助器行走。

3. 术后3个月内髋关节弯曲不可超过90°，且避免髋关节内旋及过度内收的动作，以避免人工关节脱臼。

八、复诊与随访指导

术后3个月内，每个月复诊1次；术后6个月内，每3个月复诊1次；之后每6个月复诊1次。若有髋部疼痛或活动后严重不适，应随时就诊。

（陈瀚熙　李淑芳　黄文静）

第九节　人工膝关节置换术患者出院健康教育指引

一、疾病相关知识

人工膝关节置换术是一种使用人造部件来替换患者部分膝关节的手术，目前已是一项十分成熟的技术。正常膝关节的关节面是光滑的，关节间隙比较明显，周围骨质也无骨质疏松的表现，患骨关节炎后，关节软骨逐渐缺损和凹凸不平，关节边缘骨质增生，关节间隙狭窄，严重时膝部可变形。人工膝关节置换术是用人工假体取代已严重损坏且失去正常功能的膝关节，从而减轻疼痛，矫正畸形，恢复关节稳定性和活动度，提高生活质量。

二、伤口护理指导

1. 掌握正确冰敷的方法，可以降低人工膝关节置换术后肿胀、疼痛的症状，将冰敷工具（如冰袋、饮用水瓶等）装入保鲜袋或密封袋中，然后在袋子外层包裹毛巾，敷于术侧膝关节前方及两侧。需要注意的是，在术后早期伤口尚未完全愈合前，应避免冰水浸湿伤口敷料。建议在术后3个月内，白天每2小时冰敷1次，每次时长15～20 min，避免长时间冰敷，以免冻伤皮肤。睡前冰敷1次，睡眠时不需维持冰敷。对于术后3个月以上仍有术侧膝关节皮肤温度明显升高者，可坚持冰敷3个月以上，或及时咨询主刀医师进一步处理。

2. 观察伤口引流液的量、颜色及性状，并及时记录。

3. 术后伤口敷料需要保持清洁、干燥，若敷料潮湿需及时消毒并更换。如果是污水浸湿敷料，需消毒后再更换。

4. 当伤口出现渗液增多、红、肿、热等情况时，应及时就诊，以便及时处理感染。

三、用药指导

一般情况下，术后用药有洛索洛芬钠片、硫酸软骨素钠片、注射用盐酸克林霉素等。

（一）洛索洛芬钠片

患者若有膝关节僵硬、膝关节肿痛等不适，应遵医嘱服用洛索洛芬钠片，以起到镇痛的作用，有助于改善不适症状。

（二）硫酸软骨素钠片

硫酸软骨素钠片可预防脂质在动脉内的沉积，有助于预防血栓。患者在膝关节置换术后可在医师指导下服用此药，有助于降低并发症的发生风险。

（三）注射用盐酸克林霉素

注射用盐酸克林霉素一般用于治疗感染性疾病。如果患者术后发生感染，可遵医嘱使用注射用盐酸克林霉素，有助于抗感染。

除以上相对常见的药物外，还有其他可用的药物，如华法林钠片、利伐沙班片等。遵医嘱服药，以免影响身体健康。若出现不适，应及时就医。

四、并发症的处理

（一）深静脉血栓和肺栓塞

深静脉血栓和肺栓塞是术后最常见的并发症。深静脉血栓早期患者一般无疼痛表现，术后应密切观察肢体有无肿胀，观察肢端皮肤颜色、温度及有无异常感觉和被动牵拉足趾痛，有无胸闷、呼吸困难，若发现以上情况应警惕下肢深静脉血栓形成或继发肺栓塞。应抬高患者下肢，保持膝关节伸直位，促进血液回流，减轻肿胀，进行术后早期活动，遵医嘱使用抗血栓药物，在拆除弹性绷带后应用抗血栓压力带（弹力袜）。

（二）感染

感染是膝关节置换术后具有灾难性的并发症。根据累及范围可分为浅层感染（未累及关节囊内）和深部感染（累及关节囊内）；根据起病及病程，可分为早期感染和慢性或迟发性感染。术后要保持伤口敷料的清洁、干燥及引流管的通畅，一旦污染应及时更换。密切观察伤口有无红、肿、热、痛等局部感染症状。抬高患肢，指导患者早期行患肢肌肉的静力收缩运动，以促进患肢血液循环，利于伤口消肿和愈合。若术后体温持续升高，3天后伤口疼痛加剧，实验室检查提示白细胞计数、中性粒细胞比例升高、胸部X线片示正常时，要考虑伤口感染。预防术后感染要严格手术操作和手术室环境，围手术期正规使用抗生素，尽量避免或缩短留置导尿管时间。出院时告知患者要预防膝关节的远期感染，及时治疗牙周炎、扁桃体炎、呼吸道感染、泌尿生殖系统感染和皮肤感染。术后感染的治疗措施包括单纯抗生素治疗、切开清创引流、关节切除成形术、一期或二期行假体再置换术。膝关节置换术后的并发症还包括血管损伤、皮肤坏死、假体周围骨折、关节不稳、关节僵硬等。

（三）假体松动

患肢不宜过早负重，压力要适度，术后避免跌倒、跑、跳、蹦等剧烈运动。一旦发现膝关节负重时进行性疼痛加重且无力，应立即行影像学检查，以了解假体状况。

（四）出血

密切观察患者的引流量，若短时间内引流量超过300 ml，要寻找出血原因，遵医嘱使用止血药。

（五）神经损伤

全膝关节置换术的神经并发症主要为腓总神经损伤，其发生率为1%～5%，多见于严重的膝外翻或屈膝挛缩畸形的矫形过程。损伤的原因有直接损伤、牵拉损伤和压迫损伤，症状多出现在术后1～3天，表现为胫前肌和踇长伸肌功能障碍，37%的患者可出现腓骨长肌乏力，87%的患者可有第一趾蹼区感觉障碍。术后要密切观察患肢肢端感觉和活动情况，一旦出现腓总神经损伤症状，应通知医师及时处理，拆除加压外敷料或外固定石膏托，保持膝关节屈曲20°～30°，以减轻其对神经的压迫和牵拉。使用踝足支架，保持踝关节中立位，防止足下垂。经常进行踝关节被动功能锻炼，防止继发性马蹄内翻足。遵医嘱正确使用营养神经药物。持续3个月以上无神经功能恢复者，可行腓总神经探查术。

五、疾病预防指导

1. 切记避免磕碰置换侧的膝关节，防止假体松动。

2. 避免过度使用膝关节，如爬山、长距离行走、跑步等。不建议进行增加关节磨损的运动，如打网球、打篮球等，但日常生活中正常走路或跳舞基本没问题，应有效地减少假体的磨损，延长假体的使用寿命。

六、饮食指导

（一）一般原则

术后不宜马上进补，宜进食清淡、易消化的食物，忌肥腻、辛辣、刺激性食物。可用陈皮、藿香、肉豆蔻贴敷内关穴以防止术后呕吐。宜进食高热量、高蛋白食物，如鱼肉、蛋类、奶制品等，配以粗纤维食物，多吃蔬菜、水果，防止便秘。注意摄取足够的钙质（如奶类、动物骨头、芝麻等），有助于坚硬骨质。每天饮水量达1500～2000 ml。勿吸烟，以免影响伤口愈合。

（二）分期饮食调护

1. 早期（术后1～2周） 宜活血祛瘀，可进食田七鸡汤、田七瘦肉汤、鱼片汤。

2. 中期（术后3～4周） 宜进食调理气血、接筋续骨之品，如猪脚筋、鹿筋、去皮鸡汤等。

3. 后期（术后5周以后） 宜补益肝肾，可进食杜仲猪骨汤、水鱼汤、冬虫草鸡汤等。

七、运动及康复指导

膝关节置换术后功能锻炼主要以肌力、关节活动度和步态训练为主，分4个阶段进行。

（一）第一阶段（术后4天内）

运动以肌肉的静力收缩和远端关节的运动为主。

1. 踝泵练习 缓慢地跖屈和背伸踝关节，每隔5～10 min重复几次；该训练可术后即刻开始并持续至完全康复。

2. 股四头肌等长收缩练习 在收紧大腿肌肉的同时将膝关节向下压向床面，应尽力保持膝关节伸直，保持5 s，每10 min重复该练习10次，坚持练习直至腿部肌肉感觉疲劳为止。

（二）第二阶段（术后4～7天）

主要是加强肌肉的等张收缩和关节运动。

1. 直腿抬高练习 收紧大腿肌肉，保持膝关节伸直，同时抬高患肢至距床面一定的高度，坚持5 s，缓缓放下，重复该练习直至腿部肌肉感觉疲劳为止。

2. 屈髋、屈膝练习 仰卧位，医护人员一手托住患者膝盖，另一手托住其足跟，在不引起疼痛的情况下行屈髋、屈膝运动，但屈髋幅度不宜过大。

（三）第三阶段（术后8～14天）

以离床训练为主，循序渐进地活动，有足够的力量可自行站立时，在护理人员和学步器的帮助下进行3点交替步态训练，或扶腋杖进行4点交替步态训练，逐渐过渡到2点步态，使患肢部分负重和4点步态完全负重，然后由双拐过渡到单拐，直至弃拐行走，最后进行生活习惯训练，如坐在椅子上穿脱鞋袜训练、下楼梯训练等。

八、复诊与随访指导

术后第1、3、6个月复查X线片，保持与手术医师的联系。出现以下情况有可能需要翻修手术，且需要尽快就诊：①关节局部红、肿、热、痛或小洞口有液体流出；②感觉关节活动没有过去正常或活动受到限制；③整个肢体出现肿胀并伴有疼痛或关节畸形；④外伤后关节出现变形和疼痛。

（陈瀚熙　李淑芳　杨静华）

第十节　腰椎内固定术患者出院健康教育指引

一、疾病相关知识

腰椎内固定术（lumbar spinal fusion）是一种用于治疗腰椎疾病的手术方法，主要是通过腰椎和/或椎间盘之间的空隙填充物（植骨物）或植入物（如螺钉、螺杆、板等）来促进腰椎的愈合，从而稳定腰椎、减轻疼痛并恢复脊柱功能。

二、伤口护理指导

1. 每2～3天换药1次，保持术区伤口清洁、干燥，防止伤口感染；伤口缝合大多数为可吸收线，无须拆线，术后3周即可洗澡，禁止泡澡、搓揉伤口。出院后遵医嘱服药，有不适及时随诊复查。术后佩戴腰围，避免长时间弯腰、站立、重体力劳动等。注意3个月内不能进行过度体力劳动，以免出现腰部扭伤、挫伤，增加内固定松动及断裂的风险。

2. 如伤口出现红、肿、热、痛或体温超过38.5 ℃（排除上呼吸道感染因素），应及时告知护士或医师。伤口拆线后3天即可洗澡，洗澡时会去除腰围或支具，一定要有家属保护，防止跌倒或腰部扭伤，洗澡时间不宜过长，有硬结不要抓挠，防止感染。

三、用药指导

（一）镇痛药

术后可能会出现疼痛不适，可以根据医师建议使用镇痛药，如对乙酰氨基酚、布洛芬等，药物剂量和服用频率应遵循医师的建议。

（二）抗生素

术后可能需要使用抗生素以预防感染，应根据医师的建议按时、按量服用。使用抗生素可能会引起不良反应，如过敏反应、消化道不适、头痛等。如果出现不良反应，应及时向医师报告。

（三）增加骨密度药物

脊柱损伤患者的骨密度可能会受到影响，医师可能会建议使用增加骨密度药物来预防骨质疏松。常用的增加骨密度药物包括阿仑膦酸钠、伊班膦酸钠等。

以上药物的使用需要在医师指导下进行，应严格按照医师的处方用药，不得擅自增减剂量或更换药物。

四、并发症的处理

（一）脑脊液漏

出现脑脊液漏时应及时改变体位，由原来的平卧或侧卧位改为头低足高位（抬高床尾15 cm），以机械性减少脑脊液漏。如术后1周出现脑脊液漏，可以取俯卧位或平卧位，伤口下加垫压迫。出现脑脊液漏后，要避免高度紧张、焦虑的情绪。

（二）椎间隙感染及伤口感染

术后保持伤口敷料干燥，尤其是脑脊液外漏浸湿伤口敷料时，在潮湿环境下伤口易感染。应用无菌纱布覆盖并定时更换敷料。保持居家环境整洁，床单清洁、干燥，如被污染，应及时更换。患者可多进食高蛋白、高热量、富含维生素的食物。对于糖尿病患者，应监测其血糖，术前术后积极控制血糖。合理膳食，保证营养，增强机体抵抗力，促进伤口愈合。

（三）下肢深静脉血栓、肺栓塞

鼓励患者术后早期进行双踝关节主动活动、股四头肌舒缩运动、被动或主动直腿抬高运动等。如发生下肢深静脉血栓，早期卧床休息非常重要，同时抬高患肢，肢体位置高于心脏水平20～30 cm，同时膝关节微屈15°，腘窝处避免受压，活动踝关节。严禁按摩，避免血栓脱落。如病情许可，可进食低脂、高纤维、易消化的食物，避免血液黏稠度增高，造成血液淤滞。协助患者床上大小便，保持大便通畅，避免因腹压增高而影响下肢静脉回流。密切观察肢体皮温、颜色、水肿及足背动脉搏动情况。患肢供血障碍、局部压迫易引起缺血、缺氧，要注意保持床单平整、清洁，及时更换已污染的床单，防止发生压疮。若发现有咳嗽、胸闷、胸痛、口唇发绀、痰中带血等症状，应警惕肺栓塞。除严密观察患者病情的变化外，还应及时将情况通知医师。若出现肺栓塞，应绝对卧床休息，避免搬动患者，保持呼吸道通畅，吸氧，心电监护，控制输液速度，监测血液黏稠度。急性期后鼓励患者逐渐下床活动，但应避免剧烈活动。

（四）神经根粘连及下肢肌肉萎缩

为防止术后神经根粘连，术后早期应指导患者做下肢神经功能康复训练。早期主动和被动关节功能锻炼可提高肌容量和肌力，促进下肢神经功能的早期恢复。术后当天即指导患者在床上进行四肢伸屈练习及股四头肌收缩锻炼、足背跖屈锻炼。术后第1天指导患者做直腿抬高训练，抬高角度从30°开始，逐渐增加，每次5～10 min，5次/天。向患者解释直腿抬高的重要性，每天督促并检查患者完成，反复练习以不感觉疲劳为度。其后，指导患者进行双下肢关节功能锻炼，以防止关节挛缩和肌肉萎缩，如屈膝屈髋锻炼、肢体抬高训练等，能最大限度地恢复肌力。术后1周可进行腰背肌功能锻炼，以增加脊柱的稳定性，可采用“五点支撑法”或“飞燕式”方法锻炼。术后14天拆线后可戴腰围下床活动。

（五）马尾神经损伤

术后72 h严密观察双下肢的感觉运动，采取轴线翻身，以避免脊髓损伤。若下肢进行性麻木、小腿肌力减退、大小便失禁、会阴部麻木、足背感觉异常，应高度警惕马尾神经损伤，立即向医师报告。根据医嘱使用地塞米松、甲泼尼龙、弥可保等药物以减轻神经根水肿。营养神经，促进神经功能恢复。有尿失禁或尿潴留症状，应给予留置导尿，早期以持续开放性导尿为宜，既可防止膀胱过度膨胀，又利于观察尿量，2～3周开始夹闭尿管，每2～3小时开放1次，以利于膀胱充盈及排空训练，尿管每1～2周更换1次，保持外阴清洁，用生理盐水或清水每天擦洗外阴，以防止尿路感染。当出现尿管拔除指征时，要及时拔除。协助患者做双下肢主动或被动功能锻炼。

（六）泌尿系统感染、肺部感染及便秘

术后不宜长时间留置尿管，如需留置尿管，每天应用温水清洗会阴部，引流袋低于膀胱，预防尿液反流，造成逆行感染，并定时夹闭尿管。鼓励患者多饮水，训练膀胱功能。预防肺部感染应于术前练习深呼吸、咳痰，鼓励患者有效地咳嗽、咳痰，每次翻身后叩击背部，使痰液震动脱落后咳出。预防便秘应指导患者养成定时排便的习惯，便秘者应按摩腹部，促进肠蠕动。嘱患者多吃蔬菜和水果。

（七）内固定物的折弯和折断

骨折内固定术后需维持体位2～3 周。其间应鼓励患者主动做肌肉收缩练习，为3 周后进行关节功能训练奠定基础。

五、疾病预防指导

（一）“三不要”

不要弯腰、不要提超过5 kg的重物，不要旋转腰部。

（二）坐姿

坐在背部支撑良好的椅子上，急性期避免使用躺椅和软垫椅。推荐硬背椅和有双边手臂支撑的椅子。坐30～45 min后，站起来变换姿势，长时间坐位会给脊柱带来额外的压力。双足应在地板或脚架上支撑成90°。从坐姿起身时，向前移至椅子边缘，用双臂支撑成站立位。

（三）睡姿

平卧位时枕头应垫在膝关节下；侧卧位时应保持膝关节屈曲，在两腿间夹一个枕头，以减轻脊柱压力。

（四）上床方法

用手臂支撑身体向侧边倒，同时弯曲膝关节至床面，再翻身平躺于床上（翻身时注意脊柱不要扭转）。

（五）下床方法

先从仰卧位翻身向侧卧位，将小腿伸出床沿，用手肘和肩将身体推至坐姿（翻身时注意脊柱不要扭转）。

（六）穿脱衣服

坐在床沿或椅子上，保持背部挺直，将一条腿弯曲并放在另一条腿的膝盖上穿裤子、袜子和鞋子，不要弯腰，或者平躺于床上，将膝盖弯曲抬高至胸部穿衣服。

（七）洗漱或刷牙

将一只手放在柜台上支撑身体，弯曲髋部（而不是背部），在脚下放支撑物，将一只脚放在支撑物上，同时保持背部挺直。

（八）上下车及坐下

用汽车的任何部分作为支撑，在缓慢旋转头和肩膀的同时，把腿放进车里。下车时，在缓慢旋转身体的同时，把脚放在地面上，再缓慢起身后站立。可以在座位上放一个塑料袋或床单，以辅助臀部移动到位。在急性和亚急性期应避免长时间驾驶和乘车，每隔1.0～1.5小时需下车活动。

（九）使用洗衣机

不要弯腰拿洗衣机里的衣服，应该用一侧腿和对侧手作为支撑，另一条腿向后抬起，保持背部挺直，然后再拿洗衣机中的衣物。注意3个月内不能进行过度的体力劳动，以免出现腰部扭伤、挫伤，增加内固定松动及断裂的风险。

六、饮食指导

局麻手术患者术后可即刻恢复进食；而全麻手术患者在麻醉清醒后，应先少量饮水，若无明显呛咳、恶心、呕吐等不适，可进食无渣流食（如小米汤、菜汁等）。术后饮食的恢复应根据患者的耐受程度由流食向半流质、普通饮食过渡，并遵循由少到多的原则。

（一）富含优质蛋白的食物

优质蛋白是韧带、肌肉、骨骼的重要元素，能促进伤口愈合，帮助患者恢复肌力，提高免疫力，有利于预防术后感染。含优质蛋白的食物包括鸡蛋、牛奶、鱼、鸡、瘦肉、虾、大豆等。

（二）富含膳食纤维的食物

术后很多患者由于长时间卧床，胃肠蠕动减慢，容易引起便秘，因此，应多食新鲜蔬菜、水果、五谷杂粮等富含纤维素的食物，以保持大便通畅。

（三）富含钙和维生素D的食物

适当补充钙和维生素D可以促进骨骼恢复和椎体融合，增强腰椎的强度和硬度。含钙质的食物有牛奶、虾皮、豆制品等。含维生素D的食物包括三文鱼、沙丁鱼、动物肝脏、蘑菇等。

（四）富含B族维生素的食物

B族维生素可以营养神经，可有效缓解术后肢体胀痛、麻木等不适。含B族维生素的食物包括小麦、大豆、坚果、菠菜、猪肝等。

（五）富含维生素C的食物

维生素C可以促进伤口愈合。含维生素C的食物包括猕猴桃、柑橘、橙子、白菜、西红柿等。

（六）戒烟、戒酒

香烟中的尼古丁会影响腰椎血供，不利于脊柱融合及伤口愈合，甚至会导致腰椎退变，另外，饮酒也是诱发骨质疏松的危险因素。忌辛辣、寒凉、肥腻的食物及发物。发物是中医所述的一类容易诱发疾病的食物，如芒果、菠萝、鹅肉、牛肉、韭菜等，易引起伤口感染，延缓组织愈合。

七、运动及康复指导

（一）训练方法

1. 第一阶段——基础训练

（1）踝泵训练：亦称“踝关节背伸跖屈运动”，术后即可开始锻炼，以促进下肢血液循环，防止深静脉血栓形成，每个动作保持3～5 s，每组5 min，每天3～4组。

（2）直腿抬高运动：防止神经根粘连，术后第2天开始锻炼。取仰卧位，先勾住脚踝，再伸直腿并抬离床面，角度以自身能耐受为宜，＞70°效果更佳，必要时可在家属辅助下进行，双腿交替锻炼，每次抬起后保持5 s，每组3次，每天2～3组。禁止暴力运动，疼痛在可耐受范围内。

2. 第二阶段——腰背肌锻炼

（1）五点支撑：术后5～7天开始，平卧于硬板床上，用头、双脚、双肘5个点支撑身体，将臀部抬起，尽量抬高并保持5～10 s，起始建议每次3个，每天2～3组。依据个人情况逐渐增加训练强度，建议每次≤30个，每天不超过90个。

（2）飞燕点水法：术后7天，可俯卧于硬板床上，头、双上肢、双下肢后伸，腹部接触床的面积尽量小，呈飞燕状。保持5～10 s，每组重复15次，每天2～3组。应根据自身重量从小量开始逐渐增加锻炼强度，避免过度劳累而损伤组织。

对于腰肌力量较弱或肥胖者，上述方法可能比较费力，可以采用一些替代方法，如只抬起头胸部，或者只抬起下肢，同样有锻炼腰背肌力量的效果。

（二）注意事项

1. 以上锻炼方法在具体执行时需根据患者的

自身情况来定，不追求数量，以自身能耐受为宜。

2. 腰椎术后的恢复因个体差异和病情轻重不同差别很大，因此很难预测患者恢复的时间及程度，患者需做好长期坚持锻炼的思想准备。要将康复锻炼生活化、习惯化，在生活中尽可能自己完成，不能全部依靠他人帮助。

3. 康复锻炼中有酸痛感不可避免，一般在停止练习30 min内即可消退。若出现休息后酸痛症状不缓解或持续加重，应及时联系主管医师或护士。

4. 出院后除坚持以上锻炼外，下地活动量及时间亦应逐渐增加，如住院期间活动量为每天500 m，出院后可逐渐增加至每天800 m、1000 m及1200 m。总体原则是量力而行。

5. 腰椎内固定术后患者在下地活动前应佩戴好腰围。出院2周后应及时复查，医师会根据患者身体情况判断是否继续佩戴腰围。

6. 腰椎术后不建议久坐，严禁大幅度弯腰类动作。从生物力学来讲，久坐、弯腰等动作对腰椎的压力较大，术后初期腰部肌肉力量较弱，易引起组织损伤，出现慢性腰痛等症状。常规坐位不建议超过30 min，佩戴支具时会限制弯腰类动作，摘除支具后（术后3个月内）不建议做弯腰、体前屈等幅度大的动作。

八、复诊与随访指导

症状缓解明显者，一般按计划在术后第1、3、6、12个月复查（CT、MRI、腰椎正侧位X线片等），以了解术后恢复情况。症状缓解不好者，若再次出现临床症状，需随时复查。

（陈瀚熙　李淑芳　杨静华）

第十一节　椎间孔镜手术患者出院健康教育指引

一、疾病相关知识

椎间孔镜与脊柱内镜类似，用一个配备灯光的管子，从患者身体侧方或侧后方（可以平或斜的方式）进入椎间孔，在安全工作三角区实施手术。在椎间盘纤维环之外做手术，在内镜直视下可以清楚地看到突出的髓核、神经根、硬膜囊及增生的骨组织，然后使用各类抓钳摘除突出组织、镜下去除骨质、射频电极封堵破损的纤维环。椎间孔镜手术创伤较小，皮肤切口仅为6 mm，出血不到20 ml，术后仅缝1针，是同类手术中对患者创伤最小、效果最好的微创治疗手术。

二、伤口护理指导

1. 出院时若伤口未拆线，应告知患者遵医嘱按时换药。注意观察伤口，保持伤口干燥，避免大量出汗。

2. 若伤口出现红、肿、热、痛，或者渗血、渗液浸湿敷料等情况，应及时就医。若伤口愈合良好，通常术后14天拆线。

三、用药指导

遵医嘱使用非甾体抗炎药，必要时使用阿片类镇痛药。另外，还可使用基础类神经营养药物，如甲钴胺、腺苷钴胺及少量脱水消肿药物等。

四、并发症的观察及处理

（一）神经损伤

出口神经根感觉支损伤，导致术后感觉迟钝（post operative dysesthesia，POD），表现为术后下肢明显的感觉异常或感觉过敏，典型表现为灼烧样疼痛和触痛感。术后感觉异常分布部位较术前高1个椎体节段。出口神经根运动支损伤、下行神经损伤可出现与术前症状分布范围相同的感觉和运动异常，表现为相同区域的感觉麻木、神经根性疼痛、肌力下降等。应及时报告医师，开放静脉通路，应用药物脱水以减轻水肿、营养神经、改善微循环。

（二）出血或血肿形成、腹膜后血肿

指导患者术后适当锻炼，减轻粘连，促进血肿吸收。观察患者有无腰大肌血肿、腹膜后血肿，及时报告医师并准备切开引流，必要时可考虑行镜下清除或开放性血肿清除术。

（三）术后复发

术后3～6周避免诱发导致椎间盘突出的因素，以使纤维环顺利愈合。逐渐恢复腰背肌功能

锻炼，佩戴腰围，注意少坐、少弯腰、多卧硬板床。

（四）术后下肢放射性疼痛加重

少数患者术后可出现下肢放射性疼痛加重。其原因可能与术中分离和牵拉神经根、过度刺激神经根，使神经根水肿加重有关。出现以上症状，需及时就医。

五、疾病预防指导

避免从事长期弯腰或长时间下蹲的工作或活动，如在家拖地时不要弯腰，保持腰椎正常的生理曲度。搬东西时不要弯腰去抬，而应先下蹲，维持腰椎正常生理曲度，缓慢起身。保持正确的坐姿，不要久坐、弯腰洗衣服等，也不宜抬重物，尽量弯腿、不弯腰。6个月内不得长时间玩电脑游戏、上网或长时间打牌等。建议适当阅读书籍、报纸、听广播等。术后3个月内应与医师保持联系以便指导用药和康复锻炼。

六、饮食指导

加强营养、多吃富含钙、维生素D和蛋白质的食物，如牛奶、豆制品、虾皮、鸡蛋、瘦肉及新鲜的绿叶蔬菜，多饮温水，戒烟、限酒，戒饮浓茶，少喝碳酸饮料和咖啡。

七、运动指导

椎间孔镜术后需要一定的卧床时间。患者要遵医嘱，术后不要立即下床活动，术后当天尽量卧床休息，在床上行大小便，进行轴线翻身。应注意减少腰部扭转，预防突出加重和复发。一般术后第2天可带腰围活动，避免坐位或半卧位，若有可能，尽量平卧休息。术后椎间盘纤维环的裂口修复需要相对稳定的环境和一定的时间，要避免腰椎大幅度的运动，如过度前屈弯腰、后伸挺腰、侧屈扭转等。一般要求术后4周内佩戴腰围。系上腰围下地走动，能保持腰椎直立并限制腰椎过度运动。

（一）椎间孔镜术后康复锻炼

1. 踝泵运动　术后麻醉作用消失后，可以进行踝泵运动，也就是背伸运动（努力向上勾起足尖，然后足尖下压至最大限度做跖屈运动），每个动作保持10 s，双足可同时或交替进行。建议每天3～4组，每组20～30次，可根据患者的耐受能力适当调整运动频率及时间，以有效预防深静脉血栓。

2. 股四头肌等长收缩运动　术后第1天可进行股四头肌锻炼，避免因卧床而导致肌力下降，并为早期下床活动打好基础。仰卧时膝下置一小毛巾/枕头，向下压毛巾，伸直膝关节，股四头肌收缩，保持30 s。

3. 直腿抬高训练　术后第2天可进行直腿抬高训练，以防止神经根瘢痕粘连及静脉血栓形成。平躺于床上或地上，直腿抬高以30°开始，循序渐进地进行，坚持10～15 s，双腿交替进行，每天早、晚各做15～20次。

4. 空中自行车训练　术后第2天可进行空中自行车训练，以防止神经根瘢痕粘连。仰卧在地板上，下背部紧贴地面，双手放在头侧，手臂伸开，将腿抬起，缓慢进行蹬自行车的动作。重复20～40次。

5. 靠墙静蹲训练　术后10天左右可进行靠墙静蹲训练，以增强股四头肌力量。背部、双肩及头部靠在墙上，站立并向前平视。保持双肩放松，双足与肩同宽，膝盖与足尖方向一致，并与墙壁距离约30 cm。保持头部紧靠墙壁，慢慢蹲下，两腿均匀发力，重心在两腿之间，上身挺直靠墙，足跟发力，蹲至大腿与地面平行（膝关节成90°左右）、保持10 s，慢慢地站回至原来的位置。重复20次。

（二）制定个体化康复锻炼方案

术后1个月，腰腿痛明显缓解后可根据评估结果制定个体化康复锻炼方案（如腰背肌锻炼），逐渐增加核心力量训练和核心稳定训练。

1. 方法

（1）五点支撑（臀桥）适合核心力量较差的年轻患者及老年患者，动作相对简单，稳定性好。患者取仰卧位，双膝屈曲，以双上肢、肩及双足为支撑点，缓慢抬起臀部。抬起至肩、髋、膝三点一线，腰部不要过高，抬起后保持静态姿势10 s以上，每组6～8次，每次训练3～5组，组间休息1 min，早、晚各锻炼1次。

（2）四肢交替撑地训练。跪趴在垫子上，双手、双足与肩同宽，将对侧手足分别向上平举，与身体持平，保持5～10 s后缓慢放下。尽量保持头部不伸展或屈曲，背部保持水平，身体尽量减少向两侧晃动，四肢交替进行撑地训练。

2. 训练原则

（1）循序渐进地进行，锻炼时间、锻炼量均应缓慢地增加，动作幅度也应由小到大、循序渐进。

（2）因人而异，量力而行。因每个人的身体素质、手术效果、康复情况各不相同，术后适宜进行腰背肌锻炼的时间会有一定的差异，需在专业医师指导下进行锻炼。

（3）持之以恒地锻炼。不可急功近利、贪多求快，亦不可一曝十寒。建议术后找到适合自己的方法，保持科学合理的运动量，坚持锻炼。

八、复诊与随访指导

定期随访，定期复查。应在术后第3、6和12个月复查、随访。随访内容包括简单的询问、查体、影像学检查等。每次复查内容根据患者的具体情况而定。

（陈瀚熙　李淑芳　杨静华）

第九章 甲状腺外科常见病患者出院健康教育指引

第一节 非毒性弥漫性甲状腺肿患者出院健康教育指引

一、疾病相关知识

非毒性弥漫性甲状腺肿是由于缺碘导致甲状腺素分泌不足，促甲状腺素分泌增多，甲状腺滤泡上皮增生，滤泡内胶质堆积，从而使甲状腺肿大。

二、伤口护理指导

1. 术后初期伤口红、肿及伤口附近的刺痛感和麻木感、颈部牵拉感都是愈合过程中的正常现象。一般情况下，术后1～3个月最明显，3～6个月后逐渐消退，阴雨天或劳累后较明显，大半年至1年后会有比较明显的改善。吞咽时伤口上方出现牵拉感，可以采用低头或脖颈前伸的方式来缓解疼痛。不要太焦虑、紧张，注意休息，心态保持平和，有利于恢复。

2. 若伤口周围红、肿、热、痛，伴发热＞38.5 ℃，或者有大量渗出液，需要及时联系手术医师检查伤口情况。

3. 一般术后4～5天可以拆线，如为再次手术的伤口，可能需延迟1～2天拆线。

4. 在伤口未拆线前，注意不要让伤口沾水，防止伤口感染。伤口感染的表现包括发热、引流液浑浊、伤口红肿渗液、皮温升高、局部疼痛伴压痛等，感染可能引起颈部大血管破裂出血，危及生命。

5. 术后可以正常洗脸、擦身、沐浴，注意伤口不要沾水，颈部不要过度后仰，更不要使用肥皂、沐浴露、洗面奶等。

6. 有颈部伤口的患者，一般可盆浴或手持花洒淋浴。有胸部伤口的患者，可用防水敷贴密闭并覆盖伤口后淋浴。

三、用药指导

（一）常用药物

1. 左甲状腺素钠片 甲状腺被切除后，身体缺乏甲状腺激素，会出现易疲劳、畏寒、乏力、体重增加、注意力减退、嗜睡、肌肉无力、关节疼痛、便秘、月经紊乱等症状，临床上称为“甲状腺功能减退症”。此时需要服用甲状腺激素药片（左甲状腺素，又称“L-T4”）来补充或替代天然激素，临床上使用最多的为左甲状腺素钠片。

2. 钙片 术后有部分患者会出现双侧手足麻木，这是甲状腺术后缺钙的表现，应遵医嘱补钙。

3. 骨化三醇胶丸 服用骨化三醇胶丸的主要目的是补充活性维生素D，进一步促进钙的吸收。

（二）科学服用药物

1. 左甲状腺素钠片 早餐前空腹服用，30～60 min后再用早餐，过早进餐可明显影响药物的吸收。与含钙或蛋白质丰富的食物（如鸡蛋、牛奶、豆浆等）相隔1～2 h服用。若当日忘记服药，次日应按原剂量补充，勿随意更改药量。

2. 钙片 宜餐后服用，与左甲状腺素钠片分开服用。2次/天，建议早、晚餐后服用；3次/天，建议三餐后服用。

3. 骨化三醇胶丸 2次/天，早、晚餐后与钙同服。

（三）用药注意事项

1. 如果出现心慌、心悸、心绞痛、心动过速、头晕、头痛、肌肉无力或痉挛、潮红、发热、呕吐、月经紊乱、震颤、坐立不安、失眠多汗、体重下降、腹泻等症状，应及时到医院就诊，遵医嘱调整药物剂量。

2. 甲状腺素片起效较慢，一般需几周后才能达到治疗效果，调药后至少需间隔4周复查甲状腺功能。术后1年内，一般3～6个月复查1次甲状腺功能；术后1年以上，可6个月复查1次。

不要自行调整药物剂量或停药。

3. 妊娠期间的服药剂量需根据医嘱及时调整，每个月应监测甲状腺功能。术后如需做碘-131治疗，治疗前要遵医嘱停药4周以上。

4. 按照药物说明书的要求将药物存放在25 ℃以下的环境中。夏季高温天气可置于冰箱冷藏室。出现不足1片的情况时，要现吃现掰，余下的已掰开的药片应使用密闭的小瓶保存，以免药物受潮而影响药效。

四、并发症的观察及处理

（一）甲状旁腺功能减退

1. 观察 甲状旁腺功能减退是甲状腺手术最为常见的术后严重并发症，现有文献报道其发生率为0.5%～83.0%。甲状旁腺功能减退是甲状旁腺激素分泌受损引起的，通常会导致与高磷血症相关的低钙血症。其常见临床表现从轻到重依次为无症状低钙血症、四肢远端麻木、口周麻木及四肢抽搐等。

2. 处理措施

（1）遵医嘱服用补钙药物。

（2）为预防手足抽搐及麻木，应避免劳累及剧烈运动。

（3）注意肢体保暖。

（4）保持情绪稳定。

（5）避免情绪激动和紧张。

（二）喉返神经、喉上神经损伤

1. 观察 喉返神经、喉上神经与甲状腺的解剖位置关系密切，甲状腺手术后暂时性喉返神经损伤率为5%～6%，永久性损伤率为0.2%～2.3%；喉上神经暂时性损伤率为5%～8%，永久性损伤率为0.3%～3.5%。喉返神经分为前支和后支，前支支配声带的内收肌，后支支配声带的外展肌，损伤主要表现为声音嘶哑、饮水呛咳、失声、呼吸困难或窒息。喉上神经分为外支（运动支）和内支（感觉支），外支支配环甲肌，损伤可引起声带松弛、音调降低；内支损伤，可引起喉部黏膜感觉丧失，进食、饮水易误咽而发生呛咳。

2. 处理措施

（1）一般由牵拉或血肿压迫引起，多为暂时性损伤，术后3～6个月可自行恢复。

（2）遵医嘱服用营养神经药物，进食蛋白质及富含B族维生素的食物，以利于神经恢复，如鸡蛋、鱼肉、小米、燕麦、黄花菜等。

（3）进食取端坐位，小口细嚼慢咽。进食时要专心，勿说话、笑，以防发生误吸。忌食易引起误吸及难吞咽的食物，如花生、果冻、芋头等。

（4）发生误吸的自救及家属抢救措施

1）发生误吸后应立即停止进食，身体前倾，张开嘴，双手紧贴两侧胸肋部，做咳嗽动作的同时双手向内压，通过气道冲击使异物咳出。

2）若周围有桌子、椅背、扶手、栏杆等固定的水平物体，可取脐上两横指至胸骨下方为按压部位，双手扶住固定的物体以维持稳定，将物体边缘抵在按压部位上，连续、快速、用力地向后上方冲击，每次冲击动作要明显分开，直至异物排出。

3）站于患者后方，双臂环抱患者的腰腹部，一手握拳放在其脐上2横指处，另一手置于握拳手的上方，向上、向内猛烈地按压上腹部，反复操作，至咳出异物为止。

4）将患者仰卧于桌子上，抢救者将手置于其腹部脐与剑突之间，紧贴腹部向上适当地加压，另一只手放在其胸壁上，向上和向胸腔内适当加压，以增加腹腔和胸腔内压力，反复多次，可使异物咳出。

5）叩打背部法常用于儿童。家属站在患儿侧后方，一手臂置于患儿的胸部，围扶住患儿，另一手掌根在其肩胛间区上方脊柱处给予连续的急促而有力的叩拍，可使异物排出。同时拨打120急救电话。

五、疾病预防指导

1. 不要频繁进行非必需的放射线检查。

2. 注意补硒，甲状腺激素的合成和发挥作用都需要硒。无论是甲减、甲亢还是甲状腺炎，补硒都是最重要的一件事。

3. 均衡膳食，无论是缺碘还是摄入碘过量，都会引发甲状腺疾病，因此，无碘饮食或盲目地补碘都是不可取的。应当根据自身甲状腺功能情况、生活环境和饮食习惯来调整碘的摄入量。

4. 养成规律的生活习惯，戒烟、限酒，加强体育锻炼，增强体质，多出汗可将体内的酸性物质随汗液排出体外。

5. 饮食方面要做到蛋白质、碳水化合物充足。尽量少吃辛辣、刺激性食物。一天三餐要规律、正常，不可饱一餐、饿一餐。

6. 除自检之外，还要做好定期筛查的预防工作。在筛查甲状腺结节、判断良/恶性方面，彩超的准确率比较高，建议每6～12个月复查1次彩超。

六、饮食指导

饮食应遵循"三高三忌"。"三高"即高热量、高蛋白质、高维生素，其中高热量指多吃主食，如米、面等，保持健康的体重；高蛋白质指多喝牛奶，多吃鱼肉、豆腐等优质蛋白食物；高维生素指摄入足量的B族维生素、维生素A、维生素C、维生素D。"三忌"即忌碘盐、忌含碘的海产品、忌刺激性食物，含碘较高的食品有海带、紫菜、螺旋藻、海苔、海米、虾皮等。甲状腺结节合并甲状腺功能减退者可适量补碘。

七、运动及康复指导

1. 术后1个月内不能剧烈运动，避免触碰颈部及伤口，防止跌倒。

2. 伤口愈合后开始颈部功能锻炼。进行颈部的前后、左右活动，可防止瘢痕挛缩。随着健康状况的好转，可相应地增加运动量。

八、复诊与随访指导

一般在出院后1个月复诊，长期随诊。

（陈瀚熙　熊代兰）

第二节　弥漫性甲状腺肿伴甲状腺功能亢进症患者出院健康教育指引

一、疾病相关知识

弥漫性甲状腺肿伴甲状腺功能亢进症是甲亢最常见的一种类型。临床上常有高代谢症状、甲状腺肿大、眼征及皮肤损害4组主要表现。

二、伤口护理指导

1. 伤口不可沾水，无须拆线。出院后7天（从出院当天算起）可自行拆开纱布，检查伤口有无红、肿、热、痛、破溃、渗液、出血等现象。如有以上症状，应立刻就诊。

2. 伤口敷料如无渗血、渗液等特殊情况，出院后无须换药。如需换药，应到就近医院门诊或社区医院换药，勿自行换药。

3. 出院后1个月根据个人需要使用正规的祛瘢产品。

三、用药指导

1. 左甲状腺素钠片　早餐前空腹服用，一次性用水送服1天的剂量，60 min后再用早餐，过早进餐可明显影响药物吸收。与含钙或蛋白质丰富的食物（如鸡蛋、牛奶、豆浆等）相隔1～2 h服用。若当日忘记服药，次日应按原剂量补充，勿随意更改药量。

2. 钙片　宜餐后服用，与左甲状腺素钠片分开服用。2次/天，建议早、晚餐后服用；3次/天，建议三餐后服用。

3. 骨化三醇胶丸　2次/天，早、晚餐后与钙同服。

四、并发症的观察及处理

1. 甲状腺危象　多发生于术后12～36 h，表现为高热（>39 ℃）、脉搏快（>120次/分）而弱、大汗、烦躁不安、谵妄甚至昏迷，常伴有呕吐、腹泻等。如出现血压、体温升高、脉搏加快，腹泻及精神症状，应口服碘剂、静脉滴注氢化可的松、物理降温、吸氧、输入大量葡萄糖溶液，使用镇静药、强心药等。

2. 出血　常在术后1～2天因咳嗽及用力时发生。此种出血急剧，颈部迅速肿胀，很快引起呼吸困难甚至窒息。除部分情况下可以通过引流、压迫创面进行处理外，其余情况需要立即拆除缝线，打开伤口，清除血肿，以解除对气管的压迫。无法行床旁止血者，应立即送往手术室，彻底查找出血点并结扎。如清除血肿后患者的呼吸状况仍不能改善，应快速行气管插管或气管切开术，以挽救患者的生命。

3. 低钙血症　常见临床表现从轻到重依次为无症状低钙血症、四肢远端麻木、口周麻木及四肢抽搐等。处理措施是常规测定血钙、血清甲状旁腺激素的水平。术后早期预防性补钙及补充活性维生素D。

4. 甲状腺功能减退　常见临床表现为术后乏力、精神淡漠、皮肤干燥、动作迟缓、下肢黏液性水肿及T3、T4值持久低于正常值下限。处理措施是口服左甲状腺素钠片。

五、疾病预防指导

1. 规律作息，保持愉悦的心情。

2. 由于个体饮食习惯及当地自然环境的不同，碘营养状况存在个体差异，需要根据个人情况适当补碘和食用加碘盐。

六、饮食指导

进食高热量、高蛋白、高维生素食物，加强营养支持。戒烟、酒、浓茶、咖啡等。

七、运动及康复指导

1. 术后1个月内不能剧烈运动，以免碰撞颈部及伤口，防止跌倒。

2. 伤口愈合后开始进行颈部功能锻炼。进行颈部的前后、左右活动，可防止瘢痕挛缩。随身体健康状况的好转，应相应地增加运动量。

八、复诊与随访指导

一般在出院后第1、3、6个月复诊。长期随诊，复查甲状腺功能。

（陈瀚熙　熊代兰）

第三节　甲状旁腺功能亢进症患者出院健康教育指引

一、疾病相关知识

甲状旁腺是人体重要的内分泌腺体之一，其分泌的甲状旁腺激素（parathyroid hormone，PTH）可直接或间接作用于骨、肾和小肠等组织器官，调节和维持血钙水平。甲状旁腺功能亢进症（hyperparathyroidism）是由于甲状旁腺激素主动或被动分泌过多而导致钙磷及骨代谢紊乱的一组特殊临床综合征。甲状旁腺功能亢进症在临床上可分为原发性、继发性和散发性3种，以原发性和继发性多见。原发性甲状旁腺功能亢进症（primary hyperparathyroidism，PHPT）的发病原因包括甲状旁腺腺瘤、增生和癌，病变腺体可单发也可多发，其中85%的PHPT由单发腺瘤引起。继发性甲状旁腺功能亢进症多数因终末期肾病需长期进行维持性血液透析而导致。

二、伤口护理指导

1. 伤口不可沾水，无须拆线。出院后7天（从出院当天算起）可自行拆开纱布，检查伤口有无红、肿、热、痛、破溃、渗液、出血等现象。如有以上症状，应立刻就诊。

2. 伤口敷料如无渗血、渗液等特殊情况，出院后无须换药。如需换药，应到就近医院门诊或社区医院换药，勿自行换药。

3. 出院后1个月可根据个人需要使用正规的祛瘢产品。

三、用药指导

甲状旁腺切除术是甲状旁腺功能亢进症最有效的治疗手段。术后低钙血症是较常见的反应，也是引起30天内再次住院的主要原因之一。除了术后补钙，维生素D缺乏患者还应补充维生素D，以防止术后出现继发性甲状旁腺功能亢进症。禁忌使用噻嗪类利尿药，因其可减少肾脏钙的排泄、加重高血钙症状。

四、饮食指导

1. 多吃高热量、高蛋白、高维生素食物，如肉类、豆类等。

2. 适量补充钙、磷等。

3. 适当增加动物内脏及新鲜的绿叶蔬菜，或者补充维生素制剂。

4. 适当控制含纤维素多的食物。

5. 忌辛辣食物，如辣椒、生葱、生蒜等；忌海味产品，如海带、海虾、带鱼等；忌浓茶、咖啡、烟、酒；忌含碘食物和药物；少吃油腻的食物。

五、并发症的观察及处理

1. 低钙血症　随着体内PTH水平的快速下降，肠道吸收钙减少，大量血清中的钙流入骨组织而产生“骨饥饿”现象，易导致低钙血症。处理措施是口服或静脉补充钙剂。

2. 水、电解质紊乱　术后甲状旁腺激素水平骤降，钙、磷流入骨组织，钾流出骨组织，血钾无法随肾脏代谢排出，从而引起高钾血症。处理措施是静脉补充钙剂以稳定心肌细胞的膜电位，静脉补充胰岛素联合葡萄糖以促进细胞外钾进入细胞内，同时加强透析治疗。

六、疾病预防指导

配合医师治疗并纠正血钙和血磷，抑制PTH的分泌，同时加强饮食方面的控制。原则上，每天摄入的磷应该在1000 mg以内。建议控制坚果类食物的摄入。

七、饮食指导

进食高钙、低磷、优质蛋白食物，如鱼、虾、牛奶等。

八、运动及康复指导

术后1个月内不能剧烈运动，以免碰撞到颈部及伤口。

九、复诊与随访指导

1. 建议术后长期随访。术后1年内随访3～4次，术后1年后每年至少随访1次。

2. 定期复查并监测甲状旁腺功能、血钙等，遵医嘱减量或停药。出现手足麻木、抽搐等症状时，应及时就医。

3. 出院后继续积极治疗慢性肾功能不全，骨病患者要注意预防骨折。

（陈瀚熙　熊代兰）

第四节　甲状腺癌患者出院健康教育指引

一、疾病相关知识

甲状腺癌是最常见的甲状腺恶性肿瘤，约占全身恶性肿瘤的1%，是目前发病率增长最快的恶性肿瘤之一。它由数种不同生物学行为及不同病理类型的癌肿组成，主要包括乳头状腺癌、滤泡状癌、未分化癌、髓样癌4种类型，女性发病率高于男性。临床表现为在甲状腺组织内出现一质硬而高低不平的结节，晚期常压迫邻近的神经、气管、食管而产生相应的症状。局部转移常发生在颈部，患者可出现硬而固定的淋巴结。

二、伤口护理指导

1. 伤口不可沾水，无须拆线。出院后7天（从出院当天算起）可自行拆开纱布，检查伤口有无红、肿、热、痛、破溃、渗液、出血等现象。如有以上症状，应立刻就诊。

2. 伤口敷料如无渗血、渗液等特殊情况，出院后无须换药。如需换药，应到就近医院门诊或社区医院换药，勿自行换药。

3. 出院1个月后根据个人需要使用正规的祛瘢产品。

三、用药指导

1. 左甲状腺素钠片　早餐前空腹服用，一次性用水送服1天的剂量，60 min后再用早餐，过早进餐可明显影响药物的吸收。与含钙或蛋白质丰富的食物（如鸡蛋、牛奶、豆浆等）相隔1～2 h服用。若当日忘记服药，次日应按原剂量补充，勿随意更改药量。

2. 钙片　宜餐后服用，与左甲状腺素钠片分开服用。2次/天，建议早、晚餐后服用；3次/天，建议三餐后服用。

3. 骨化三醇胶丸　2次/天，早、晚餐后与钙同服。

四、并发症的观察及处理

1. 呼吸困难和窒息　呼吸困难和窒息是术后危急的并发症，多发生于术后48 h内。一旦发现患者出现呼吸困难，应立即床旁抢救。主要处理措施：①去除病因，拆线，敞开伤口，清除血肿，静脉滴注地塞米松等激素以消除喉头水肿，吸痰、给氧等；②如无改善，应立即行气管切开或气管插管；③如心搏骤停，应在气管插管或气管切开的同时进行复苏。

2. 术后出血　常在术后1～2天因咳嗽及用力时发生。此种出血急剧，颈部迅速肿胀，很快引起呼吸困难甚至窒息。应找到出血点，及时进行处理：①甲状腺切面及伤口出血时，应拆除缝线，进行减压、引流；②动脉出血时，应立即开放伤口，找到出血点，进行止血。

3. 甲状旁腺功能减退　常见的临床表现从

轻到重依次为无症状低钙血症、四肢远端麻木、口周麻木及四肢抽搐等。处理措施是遵医嘱服用补钙药物。为预防手足抽搐及麻木，应避免劳累及剧烈运动。注意肢体保暖，保持情绪稳定，避免情绪过于激动和紧张。

4. 喉返神经、喉上神经损伤 喉返神经分为前支和后支，前支支配声带的内收肌，后支支配声带的外展肌，损伤主要表现为声音嘶哑、饮水呛咳、失声、呼吸困难或窒息。喉上神经分为外支（运动支）和内支（感觉支），外支支配环甲肌，损伤可引起声带松弛、音调降低；内支损伤，可引起喉部黏膜感觉丧失，进食、饮水易误吸而发生呛咳。处理措施：①一般由牵拉或血肿压迫引起，多为暂时性损伤，术后3～6个月可自行恢复；②遵医嘱服用营养神经药物，进食蛋白质及富含B族维生素的食物，以利于神经恢复，如鸡蛋、鱼肉、小米、燕麦、黄花菜等；③进食取端坐位，小口细嚼慢咽，进食时应专心，勿说话、笑，以防发生误吸。忌食易引起误吸及难吞咽的食物，如花生、果冻、芋头等。

5. 淋巴漏或乳糜漏 常见的临床表现为引流管内流出乳白色液体，有时量较多。轻者通过低脂饮食或无脂饮食可自愈，必要时可禁食并结合肠外营养；重者需行二次手术。

五、疾病预防指导

1. 不要频繁地进行非必需的放射线检查。

2. 注意补硒，甲状腺激素的合成和发挥作用都需要硒。无论是甲减、甲亢还是甲状腺炎，补硒都是最重要的一件事。

3. 均衡膳食，无论是缺碘，还是摄入碘过量，都会引发甲状腺疾病，因此，无碘饮食或盲目地补碘都是不可取的。应根据自身甲状腺功能情况、生活环境和饮食习惯来调整碘的摄入量。

4. 养成规律的生活习惯，戒烟、限酒，加强体育锻炼，增强体质，多出汗可将体内的酸性物质随汗液排出体外。

5. 饮食方面要做到蛋白质、碳水化合物充足。不能食用辛辣、刺激性食物，注意忌口，一天三餐要规律、正常，不可饱一餐、饿一餐。

6. 除了自检，还要做好定期筛查的预防工作。筛查甲状腺结节、判断良/恶性，彩超的准确率比较高，建议每半年至1年复查1次彩超。

六、饮食指导

1. 高蛋白、高维生素、低盐、低脂饮食。忌烟、酒、浓茶、咖啡等。

2. 饮食宜清淡，不吃油腻、辛辣的食物，避免刺激咽喉引起咳嗽，从而影响伤口愈合。

3. 术后3个月内禁用活血化瘀药物及相关的食物（如田七、丹参、鹿茸、花旗参等），以防伤口皮下淤血。

七、运动及康复指导

1. 术后1个月内不能剧烈运动，避免碰撞颈部及伤口，防止跌倒。

2. 伤口愈合后开始进行颈部功能锻炼。进行颈部的前后、左右活动，可防止瘢痕挛缩。随着健康状况的好转，应相应地增加运动量。

八、复诊与随访指导

1. 一般出院后1个月复诊，复诊项目应包含甲状腺功能。建议复查甲状腺B超，2年内每3个月复查1次，2～5年每6个月复查1次，5～10年每年复查1次。有不适应随诊。

2. 如果选择碘-131治疗，需1个月后复查。此后6个月内每2～3个月复查1次。碘-131治疗满6个月后也要复查1次。

（陈瀚熙　熊代兰）

第十章 疝与腹壁外科常见病患者出院健康教育指引

第一节　切口疝患者出院健康教育指引

一、疾病相关知识

切口疝是发生于腹壁手术切口处的疝，指腹腔内器官或组织自腹壁手术切口突出形成的疝，多见于腹部纵向切口。

二、伤口护理指导

1. 术后伤口要保持清洁、干燥，避免感染。可以使用无菌纱布覆盖伤口，每天更换1次。如果出现红、肿、渗液、发热等感染症状，应及时就医。

2. 指导患者咳嗽时深呼吸，双手按压伤口。出院后3个月内避免重体力劳动，如提重物及持久站立等。避免剧烈活动，术后使用腹带保护伤口。

三、用药指导

遵医嘱服药。有便秘者，遵医嘱服用缓泻药；大便难解者可使用开塞露，使大便易排出。

四、并发症的观察及处理

1. 皮下水肿、血肿　因术中需要分离一定的组织间隙，部分患者术后可能出现皮下水肿、血肿的症状，一般1～2周可以吸收，部分患者需要较长时间才能吸收。极少数患者可能出现局部肿胀伴疼痛，这时需要进行B超检查，如果血肿较多，需要适当抽吸、局部加压，一般经过几次抽吸后可治愈。

2. 术后复发　术后复发一方面是手术的原因，如手术技巧或选择补片不合适，另一方面是患者自身的原因，如患者的解剖结构异常，或者术后慢性咳嗽、长期便秘、小便困难、重体力劳动等，可能导致腹内压增高。另外，代谢问题和胶原合成问题也会导致复发。

3. 伤口感染　伤口感染是非常棘手的问题，不仅影响伤口愈合，还关系补片是否存留的问题，目前公认的有效方法是清创取出补片。

4. 腹腔间隙综合征　腹腔内压力增高引起心血管、肺、肾功能障碍，严重者可危及生命，多见于巨大或超级切口疝。早期症状表现为呼吸急促、腹式呼吸减弱、胸闷、心慌、心悸、脉压减小、尿少等。若患者术后不能耐受腹内压的变化而造成重要脏器功能衰竭，需行第2次手术以进行腹腔减压。

五、疾病预防指导

1. 防止腹胀，避免便秘。

2. 预防腹内压增高的因素，如呕吐、咳嗽等。常规应用腹带，以加强腹壁强度。

3. 伤口感染是发生切口疝最常见的因素，围手术期合理使用抗生素、有效防治伤口感染是预防切口疝的有效措施。

4. 术后要避免长时间站立或坐着，应适当休息和活动，保持良好的习惯。避免提重物和过度用力，以免对伤口造成压力。如果合并高血压、冠心病、糖尿病等疾病，可以根据专科医师开具的用药继续服用药物。若合并慢性咳嗽、前列腺增生、慢性便秘等增加腹压的疾病，应积极治疗，避免长期腹压升高而引起复发。

六、饮食指导

1. 全麻清醒后6 h若无恶心、呕吐，遵医嘱可进流食，如米汤、果汁、鱼汤等，忌牛奶、豆浆等。术后第3天开始半流质饮食。若无不适，逐渐过渡到软食、普食。若伤及肠管，术后应禁食，待肠功能恢复后方可进食。

2. 多食粗纤维食物，如芹菜、笋等，保持大便通畅。禁忌刺激性食物，戒烟、戒酒。

七、运动及康复指导

1. 全麻术后若患者生命体征平稳，可摇高床头15°。术后清醒且无头晕等不适症状可在他人协助下床边站立，扶床行走，之后逐渐增加活动量。

2．术后3个月内应避免重体力劳动，如扛举重物、抬重物等。

3．3个月后逐步适应日常活动。

4．减少和消除引起腹压增加的因素，如剧烈咳嗽、用力排便等。

八、复诊与随访指导

一般出院后1个月复诊，若有不适应随诊。若疝气复发，应及早诊治。

（陈瀚熙　熊代兰）

第二节　腹股沟疝患者出院健康教育指引

一、疾病相关知识

发生于腹股沟区的腹外疝统称为腹股沟疝，是各种疝中最常见的类型。腹股沟疝通常可分为斜疝、直疝、股疝，以斜疝最为常见，约占腹股沟疝的95%。男性患腹股沟疝的比例高于女性，但股疝多发生于女性，女性和男性的发病率之比为15∶1。

二、伤口护理指导

1．术后伤口要保持清洁、干燥，避免感染。可以使用无菌纱布覆盖伤口，每天更换1次。如出现红、肿、渗液、发热等感染症状，应及时就医。

2．腹腔镜手术后，每天要观察伤口有无红、肿、热、痛的现象，以防止感染的发生。

3．保持术后周围皮肤清洁，避免盆浴，敷料潮湿应及时更换。每天更换内裤，预防伤口感染。

三、用药指导

遵医嘱服药。有便秘者，遵医嘱服用缓泻药。大便难解者可使用开塞露，使大便易排出。

四、并发症的观察及处理

（一）皮下水肿、血肿

因术中需要分离一定的组织间隙，术后部分患者可能出现皮下水肿、血肿的症状，一般1～2周可逐渐吸收，有的患者需要较长时间才可以吸收。极少数患者可能出现局部肿胀伴疼痛，这时需要进行B超检查，如果血肿较多，需要适当抽吸、局部加压，一般经过几次抽吸后便可治愈。

（二）术后复发

腹股沟疝术后复发一方面是手术的原因，如选择补片不合适，另一方面是患者自身的原因，如患者的解剖结构异常，或者术后慢性咳嗽、长期便秘、排尿困难、重体力劳动等，可能导致腹内压增加，另外，代谢问题和胶原合成问题也是导致术后复发的因素。

五、疾病预防指导

1．合理膳食、加强腹部肌肉锻炼，保持合适的体重。

2．防止腹内压增高的不利因素：①科学锻炼，避免推挤、扛举或抬抬重物；②多喝水，多吃含膳食纤维的食物，保持大便通畅，预防便秘；③若有前列腺增生，须规范治疗，避免长期排尿困难。

3．戒烟，防止呼吸道感染及慢性咳嗽。

4．照顾婴幼儿时，应注意观察其腹股沟或阴囊处是否有异常包块，同时需避免患儿长时间大声哭闹，不宜过早站立，腹部不宜裹得过紧。

5．老年人应预防慢性疾病的发生，注意戒烟，注意天气变化，防止感冒，适当增加活动量，进食易消化的食物，减少或避免重体力劳动。

6．中医学认为腹股沟疝的发生与肝郁气滞、中气下陷、寒湿凝滞等有关，因此，预防腹股沟疝要注意保温，不宜过劳，保持情绪稳定，节制房事，忌食生冷及辛辣食物。

7．术后要避免长时间站立位或坐位，应适当休息和活动，保持良好的习惯。避免提重物和过度用力，以免对伤口造成压力和张力。如果合并高血压、冠心病、糖尿病等，可以根据专科医师开具的医嘱继续用药。若合并慢性咳嗽、前列腺增生、慢性便秘等增加腹压的疾病，应积极治疗，避免长期腹压升高而引起复发。

六、饮食指导

1．鼓励患者多饮水，1500～2000 ml/d，以预防大便干结。心、肾功能异常者应适当控制饮水量。

2. 可摄入高蛋白食物以促进伤口愈合，如肉、蛋、牛奶等，肉类以瘦肉和鱼肉为佳。

3. 应多摄入蔬菜、水果等富含维生素的食物，以富含维生素A、维生素C的食物为宜，如西红柿、胡萝卜、鱼油、红枣、橘子等，这些食物既可以补充营养，又能预防便秘引起的腹内压增高。

七、运动及康复指导

术后第1天可下床进行适当的活动。

（一）传统切开疝修补术

1. 术后1个月内可以参与正常的家常事务，如扫地、做饭等，可以从事强度不高的工作，如办公室日常工作。应避免长时间骑自行车、久站、仰卧起坐、爬楼梯等活动，减少腹部用力，避免补片对组织摩擦而产生不适及补片移位导致的疝复发。

2. 术后3个月内应避免重体力劳动，如扛举重物、抬重物等。

3. 3个月后逐步适应日常活动。

4. 减少和消除引起腹压增高的因素，如剧烈咳嗽、用力排便等。

（二）腹腔镜疝修补术

1. 术后1～2周可恢复基本日常生活和工作（脑力劳动）。术后2个月内避免增加腹压的因素，如感冒引起的咳嗽、打喷嚏及便秘等，避免负重、长时间步行、反复上下楼、骑自行车、驾车及体育锻炼，活动量可逐步增加。

2. 术后3个月后可完全恢复正常生活和工作。

八、复诊与随访指导

一般出院后1个月复诊，若有不适应随诊。若疝气复发，应及早诊治。

（陈瀚熙　熊代兰）

第十一章 烧伤创面修复外科常见病患者出院健康教育指引

第一节　体表肿物患者出院健康教育指引

一、疾病相关知识

体表肿物是指位于身体表面的肿块，通常由皮肤及其附属器官及皮下组织形成。这种肿块是外科常见的疾病类型，可以在皮肤表面触及。体表肿物的发生原因多种多样，包括良性和恶性病变，如囊肿、脂肪瘤、乳腺纤维腺瘤、肉瘤等。

在诊断和治疗方面，医师会根据肿块的大小、形状、质地、颜色、移动性等特征进行检查，并进行组织活检或其他辅助检查，以确定病变性质。治疗方法包括手术切除、药物治疗、放疗等，具体选择取决于肿物的性质和患者的情况。及早发现和治疗体表肿物，对预防疾病进一步发展和恶化具有重要意义。因此，对于发现身体表面有肿块的个体来说，应及时就医，以便进一步诊断和治疗。

二、体表伤口护理

1. 保持伤口表面皮肤清洁，不要用手揉搓、抓挠或热敷伤口。

2. 出院后注意伤口有无红、肿、热、痛、破溃、渗液、颜色异常、出血等现象。如有以上症状，应立即就诊。

3. 体表伤口3天换药1次。应到正规医院换药，勿自行换药。

4. 一般情况下，伤口术后10～14天拆线，拆线后仍要注意保护伤口，避免外伤。

5. 对于鼻部、鼻周及油脂分泌旺盛的患者，手术3天后不需要再使用纱布或创可贴包扎伤口，暴露伤口有助于避免油脂堆积而引起感染。

6. 伤口未拆线前禁止沾水及洗澡。体型肥胖的患者或年龄较大的患者，伤口过早沾水有可能造成局部感染，使伤口裂开，不利于病情的恢复。

7. 严禁在伤口还未完全愈合的情况下过早拆线，尤其是老年人或肿瘤性病变的患者，由于其自身愈合能力欠佳，过早拆线有可能使伤口处的张力增加而出现伤口裂开的情况，部分患者甚至需要行二次手术缝合伤口。

8. 患者要戒烟、戒酒，因为人体的血管处于收缩状态时可使伤口处缺血、缺氧，不利于伤口愈合。

三、用药指导

1. 有高血压、糖尿病者，要按时监测血糖、血压，遵医嘱用药。

2. 术后可以酌情使用抗生素以预防感染，通常使用1～3天即可。

3. 术后可能会出现手术部位疼痛，麻醉效果消退后1～2天可逐渐减轻，可遵医嘱服用镇痛药。如果疼痛严重或不断加重，应尽快就医。

四、并发症的观察及处理

（一）出血

出血量少时可以通过局部加压和包扎进行处理。如果出血量较大，必要时须切开伤口，检查出血点，再行止血。

（二）感染

伤口及周围出现红、肿、痛的症状，应更换敷料，并根据需要使用抗生素治疗。

五、疾病预防指导

（一）合理饮食

平时要养成合理的饮食习惯，尽量吃一些优质蛋白及维生素含量高的食物，少吃油炸类食物。

（二）增加运动锻炼

进行适当的锻炼，每天坚持跑步或骑自行车等运动，可增强自身抵抗力，减少肿瘤的发生。

（三）定期检查身体

平时生活中要定期去医院进行各项身体检查，以做到早发现、早治疗。

六、饮食指导

（一）优质蛋白食物

摄入足够的优质蛋白，如鱼、肉、蛋、奶等，以满足身体对蛋白质的需求，增强免疫力，促进伤口愈合。

（二）低脂、高纤维食物

控制脂肪的摄入，选择低脂食物，如瘦肉、鸡肉、豆腐等。同时，增加膳食纤维的摄入，如蔬菜、水果、全谷类等，有助于维持肠道健康，预防便秘。

（三）适量碳水化合物

保证适量碳水化合物的摄入，以提供身体能量。选择低糖、低血糖指数的食物，如糙米、全麦面包等，有助于维持血糖稳定。

（四）多种维生素和矿物质

摄入多种维生素和矿物质，以保证身体正常运作。多吃新鲜的蔬菜、水果及坚果等富含维生素和矿物质的食物。

（五）保持水分平衡

保证充足水分的摄入，以维持身体水分平衡，促进新陈代谢。饮用温开水、绿茶等，避免摄入过多的含糖饮料。

（六）营养丰富且易消化的食物

口腔区手术者术后应进食温凉的食物。

七、运动及康复指导

（一）活动指导

1. 早期禁止剧烈活动。
2. 逐渐加强患肢功能锻炼。

（二）居家指导

1. 戒烟、戒酒。
2. 如有植皮，植皮后皮肤在相当长时间内易干燥，可涂护肤霜，并轻轻按摩15～30 min，避免阳光直射，防止移植皮片颜色变深。
3. 坚持穿戴弹力敷料3～6个月。拆线后伤口可涂抹复方肝素钠尿囊素凝胶或贴瘢痕敌，以防止瘢痕增生。

八、复诊与随访指导

1. 术后遵医嘱复查。
2. 定期监测血糖、血压情况，遵医嘱按时服药，控制好血压、血糖。
3. 准备复诊资料，如门诊病历、出院小结、检测登记本，以及相关的检验、检查结果等。

（陈瀚熙　陈丽映）

第二节　慢性皮肤溃疡患者出院健康教育指引

一、疾病相关知识

慢性皮肤溃疡（skin ulcer）是深达真皮以下的局限性组织缺损，愈合较慢，可形成瘢痕。2周以上创面未愈合者，为慢性皮肤溃疡。包括血管性溃疡（动脉闭塞硬化性溃疡、静脉曲张性溃疡）、外伤性溃疡、感染性溃疡、化学性溃疡、放射性溃疡、压迫性溃疡、神经营养不良性溃疡、糖尿病性溃疡、毒蛇咬伤性溃疡、烧伤后瘢痕上溃疡等。

二、伤口护理指导

1. 出院后注意伤口有无红、肿、热、痛、破溃、渗液、颜色异常、出血等现象。如有以上症状，应立即就诊。
2. 伤口按时换药，如医师有特殊交代，应严格遵医嘱。

三、负压机使用注意事项

1. 注意观察敷料周围皮肤的情况，如出现红疹、皮疹、破损、水疱等现象，应立即就诊。

日常活动（如穿脱衣服）时应避免牵拉管道，以免管道脱落。

2．注意观察引流液的量和颜色，若有大量鲜血吸出时，应立即关闭机器并及时就诊。

3．创面封闭负压引流的患者不要擅自分离引流管，应平稳放置负压机，勿倾斜、倒转及用力摇晃机器。若出现漏气、堵塞、脱管、满瓶、引流液突然增多且呈鲜红色等问题，应及时回院处理。

四、用药指导

1．糖尿病患者应遵医嘱使用降糖药或胰岛素以严格控制血糖。积极治疗原发病，联合其他治疗方式，为慢性皮肤溃疡提供良好的修复条件。

2．采用维生素C湿敷治疗慢性伤口，有利于创面上皮细胞的形成，促进肉芽组织生长，加速创面愈合，缩短愈合时间。使用利福平胶囊、诺氟沙星胶囊、庆大霉素、甲硝唑等抗生素，给严重创伤的伤口或感染伤口换药，可减少伤口感染、促进伤口愈合。人重组表皮生长因子能有效促进创面新生血管的形成和肉芽组织数量的增加，从而达到快速促进创面愈合的目的。出院后遵医嘱回院或于当地正规医院门诊换药。

3．近些年富血小板血浆（platelet rich plasma，PRP）在慢性伤口的治疗中被广泛使用，它包含大量生长因子，可促进伤口愈合及皮肤再生。PRP可以调节炎性介质、生长因子、细胞因子等，以纠正异常的细胞迁移和增殖，从而适当地促进伤口愈合。

五、疾病预防指导

1．积极控制原发病，如糖尿病患者血糖的控制。

2．进入有损伤的环境，应做好皮肤保护或远离刺激环境，如寒冷环境中应注意皮肤的保暖，预防冻疮的发生。

3．长期卧床的患者应做好皮肤护理，注意翻身拍背和局部皮肤的护理，防止褥疮的发生。

4．早发现，早治疗，预防皮肤癌的发生。

六、饮食指导

1．出院后饮食应以高热量、高蛋白、高维生素食物为主，高热量食物一般是碳水化合物和脂肪含量高的食物，如甜品、糕点、肉类、海鲜等；高蛋白食物是植物蛋白和动物蛋白含量高的食物，如豆类、禽蛋类、海鲜类、奶制品、牛肉、白肉等；高纤维素食物包含蔬菜、水果、粗粮（如五谷）等。

2．忌烟酒及辛辣食物。

七、运动及康复指导

由于住院期间缺少活动，出院后患者应循序渐进地开展康复锻炼，锻炼可以从散步10 min开始，逐步延长至30～40 min，其间可穿插必要的间歇休息时间，每周运动3～4次为宜，若间隔时间超过4天，运动效果会减弱，活动量以不导致身体疲劳为准。

八、复诊与随访指导

1．如需再次住院治疗，应提前与医师沟通。

2．根据主治医师的指示严格遵守复诊时间。

3．准备复诊资料，如门诊病历、出院小结、检测登记本，以及相关的检验、检查结果等。

（陈瀚熙　郑　莉　杨静华）

第三节　压疮患者出院健康教育指引

一、疾病相关知识

（一）定义

压疮（pressure sore）也称“压力性损伤”，是指身体局部长期受压，使血液循环发生障碍，皮肤及皮下组织因缺血而发生水疱、溃疡或坏疽。

（二）压疮分期

1．Ⅰ期指压不变的红肿　Ⅰ期压疮的临床表现通常是在骨隆突处完整的皮肤下有压之不褪色的红斑，但皮肤颜色较深的患者不易出现，因此，这类患者是高风险人群。Ⅰ期压疮并未溃破，但是压迫此处会有痛感。

2．Ⅱ期真皮层部分破损　Ⅱ期压疮的部分真皮组织缺失，临床表现可以是表皮完整，也可以是浅表处的溃疡或已破溃的含血清的水疱，没有腐肉。

3．Ⅲ期全皮肤层破损　Ⅲ期压疮表现为全皮层缺失，伤口可见皮下脂肪组织，但未达骨、肌腱或肌肉。可能会存在腐肉，但不及遮蔽组织损伤的深度。脂肪少的部位（如足踝），Ⅲ期压疮表浅，反之，脂肪多的部位压疮则更深。

4. Ⅳ期组织全层破损 Ⅳ期压疮的创面有坏死组织和焦痂，溃疡可达骨、肌腱或肌肉，因此，常易引发骨髓炎。

5. 深部组织损伤期 局部皮肤呈紫色或褐紫色，或表皮呈现充血状态，损伤的演变可能是从一个暗黑色创伤上的小水疱开始。对于此期压疮患者，给予适当的治疗，损伤处可能会急速转变而暴露皮下组织。

6. 不可分期 不可分期压疮涉及组织全层缺损，创面完全被坏死组织和焦痂覆盖，若要确定溃疡的累及深度，需要先清除表面的坏死组织和焦痂。

（三）原因和诱因

引起压疮的原因和诱因主要是物理力的联合作用、理化因素的刺激、机体营养不良，以及年龄、活动能力下降、感觉能力下降、单位面积下承受压力过大、身体衰弱、活动能力受限、潮湿等。压疮易发生于骨隆突处，包括枕部、肩胛部、骶尾部、坐骨结节、大粗隆、腓骨小头、外踝及足跟等部位，其中骶尾部、坐骨结节及大粗隆部位的发生率最高。

二、伤口护理指导

（一）淤血红润期护理指导

此期应及时去除病因，积极采取各种预防措施，防止局部继续受压，适当增加翻身次数，避免摩擦、潮湿等刺激，保持局部清洁、干燥，促进血液循环，改善全身营养状况。

（二）炎症浸润期护理指导

此期要注重保护皮肤，避免感染，除继续加强上述措施外，对未破的小水疱可外用压疮膏，并减少摩擦，预防感染；对大水疱，应先对局部皮肤进行消毒，再用无菌注射器抽出水疱内的液体，保留破皮，最后涂抹压疮膏。

（三）溃疡期护理指导

此期须对创面进行清创处理，消除伤口表面的坏腐组织和病菌负荷，使伤口恢复至洁净的状态，这种情况下才能进一步外用压疮膏，促进伤口生肌、长肉、恢复平整。禁用粉剂强迫伤口变干，这样易形成干痂垢块，导致内部积脓滋生。

（四）学会通过压疮的颜色识别伤口情况

1. 压疮黄色伤口 在压疮治疗过程中，如果发现伤口呈黄色，说明伤口基底部为脱落的细胞和死亡的细菌，代表伤口可能有感染。

2. 压疮黑色伤口 压疮伤口处若出现黑色的坏死组织和黑色结痂，说明静脉血液回流严重障碍，局部淤血致血栓形成，代表组织缺血、缺氧，病情呈发展趋势。

3. 压疮红色伤口 如果压疮伤口处出现红色伤口，说明基底部为健康的红色肉芽组织，代表清洁、正在愈合的伤口。

三、用药指导

1. 溃疡性压疮需要由专业医师进行清创，清创后的压疮部位可使用新型敷料（如水胶体敷料、藻酸盐敷料等），以创造最佳的伤口愈合环境。

2. 局部遵医嘱外用重组人表皮生长因子、复方桐叶烧伤油、莫匹罗星软膏等药物。

四、疾病预防指导

（一）皮肤检查和护理

定期检查全身皮肤，特别是各骨隆突部位的皮肤，观察压疮好发部位（如后枕部、骶尾部、髋部、臀部、内踝、外踝、足跟等骨隆突处）的皮肤情况。如皮肤出现红、肿、热、痛或麻，解除压力30 min后，皮肤颜色不能恢复正常，但皮肤完整性未被破坏，仅出现暂时的血液循环障碍，应及时去除致病原因，防止继续受压。注意是否有组织受损征象，如皮肤发红、水疱、擦伤、肿胀等，并及时处理。同时，要保持皮肤清洁、干燥。此外，还要避免皮肤外伤。

（二）定时变换体位

防止同一部位长时间、持续受压。可采取定时床上翻身、轮椅上双手支撑扶手短时间承重、两侧臀部轮流承受体重等方法，可使承重部位临时解除受压状态，恢复局部皮肤的供血、供氧。

（三）减轻骨隆突部位受压

可用软枕、海绵等将骨隆突处垫高，特别是

后枕部、肩胛部、骶尾部、髋关节、膝关节，以及足跟和内外踝部。

（四）选择良好的坐垫和床垫

床垫的机械性能要好，要有一定的厚度及弹性，承重面积尽量大一些，并有良好的散热、吸汗、透气性能。坐垫厚约10 cm为宜，应使用天然面料，使局部干燥、透气。

（五）消除危险因素

对于各种导致患者出现运动感觉功能障碍的疾病，要积极地处理和治疗，以改善其功能。

（六）改善全身营养状况

了解患者的营养状况，及时通过饮食或其他途径补充维生素、蛋白质、微量元素等营养成分。对不能进食的患者，应行鼻饲或静脉高营养，以补充能量、增强体质。

（七）其他措施

1. 保持床单清洁、干燥，尿失禁者应外用接尿器、留置尿管等，以防止尿液刺激。

2. 翻身动作要正确，避免拖、拉、拽。

3. 瘫痪及体质虚弱者应抬高床头＜30°，半卧位或坐位的时间控制在30 min内。

4. 辅助工具的使用：①充气气垫床、减压垫、水垫、海绵垫等可以起到辅助减压的作用；骨隆突处的受压皮肤可以使用皮肤保护油、新型敷料（泡沫敷料）等，以减少摩擦力及压力。②使用拐杖、手扶杖等工具尽可能地帮助患者站立及行走，无法行走及自主活动者，必须进行被动关节的功能活动，防止关节僵硬及肌肉萎缩。

五、饮食指导

（一）蛋白质

蛋白质是促进伤口愈合和组织修复的重要营养素。患者应增加蛋白质的摄入，包括鱼类、禽肉、豆类、乳制品、坚果等。

（二）维生素和矿物质

维生素和矿物质对促进伤口愈合和免疫功能的恢复很重要。建议患者摄入丰富的水果、蔬菜和全谷物，以获取足够的维生素C、维生素A、锌、铁等。

（三）水分

保持足够的水分摄入对维持身体水平衡和皮肤健康也很重要。建议患者每天饮用足够的水分，避免脱水。

（四）避免刺激性食物

某些食物可能会刺激皮肤、加重压疮的症状。建议患者避免食用辛辣食物、酸性食物和刺激性食物，如咖啡、辣椒、醋等。

（五）寻求专业帮助

若通过饮食调整的方式仍无法纠正营养不良风险或营养不良情况，应寻求专业营养师、医师的帮助，通过制定肠外或肠内营养支持方案改善患者的营养问题。

六、运动及康复指导

（一）早期活动

在身体能耐受的情况下，应尽早下床活动，并积极参与力所能及的日常活动。若长期处于卧床状态，应积极地在床上进行肢体功能锻炼。

（二）积极翻身

1. 处于卧床状态时的最佳体位

（1）若情况允许，可选择侧卧位（保持背部与水平床面的夹角成30°～40°），且按照右侧—平卧—左侧，或左侧—平卧—右侧的顺序交替进行体位变换。

（2）若因进食等需求需要采取半坐卧位，可在臀部、腘窝下垫软枕等减压工具。

（3）注意避免膝关节过伸，保持膝关节轻度屈曲状态，以避免腘静脉受压而增加深静脉血栓形成的风险。

2. 保护足跟

（1）悬空足跟，可把软枕等减压工具垫在小腿下以抬高足跟，注意应沿小腿至跟腱全部垫起和支撑，避免出现局部过度受压。

（2）若无法把腿放在软枕上，可以使用防压疮脂肪垫等足跟垫，以抬高足跟。另外，也可使用预防足下垂的辅具。

3. 最佳翻身频率 使用普通床垫时，根据情况至少每2小时变换1次体位。若使用高规格的弹性泡沫海绵床垫，可根据情况调整翻身时间，但至少4 h变换体位1次。减压支撑面可作为翻身的辅助手段，更换体位的频率受患者所用支撑面的影响。对使用器械的患者要加强观察器械接触处及周围皮肤，建议至少2次/天。教会患者在规律翻身的间隙自我减压。对于活动能力未完全丧失的卧床患者，可以指导其正确进行“抬起减压法”或其他合适的减压法。

七、复诊与随访指导

1. 定期复诊，遵医嘱定期复查，医师会评估压疮的愈合情况，检查是否存在感染或其他并发症，并根据需要调整治疗方案。

2. 观察压疮情况，如出现异常（如感染、有坏死组织等），应及时就诊。

3. 压疮可能会对患者的心理产生一定的影响。必要时应寻求心理支持和咨询，以应对不良情绪和心理压力。

（陈瀚熙　郑　莉　杨静华）

第四节　烧伤患者出院健康教育指引

一、疾病相关知识

（一）定义

烧伤（burning）泛指由热力、电流、化学物质、激光、放射线等因素所致的组织损害。

（二）烧伤深度判断

烧伤深度的判断常采用三度四分法（表3-11-1）。

表3-11-1　三度四分法

分类	损伤深度	临床特征	感觉	愈合情况
Ⅰ度（红斑性）	表皮浅层	皮肤灼红，痛觉敏感，干燥，无水疱	痛觉敏感	3～7天愈合，不留痕迹
浅Ⅱ度（水疱性）	表皮的生发层与真皮浅层	有水疱，疱壁较薄，内含黄色澄清液体，基底潮红、湿润	疼痛剧烈	1～2周愈合，有色素沉着，无瘢痕。
深Ⅱ度（水疱性）	真皮层深层	有水疱，疱壁较厚，基底苍白与潮红相间，稍湿	痛觉迟钝，有拔毛痛	3～4周愈合，留有瘢痕
Ⅲ度（焦痂性）	皮肤全层，可达皮下、肌肉或骨骼	无水疱，无弹性，干燥如皮革样或呈蜡白、焦黄，甚至炭化成焦痂	痛觉消失	无法自行愈合，需手术植皮治疗

（三）烧伤急救小常识

1. 热液、蒸气烧伤　应立即除去表面衣物，将受伤部位浸于冷水中或用流动水冲洗不少于15 min，前往医院进行专业处理，勿自行涂牙膏、酱油等。

2. 化学烧伤　立即脱去被化学物质浸渍的衣物，并用流动水冲洗20 min以上，前往医院治疗。

3. 电烧伤　立即切断电源，扑灭着火的衣物，若出现呼吸、心搏骤停，应立即行心肺复苏。

二、伤口护理指导

1. 初愈合的烧伤创面，表皮薄，应做好皮肤保护，避免外伤。皮肤瘙痒时，可用温水或冷水冲洗，或轻拍止痒，必要时遵医嘱使用止痒药，不可过多地摩擦或挠抓，防止皮肤破损、感染。

2. 保持皮肤清洁，已愈合的皮肤每天用温水或中性肥皂水清洗，擦干后涂润肤油，防止皮肤干裂。未愈合的创面应保持敷料干燥、清洁，一旦湿水或渗湿，应立即换药。

3. 穿柔软、纯棉、吸汗布料的衣物，以减轻汗液的刺激。避免一切刺激因素，如吸烟、饮酒、辛辣食物、久晒太阳、出汗、剧烈运动等。

4. 避免阳光直射，出门时涂防晒霜、撑伞、戴帽子、穿长袖衣裤等。

5. 创面愈合后又反复出现水疱、破溃者，应及时到医院接受专科治疗。

三、用药指导

1. 遵医嘱创面涂抹烧伤湿润膏及抗菌膏，

以保持局部湿润和防止感染。

2. 遵医嘱应用抗生素，以有效地控制感染。

3. 创面换药时，可采用纳米银抗菌敷料与磺胺嘧啶银治疗，以促进创面愈合、预防感染。

4. 遵医嘱应用重组人表皮生长因子，以促进创面愈合、抑制瘢痕产生。

四、并发症的观察及处理

常见并发症为瘢痕形成。

1. 坚持压力疗法，方法和松紧度遵照训练要求。在能耐受、血液循环良好的前提下坚持压力疗法6～8个月，甚至1～2年，直至瘢痕成熟、变白、柔软平坦。

2. 瘢痕面积较大者，可在行压力疗法的同时遵医嘱使用预防瘢痕增生的药物，瘢痕较小者可遵医嘱行局部瘢痕注射治疗。

3. 浸浴疗法，每天用≤40 ℃温水浸浴，以清洁、软化瘢痕皮肤，促进血液循环。

4. 使用压力衣时，应注意合身，太松或太紧都无法达到治疗效果，应及时调整尺寸。压力衣要全天穿着，除洗澡和皮肤护理外，每天至少穿22 h。做好压力衣的保养，可定制2套，以便替换和清洗，用温水或无刺激性清洁剂手洗，不可日晒，需置于通风处晾干。

五、疾病预防指导

1. 宣传防火、灭火和自救的安全教育知识。

2. 定期进行消防演练，掌握逃生技能。

3. 指导患者有效护理烧伤创面的措施，烧伤部位1年内避免阳光直射。

4. 制订康复训练计划并加以指导，最大限度地恢复机体生理功能。

5. 指导患者生活自理能力的训练，增加其参与社会和家庭活动的意识，提高其生活质量。

六、运动及康复指导

（一）适当锻炼

1. 功能锻炼原则 肢体挛缩在屈曲位者，做伸直运动；挛缩在伸直位者，做屈曲运动。运动量由小到大，禁忌任何暴力牵拉动作。

2. 康复训练内容

（1）手腕部烧伤：做对指、对掌、分指、握拳、拇指内收和外展、手腕屈曲和旋转等动作。恢复期还可做捏软球、握笔写字、拾物等手部灵活性训练，或者利用健手被动活动患手，尽量使用患手完成日常生活。

（2）肩肘部烧伤：做前臂旋前旋后，上肢外展、内收、伸展、屈曲及环转运动。恢复期患者可训练用手拉门把、患肢绑沙包或提水桶、爬墙等动作。

（3）下肢烧伤：坐于床边，双下肢下垂，3～5次/天，继而进行独立站立、迈步、行走等活动。髋前部前侧瘢痕患者可取俯卧位行牵拉活动，仰卧位做下肢外展或下肢屈曲抱膝。臀部瘢痕患者可于仰卧位做下肢抬高、站立位做下蹲。腘窝及周围瘢痕患者可取伸展位伸展腘窝。膝盖及周围瘢痕患者可做屈膝活动。足踝部瘢痕患者可做踝关节背伸、跖屈及内外翻活动。

（二）制订训练计划

根据具体情况制订日常生活、娱乐活动中的训练计划，如脱衣、吃饭、行走、站立等，积极参加喜爱的娱乐活动。

（三）手术治疗

经过自我护理和锻炼6～8个月，如出现明显的瘢痕增生、挛缩或畸形且影响功能者，可返院行矫形手术。

七、复诊与随访指导

1. 出院后定期门诊复查，了解治疗效果及烧伤创面愈合情况。

2. 准备复诊资料，如门诊病历、出院小结、检测登记本，以及相关的检验、检查结果等。

（陈瀚熙　陈丽映）

第五节　瘢痕患者出院健康教育指引

一、疾病相关知识

瘢痕是各种创伤所引起的正常皮肤组织的外观形态和组织病理学改变的统称，它是人体创伤修复过程中的必然产物。瘢痕生长超过一定的限度，就会发生各种并发症，如外形破坏、瘙痒、疼痛及功能活动障碍等，给患者带来身体和精神上的痛苦，严重的瘢痕（挛缩状）会影响关节活动。

瘢痕分类：①成熟瘢痕，轻微色素改变，平整。②未成熟瘢痕，发红，时有痛痒感，轻度突出。通常随时间推移而逐渐变平整，有轻微色素改变。③增生性瘢痕，发红，突出，通常发痒，限于原有创伤范围内，通常在术后数周发生。可在3～6个月迅速增大，在稳定期后进入衰退期。通常成熟后表现为突起的绳索样外观。④瘢痕疙瘩。

二、瘢痕护理指导

1. 按摩　按摩应在伤口愈合后立即开始，沿着瘢痕迹线或在瘢痕区域内，以小动作循环进行，应避免过度摩擦皮肤而产生水疱。

2. 压力疗法　压力疗法既可用于异常瘢痕形成早期，也可对有异常瘢痕形成风险的个体进行预防。其使用专门的压力套加压，适用于瘢痕面积大且不适宜放疗和局部药物治疗者。每天使用时间不超过30 min。

3. 保湿　伤口愈合后，可以使用润肤水或润肤霜之类的产品，每天至少2次涂抹在皮肤上，防止皮肤干燥和瘙痒。

4. 防晒　紫外线对新生瘢痕会产生不良影响，导致色素沉着。

三、用药指导

1. 遵医嘱服药，勿擅自停药。

2. 特殊用药指导包括抗组胺药、糖皮质激素。①保湿治疗，使用薄荷软膏、维生素E或无水面霜涂抹瘢痕部位以保湿，按需涂抹；②止痒治疗，外用抗组胺药（如多塞平）和钙调磷酸酶抑制剂，按需涂抹，也可口服抗组胺药（如氯雷他定片、曲尼司特等）；③激素治疗，使用糖皮质激素软膏或霜剂封包治疗，必要时可使用曲安奈德混悬液，或者加用利多卡因稀释后行病损内注射。

四、并发症的观察及处理

1. 瘢痕溃疡（外形破坏）　瘢痕组织形成早期，外观上发红、增厚，随后瘢痕组织不断收缩。进入稳定后阶段，瘢痕组织变软、变薄，易破溃，产生慢性溃疡。护理原则是注意预防、早发现、早治疗，避免反复牵拉、摩擦瘢痕，防止瘢痕溃破、感染。可用药物治疗，长期不愈者可采用手术、激光、冷冻、皮肤移植等方法治疗瘢痕溃疡。

2. 瘢痕疙瘩（瘙痒、疼痛）　瘢痕边缘明显高出皮肤，且超出原病变范围，呈粉红色或紫红色，极硬，无弹性，血供差。瘢痕疙瘩的放射治疗能使瘢痕缩小、变软；外用曲安奈德新霉素贴膏贴敷能止痒、镇痛，使瘢痕软化、缩小。必要时也可用糖皮质激素软膏或霜剂封包治疗。注射药物可用纯曲安奈德混悬液或加利多卡因稀释，要求注射在瘢痕组织内。口服曲尼司特治疗瘢痕疙瘩有效。

3. 挛缩性瘢痕（功能障碍）　多见于较大面积的烧伤肉芽创面愈合后，瘢痕深而厚，范围较大，也可见于外伤较深且跨越关节部位的直线瘢痕。瘢痕由于自身的收缩和增生造成关节活动受限、器官变形和移位畸形。瘢痕影响功能者，应坚持功能锻炼。对于严重影响关节活动功能的瘢痕，可以考虑手术切除或去瘢痕治疗，并早期使用硅酮胶敷料后坚持锻炼。

五、疾病预防指导

推荐早期应用硅酮胶类敷料，可减少增生性瘢痕的形成。包扎固定可以减少伤口边缘张力，降低增生性瘢痕的形成，颌面部手术后的增生性瘢痕通常使用减张胶布、透气性纸带、弹力帽等作为固定材料。

1. 严格伤口无菌技术，减少二次创伤，促使伤口早期一期愈合。

2. 重视皮肤伤口的减张缝合。

3. 皮肤手术切口要顺着皮纹方向进行，应尽量避免关节和功能部位的直线切口。

4. 在处理深度烧伤时应防止或有效地控制感染，促使创面早日愈合。在Ⅲ度烧伤创面上尽早进行皮肤移植。

5. 特殊部位的创伤（如肢体、指/趾间、腋、颈部创口）必须用油纱等敷料隔开，以防粘连而影响功能。

六、饮食指导

1. 适量补充维生素。维生素分为脂溶性维生素和水溶性维生素。建议患者吃各种水果和新鲜蔬菜，因其富含维生素和矿物质，有助于改善患者的代谢，利于瘢痕修复。避免辛辣、刺激、油腻的食物和甜食，完全禁食柑橘类食物，因此类食物会明显刺激瘢痕而出现瘙痒感。

2. 戒烟、戒酒。烟酒刺激会延缓或阻止新生血管的生长，不利于瘢痕的改善和愈合。

七、运动及康复指导

1. 创伤后应坚持功能锻炼，预防瘢痕挛缩。

2. 术后伤口未完全愈合时，禁止伤口沾水，严格遵医嘱服药、复诊及行预防性瘢痕治疗。

八、复诊与随访指导

1. 建议出院后1～2周复诊。医师会根据个人体质、饮食、环境等因素对患者进行相应的健康干预和指导，包括饮食、活动、药物指导等。

2. 出院后1个月内会有责任护士打电话随访，以跟进出院后的情况，指导患者饮食、活动及各项注意事项。

3. 病情出现变化时，应携带门诊病历、出院小结、检测登记本，以及相关的检验、检查结果于门诊复诊。

（陈瀚熙　陈丽映）

第六节　四肢及躯干瘢痕挛缩矫正术患者出院健康教育指引

一、疾病相关知识

瘢痕所致的畸形是外科常见病，多由烧伤、其他外伤及感染引起，尤以烧伤后瘢痕挛缩最为多见。

二、四肢及躯干伤口护理指导

1. 保持伤口敷料干燥、清洁，2～3天换药1次，如有渗出，应及时去医院进行伤口换药。换药时检查伤口有无红、肿、热、痛、破溃、渗液颜色异常、出血等现象。

2. 包扎敷料应松紧适度，如敷料包扎过紧，可致患者指端静脉回流不畅，指端呈青紫色；如敷料过松，不能起到固定和压迫止血的目的。

3. 行皮片移植者应注意打包敷料有无移位、松动，遵医嘱定时换药。

4. 一般情况下，术后伤口2周拆线，拆线后仍要注意保护伤口，避免外伤。应到正规医院拆线，勿自行拆线。

5. 可利用支具固定，以防止肌腱挛缩、畸形，维持手术整复后及功能锻炼后位置，保持功能位或造成挛缩的对抗位。使用支具固定时应注意观察局部皮肤受压情况，避免出现压力性损伤。

三、用药指导

1. 遵医嘱使用抗生素，如头孢菌素类、青霉素类药物等，以预防感染。

2. 遵医嘱使用镇痛药，如布洛芬、塞来昔布等，以缓解术后疼痛。

3. 遵医嘱使用消肿药物，如迈之灵片等，以减轻术后局部肿胀。

四、并发症的观察及处理

若出现伤口感染，应遵医嘱使用抗生素，术后对伤口的护理应严格遵守无菌操作原则，并保持伤口敷料清洁、干燥，如伤口红、肿、渗液持续增多，提示感染征象。

五、疾病预防指导

1. 积极治疗原发病　规范治疗烧伤、骨折等原发疾病。烧伤患者在切痂植皮后应立即在外敷料上用石膏、夹板或支具固定其关节于适当的位置。创面完全愈合前，需24 h持续固定。待创面全部愈合后，除功能锻炼时去除固定，其余时间均要进行固定。

2. 病情允许下早期行功能锻炼　创面愈合后即可进行功能锻炼，肌力训练可减少瘢痕挛缩的发生率。

3. 积极控制伤口感染　密切关注伤口情况，尽早发现感染征象并及时处理，避免伤口严重感染、延缓伤口愈合而形成瘢痕挛缩。

4. 早期使用祛瘢药物。

六、饮食指导

1. 进食高蛋白、高热量、富含维生素及纤维素的食物，如瘦肉、水果、芹菜等。

2. 颈部瘢痕挛缩者可进食流质、软食。保证营养，保持大便通畅，忌辛辣、刺激性食物。

七、运动及康复指导

（一）活动指导

1. 早期可进行轻柔的关节活动，如手指主动屈伸、被动屈伸、外展、内收、拇指对掌等常规功能锻炼。

2. 当伤口拆线且皮片完全成活后，可进行适当的运动疗法并配合支具的持续牵引。

3. 根据患肢功能恢复情况指导患者进行日常生活锻炼，如拿筷子、穿衣、拿杯子、洗脸、刷牙、梳头等动作，由易到难，循序渐进，长期坚持。

（二）居家指导

1. 注意保暖，禁止吸烟，以防止寒冷、尼古丁刺激血管收缩。

2. 禁止冷敷、热敷皮瓣移植区域及患肢。

3. 避免局部受压。

八、复诊与随访指导

1. 遵医嘱术后第1、3、6个月复查。

2. 四肢瘢痕挛缩矫正通常需要多次手术才能恢复功能。术后应定期复查，以确定是否需再次手术及手术时机。

3. 复诊时在医师指导下循序渐进地行功能锻炼，逐步加大活动力度。

4. 准备复诊资料，如门诊病历、出院小结，以及相关的检验、检查结果等。

（陈瀚熙　陈丽映）

第七节　多指并指修复术患者出院健康教育指引

一、疾病相关知识

多指并指是并指超出两指以上的先天性并指，也是人类最常见的手足畸形之一。该畸形的患病率为（0.8～1.4）/1000。此外，男性发病率约为女性的2倍。

二、手部伤口护理指导

1. 保持伤口表面皮肤清洁，不要用手揉搓、抓挠或热敷伤口。

2. 出院后注意伤口有无红、肿、热、痛、破溃、渗液、颜色异常、出血等现象。如有以上症状，应立即就诊。

3. 手部伤口3天换药1次。应到正规医院换药，勿自行换药。

4. 一般情况下，伤口术后10～14天拆线，拆线后仍要注意保护伤口，避免外伤。应到正规医院拆线，勿自行拆线。

三、用药指导

1. 遵医嘱使用抗生素，如头孢菌素类、青霉素类药物等，以预防感染。

2. 遵医嘱使用镇痛药，如布洛芬、塞来昔布等，以缓解术后疼痛。

3. 遵医嘱使用消肿药物，如迈之灵片等，以减轻术后局部肿胀。

四、并发症的观察及处理

（一）早期并发症

分指术后可出现植皮区或皮瓣坏死、动静脉危象等并发症。在发现早期，应及时采取相应的措施，如拆线减张、避免伤口裂开、去除皮下脂肪、扩血管及使用解痉药物以改善循环，必要时行手术探查。

（二）远期并发症

指蹼爬行多因重建修复术后指蹼长入远侧，以致分离的指蹼逐渐发育为不完整的并指。手指屈曲挛缩畸形主要是由于植皮处生长速度比周围正常组织缓慢或术后缺乏功能锻炼所致，使用全厚层皮片可以有效减少发生术后手指屈曲挛缩的可能性。

五、疾病预防指导

新生儿多指并指畸形的病因除必然的遗传因素外，环境因素亦很重要，它是导致非遗传性多指并指的重要因素。

1. 孕妇妊娠前和妊娠期间都要进行适当的

运动锻炼，并且注意卫生清洁，增强自身免疫力，避免感染。

2. 建议相关部门努力提高对孕妇接触二手烟的危害及烟草使用不良后果的宣传力度，鼓励孕妇家人减少烟草吸入或戒烟，从而降低妊娠期烟草接触的可能性。

3. 由于手指抓握功能的皮层支配区在第24个月时即已形成，因此，建议患儿手术的上限年龄为2岁，一般在患儿出生后12～24个月完成所有手术。

4. 对于双侧畸形患儿，要尽可能地在患儿会走路前完成修复术。

六、饮食指导

保证营养，进食高蛋白、高热量、富含维生素及纤维素的食物，如瘦肉、鱼肉、新鲜蔬菜和水果等，保持大便通畅。

七、运动及康复指导

（一）活动指导

1. 早期可进行简单的指间活动（如抓、握等），以促进血液循环。可在家长的帮助下对患儿的患指行被动运动。

2. 拆线后鼓励患儿主动运动。年龄较小的患儿，可给予颜色鲜艳的玩具，让患儿用患手做一些力所能及的活动，如抓、握、捏、拍等。

3. 对于年龄较大的患儿，应尽量按其兴趣爱好设计游戏、娱乐形式的主动康复运动，如橡皮筋网练习、作业疗法、弹性支具辅助治疗等。

（二）居家指导

1. 注意保暖，预防患儿感冒、发热。

2. 纠正年龄较小患儿的吃手指习惯，减少其用患指抓物品，以免术后伤口感染。

八、复诊与随访指导

1. 术后遵医嘱定期复查。

2. 准备复诊资料，如门诊病历、出院小结、检测登记本，以及相关的检验、检查结果等。

（陈瀚熙　郑　莉　杨静华）

第八节　面部组织整形患者出院健康教育指引

一、疾病相关知识

面部组织整形是通过外科手术方法改善患者面部形态和功能的整形外科技术。根据手术目的和原理，可将其分为面部填充术、面部吸脂术、面部提升术、面部轮廓重塑术等。

二、面部伤口护理指导

1. 保持伤口无菌、干燥，伤口敷料应适当加压，但压力不宜过大，以免影响血供。密切观察敷料的颜色，以间接判断伤口是否存在活动性出血。

2. 加强伤口换药护理，严格无菌技术。换药时彻底消毒伤口，并观察伤口是否存在红、肿、积液、脂肪液化等现象，如有，应及时就诊。换药时应动作轻柔，不可过早清掉血痂，以免造成出血。

3. 术后可冷敷治疗，直至第5天开始热敷治疗。

4. 一般情况下，伤口术后3～7天拆线。拆线后仍要注意保护伤口，避免外伤。应到正规医院拆线，勿自行拆线。

三、用药指导

1. 遵医嘱使用消肿药物（如氢氯噻嗪、七叶皂苷钠等），以减轻术后局部肿胀。

2. 遵医嘱使用镇痛药（如布洛芬、对乙酰氨基酚等），以缓解术后疼痛。

3. 遵医嘱使用抗生素（如头孢菌素类、青霉素类），以预防感染的发生。

4. 遵医嘱使用重组人表皮生长因子外用溶液联合碱性成纤维细胞生长因子，可有效促进面部整形术伤口的愈合，缩短伤口愈合时间。

5. 伤口完全愈合后，可遵医嘱适当进行伤口按摩或使用除瘢药，以预防瘢痕增生。

四、并发症的观察及处理

（一）血肿

术中如果对下牙槽神经血管束造成损伤，很

容易导致血肿，需要及时填塞明胶海绵，进行止血，掌握截骨的位置及方向，及时进行引流、包扎。有少量出血时，可用冰袋冷敷。

（二）口角歪斜

如发生口角歪斜，应及时就医，需尽早探查面部神经情况，及时进行处理。

（三）皮肤、黏膜损伤

可在口腔周围涂抹油脂润滑剂，术后在口角溃疡处涂抹金霉素软膏、重组牛碱性成纤维细胞生长因子。

（四）呼吸困难

严密监测血氧饱和度，注意伤口包扎力度，不可过紧。

（五）感染

保持手术部位清洁、干燥，避免使用化妆品，遵医嘱使用抗生素治疗。

（六）张口受限

术中避免对咀嚼肌的损伤。对于长时间未恢复的患者，可以通过相应的检测及手术进行恢复。

五、饮食指导

1．每天进食适量的牛奶、鸡蛋、瘦肉，以补充优质蛋白。缺乏蛋白质会使皮肤粗糙、干燥、起褶甚至脱皮等。

2．进食适量的肉类和油脂，肉类和油脂中的必需脂肪酸是维护皮肤健康的关键营养素，若缺乏会导致皮肤出现斑片样和颗粒样变化。

3．可进食富含维生素A和维生素E的食物，维生素A和维生素E是美肤所必需的营养素。

4．多饮水，有防止心脑血管疾病发生及通便、美肤的作用。

六、运动及康复指导

（一）活动指导

1．适当的运动（如散步等）可以促进血液循环和新陈代谢，有助于手术部位的恢复。

2．术后1周内应尽量避免过于丰富的面部表情，可根据医师建议进行相应的面部表情训练，避免用力揉搓和按摩面部。避免剧烈运动和过度劳累。

3．在伤口愈合早期需注重控制局部肌肉活动、减轻局部张力，进而促进伤口愈合、减少瘢痕增生。做好术区皮肤保护和护理，清洗时动作应轻柔。出门注意防晒，避免强烈阳光的照射。

（二）居家指导

1．避免游泳、桑拿、泡温泉等。

2．注意防晒。未拆线前不建议洗脸，可以擦脸，但伤口不要沾水，避免使用刺激性的洗面液和化妆品。

七、复诊与随访指导

1．出院后定期门诊复查，以了解面部整形术后的恢复情况、手术部位是否出现异常、是否需要进一步治疗等问题。

2．准备复诊资料，如门诊病历、出院小结，以及相关的检验、检查结果等。

（陈瀚熙　郑　莉　杨静华）

第四篇

妇产科常见病患者出院健康教育指引

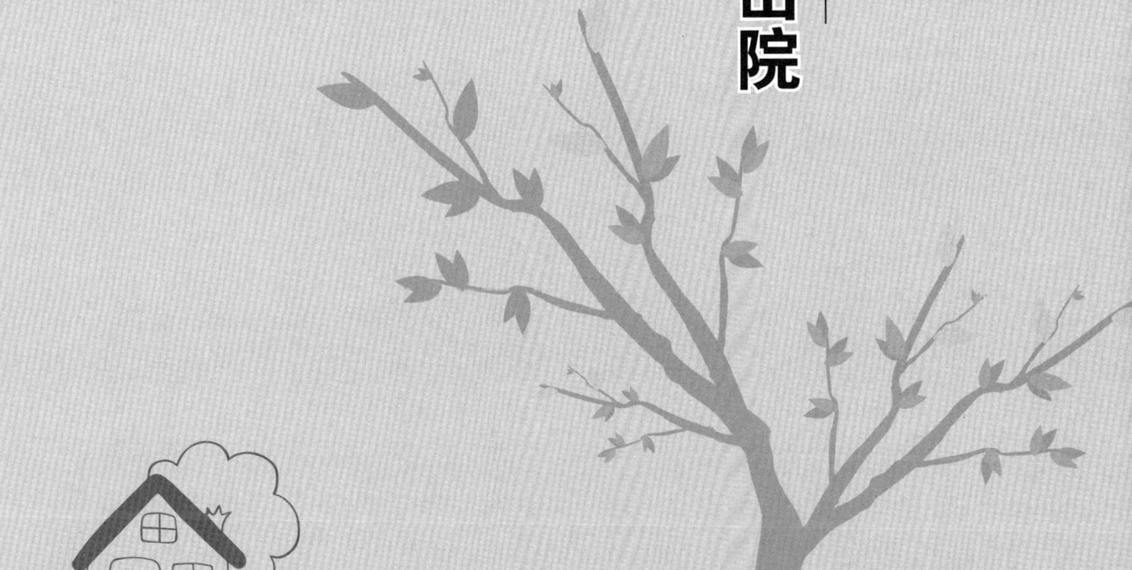

第一章 妇科患者出院健康教育指引

第一节 子宫肌瘤患者出院健康教育指引

一、疾病相关知识

子宫肌瘤是女性生殖系统最常见的良性肿瘤，由子宫平滑肌组织增生而形成，也称“子宫平滑肌瘤”，多发生于30～50岁，以40～50岁最为多见。子宫肌瘤生长较快，当供血不良时，可以发生不同的变性，包括玻璃样变、囊性变、红色变、肉瘤变、钙化等。

二、伤口护理指导

1. 保持伤口清洁、干燥。若不慎弄湿伤口，可用清洁的毛巾拭干并更换敷料。

2. 术后2周避免进行增加腹压的活动，如剧烈咳嗽、用力排便等。

3. 术后建议使用腹带以减轻术后疼痛，降低伤口部位张力，减少伤口裂开。

4. 术后半个月伤口基本愈合，自然结痂、掉痂。如伤口出现发热、红肿、剧烈疼痛、出血及有不正常分泌物现象，应及时回院就诊。

5. 遵医嘱返院拆线或于当地医院就诊拆线。

6. 未结痂的伤口不可沐浴，只可擦浴，伤口结痂后方可沐浴，淋浴后用毛巾轻轻擦干伤口。穿宽松的内衣裤，避免因摩擦弄破未脱痂的伤口，导致愈合不良。

7. 医师若无特殊交代，出院后伤口无须换药，只需耐心等待其自然结痂。结痂的伤口不可强行人为脱痂，应待其自然脱痂。

三、用药指导

1. 出院遵医嘱用药，若口服补铁药期间大便为黑褐色属正常。抗生素建议餐后服用。

2. 选择性孕激素受体调节剂（selective progesterone receptor modulators，SPRMs）是合成的化合物，可以对孕激素受体施加激动或拮抗的作用。可以使用米非司酮（mifepristone），10 mg/d，服用前后需空腹2 h，但不宜长期服用，因其可拮抗孕激素，使子宫内膜长期受雌激素刺激，从而增加子宫内膜病变的发生风险。

四、并发症的观察及处理

常见的并发症包括伤口预后不良、术后出血、感染、粘连等。应加强营养，合理使用抗生素，尽早下床活动，保持合理的体重，必要时行二次手术。

五、疾病预防指导

1. 保持外阴清洁，大小便后清洁外阴。

2. 勤换卫生巾，使用棉质、宽松、舒适的内裤。

3. 保持情绪稳定，生活作息要有规律，饮食以清淡为主，做好避孕措施。

六、饮食指导

1. 出院后应进食高热量、高蛋白、高纤维素饮食。贫血患者多吃肉类、动物血、木耳等含铁量高的食物，保持大便通畅，注意动物蛋白和植物蛋白、荤菜和素菜合理搭配。

2. 子宫肌瘤患者术后饮食应定时定量，不能暴饮暴食。坚持低脂肪饮食，多吃瘦肉、鸡蛋、绿色蔬菜、水果等。常吃富有营养的干果类食物，如花生、芝麻、瓜子等。

3. 术后戒烟、戒酒。

4. 术后1个月内禁用活血化瘀药物及相关的食物（如田七、丹参、鹿茸等）。

七、运动及康复指导

1. 注意休息，子宫肌瘤摘除术后休息1个月，避免重体力劳动。

2. 加强营养，保持环境安静，空气新鲜，室内温度、湿度适宜。

3. 避免精神刺激或过度疲劳。

4. 伤口拆线后1周方可沐浴，但应注意保持外阴清洁。

5. 一般情况下，术后2～3个月应禁止性生活，禁盆浴。

6. 有生育要求者，术后应在医师指导下妊娠，术后近期应避孕。

八、复查与随访指导

1. 术后1个月返院复查，3个月禁止性生活，6个月内避免体力劳动。应根据子宫肌瘤的分型指导术后避孕时间，0型、Ⅰ型和Ⅶ型患者避孕3个月，Ⅱ型～Ⅵ型及Ⅷ型患者为6～12个月。

2. 准备复诊资料，如门诊病历、出院小结，以及相关的检验、检查结果等。

（陈瀚熙　曾秀群）

第二节　异位妊娠患者出院健康教育指引

一、疾病相关知识

受精卵在子宫体腔外着床发育时，称为异位妊娠，又称“宫外孕”。依据种植部位不同，异位妊娠可分为输卵管妊娠、卵巢妊娠、腹腔妊娠、阔韧带妊娠及宫颈妊娠。其中以输卵管妊娠最为常见，占95%左右，输卵管妊娠中又以壶腹部妊娠最为常见。输卵管妊娠是妇产科常见的急腹症之一，当输卵管妊娠流产或破裂时，可引起腹腔内严重出血，如不及时诊断、积极抢救，可危及生命。

二、伤口护理指导

1. 若需拆线，应遵医嘱回院拆线或于当地医院就诊拆线。

2. 未结痂的伤口不可沐浴，只可擦浴，伤口结痂后方可沐浴，淋浴后用毛巾轻轻擦干伤口。穿光滑的内裤，避免因摩擦而弄破未脱痂的伤口，导致伤口愈合不良。

3. 医师若无特殊交代，出院后伤口无须换药，只需耐心等待其自然结痂、脱痂即可。结痂的伤口不可强行人为脱痂，应待其自然脱痂。

4. 伤口一般1周左右愈合，自然结痂、掉痂。如伤口出现发热、红肿、剧烈疼痛、流血、流脓现象，应及时回院就诊。

5. 术后1个月内有少许咖啡色阴道流液是正常现象，如果流液量多于月经量、颜色鲜红，或者阴道分泌物有异味、量多且呈脓性，应立即就诊。

三、用药指导

早期输卵管妊娠且病情较轻的患者可采用药物治疗。常用药物有甲氨蝶呤、米非司酮等。药物治疗需在医师指导下进行，须密切监测患者的病情变化。

1. 甲氨蝶呤的局部刺激性较强，因此须深部肌内注射，两侧臀部交替进行。用药过程中应严格掌握药物剂量和用药时间。

2. 米非司酮应在餐前或餐后2 h口服，以充分发挥药效。

3. 甲氨蝶呤和米非司酮都可引起不同程度的恶心、呕吐、腹泻等症状，甲氨蝶呤还可引起皮肤黏膜溃疡及骨髓抑制。指导患者每天早晚用软毛刷刷牙，餐前餐后用温盐水漱口。用药时应做好自身防护，密切观察血常规的变化。

四、并发症的观察及处理

1. 阴道出血　术后一段时间内可能会有阴道出血的情况，属于正常恢复的一部分。但如果出血量过多或持续时间过长，则需要及时就医。

2. 感染　术后做好个人卫生，遵医嘱积极治疗原发病，预防感染的发生。

3. 粘连　与创伤、感染、缺血、异物刺激及个人体质因素有关。应注意腹痛的情况，合理使用防粘连产品，术后尽早下床活动。

五、疾病预防指导

1. 输卵管妊娠患者术后应防止输卵管损伤和感染。应做好患者的健康指导工作，防止发生盆腔感染。告知患者保持良好的卫生习惯，勤洗浴、勤换衣物，性伴侣稳定，发现盆腔炎后须立即治疗，以免延误病情。禁性生活1个月。

2. 在输卵管妊娠患者中，有10%的再发生率和50%～60%的不孕率，因此，要告知患者再次妊娠时应及时就医。已生育过的患者应采取避孕措施，防止再次发生异位妊娠；未生育过的患者，要保持乐观的情绪，下次妊娠时及时就医，不宜轻易终止妊娠。

六、饮食指导

1．出院后应进食高热量、高蛋白、高纤维素、易消化的食物。贫血患者多吃肉类、动物血、木耳等含铁量高的食物，保持大便通畅。

2．术后戒烟、戒酒。

3．术后1个月内禁用活血化瘀药物及相关的食物（如田七、丹参、鹿茸等）。

七、运动及康复指导

1．术后1个月避免重体力活动，避免同房、盆浴、游泳、泡温泉等。

2．避免久坐，宜适当活动。

八、复诊与随访指导

出院后保持外阴清洁、卫生，禁盆浴及性生活1个月，定期门诊复查B超，监测血人绒毛膜促性腺激素（human chorionic gonadotrophin，hCG）水平的变化。一般根据出院时的病情，嘱患者3～7天首次复查血hCG，并根据实际情况告知其下次复查的时间，直至hCG水平下降至正常范围。

（陈瀚熙 曾秀群）

第三节 宫颈恶性肿瘤患者出院健康教育指引

一、疾病相关知识

宫颈恶性肿瘤是指发生在子宫颈部位的恶性肿瘤，起源于宫颈上皮内瘤变，多与高危型人乳头瘤病毒（human papilloma virus，HPV）感染有关。宫颈癌是女性最常见的恶性肿瘤。原位癌的高发年龄为30～35岁，浸润癌为45～55岁，近年来宫颈癌的发病有年轻化趋势。

二、伤口护理指导

1．保持伤口清洁、干燥。若不慎弄湿伤口，可用清洁的毛巾拭干并更换敷料。

2．术后2周避免进行增加腹压的活动，如剧烈咳嗽、用力排便等。

3．术后建议使用腹带以减轻伤口疼痛，降低伤口部位张力，减少伤口裂开。

4．术后半个月伤口基本愈合，自然结痂、掉痂。如伤口出现红、肿、热、剧烈疼痛、出血及有不正常分泌物的现象，应及时回院就诊。

5．遵医嘱返院拆线或于当地医院就诊拆线。

6．未结痂的伤口不可沐浴，只可擦浴，伤口结痂后方可沐浴，淋浴后用毛巾轻轻擦干伤口。穿宽松的内衣裤，避免因摩擦弄破未脱痂的伤口，导致伤口愈合不良。

7．医师若无特殊交代，出院后伤口无须换药，只需耐心等待其自然结痂即可。结痂的伤口不可强行人为脱痂，应待其自然脱痂。

三、用药指导

治疗宫颈癌的有效药物包括顺铂、紫杉醇、5-氟尿嘧啶、异环磷酰胺、吉西他滨、拓扑替康等。

四、并发症的观察及处理

1．膀胱炎和尿潴留 为预防膀胱炎和尿潴留，留置导尿管期间应采取如下措施：①定时行膀胱功能训练；②多饮水，注意会阴部卫生，防止尿道炎的发生。③观察体温变化，如体温持续升高，应查明原因。④拔除导尿管后，指导患者定时排空膀胱，观察尿量。B超测量残余尿量在100 ml以下，证明膀胱功能已恢复；如超过100 ml，应及时再行留置导尿，3～5天后再拔除导尿管，至测量残余尿量在100 ml以下。如患者不能自行排尿，应行清洁间歇导尿术或重新留置尿管。

2．淋巴囊肿 护理措施：①及时观察，如患者有单侧或双侧肢体疼痛、肿胀，腹股沟部位触及软性包块，体温可升高至38 ℃以上，说明已有淋巴囊肿形成，应报告医师并采取措施；②抬高患侧肢体，以促进淋巴回流，局部可用中药大黄或芒硝热敷，也可采用物理热疗，以利于炎症消散；③积极抗感染治疗，也可配合中药汤剂口服，活血化瘀，软坚散结；④个别囊肿较大者，在切开引流后，应做好引流后的伤口护理。

3．静脉血栓栓塞 对于静脉血栓栓塞（venous thromboem-bolism，VTE）高风险的患者，术后应继续穿着弹力袜，在患者耐受的情况下，建议其日夜均穿着，可间歇脱下，至术后1～2个月。妇科腹腔或盆腔恶性肿瘤剖宫产术后患者预防VTE的时间应延长至28天。密切观察患者皮肤的情况，并观察其有无呼吸急促、呼吸困难、胸痛、咯血、血压不稳定、血氧饱和度下降等症状，若有异常，及时报告医师，遵医嘱治疗。

五、疾病预防指导

宫颈癌是可以预防的肿瘤。

1. 推广HPV预防性疫苗接种（一级预防），通过阻断HPV感染来预防宫颈癌的发生。

2. 普及、规范宫颈癌筛查，早期发现宫颈上皮内瘤变（二级预防），及时治疗宫颈浸润癌（三级预防）。

3. 开展预防宫颈癌的知识宣教，提高预防性免疫接种率，建立健康的生活方式。

4. 25岁女性为筛查的起始年龄。25～64岁的女性，采用每5年1次的HPV核酸单独检测/联合筛查，或者每3年进行1次细胞学检查。65岁以上的女性，如既往有充分的阴性筛查记录，可终止筛查。

六、饮食指导

1. 食用高蛋白、低脂肪、高维生素、易消化的食物，戒烟、戒酒，不吃辛辣刺激性食物，保持大便通畅。经口能量摄入不足（少于推荐摄入量的60%）时，应遵医嘱添加口服肠内营养制剂，以促进伤口愈合及身体恢复。

2. 术后1个月内禁用活血类中药材及相关的食物（如田七、人参、当归、鹿茸等），忌食过于肥腻的食物，不吃油炸煎烤、霉变及腌制的食物。

3. 多吃富含胡萝卜素的食物。胡萝卜素在人体内会转变为维生素A，有利于提高身体免疫力，避免免疫系统遭到自由基分子的破坏，如菠菜、苋菜、油菜、莴苣叶及南瓜等。

4. 保证维生素C的摄入。维生素C可以有效抑制病毒对身体的伤害，人体内足量维生素C的摄入可有效预防宫颈癌，降低宫颈癌的患病风险。

5. 多吃黄豆和其他豆制品（如豆腐、豆干等），这些食物可以补充植物性雌激素，其中富含的异黄酮和木质素都有很好的抗氧化作用，可以有效抑制癌细胞的生长，阻止癌细胞的扩散和转移。

七、运动及康复指导

1. 宫颈癌患者术后应保证充足的睡眠和休息时间，避免重体力劳动及剧烈运动，如用力推拉重物、举重物等。根据自己的身体状况逐渐增加活动量和强度，适当参加一些体育活动，如散步、健身、打太极拳等，可以增加食欲、恢复体力、增强体质、提高身体免疫功能。

2. 注意性生活及盆浴。术后经医师复查，在全面评估患者的身心状况后确定其恢复性生活及盆浴的时间。未经医护人员允许，应避免阴道冲洗。

3. 遵医嘱继续接受放疗和化疗，以提高5年存活率。

4. 进行宫颈癌术后盆底康复。术后可能出现尿潴留（排尿不畅）或尿失禁等现象，轻度尿潴留或尿失禁患者可行盆底肌功能锻炼，以改善症状。

5. 进行下肢淋巴水肿康复。下肢淋巴水肿是根治性手术和放疗后常见的并发症，表现为下肢肿胀或腹股沟肿胀，有时可影响行走。患侧下肢要避免长时间下垂、运动，可以每天抬高患肢或穿弹力袜，对减少淋巴水肿的发生有一定的效果。如已发生下肢淋巴水肿，可进行按摩以促进淋巴回流，或者咨询专科医生。

6. 术后视伤口情况需穿戴腹带4～12周。

7. 宫颈癌患者术后需要留置尿管，时间为7～14天。应教会患者保留尿管的护理，密切观察尿管的颜色、性状及量，指导患者多饮水。留置尿管期间应每天清洁或冲洗尿道口，保持外阴清洁，勿将尿袋高于膀胱口，继续行盆底肌、膀胱功能锻炼。

八、复诊与随访指导

1. 治疗结束最初2年内每3个月复查1次，第3～5年每6个月复查1次，之后每年随诊1次。Ⅱ期以上患者在治疗后3～6个月复查时，应行全身MRI或CT检查，以评估盆腔肿瘤的控制情况，必要时行PET-CT检查。根据临床症状行必要的实验室检查（宫颈或阴道细胞学检查）及其他影像学检查。连续随诊5年后根据患者情况继续随诊。如果保留了卵巢，还应了解卵巢的功能状态。

2. 随访内容应包括全身体格检查、妇科检查、鳞癌抗原和细胞角蛋白等肿瘤标志物检测、子宫颈或阴道残端细胞学检测、HPV检测等。必要时行阴道镜检查、活体组织病理学检查、胸部X线片、胸部CT、盆腔MRI、超声、全身浅表淋巴结超声检查等。根据症状、体征怀疑复发时，可进行相关的实验室检查和影像学检查，如血常规、血尿素氮、肌酐等。

（陈瀚熙　曾秀群）

第四节　卵巢囊肿患者出院健康教育指引

一、疾病相关知识

卵巢囊肿（ovarian cyst）是妇科常见疾病，可发生于任何年龄段，以育龄期女性最为多见，且多为良性，除个别因扭转、破裂等表现为急腹症外，一般无特异性症状。卵巢囊肿的处理需结合患者的年龄、家族史、有无生育要求及相关的辅助检查结果综合进行判定。

二、伤口护理指导

1. 保持伤口干燥。若不慎弄湿伤口，可用清洁的毛巾拭干并更换敷料。

2. 术后2周避免进行增加腹压的活动，如剧烈咳嗽、用力排便等。

3. 术后建议使用腹带，以减轻伤口疼痛，降低伤口部位张力，减少伤口裂开。

4. 术后半个月伤口基本愈合，自然结痂、掉痂。如伤口出现红、肿、热、剧烈疼痛、出血及有不正常分泌物等现象，应及时回院就诊。

5. 遵医嘱返院拆线，或者于当地医院就诊拆线。

6. 未结痂的伤口不可沐浴，只可擦浴，伤口结痂后方可沐浴，淋浴后用毛巾轻轻擦干伤口。穿宽松的内衣裤，避免因摩擦弄破未脱痂的伤口，导致伤口愈合不良。

7. 医师若无特殊交代，出院后伤口无须换药，只需耐心等待其自然结痂即可。结痂的伤口不可强行人为脱痂，应待其自然脱痂。

三、用药指导

复方口服避孕药治疗功能性卵巢囊肿与期待治疗相比，未显示出疗效上的优势，因此，卵巢囊肿相关的诊治指南不推荐应用复方口服避孕药治疗卵巢囊肿。而中医治疗能达到改善症状、减少复发的效果，可作为治疗卵巢良性囊肿的选择。

四、并发症的观察及处理

1. 出血　术后出血是卵巢囊肿术后常见的并发症之一，多发生于术后24～48 h。若出院后发生出血情况，应密切观察出血量、颜色及伴随症状，如腹痛加剧、头晕等，需卧床休息，保持外阴清洁，随即联系专业医护人员。

2. 感染　手术过程中可能带入细菌，或者患者本身存在感染灶，术后可能发生感染。感染的症状包括发热、腹痛、异常分泌物等。术后要做好预防感染的措施，严格遵守无菌操作，遵医嘱使用抗生素治疗。

3. 复发　虽然大多数卵巢囊肿患者可以通过手术成功治愈，但少数情况下，囊肿可能会复发，因此，应定期做好随访及复查。

4. 恶变　少数情况下，卵巢囊肿可能会恶变为恶性肿瘤。术后应密切观察患者的症状和体征，及时发现并处理可能的恶变。

五、疾病预防指导

1. 做好个人卫生。既关注个人卫生，又关注伴侣的卫生，因为阴道炎、宫颈炎等疾病如果发生逆行感染，可能导致盆腔炎，形成卵巢炎性包块。

2. 做好饮食护理，少吃高脂肪食物，多吃高纤维食物。合理控制饮食能有效抑制肿瘤的恶性病变。

3. 保持心情舒畅，避免情绪波动，减轻生活中的各种压力，学会自我调节。

4. 加强体育锻炼，促进代谢产物排出体外。

5. 卵巢肿瘤的发生通常是卵巢排卵后引起卵巢上皮异常增生所致。妊娠、延长哺乳、口服避孕药等措施可以抑制排卵，很好地预防卵巢肿瘤的发生。

6. 卵巢巧克力囊肿的发生有很多原因，其中经血逆流是主要原因，因此，应避免人工流产、剖宫产、月经前行输卵管通液术和宫颈阴道手术等可在一定程度上避免经血逆流的发生。

六、饮食指导

1. 建议术后适当增加蛋白质的摄入量，如鱼类、瘦肉等。同时多吃新鲜的蔬菜、水果，以利于术后身体的恢复。还应多喝水，保证身体的水分，促进机体新陈代谢。

2. 避免过多摄入糖和高脂肪食物，如油炸食物、蛋糕、巧克力等，油腻的食物会增加身体的负担，影响术后恢复和治疗效果。同时也要注意避免辛辣、刺激性食物，如辣椒、生大蒜等，避免生冷的食物，如冷饮、冷冻食品、冰激凌等，忌刺激性饮品，如白酒、浓茶、咖啡等。

3. 术后1个月内禁用活血类药物及相关的食物（如田七、人参、当归、鹿茸等）。

七、运动及康复指导

1. 术后注意休息，合理营养，穿宽松的衣裤，少穿或者不穿高跟鞋，避免增加腹压的运动。

2. 术后3个月内禁止性生活、盆浴、游泳等。避免重体力劳动及剧烈运动，如用力推拉重物、举重物等。

3. 正常的生活运动不受影响，散步、煮饭、炒菜、电脑办公等轻体力活动可视体力情况适量安排，但应避免跳广场舞、跑步、打球等剧烈运动。

八、复诊与随访指导

1. 出院1周后可淋浴，避免坐浴，禁止性生活1个月，注意外阴清洁，出现白带增多、腹痛、出血等症状，应及时就诊。

2. 出院1个月门诊复查，建议在卵巢囊肿术后3个月行彩超检查，以了解术后卵巢的恢复情况。密切观察阴道是否有出血或腹痛的情况，若有异常应及时就诊。

3. 卵巢囊肿术后短期内复查时，超声可发现术侧附件区有囊性包块，该类包块大部分可自行消失，无须处理。

4. 对于出血性囊肿或囊肿破裂的患者，特别是有出血倾向的患者（如遗传性出血疾病或接受抗凝治疗者），可以考虑使用药物抑制排卵，如复方口服避孕药和孕激素。

（陈瀚熙　曾秀群）

第五节　卵巢恶性肿瘤患者出院健康教育指引

一、疾病相关知识

卵巢肿瘤是指发生于卵巢的肿瘤，是女性生殖器官常见的肿瘤之一，可发生于任何年龄段，多发生在生育年龄，一旦发生，多为恶性。早期可无症状，若为恶性，发现已属晚期，治疗及预后不佳，5年存活率为25%～30%。卵巢恶性肿瘤居妇科恶性肿瘤死亡率之首，严重威胁女性的生命和健康。

二、伤口护理指导

1. 保持伤口干燥。若不慎弄湿伤口，可用清洁的毛巾拭干并更换敷料。

2. 术后2周避免进行增加腹压的活动，如剧烈咳嗽、用力排便等。

3. 建议术后使用腹带，以减轻术后伤口疼痛，降低伤口部位张力，减少伤口裂开。

4. 术后半个月伤口基本愈合，自然结痂、掉痂。如伤口出现红、肿、热、剧烈疼痛、出血及有不正常分泌物等现象，应及时回院就诊。

5. 遵医嘱返院拆线，或者于当地医院就诊拆线。

6. 未结痂的伤口不可沐浴，只可擦浴，伤口结痂后方可沐浴，淋浴后用毛巾轻轻擦干伤口。穿宽松的内衣裤，避免因摩擦弄破未脱痂的伤口，导致伤口愈合不良。

7. 医师若无特殊交代，出院后伤口无须换药，只需耐心等待其自然结痂即可。结痂的伤口不可强行人为脱痂，应待其自然脱痂。

三、用药指导

目前治疗卵巢恶性肿瘤常用的化疗药物有铂类（顺铂和卡铂）、烷化剂（环磷酰胺、异环磷酰胺等）、抗代谢类（氟尿嘧啶）、抗生素类（博来霉素、平阳霉素等）、抗肿瘤植物类（长春新碱、紫杉醇等）。

四、并发症的观察及处理

1. **感染**　卵巢癌患者术后感染的情况比较少。若发生感染，一般表现为发热、腹痛、白细胞升高等症状，术后要做好预防感染的措施，遵医嘱进行抗生素治疗。

2. **恶性病变**　肿瘤迅速增大，继而出现食欲缺乏、腹胀等症状。若出现以上症状，要及时处理。

3. **肿瘤破裂**　肿瘤破裂是常见的并发症，常见症状是恶心、剧烈腹痛、呕吐甚至休克。若术后出现这些症状，要及时到医院检查，及时治疗。

4. **肠梗阻**　肠梗阻是卵巢恶性肿瘤晚期患者常见的并发症，主要症状是恶心、呕吐、腹胀、腹痛、停止排气和排便。保守治疗时遵医嘱禁食、禁水，给予胃肠减压，保持胃管引流通畅，准确记录胃管引流液的量、颜色和性状。

5. **血栓**　对于有VTE高风险的患者，术后应继续穿着弹力袜，在患者耐受的情况下，建议日夜均穿着，可间歇脱下，至术后1～2个月。妇科腹腔或盆腔恶性肿瘤剖宫产术后患者预防VTE的时间应延长至28天。密切观察患者的皮肤情况，观察其有无呼吸急促、呼吸困难、胸痛、咯血、血压不稳定、血氧饱和度下降等症状，若有异常及时报告医师，遵医嘱治疗。

五、疾病预防指导

1. 大力宣传卵巢癌的高危因素，提倡高蛋白、富含维生素A的饮食，避免高胆固醇饮食，高危妇女预防性口服避孕药。

2. 积极开展普查普治工作，30岁以上妇女每年应进行1次妇科检查，高危人群不论年龄大小，最好每6个月接受1次检查。

3. 筛查时主要应用血清糖类抗原125（carbohydrate antigen 125，CA125）检测联合盆腔超声检查。

4. 卵巢实性肿瘤或囊性肿瘤直径＞5 cm，应及时手术切除。盆腔肿块诊断不清或治疗无效，宜及早行腹腔镜或剖腹探查。

5. 凡乳腺癌、子宫内膜癌、胃肠癌等疾病患者，在术后随访中应定期接受妇科检查，以确定有无卵巢转移。

6. 建议有卵巢癌、输卵管癌、腹膜癌或乳腺癌家族史的妇女进行遗传咨询、接受*BRCA*基因检测。对确定有基因突变者，建议其完成生育后行降低卵巢癌风险的预防性双附件切除术。

7. 实施保留卵巢的子宫切除术时，建议同时切除双侧输卵管，以降低卵巢癌的发生风险。

六、饮食指导

1. 加强营养，进食优质蛋白、高热量、高维生素和矿物质、适量脂肪的饮食，增强抵抗力，提高机体免疫力，修补因治疗所造成的组织及器官损伤，延缓恶病质和并发症的发生。

2. 优质蛋白可从海参、鲍鱼及其他鱼类、动物瘦肉、禽肉、蛋类、乳类中获取，每天保证90～150 g优质蛋白。维生素主要来源于新鲜的蔬菜、水果，脂肪以不饱和脂肪酸为主，以豆制品、植物油等为主。尽量避免高胆固醇食物，如鱼卵、蛋黄、动物脑、内脏等。

3. 有恶心、呕吐时，可在晨起后先进食饼干3～5片，之后以清淡、易消化的食物为主，并少食多餐。选择清凉、咸味稍浓、质地嫩软的食物。

4. 每天饮食应荤素搭配、营养合理，每餐改变食物品种和烹调方式，以增进食欲。

5. 进食少者，可适当增加副食的摄入，如两餐之间选择巧克力、点心、花生、开心果、松子、葵花籽、核桃及新鲜的水果等。

6. 放疗或化疗患者，因味觉功能减退，可适当选择味道较浓的食物，如洋葱、香菇、蒜薹等，并适当加用调味品。

7. 避免烟、酒、咖啡及油腻性和刺激性的食物。

七、运动及康复指导

1. 卵巢恶性肿瘤是女性常见的恶性肿瘤。患者在术后通常需要进行康复锻炼，主要包括呼吸系统锻炼、运动系统锻炼和平衡训练。①呼吸系统锻炼。患者在术后可以进行自主呼吸训练，如打哈欠、张口呼吸、用力咳嗽等，可以改善呼吸和循环状况，利于术后恢复。②运动系统锻炼。患者在术后可以适当活动，如下床稍微活动。部分患者术后恢复较好，可以自己下床活动，适当的下床活动有利于肠蠕动的恢复，预防肠粘连。③平衡训练。患者在术后大部分时间都处于卧床休息状态，此时可以进行抬腿、伸膝、屈髋等平衡训练，以预防血栓形成。年龄比较大的患者，可以在床上进行手指按摩，使肌肉得到放松，以利于术后恢复。

2. 术后3个月内禁止性生活、盆浴、游泳等。

3. 出院后休息1个月，避免重体力劳动及剧烈运动，如用力推拉重物、举重物等。可适当散步、打太极拳、练八段锦等，活动以不觉疲劳为宜。

八、复诊与随访指导

1. 恶性肿瘤易复发，应长期随访和监测。一般在治疗后第1年内，每3个月随访1次，第2年每6个月随访1次，第5年后每年随访1次。

2. 随访内容包括询问病史、体格检查（全身淋巴结及腹部检查，尤其是妇科双合诊及三合诊检查）、肿瘤标志物检测等。血清CA125、甲胎蛋白（alpha-fetoprotein，AFP）、hCG等肿瘤标志物的检测可根据组织学类型来选择。超声是首选的影像学检查，若发现异常，需进一步行CT、MRI和/或PET-CT等检查。

3. 卵巢癌患者通过初次手术和化疗获得缓解后，为了解盆、腹腔内的真实情况，可行二次手术探查（腹腔镜或开腹检查）。

4. 卵巢癌患者的监测项目包括CA125检测、体格检查和CT检查，BRCA1/2-mut携带者可考虑随访5年以上。携带BRCA1/2-mut的长期生存者的随访应转诊至高危乳腺癌门诊。

（陈瀚熙　曾秀群）

第六节　宫颈锥切术患者出院健康教育指引

一、疾病相关知识

宫颈锥切术是一种宫颈局部切除性手术，是诊断和治疗宫颈癌前病变及早期浸润癌的重要方法。根据手术目的，宫颈锥切术可分为诊断性切除、治疗性切除和即诊即治性切除；根据手术方式可分为宫颈冷刀锥切术（cold-knife conization，CKC）、宫颈电热圈环切术（loop electrosurgical excision procedure，LEEP）、激光锥切术（laser conization，LC）。

二、伤口护理指导

宫颈锥切术后无伤口，但常伴有手术创面出血的症状，多发生于术后7～10天，一般出血量不超过月经量，持续7～10天，无须处理。若出血量超过月经量，需及时就诊。

三、用药指导

出院后遵医嘱用药，若口服补铁药物（如生血宁片、蛋白琥珀酸铁口服液）期间大便为黑褐色属正常。抗生素建议餐后服用。

四、并发症的观察及处理

1. 出血　观察并记录生命体征的变化，记录阴道出血量，观察腹部疼痛情况，做好输血准备，必要时做好大出血抢救的准备。出血部位若仍有活动性出血，可通过电凝止血、缝合止血及纱布填塞。

2. 感染　密切观察患者生命体征的变化，注意患者体温的变化，如发现异常，及时通知医师。根据医嘱应用药物以控制感染，做好基础护理和健康宣教。

3. 宫颈粘连　患者可出现痛经、月经潴留致闭经或月经期出现棕色或黑色阴道点滴出血。宫颈粘连的患者可采用宫颈扩张器扩张宫颈。

五、饮食指导

1. 出院后可进食高热量、高蛋白、高纤维素、易消化的食物。贫血患者多吃肉类、动物血、木耳等含铁量高的食物，保持大便通畅。

2. 术后戒烟、戒酒，避免使用激素类化妆品。

3. 术后1个月内禁用活血化瘀药物及相关的食物（如田七、丹参、鹿茸等），避免宫颈伤口出血。

六、运动及康复指导

1. 术后避免剧烈活动，1个月内避免同房、盆浴、游泳、泡温泉等。避免久坐，宜适当活动，如散步、打太极拳、练瑜伽等。

2. 保持外阴清洁，大小便后清洁外阴。

3. 勤换卫生巾，使用棉质、宽松、舒适的内裤。

4. 若用于治疗，应在月经结束3～7天内施行，术后6周探查子宫颈管有无狭窄，2个月内禁止性生活。

5. 若用于诊断，不宜用电刀、激光刀，以免破坏切缘组织、影响诊断。

七、复诊与随访指导

1. 经过质量控制的宫颈锥切术后病理诊断若切缘存在宫颈上皮高级别鳞状上皮内病变（high-grade squamous intraepithelial lesion，HSIL）（原CIN 3和部分CIN 2），建议术后4～6个月复查并行阴道镜评估。

2. 若切缘阴性，建议术后6～12个月行细胞学联合HPV检测，若未发现病变持续存在的迹象，建议12个月再次复查，连续2次检查未见异常者，可每3年复查1次。

3. 如随访过程中发现组织学确诊为CIN 2、CIN 2/3或CIN 3的病变，建议行重复性切除术，不能行重复性切除术者，可考虑行子宫全切术。

（陈瀚熙　曾秀群）

第七节　宫腔镜手术患者出院健康教育指引

一、疾病相关知识

宫腔镜是用于子宫腔内检查和治疗的一种纤维光源内镜，应用膨宫介质扩张宫腔，通过插入宫腔的光导玻璃纤维内镜直视宫颈内口、子宫内膜及输卵管开口的生理和病理变化，以针对病变组织直观、准确地观察，同时也可直接在宫腔镜下行手术治疗。

二、伤口护理指导

宫腔镜手术后无伤口，术后仅有少许淡红色阴道流液、出血属正常现象，若出血量大于月经量、颜色鲜红，或者阴道分泌物有异味、量多、呈脓性等，应立即就医，可用抗生素和止血药，也可放置宫腔内球囊止血。

三、用药指导

1. 米非司酮可抑制前列腺激素的代谢，并增加宫颈对前列腺素的敏感性，诱导宫颈成熟，使宫颈扩张、软化，宫颈直径的增加程度与剂量呈线性关系，并可降低宫颈对机械扩张的抵抗性，增加水、透明质酸的含量及胶原酶的活性。宫腔操作前应用米非司酮扩张宫颈可减轻腹痛、减少阴道出血量，服用时需前后空腹2 h。

2. 出院遵医嘱用药，若口服补铁药物期间大便为黑褐色属正常。抗生素建议餐后服用。

四、并发症的观察及处理

（一）出血

术后短期及远期均可发生出血，应密切观察生命体征，注意观察阴道出血的量和性质，如果出血量增加，颜色变深，应及时就医。

（二）感染

监测体温的变化，遵医嘱使用抗生素治疗。

五、饮食指导

1. 出院后可进食高热量、高蛋白、高纤维素、易消化的食物。贫血患者多吃肉类、动物血、木耳等含铁量高的食物，保持大便通畅。

2. 术后戒烟、戒酒，避免使用激素类化妆品。

3. 术后1个月内禁用活血化瘀药物及相关的食物（如田七、丹参、鹿茸等），避免宫颈口出血。

六、运动及康复指导

（一）活动指导

1. 宫腔镜手术一般在月经结束后3～7天进行。

2. 月经后或术前3天禁止性生活。

3. 宫腔镜电切术后2个月内可有少量阴道出血，第3个月才是正常月经来潮。

4. 子宫镜检查的时间建议在月经刚结束至排卵前。检查时，不必进行麻醉，因此不必禁食和住院。检查后即可出院，第2天无须休息，更不必进补，即可做一般的日常活动。

5. 注意休息，术后避免剧烈活动，1个月内避免同房、盆浴、游泳、泡温泉等。

6. 避免久坐，宜适当活动，如散步、打太极拳、练瑜伽等。

（二）个人卫生指导

1. 保持外阴清洁，大小便后清洁外阴。

2. 勤换卫生巾，使用棉质、宽松、舒适的内裤。

七、复诊与随访指导

1. 术后1周来院取病理结果并就诊。

2. 根据不同疾病要求定期随访。

3. 准备复诊资料，如门诊病历、出院小结，以及相关的检验、检查结果等。

（陈瀚熙　曾秀群）

第八节　子宫全切术患者出院健康教育指引

一、疾病相关知识

子宫全切术是妇科最常见的手术之一，是居全球第二位的常见手术，也是妇科各种恶性肿瘤及良性肿瘤的主要治疗方式之一，在妇产科大出血等紧急情况下，也可能需要行子宫全切术。依据手术入路的不同，可分为阴式子宫切除术（vaginal hysterectomy，VH）、腹腔镜子宫切除术（laparo-scopic hysterectomy，LH）、腹腔镜辅助下的经阴子宫切除术（laparoscopic assisted vaginal hysterectomy，LAVH）、机器人辅助腹腔镜子宫切除术（laparoscopy with robotic assisted hysterectomy，LRAH）及经腹子宫切除术（abdominal hysterectomy，AH）。

二、伤口护理指导

1. 保持伤口清洁、干燥。若不慎弄湿伤口，可用清洁的毛巾擦干伤口并更换敷料。

2. 术后2周避免进行增加腹压的活动，如剧烈咳嗽，用力排便等。

3. 术后建议使用腹带以减轻术后疼痛，降低伤口部位张力，减少伤口裂开。

4. 术后半个月伤口基本愈合，自然结痂、掉痂，如伤口出现红、肿、热、剧烈疼痛、出血及有不正常分泌物等，应及时回院就诊。

5. 遵医嘱返院拆线，或者于当地医院就诊拆线。

6. 未结痂的伤口不可沐浴，只可擦浴，伤口结痂后方可沐浴，淋浴后用毛巾轻轻擦干伤口。穿宽松的内衣裤，避免因摩擦弄破未脱痂的伤口，导致伤口愈合不良。

7. 医师若无特殊交代，出院后伤口无须换药，只需耐心等待其自然结痂即可。结痂的伤口不可强行人为脱痂，应待其自然脱痂。

三、用药指导

出院遵医嘱用药，若口服补铁药物期间大便为黑褐色属正常。抗生素建议餐后服用。

四、并发症的观察及处理

1. 阴道流液　阴道残端为新鲜伤口，术后在创面修复过程中，尤其是术后1～4周，在可吸收线开始溶解的过程中，一般会有少量阴道排液，颜色为淡黄色或淡红色，水样，无异味。如果阴道流液量较多，怀疑是否有膀胱阴道瘘或输尿管瘘的可能，需进一步行鉴别诊断，确诊后再行相应的处理。

2. 阴道出血　术后某些患者会有少量阴道出血，少于月经量，主要是阴道残端伤口修复过程中炎症反应渗液和坏死组织脱落而成。如阴道少量出血，呈粉红或淡红色，一般不予特殊处理；如果阴道出血为鲜红色，甚至超过月经量，应考虑残端缝合不佳，或残端感染坏死等原因，需及时就诊和紧急处理。

3. 发热或异味　当阴道存在细菌，阴道残端的创面会存在感染的可能。此时，若体温≤37.5 ℃，无须特殊处理；若体温＞37.5 ℃，或阴道分泌物量多、脓性、有臭味，甚至伴有腹痛等，需及时返院行抗感染治疗。

五、饮食指导

1. 术后尽量不要服用有活血作用的滋补药材，如人参、当归、鹿茸、酒类等。易引起创面出血不净，或者使阴道残端已经闭塞的血管栓子脱落而致大出血。

2. 避免油腻的食物，因其会造成脂肪堆积，使伤口不易愈合，降低机体对细菌的抵抗力。

3. 增加摄入蛋白质、维生素及铁含量高的食物。富含蛋白质的食物包括鱼、肉、豆、蛋、奶类，可以促进伤口愈合、增强抵抗力。

4. 注意每天摄入充足的水分，多吃蔬菜、水果及高纤维素类食物，保持大便通畅，防止因便秘而引起腹压过高，导致阴道残端出血。

六、运动及康复指导

1. 应注意休息，合理营养，注意个人卫生，每天用温开水清洗外阴，勤换内裤，保持外阴清洁。

2. 每天观察伤口是否有红、肿、热、痛或不正常的分泌物。若有以上症状，尽早返院就诊。

3. 术后可能出现的不适症状有腰腹酸胀、下坠感、乏力等，甚至还会出现肠道激惹、腹痛等不适，一般无须特殊处理，这些症状可自行消退。

4. 术后1周内一般以卧床休息为主，但要避免长时间卧床，可根据身体恢复情况适当下床活动，因为术后早期活动可以促进胃肠功能尽早恢复，减少肠粘连等术后并发症的发生。术后1周的患者可适当进行户外活动，如散步、打太极拳等，避免瑜伽及韵律舞等易增加腹压的运动，以免造成骨盆腔内出血。注意劳逸结合。

5. 术后1个月内避免负重，避免重体力活动，避免下蹲动作和过早进行体力劳动，可适当使用腹带。术后应禁止性生活、盆浴（游泳、泡温泉）至少3个月。子宫全切术后患者除腹部伤口需要恢复外，还应注意阴道顶端伤口缝线可能脱落而引起阴道出血。

6. 子宫全切术后可以根据身体状况，循序渐进地居家做凯格尔运动，以促进盆底肌肌力恢复，降低术后脏器脱垂和尿失禁的发生率。

七、复诊与随访指导

子宫全切术后1个月，患者应回院复查，以了解伤口愈合情况。临床上对年轻女性、宫颈防癌检查无病变者，一般采用次全子宫切除手术。由于保留了子宫颈，阴道仍保持原有的深度，在性生活中会有更好的感觉，但要定期行宫颈防癌检查，以预防宫颈癌、残端癌的发生。

（陈瀚熙　曾秀群）

第二章 产科患者出院健康教育指引

第一节　产前诊断患者出院健康教育指引

一、疾病相关知识

产前诊断（prenatal diagnosis）是指在出生前对胚胎或胎儿的发育状态、是否患有疾病等方面进行检测和诊断，从而掌握时机，对可治性疾病选择适当时机进行宫内治疗，对不可治性疾病能做到知情选择。

二、伤口护理指导

目前产前诊断临床常采用羊膜腔穿刺术和绒毛膜穿刺术，可及时发现出生缺陷。嘱患者密切观察穿刺点有无红、肿、渗血，保持穿刺点敷料干燥。术后当天不要淋浴，24 h后方可撕去纱布。

三、用药指导

遵医嘱服药。

四、并发症的观察及处理

若出现以下症状，应立即就诊：①腹痛、下腹紧缩感；②阴道出血、流液；③胎动明显增加或减少；④畏寒、发热。

五、疾病预防指导

1．穿刺结束要协助孕妇卧床休息。

2．注意对孕妇胎心进行监测。观察其有无宫缩频繁的情况。

3．检查穿刺部位有无异常。

4．嘱咐患者有异常情况应及时就诊，定期复诊。

5．做好优生优育，避免孕期生物、理化及药物等因素的暴露。

六、饮食指导

对高风险孕妇合理进行饮食干预，告知孕妇饮食须规范，严格限制碳水化合物的摄入量，使孕妇保持合理饮食。选择食物时，根据孕妇自身情况合理调整，多摄取高纤维素食物和豆制品，忌食辛辣、生冷、刺激性食物，饮食要清淡。

七、运动及康复指导

1．注意休息，建议全休2周。术后尽量卧床休息3天，尽量减少活动，不能做体力活动，不能拎重物，不能做增加腹内压的动作等。术后禁止性生活1个月。

2．术后1天可撕去伤口纱布，可正常洗澡。

八、复诊指导

1．2周后遗传优生门诊复诊，定期进行产前检查。

2．3～4周后可查询胎儿染色体及染色体微阵列分析结果。

（陈瀚熙　郑　莉）

第二节　妊娠合并糖尿病患者出院健康教育指引

一、疾病相关知识

妊娠合并糖尿病又称“妊娠期高血糖”，包括孕前糖尿病合并妊娠（pregestational diabetes-mellitus，PGDM）、糖尿病前期和妊娠糖尿病（gestational diabetes mellitus，GDM）。其中，PGDM分为1型糖尿病（T1DM）和2型糖尿病（T2DM）；糖尿病前期包括空腹血糖受损（impaired fasting glucose，IFG）和糖耐量减低（impaired glucose tolerance，IGT）；GDM分为A1型和A2型，经过营养管理和运动指导，可将血糖控制理想者归为A1型，需要加用降糖药才能将血糖控制理想者归为A2型。

二、日常自我监测

1．新诊断的高血糖孕妇、血糖控制不良或

不稳定者及妊娠期应用胰岛素治疗者，应每天监测血糖7次，包括三餐前30 min、三餐后2 h（从第一口饭开始计算时间）和夜间血糖。三餐前注射胰岛素务必保证餐食已备好。

2. 血糖控制稳定者，每周至少行血糖轮廓试验1次，根据血糖监测结果及时调整胰岛素的用量。

3. 不需要胰岛素治疗的GDM孕妇，在随诊时建议其每周至少监测1次全天血糖，包括末梢空腹血糖及三餐后2 h末梢血糖共4次。

4. 血糖控制目标：GDM或PGDM孕妇的妊娠期血糖控制目标为餐前及空腹＜5.3 mmol/L、餐后1 h血糖＜7.8 mmol/L或餐后2 h血糖＜6.7 mmol/L，避免夜间血糖＜3.3 mmol/L。

5. 妊娠期高血糖孕妇出现不明原因的恶心、呕吐、乏力等症状并伴高血糖时，要高度警惕糖尿病酮症酸中毒的发生，或者随机血糖水平＞11.1 mmo/L时，需及时监测血、尿酮体水平。

6. 如需加餐，尽量在监测餐后2 h血糖后考虑加餐。

7. 孕妇每周测量体重、宫高、腹围；每天监测瘀血情况，定期监测胎心等，确保胎儿安全。

三、饮食指导

1. 控制每天总热量的摄入，妊娠早期不低于1600 kcal/d，妊娠中晚期以1800～2200 kcal/d为宜。伴妊娠前肥胖者应适当减少热量的摄入，但妊娠早期不低于1600 kcal/d，妊娠中晚期应适当增加热量的摄入。每天碳水化合物摄入量不低于175 g（主食量4两以上），占总热量的50%～60%为宜，蛋白质不低于70 g，饱和脂肪酸不超过总热量的7%，限制反式脂肪酸的摄入，且每天摄入25～30 g膳食纤维。每天的餐次安排为3次正餐和2～3次加餐，早、中、晚三餐的热量应分别控制在每天摄入总热量的10%～15%、30%、30%，每次加餐的热量可以占5%～10%。

2. 推荐可摄入的食物有橄榄油、山茶油、小米、黑米、燕麦片、荞麦面、莜麦面、玉米面、鱼、肉、蛋、新鲜蔬菜和水果、藻类食物等。限制摄入的食物有动物油脂、蛋黄、甜食、饮料等。不同食物的血糖指数详见表4-2-1。

表4-2-1　不同食物的血糖指数（GI）

食物类型	低GI食物	中GI食物	高GI食物
谷物、杂豆类	整粒小麦、整粒大麦及黑麦、稻麸、硬质小麦面条、通心面、强化蛋白质面条、黑米、荞麦、玉米面粥、绿豆、蚕豆、豌豆、扁豆、红豆等	粗麦粉、大麦粉、玉米面、粗粉、小米粥、荞麦面条、荞麦面条、燕麦麸、二面窝头（玉米面加面粉）、“黑五类”粉等	精制食物，如小麦面条、富强粉馒头、烙饼、油条、大米饭等，含直链淀粉低的黏米饭、糙米、糯米粥、米饼等
薯类	特别是生的薯类或经过冷处理的薯类制品，如马铃薯粉条、藕粉、苕粉、魔芋、芋头等	水分少的薯类，如微烤马铃薯、甘薯、山药等	水分多、糊化好的薯类，如微烤马铃薯泥、煮甘薯等
蔬菜	绝大部分的蔬菜都属于低GI食物	甜菜根、麝香瓜、嫩玉米等	南瓜、胡萝卜
水果类	苹果、樱桃、猕猴桃、柑橘、柚子、葡萄、梨、草莓	菠萝、芒果、香蕉、橘子汁、葡萄干等	西瓜
加工食品	全麦型或高纤维产品，如大麦粒面包、黑麦粒面包、燕麦麸面包、混合谷物面包、荞麦面	全麦粉面包、黑麦面包、高纤维面包、燕麦粗粉饼干、汉堡包、比萨饼（含乳酪）等	精白面包、棍子面包、小麦饼干、苏打饼干、华夫饼干、膨化薄脆饼干、蜂蜜、麦芽糖等
其他	几乎所有乳类都是低GI产品，如牛奶、酸奶（原味）、酸乳酪等	蔬菜少的膳食，如馒头加少量黄油、米饭加蒜苗鸡蛋等	—

注：—. 无项目。

四、运动指导

1. 有氧运动及抗阻运动均是妊娠期可接受的运动形式，如瑜伽、散步、打太极拳、游泳等。

2. 无运动禁忌证的孕妇，1周中至少5天每天进行30 min中等强度的运动。进食30 min后运动，每次30～40 min的连续有氧运动，休息30 min。

3. 运动时要警惕低血糖的发生，需做好防范。

4. 孕前正常体重的孕妇妊娠期增重8.0～14.0 kg，孕前超重和肥胖的孕妇妊娠期增重量应减少。

五、随诊指导

1. 定期产检，定期复查胎儿B超及糖化血红蛋白，建议行身高、体重指数、腰围及臀围的测定，注意血糖的变化。建议所有GDM女性产后行口服葡萄糖耐量试验（oral glucose tolerance test，OGTT），如产后正常，也需每3年复查OGTT 1次，以减少或推迟GDM患者发展为2型糖尿病。

2. 营养科随诊。

（陈瀚熙　郑　莉）

第三节　妊娠合并心脏病患者出院健康教育指引

一、疾病相关知识

妊娠合并心脏病（包括妊娠前已有心脏病及妊娠后新发生的心脏病）是女性在围生期患有的一种严重的妊娠合并症，在我国孕产妇死因顺位中居第2位，是最常见的非直接产科死因，我国发病率约为1%。

二、妊娠期保健

通过妊娠前期准备及咨询可以识别和规避风险，以改善妊娠结局。确诊心血管疾病的育龄期女性在计划妊娠前应到有心血管专科的正规医院接受专家评估，以明确是否适宜妊娠及妊娠的风险。如风险评估提示女性存在难以接受的妊娠风险，建议其采用有效的避孕方法，首选避孕套。

（一）妊娠早期

专家评估不宜继续妊娠的心脏病孕妇，建议其妊娠早期行治疗性人工流产（对于妊娠中期转诊者，终止妊娠的时机和方式应根据疾病严重程度、心脏病并发症及多学科会诊等因素综合进行考量）。需配合医师终止妊娠，如轻微活动后即出现胸闷、心悸、气短等心力衰竭的表现，需在心力衰竭得到控制后再终止妊娠。人工流产或引产出院后，应遵医嘱定期产后复查和心内科就诊。

（二）妊娠期

1. 加强妊娠期保健　自妊娠早期开始行产前检查并定期产检，同时在分娩前进行评估预测，建议在二级以上妇产专科或综合医院规范地进行妊娠期保健。妊娠风险低者，产前检查的频率同正常妊娠，妊娠风险分级增高，产前检查的次数也应相应地增加。妊娠32周后，发生心力衰竭的概率增高，产前检查应每周进行1次。若发现早期心力衰竭征象，应立即住院。妊娠期顺利者，亦应在36～38周提前住院待产。

2. 识别早期心力衰竭的征象

（1）轻微活动后即有胸闷、心悸、气短。

（2）休息时心率超过110次/分，呼吸频率>20次/分。

（3）夜间常因胸闷而需坐起呼吸，或需到窗边呼吸新鲜空气。

（4）肺底部出现少量持续性湿啰音，咳嗽后不消失。

3. 产检内容　除常规产科检查项目外，需要增加评估心功能的检查（如抽血监测脑钠肽水平及肌钙蛋白、动态心电图、超声心动图、超声、X线检查等）。如有不适症状，产检时应及时报告医师。

4. 胎儿监测　妊娠期进行胎儿心脏病的筛查，若发现胎儿严重复杂心脏畸形，建议尽早终止妊娠。严格自数胎动，自妊娠28周开始，每天早、中、晚餐后各数1 h胎动，正常情况下每小时3～5次，了解胎儿在宫内的情况。有胎动增多或减少时，应立即前往产科门诊或急诊就诊。妊娠28周后进行胎儿脐血流、羊水量、无应激试验等检测。

三、防治心力衰竭

（一）休息

保证充足的休息，避免过劳及情绪激动，每天至少保证10 h的睡眠时间，休息可减轻心脏负荷。休息时采取左侧卧位或半卧位，在医师建议下适量运动。饭后应有30 min的休息时间及一定的午休时间。

（二）饮食

合理营养，限制营养过度而导致的体重过度增长，以体重每周增长不超过0.5 kg，整个妊娠期不超过12 kg为宜。保证合理的蛋白质、维生素和铁剂的预防补充，妊娠20周后遵医嘱预防性口服铁剂以预防贫血。限制盐的摄入，每天食盐摄入量不超过4～5 g，宜少量多餐，多食水果、蔬菜，防止便秘和加重心脏负担。

（三）预防和治疗引起心力衰竭的诱因

积极预防或纠正贫血、B族维生素缺乏、心律失常、妊娠高血压及各种感染。尤其是上呼吸道感染，平时避免感冒，多开窗通风，注意个人卫生。在医师指导下用药。风湿性心脏病致心力衰竭者，应经常变换体位，活动双下肢，以预防血栓形成。

（四）保持良好的心态

避免情绪激动，多向家人、朋友或医务人员倾诉。平时可听轻音乐以缓解紧张情绪，通过读书等非体力活动转移注意力。

（五）注意用药和随诊

出院后需要继续使用依诺肝素钠的孕妇，出院前孕妇及其家属必须掌握依诺肝素钠的注射技术。长期服用华法林者建议人工喂养。

（陈瀚熙 郑 莉）

第四节 妊娠高血压患者出院健康教育指引

一、疾病相关知识

妊娠高血压（简称“妊高症”）是以妊娠20周后出现高血压、水肿、蛋白尿为主要临床表现的一种妊娠期并发症，可严重危害母婴健康与安全，其发生率高达5%～12%，且以血压持续升高为典型临床特征，可伴有全身多器官功能障碍，严重者甚至可能出现抽搐、昏迷等，是导致孕产妇及围生儿患病及死亡的主要原因。

二、预防高危因素

流行病学调查发现，孕妇年龄≥40岁、有子痫前期病史、抗磷脂抗体阳性、高血压、慢性肾炎、糖尿病或遗传性血栓形成倾向、初次产检时BMI≥35 kg/㎡、子痫前期家族史（母亲或姐妹）、本次妊娠为多胎妊娠、首次妊娠、妊娠间隔时间≥10年、早孕期收缩压≥130 mmHg或舒张压≥80 mmHg等因素均与子痫前期的发病密切相关。对于高危人群，有效的预防措施如下。

1. 适度锻炼 妊娠期应适度锻炼，合理安排休息，以保持妊娠期身体健康。

2. 合理饮食 不推荐妊娠期严格限制盐的摄入，也不推荐肥胖的孕妇限制热量的摄入。

3. 补钙 钙摄入量低（＜900 mg/d）的孕妇，建议口服补钙至少500 mg/d，以预防子痫前期。

4. 服用阿司匹林 抗凝治疗主要针对有特定子痫前期高危因素者，患者应遵医嘱服药。

5. 减少并发症 为了降低妊娠期高血压或子痫前期的发生率，孕妇必须保持每周至少140 min的中等强度运动（如快走、水中有氧运动、中等强度的固定自行车、阻力训练、中等负荷训练，以及园艺或擦窗户等家务劳动）。对超重或肥胖的女性，可以通过控制饮食（减少热量摄入并选择血糖指数低的食物）和运动减少子痫前期和妊娠高血压的发生风险。

三、饮食指导

1. 增加全谷物、高硝酸盐蔬菜的摄入量，如绿叶蔬菜和甜菜根，多摄入富含镁、钙和钾的食物（如鳄梨、坚果、豆类等），适量摄入低脂奶类、鱼禽瘦肉，减少高盐、高糖食物的摄入，减少红肉、饱和脂肪酸、反式脂肪酸，以及可乐、雪碧、奶茶等含糖饮料的摄入。

2. 每天蛋白质摄入量为80～100 g，脂肪摄入量为50～70 g，碳水化合物摄入量为200～300 g。

3. 妊娠早期尽量进食易消化的食物，以确保糖分的摄入；妊娠中期应补充能量，摄入营养物质，避免摄入过多脂肪；妊娠晚期应控制脂肪酸的摄入量，增加高维生素食物的摄入量。

4. 每天摄入钙≥1 g，奶制品约500 g，以降低妊娠高血压的发生风险。

5. 推荐妊娠中期和妊娠晚期摄入含铁丰富的食物，如动物血、肝脏、黑木耳、红枣等。

6. 食盐不必严格限制（因为长期低盐饮食可引起低钠血症，易发生产后血液循环衰竭，同时低盐饮食也会影响食欲并减少蛋白质的摄入，对母儿均不利），推荐每天食盐摄入量在6 g以内。

四、运动及康复指导

1. 妊娠期应适度锻炼，合理安排休息，以保持妊娠期身体健康。

2. 不建议绝对卧床休息或限制身体活动，因其会增加静脉血栓栓塞的发生风险。

3. 保证充足的睡眠时间，每天休息时间不少于10 h。在休息和睡眠时，以左侧卧位为宜（左侧卧位可减轻子宫对腹主动脉、下腔静脉的压迫，使回心血量增加，改善子宫胎盘的血供）。

五、复诊与随访指导

1. 如医嘱交代出院后继续服用降压药，应严格定时、定量服用，不能自行停药。

2. 加强胎儿监测，自数胎动，掌握自觉症状，加强产前检查。

3. 建议全休2周，有不适应随诊。定期产检，2周后产科高危门诊复诊。

（陈瀚熙　郑　莉）

第五节　分娩患者出院健康教育指引

一、疾病相关知识

分娩，特指胎儿脱离母体成为独立存在的个体的时期和过程。分娩的全过程共分3期，或者3个产程。第一产程为宫口扩张期；第二产程为胎儿娩出期；第三产程为胎盘娩出期。

二、伤口护理指导

（一）会阴伤口的护理

1. 保持会阴部清洁，防止感染。每天用温开水清洗外阴2次。为防止伤口感染，每次便后用温水擦拭、冲洗外阴，大便后切忌由后向前擦，应该由前向后擦，避免污染伤口。

2. 在产后的最初几天里，恶露量较多，应勤换卫生护垫，保持伤口清洁、干燥，避免浸湿伤口。

3. 伤口痊愈情况不佳时要坚持坐浴，1～2次/天，持续2～3周，这对伤口肌肉的恢复极有好处，效果很好。坐浴应遵从医师的处方和医嘱。

4. 睡眠时的体位对伤口也有影响，如果伤口在左侧，应右侧卧位，反之应左侧卧位。

5. 防止会阴伤口裂开。发生便秘时，不可屏气用力扩张会阴部，可使用开塞露或液体石蜡，尤其是拆线后2～3天。避免做下蹲、用力的动作。解便时宜先收敛会阴部和臀部，然后坐在马桶上，可有效避免会阴伤口裂开。

6. 站立时身体重心偏向右侧，既可减轻伤口受压引起的疼痛，也可防止表皮错开。

7. 避免摔倒或大腿过度外展而使伤口裂开。

（二）剖宫产伤口的护理

1. 拆线前后应避免剧烈活动，避免身体过度伸展或侧屈。

2. 休息时，最好取侧卧微屈体位，以减轻腹壁张力。

3. 拆线后立即用弹性绷带或网套等敷料加压包扎，可有效预防瘢痕的产生。

4. 如果感觉伤口瘙痒，切不可用手抓挠，或用衣服摩擦，或用水烫洗。正确的处理方法是涂抹外用药，如醋酸氟轻松、地塞米松等，以用于止痒。

5. 不要过早地揭伤口处的结痂，避免阳光照射伤口，防止紫外线刺激而形成色素沉着。

三、用药指导

产后如果身体各方面均正常，通常不需要服药。如果存在特殊情况，建议在医师指导下服药，如抗生素、补血药等，勿自行服药而造成不良后果。

出院遵医嘱用药。口服补铁药物期间大便为黑褐色属正常。抗生素建议餐后服用。产后如有子宫收缩不良或胎盘、胎膜残留等情况，建议遵医嘱服用益母草颗粒加以调理，可以促进子宫收缩，还可以辅助宫腔内异物逐渐排出体外。需要注意用药时间，用药后要密切观察恶露量是否正常，定期到医院做全面复查。

四、新生儿护理指导

1. 指导新生儿疫苗接种。若家长在“疫苗接种告知书”上签字同意接种，而新生儿住院期间已接种卡介苗和乙肝疫苗第一针，应将注射日期记录在《免疫接种证》上。

2. 观察疫苗接种点。接种卡介苗是预防结核病的有效方法，应尽早接种。婴儿出生24 h后若病情稳定，在经医师评估后可接种卡介苗。接种部位在左上臂，2周左右可出现红肿，约1个月可出现硬块或小脓疱，注意不要挤压，不要消毒，也不要包纱布，要保持局部干燥、清洁，让其自行结痂至痂皮脱落，这是正常的反应。接种卡介苗后，一般无全身反应。极个别儿童的左腋窝下可能出现小疙瘩（淋巴结大），要及时发现。如有发热、淋巴结大，可至儿科门诊就诊。

3. 乙肝疫苗需注射3针（0、1、6个月）方有效。应于第1针注射后1个月和6个月携带《免疫接种证》到地段社区医院注射第2针和第3针。

4. 注意脐部护理：①婴儿每天沐浴后，用棉签蘸75%的酒精消毒其脐部（由内向外消毒）；②脐部应保持清洁、干燥；③如发现脐部及脐周有红肿或异常分泌物，应到儿科门诊就诊。

5. 如婴儿出现黄疸、发热、腹泻、呕吐等现象，应迅速带婴儿到儿科急诊室就诊。

6. 出生42天后，带婴儿（同时携带儿童保健手册）到儿童保健门诊做儿童保健检查。

7. 如果婴儿需要听力筛查（听力筛查报告有附注并告知家属），应提前到当地医院预约。

8. 如果婴儿体重未达接种疫苗的标准或因其他原因（如因病转新生儿科治疗不能接种）未按时接种乙肝疫苗及卡介苗者，应在体重达标或病情稳定后经新生儿医师评估后允许接种时，再到当地妇幼保健部门或社区医院接种。

9. 出生1个月后可查阅新生儿疾病筛查结果。

五、并发症的观察及处理

出现阴道大量出血或排出臭味液体和组织物、发热、伤口异常疼痛、伤口红肿等情况需要回医院复诊。

六、疾病预防指导

勤换护垫，保持外阴清洁。顺产的女性，每次大小便后用温开水清洗外阴部至恶露完全排清，禁盆浴2个月。剖宫产女性的腹部伤口（每天用75%的酒精外涂消毒）应保持清洁、干燥。剖宫产术后满7天或拆线后3天可淋浴；顺产满24 h后可淋浴。

七、饮食指导

产妇应摄入丰富的蛋白质、维生素、矿物质和水分。蛋白质可以帮助组织恢复，维生素可以增强免疫系统功能，矿物质可以帮助身体吸收营养，水分可以防止便秘和脱水。此外，应减少摄入高热量和高脂肪食物，以免体重过度增加。恶露排净前勿大补（如人参、鹿茸等），以免引起大出血。

八、运动及康复指导

1. 产后注意休息和体力恢复，有助于减少出血和感染的风险。分娩后至少休息2 h，以确保身体得到充分的休息。之后，每天至少需要休息8 h，以帮助身体恢复。

2. 适量运动对产后恢复非常重要，但需要注意运动的时间和强度。在分娩后的前几天应该注意休息，以便身体能适应分娩的压力，可以逐渐增加运动时间和强度。适量的运动可以帮助身体恢复，增强身体的力量和灵活性。若感觉疲倦或不适，应立即停止运动。

九、复诊指导

产后42天返回医院做产后复查。具体检查内容包括体重、血常规、尿常规、分泌物检查及子宫复旧情况等。

（陈瀚熙　郑　莉）

第六节　先兆早产患者出院健康教育指引

一、疾病相关知识

先兆早产是指妊娠满28周但不足37周出现腰酸腹痛、阴道出血和规律宫缩等症状。确诊为先兆早产的条件：①妊娠28～37周；②胎膜完整；③宫口开大在3 cm以内；④子宫收缩持续时间不超过30 s且间隙为10 min以上者。

二、日常生活注意事项

1. 注意休息，建议全休2周，禁止性生活、盆浴。

2. 劳逸结合，适当运动，增强免疫力。

3. 保持情绪稳定，避免紧张。

4. 保持会阴部清洁，避免用力排便、咳嗽等引起腹腔压力升高的因素。

5. 加强营养，少食多餐，以易消化、高纤维素、高蛋白、高维生素饮食为宜。

三、日常自我监测指导

如有腹痛、下腹紧缩感、阴道出血和流液、胎动异常等症状时，应急诊就诊。

四、复诊指导

定期进行产前检查。

（陈瀚熙　郑　莉）

第七节　引产排胎患者出院健康教育指引

一、疾病相关知识

引产（induction of labor）是指妊娠12周后因母体或胎儿因素，需要人工方法诱导子宫收缩，使胎儿排出体外而终止妊娠，是自发性临产前的医疗干预。广义的引产包括促宫颈成熟及宫颈成熟后的引产。

二、个人卫生指导

1. 注意个人卫生，保持外阴清洁，每次大、小便后用温开水清洗外阴至恶露完全排清。禁盆浴2个月，产后满24 h后可淋浴。

2. 分娩后1周内仍有恶露排出，要及时更换卫生巾。

3. 如出现阴道大量出血或排出臭味液体、发热、伤口疼痛等症状，应及时就诊。

4. 注意避孕。

三、饮食指导

1. 产后应清淡饮食，然后慢慢加强营养，戒烟、戒酒，不宜吃刺激性食物，多进食粗纤维食物，保持大便通畅。

2. 恶露未排净前勿进食大补活血类食物（如人参、鹿茸等），防止大出血。避免进食冰冷及寒凉的食物，如苦瓜、黄瓜、西瓜等。

3. 避免摄入有泌乳效果的食物，如花生猪蹄汤、酒酿蛋花汤等，可增加韭菜、山楂等具有回乳效果食物的摄入量，以缩短回乳时间，降低因泌乳所致的一系列并发症。

四、日常自我监测指导

如有腹痛、下腹紧缩感、阴道流血、发热、白带异常等不适时，应及时就诊。

五、复诊指导

1. 出院后注意休息，全休1个月，加强营养，术后6周禁止性生活和盆浴。

2. 术后1个月复查，出血量多时应随诊。

（陈瀚熙　郑　莉）

第八节　产后出血患者出院健康教育指引

一、疾病相关知识

产后出血是指胎儿娩出24 h内阴道分娩者的出血量超过500 ml，剖宫产者的出血量超过1000 ml。产后出血是分娩期的严重并发症，居我国产妇死亡原因的首位。

二、疾病预防指导

（一）妊娠期

1. 加强妊娠期保健，定期接受产前检查，及时治疗高危妊娠或有必要时终止妊娠。

2. 具有产后出血高危因素的孕妇，如妊娠高血压、妊娠合并血液系统疾病及肝病、贫血、多胎妊娠、巨大儿、羊水过多、有子宫手术史等，应加强产前检查，提前入院。

（二）产褥期

1. 及时排空膀胱，以免影响子宫收缩而致产后出血。

2. 尽早实施母乳喂养，以刺激子宫收缩，减少阴道出血。

三、饮食指导

应进食营养丰富、易消化的食物，多食富含铁、蛋白质、维生素的食物，如瘦肉、猪肝、鸡蛋、牛奶、绿色蔬菜、水果等。

四、运动及康复指导

1．注意产褥期卫生，保持外阴清洁，产褥期禁止盆浴、性生活。

2．自然分娩的产妇产后应避孕1年，剖宫产的产妇应避孕2年。

3．适当做运动，但要以不疲劳为宜。避免长时间站立、久蹲或重体力劳动。

4．继续观察子宫复旧及恶露的变化情况，如有异常，应及时就诊。

五、复诊与随访指导

产后42天复诊，检查子宫恢复情况及全身状况。

（陈瀚熙　郑　莉）

第九节　宫颈环扎术患者出院健康教育指引

一、疾病相关知识

宫颈环扎术（cervical cerclage，CC）是早产和妊娠中期胎儿丢失的预防性干预措施，是指对宫颈功能不全而流产及有早产史的孕妇，在妊娠11～14周进行的一种通过无创缝合技术封闭宫颈内口并达到继续妊娠目的的手术。

二、日常生活指导

1．注意休息，建议全休2周，禁止性生活、盆浴。

2．减少活动量，以卧床休息为主，可行简单的床上肢体运动，避免长时间站立、下蹲等增加腹压的运动。双下肢可穿弹力袜，以减少静脉血栓形成，建议卧床休息1～2周。

3．保持心情愉快，增强抵抗力，防止交叉感染。

4．术后饮食搭配要合理，注意补充营养，增加蛋白质的摄入，不吃刺激性食物。多饮水，多吃水果、蔬菜，补充维生素和粗纤维含量高的食物。避免便秘，避免用力大便、咳嗽。

5．注意个人卫生，保持外阴清洁，沐浴以淋浴为主，可用温水清洗外阴，内裤须每天更换。

6．勿触摸乳房和腹部，以免诱发宫缩。

三、日常自我监测指导

若出现以下症状，请立即回院检查：①腹痛、腰酸、下腹紧缩感；②阴道出血、流液；③胎动明显增加或减少；④畏寒、发热。

四、复诊指导

1．2周后产科门诊复诊，定期进行产前检查。

2．出院2周后携带出院小结及身份证至病案室复印住院检查结果。

（陈瀚熙　郑　莉）

第五篇

儿科常见病患儿出院健康教育指引

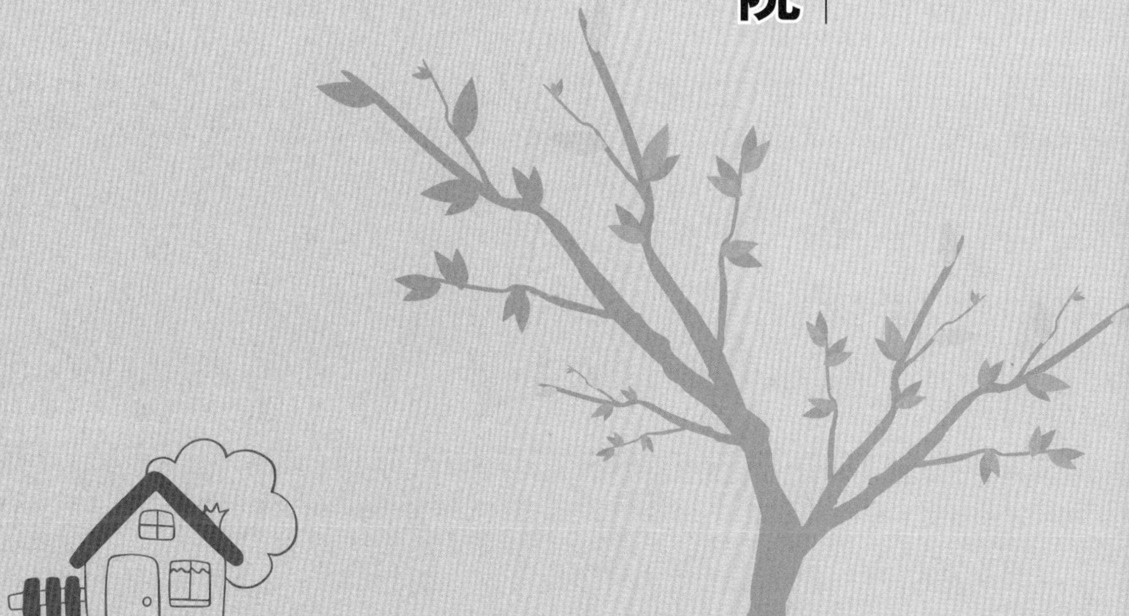

第一章 普通儿科常见病患儿出院健康教育指引

第一节　腹泻患儿出院健康教育指引

一、疾病相关知识

腹泻是一种常见的消化系统疾病，表现为大便次数增多、大便性状改变，同时可能伴有腹痛、腹胀、恶心、呕吐、发热等症状。根据病程、疾病严重程度、病因等因素，可将腹泻分为急性腹泻、慢性腹泻、感染性腹泻等。急性腹泻患者可能会出现脱水、电解质紊乱等症状，慢性腹泻患者则可能出现营养不良、体重下降等症状。

二、用药指导

1. 补液治疗　对腹泻患儿进行补液治疗非常重要，可以预防脱水，纠正水和电解质紊乱。①未出现脱水的患儿可口服自制的补液盐，宜少量多次喂服，但新生儿慎用。常用的自制补液盐有2种，一种是米汤加盐溶液，米汤500 ml＋细盐1.75 g（啤酒瓶盖的50%）调配而成，另一种是糖盐水，白开水500 ml＋蔗糖10 g（2小勺）＋细盐1.75 g调配而成。②轻度脱水患儿可口服补盐液，按照说明书调配成溶液，多次少量服用。③重度脱水患儿需立即就医，进行静脉补液治疗。

2. 抗生素治疗　对于感染性腹泻患儿，医师会根据大便培养的结果选择适当的抗生素进行治疗。使用抗生素时，要按照医师的建议正确使用，避免滥用。

3. 腹泻症状较重患儿的用药指导　对于腹泻症状较重的患儿，医师会使用止泻药来缓解其症状。但需要注意止泻药的使用剂量和时间，避免出现药物依赖和耐药性。

三、疾病预防指导

1. 注意日常卫生　食物应新鲜、生熟分开放置，凡变质的食物均不可喂养。患儿的食具也需注意清洁、消毒，如奶瓶、汤勺等，在每次使用前和使用后都应认真清洗，每天煮沸消毒1次。婴儿的尿布应及时更换。患儿及其家属都应养成饭前、便后洗手的好习惯。处在哺乳期的母亲应注意乳房的清洁，勤换内衣，以减少婴幼儿感染病毒的风险。

2. 提倡母乳喂养　母乳中含有对抗腹泻病毒的淋巴细胞和吞噬细胞，且含有消化酶，可提高小儿的免疫能力和消化能力。应注意正确的喂养方法，做到按需喂养、定时哺乳。

3. 注意饮食质量　母乳不足时可采取混合喂养和奶粉喂养，应注意饮食调配，科学有序地添加辅食，不宜过多或过早地给予米糊或粥等食物，以免发生碳水化合物消化不良，影响患儿生长发育。出生至3个月内的婴儿母乳不足时，使用牛乳或代乳品均需适当稀释，以利于消化和吸收。患儿食欲缺乏时，不宜强制进食。

4. 季节交替注意腹部保暖　秋季气候渐渐转凉，需注意患儿的腹部保暖工作。由于小儿易受病毒侵犯，腹部受凉会加快肠蠕动，易导致腹泻。

5. 勿滥用抗生素　秋季腹泻多由病毒引起，滥用抗生素会消灭肠道中的正常菌群，引起菌群紊乱，加重腹泻。因此，应在医师的指导下服药，勿自行增减药量。

6. 做好臀部护理　每次便后需用温水洗净其臀部，用毛巾轻轻吸干水分，并外涂氧化锌软膏或植物油以预防臀红。若出现严重臀红时，可使用液体敷料及造口粉护理。

7. 病情观察　家长需注意观察患儿的精神状况、腹泻及呕吐的次数、大便的性质（颜色、量、有无黏液及脓血）、小便的次数及尿量；观察患儿是否出现口渴、发热、烦躁、频繁呕吐、尿少、皮肤弹性变差等现象。若出现以上异常，应立即送医院治疗。

四、饮食指导

腹泻脱水的患儿，除严重呕吐者暂禁食4～6 h（不禁水）外，均应继续进食。母乳喂养者继续母乳喂养，可适当延长哺乳的间隔时间。人工喂养者，年龄在6个月以内，可用患儿日常食用的奶或奶制品继续喂养，用牛奶（或羊奶）加等量米汤或水稀释，待腹泻好转后逐渐恢复至正常饮食。如患儿年龄在6个月以上，需少量多餐，可给予适量的新鲜水果以补充电解质和维生素。

五、运动及康复指导

1. 休息与运动 加强体能锻炼，适当户外活动，增强机体免疫力。注意气候变化，防止过冷或过热，尤其是婴幼儿的腹部要避免受凉。

2. 康复指导 指导家长做好手卫生，教育患儿饭前、便后洗手，注意饮食卫生。

六、复诊与随访指导

1. 首先需要关注患儿的腹泻症状是否有所改善。如果腹泻症状持续存在或加重，需要调整治疗方案；如果腹泻症状有所减轻，可以继续沿用现有的治疗方案。

2. 医师需要关注患儿的脱水状况。如果患儿出现脱水症状，需及时采取补液措施。同时，医师还需要指导家长如何在家中纠正脱水。

3. 电解质紊乱是腹泻的常见并发症之一。在复诊时，医师要关注患儿的电解质紊乱是否得到纠正。如果尚未纠正，要根据具体情况采取相应的措施。

（钟玉娱　余红春）

第二节　营养低下患儿出院健康教育指引

一、疾病相关知识

营养低下是指由于摄入不足或吸收不良，导致机体能量和/或蛋白质、脂肪、碳水化合物、维生素、矿物质等营养素缺乏，对机体生长发育和/或生理功能产生不利影响的临床综合征。营养低下多见于婴幼儿和儿童，营养低下会导致机体免疫力下降、感染风险增加、器官功能障碍、生长发育迟缓等不良后果。

二、用药指导

1. 补充维生素和微量元素 维生素和微量元素是儿童生长发育所必需的营养物质。对于营养低下的患儿，补充适量的维生素和微量元素可以促进患儿的生长发育，预防因缺乏维生素和微量元素导致的各种疾病。例如，维生素C含片和维生素B_1等可作为常用的补充剂。

2. 保证充足的钙质 钙质是儿童骨骼和牙齿发育的重要营养成分。营养低下会导致钙质缺乏，从而引发骨质疏松等疾病，因此，患儿需要服用钙片来保证充足钙质的摄入。

3. 补充适量的热量和脂肪酸 对于无法通过胃肠道摄取足够营养的营养低下患儿，需要采用药物注射以及时补充适量的热量和脂肪酸。脂肪乳剂等注射剂药物可在医护人员指导下使用。

4. 使用蛋白同化激素类药物 蛋白同化激素类药物可以增加患儿体内蛋白质的合成，促进钙质蓄积，提高机体代谢水平。例如，苯丙酸诺龙是一种常用的蛋白同化激素类药物，可以在医师指导下使用。

5. 使用白蛋白制剂 白蛋白制剂可以纠正贫血和低蛋白血症、促进机体代谢、提高免疫力。在专业医师的指导下可以使用白蛋白制剂来辅助治疗营养低下患儿。

三、疾病预防指导

1. 需注意患儿有无明显的体重减轻、消瘦、脂肪含量减少（患儿表现为面颊凹陷，皮肤松弛、起皱，毛发干细、发黄）。

2. 若出现以下症状，应立即就诊：患儿哭声低弱、乏力、反应迟钝、精神萎靡、体温下降、腹部凹陷；患儿出现饥饿泻，表现为排出多次、少量暗绿色黏液，反复呕吐和腹泻会导致脱水和酸中毒。

3. 皮肤护理。营养低下的患儿，因体重较轻，体型偏瘦，若长时间卧床，应勤翻身，以免发生压疮，在骨隆突部位可放置海绵垫并时常按摩，以免皮肤破损，必要时使用赛肤润外涂骨隆突部位。对于合并腹泻的患儿，需时常关注其肛周皮肤，每次便后用温水清洗，及时更换尿布，若出现臀红，可使用液体敷料合并造口粉、茶籽油或氧化锌软膏等外涂，以保持肛周皮肤清洁。

4. 积极预防呼吸道感染，与家中有呼吸道感染的家属分室居住。室内阳光要充足，保持空气清新和室内卫生，保持室内适宜的温度和湿度。注意防寒保暖，少去公共场所。

5. 保证患儿充足的睡眠，同时进行合理的户外活动，多晒太阳，以增强消化能力，提高自身免疫力。

6. 做好口腔清洁卫生。患儿进食后应少量饮水或漱口，以保持口腔清洁。

四、饮食指导

1. 鼓励母乳喂养，母乳中含有消化酶，可提高患儿的免疫能力和消化能力。母乳不足时，可采取混合喂养及奶粉喂养。注意饮食调配，尤其是婴幼儿，切忌突然从流质转为固体食物，骤然断奶也可导致胃肠不适，诱发营养低下。出生至3个月内的婴儿母乳不足时，使用牛乳或代乳品时需适当稀释，以利于消化和吸收。患儿食欲缺乏时，不宜强制进食。

2. 养成良好的饮食习惯。患儿的饮食应细致，及时补充维生素及微量元素，给予鸡汤、果汁或蔬菜等富含维生素及矿物质的食物，由少量开始，逐渐添加，以免发生腹泻。需注意观察饮食调整效果，每周测量体重1次，每个月测量身高1次，定期复查血常规、生化、电解质等。

3. 小儿消化功能较弱，可给予助消化药，如胃蛋白酶、胰酶、B族维生素、铁剂等。不能口服或消化道吸收不良又需补充充足营养物质的患儿，可给予胃肠内高营养物质，但要避免误吸和呛咳。

4. 注意日常卫生，食物应新鲜，生熟食物应分开放置，凡变质的食物均不可喂养。婴幼儿的食具也应注意消毒，如奶瓶、汤勺等，在每次使用前后都应认真清洗，每天高温消毒1次。

5. 婴幼儿添加辅食的指南可见表5-1-1。

表5-1-1　婴幼儿辅食指导[a]

年龄	食物质地	喂养次数	每餐的量
满6个月时，开始添加辅食	稠粥、泥状的食物	2次/天，并继续喂母乳	2～3勺
7～8个月	稠粥、泥状的食物	3次/天，并继续喂母乳	每餐逐渐增加2/3碗
9～11个月	切得很碎或泥糊状食物，以及儿童能用手抓的食物	每天3餐，再加1次点心，并继续喂母乳	每餐3/4碗[b]
12～24个月	家常食物，必要时切碎或捣碎	每天3餐，2餐间加1次点心，共2次点心	每餐1碗[b]

注：a. 该喂养推荐是针对母乳喂养的儿童，若儿童为非母乳喂养，除表中所列食物外，每天还应喂1～2杯牛奶或羊奶，并增加1～2餐；b. 每勺为10 ml，每碗为250 ml。

五、运动及康复指导

1. 适当运动　适当的运动可以帮助患儿增强体质，促进新陈代谢和生长发育。在运动中，可以根据患儿的年龄和身体状况选择合适的运动方式，如散步、慢跑、游泳等。运动应适量，避免过度疲劳和受伤。

2. 康复训练　针对营养低下引起的身体虚弱和发育迟缓，可以进行康复训练。康复训练包括身体锻炼、按摩、物理治疗等，可以帮助患儿增强肌肉力量、改善身体功能。在康复训练中，应遵循医师的指导，根据患儿的情况制订合适的训练计划。

六、复诊与随访指导

1. 定期体格检查　定期体格检查可以及时发现患儿的身体变化和恢复情况。医师会测量患儿的身高、体重、皮脂厚度等指标，评估患儿的营养状况和生长情况。根据这些检查结果，医师可以调整治疗方案，促进患儿的生长发育。

2. 营养评估　营养评估是了解患儿营养状况的重要手段。医师会通过询问患儿的饮食情况、观察其临床表现等方法，评估患儿的营养摄入和消化吸收情况。如果发现患儿存在营养低下或消化吸收不良等问题，会给予家长相应的营养指导和建议。

3. 饮食记录　详细的饮食记录可以帮助医师了解患儿的饮食结构和饮食习惯。家长应该记录患儿的一日三餐的饮食情况，包括食物种类、数量、进食时间等。这些信息可以帮助医师评估患儿的营养摄入情况，指导家长如何通过调整饮食来满足患儿的营养需求。

4. 生长发育监测　生长发育监测是了解患儿生长发育情况的重要手段。医师会定期测量患儿的身高、体重、头围等指标，评估患儿的生长速度和生长趋势。如果发现患儿的生长速度减慢或偏离正常生长轨道，医师会及时采取措施，调整治疗方案，促进患儿生长发育。

5. 营养指导与教育 营养指导与教育是帮助家长了解患儿营养需求和掌握科学饮食知识的重要手段。医师会根据患儿的营养评估结果，指导家长如何调整饮食结构和饮食习惯，保证患儿获得充足的营养。同时，医师还会向家长普及营养知识，提高家长的营养意识和饮食管理能力，从而更好地促进患儿的生长发育。

6. 健康行为培养 营养不良往往与不健康的饮食习惯和生活方式有关。在随访过程中，医师会注重培养患儿的健康行为习惯，如规律作息、良好的卫生习惯等。医师还会向家长提供相关的建议和指导，帮助家长更好地培养患儿的健康行为习惯。

7. 特殊需求关注 对于存在特殊需求的患儿，医师会在随访过程中给予特别的关注。例如：对于有过敏史的患儿，医师会指导家长如何避免过敏原的摄入；对于有慢性疾病的患儿，医师会根据病情需要调整治疗方案和饮食结构，以促进患儿健康生长。

（钟玉娱　余红春）

第三节　肺炎患儿出院健康教育指引

一、疾病相关知识

肺炎是一种肺部炎症，通常由细菌、病毒或其他微生物感染引起。这些感染可能通过空气、直接接触或血液传播。肺炎可引起咳嗽、咳痰、发热及其他呼吸系统症状，可伴或不伴呼吸困难。

二、用药指导

1. 遵医嘱用药，按照医师的建议使用药物，不要随意更改药物剂量或停药。

2. 了解药物的用法、剂量和注意事项，如有疑问，应及时咨询医师。

3. 按照规定的时间和疗程使用药物，不要过早停药或随意更改用药方案。

4. 不要重复用药，避免同时使用多种相同类型的药物，如抗生素、解热药等。

5. 不要自行购买其他药物，尤其是处方药，以免重复使用药物而导致药物中毒或不良反应。

6. 如果需要使用其他药物，应先咨询医师，确保该药不会对身体造成不良影响。

7. 注意观察身体状况，如出现严重不适或持续不良反应，应及时就医。

8. 对家长做好雾化宣教。与管床护士及医师沟通雾化药物的剂量和疗程，准备家用雾化器或雾化机。面罩雾化吸入时，吸入前患儿避免使用油性面膏，避免药物进入眼睛。吸入前清洁患儿口腔中的分泌物和食物残渣，吸入后及时漱口，避免药物落在口腔中造成真菌感染。雾化时患儿应配合做深呼吸动作，使药物尽量多地进入气管、支气管。雾化时患儿应采取合适的体位，雾化后配合拍背、排痰，保持呼吸道通畅。

三、疾病预防指导

1. 保持室内空气流通，避免细菌滋生。

2. 避免接触呼吸道感染患者，防止交叉感染。

3. 注意个人卫生，勤洗手，防止病毒传播。

4. 定期接种疫苗，提高身体抵抗力。

5. 注意保暖、防寒，避免上呼吸道感染。

6. 保持良好的生活习惯和充足的睡眠，均衡饮食，适当运动，增强身体抵抗力。

7. 流感季节如需进入人群密集的场所，建议佩戴口罩。

四、饮食指导

1. 进食富含高蛋白的食物。肺炎后体内会呈高代谢水平，应注意蛋白质的补充，多吃高蛋白食物，如瘦肉、鸡蛋、鱼等。

2. 进食富含维生素C的食物。维生素C可以提高机体免疫力，多吃富含维生素C的蔬菜、水果，以促进身体康复。

3. 多吃清热润肺的水果，以促进排痰，如雪梨、柚子、橘子等。

4. 避免辛辣及煎炸类食物，因其可刺激咽喉部，引起咳嗽加重。

五、运动及康复指导

1. 患儿可适当地多喝温开水，以利于机体新陈代谢，促进肺炎的彻底痊愈。

2. 保持室内空气新鲜，保持空气流通，开窗通气。家中若有感冒咳嗽的患者，应远离患儿。

3. 适当参加户外活动，冷暖合适，注意保暖，但不能穿得过多，以防出汗后感冒。

4. 注意卫生习惯，勤洗手，预防病从口入。

六、复诊与随访指导

1. 监测患儿的症状，包括咳嗽、咳痰、发热、呼吸困难等。

2. 观察患儿的精神状态，包括食欲、活动能力等。

3. 注意患儿是否有气促、发绀等症状，如有，应及时就诊。

（钟玉娱　余红春）

第四节　癫痫患儿出院健康教育指引

一、疾病相关知识

儿童癫痫是0～18岁儿童常见的一种病因复杂的反复发作的阵发性、暂时性脑功能紊乱所致神经系统综合征，按照病因可分为原发性和继发性2种。儿童癫痫的病因多为围生期缺血、缺氧，皮质发育不良，以及低级别胶质瘤、脑炎、外伤等。新生儿期至青春期，神经系统结构和功能都处于快速发育和塑形的过程中，因此，不同年龄段的癫痫从病因、发病机制、临床特征到预后，在很多方面与成人均不同。因癫痫的病因多样，临床表现各异，应尽可能地做到病因诊断，选择适宜的治疗方法。特别是6岁以下年龄段，是脑发育的关键时期，建议此期患儿要积极控制癫痫发作，以促进生长发育。

二、用药指导

1. 告知患儿家属不可擅自停药，癫痫病程长，需长期用药治疗。药物治疗是治疗癫痫的首选方案，千万不可因病情缓解就自行停药，突然停药会导致病情反复、加重。一般癫痫发作完全控制2～3年后且脑电图正常，方可逐渐减量、停药。如忘记或漏服药物，应立即补上。

2. 注意饮食与服药时间。胃内容物可能会同时稀释或吸附药物，或者与药物结合，从而影响药物吸收。丙戊酸钠餐后吸收延缓，宜餐前服用。卡马西平与食物同服可增加吸收。缓释片最好不要研碎后服用，如丙戊酸钠缓释片、卡马西平。

3. 患儿在用药期间要定期到医院复查，注意药物不良反应，定期检查血常规、肝肾功能及视频脑电图等，遵医嘱适时调整药物剂量。观察患儿有无牙龈出血、牙龈炎等，及时治疗。抗癫痫药物会有不良反应，常发生于药物初始使用或增量时，进食时服药可减轻恶心等症状。严重的特异性反应（如皮疹、血小板减少、再生障碍性贫血、肝衰竭等）可危及生命。

三、疾病预防指导

（一）降低癫痫的发病风险

1. 优生优育，禁止近亲结婚。妊娠早期（妊娠前12周）要远离辐射，避免病毒和细菌感染。规律孕检。分娩时避免胎儿缺氧、窒息、产伤等。

2. 小儿发热时应及时就诊，以避免其发生高热惊厥，损伤脑组织。家长要看护好患儿，避免发生头外伤。

（二）避免诱发癫痫发作的因素

1. 培养患儿养成良好的生活习惯，合理安排患儿的生活和学习，保证充分的休息，避免不良习惯造成饥饿、便秘、劳累等。

2. 限制患儿的一切危险性活动，如攀高、单独游泳等。生活中应减少精神刺激、感觉刺激及强烈的声、光刺激。洗澡时间不宜过长，防止过度缺氧而诱发癫痫发作。季节变换时要预防感冒，发作次数较少或发作停止的学龄儿童可以上学。

（三）癫痫发作时的安全指导

1. 当患儿癫痫发作时，家长要及时移开患儿身边的硬物，协助患儿躺下，同时把患儿的头偏向一侧，以便患儿口腔中的异物能及时流出。

保持患儿呼吸道通畅，防止其窒息。然后迅速将毛巾、手帕、衣服等柔软的东西垫在患儿头下，解开其上衣纽扣、围巾等。如果来不及做上述处理，当发现患儿要跌倒时，家长应迅速扶住患儿，顺势将其平放在地面上，以防患儿摔伤。

2. 如果患儿癫痫发作时口是张开的，家长应该迅速用缠裹纱条的压舌板或筷子垫在患儿口腔一侧的上、下牙齿之间，以防其咬伤舌。若患儿已经咬紧牙关，不能用暴力或坚硬的物品强行撬患儿口腔，以免其牙齿脱落、阻塞呼吸道。

3. 患儿停止抽搐后，要经过几分钟、几十分钟甚至几个小时才能恢复正常。在此期间，家长可以给患儿更换被汗液、尿液浸湿的衣物，将其放置于舒适的环境中，让其安静入睡。

4. 密切观察患儿的病情，详细记录患儿癫痫发作的情况。当患儿连续数次出现癫痫大发作且不能恢复意识时，应及时送往医院抢救，以免延误病情。

5. 家长应该注意的是，在患儿癫痫发作时，不要急于灌药，以免发生吸入性肺炎或窒息等严重后果。

6. 如果癫痫持续发作，应及时拨打120急救电话。

（四）日常生活注意事项

1. 睡眠时最好不使用柔软的枕头，因为癫痫发作易导致窒息。在家睡单人床的患儿，最好在床边设置床挡，以防癫痫发作时因坠落而发生意外。

2. 家具的锐角可以用柔软的东西加以保护，以免患儿癫痫发作时撞伤。

四、饮食指导

食物应多样化，以清淡、无刺激的食物为宜，如米面、猪肉、鸡蛋、牛奶、水果、蔬菜、鱼、虾（过敏者勿食）等。

1. 避免过饥、过饱，勿暴饮暴食，少喝含咖啡因的饮料，不宜过食油腻、生冷和刺激性的食物，一次大量饮水或饮用含咖啡因的饮料均可能诱发或加重癫痫。

2. 可多食润肠、通便的食物，如香蕉、杏仁、菠菜等，以保持大便通畅。若患儿3天未解大便，可以使用开塞露。

五、运动及康复指导

（一）定期评估

对于癫痫患儿，定期评估非常重要。评估可以帮助医师了解患儿的病情，包括癫痫发作的频率、持续时间及影响程度。通过定期评估，医师可以调整治疗方案，以便更好地控制癫痫发作。

（二）物理治疗

物理治疗可以帮助患儿改善肌肉张力、平衡性和协调性。在专业物理治疗师的指导下，患儿可以进行一系列物理治疗活动，如按摩、拉伸、锻炼等。这些活动可以帮助患儿改善身体状况、提高生活质量。

（三）药物治疗

药物治疗是控制癫痫发作的重要手段。医师会根据患儿的病情制定个性化治疗方案。家长应该按照医师的建议给患儿按时服药，并注意观察患儿的反应。如果发现任何不良反应，应立即向医师报告。

（四）心理辅导

癫痫发作可能会对患儿的心理造成一定的影响，如焦虑、抑郁等。心理辅导可以帮助患儿应对癫痫带来的心理压力，提高应对能力。心理辅导包括认知行为疗法、家庭疗法等，可以帮助患儿和家庭成员更好地应对癫痫发作。

（五）营养管理

良好的营养管理对癫痫患儿的康复非常重要。家长应该为患儿提供均衡的饮食，包括蛋白质、碳水化合物、脂肪、维生素、矿物质等。同时，要避免过度摄入含糖分和咖啡因等刺激性食物，以免诱发癫痫发作。

（六）家庭支持

家庭支持对癫痫患儿的康复至关重要。家长应该了解癫痫的相关知识，以便更好地照顾患儿。同时，家长应该为患儿提供情感支持，鼓励他们积极参与社交活动、增强自信心。

六、复诊与随访指导

定期随访可以帮助医师了解患儿的治疗效果

和病情变化。家长应该按照医师的建议定期带患儿就诊，并向医师报告患儿的病情和服药情况。如果发现任何问题，医师可以及时调整治疗方案，以便更好地控制癫痫发作。

（陈瀚熙　钟玉娱　谢　飞）

第五节　过敏性紫癜患儿出院健康教育指引

一、疾病相关知识

过敏性紫癜又称“亨诺紫癜”，是一种常见的血管变态反应性疾病。其主要表现为皮肤、黏膜出血，常伴有皮疹、关节痛、腹痛、肾损害等症状。该病多发于儿童和青少年，多数患儿在发病前1～2周有感染史或过敏史。

二、用药指导

1．患儿在接受治疗时应严格遵守医嘱，按时、按量服药。家长应了解医师对患儿的治疗方案，包括药物名称、剂量、使用方法等，以确保患儿正确使用药物。

2．症状缓解后患儿需继续用药。过敏性紫癜的症状可能在一段时间内得到缓解，但并不意味着患儿已痊愈。家长应按照医师的建议继续给患儿用药，以巩固治疗效果、防止复发。

3．治疗过敏性紫癜的药物可能存在一定的不良反应，如胃肠道不适、皮疹等。家长在给患儿用药时应注意观察患儿的不良反应，如出现不适，应及时就医。

三、疾病预防指导

1．避免过敏原　过敏性紫癜的发生与过敏原有关，因此，预防疾病复发首先要避免患儿接触可能引起过敏的物质，如花粉、动物毛发、海鲜等。家长应了解过敏原测试的结果，根据结果避免患儿接触相应的过敏原。

2．增强免疫力　增强免疫力是预防过敏性紫癜的重要措施。家长应帮助患儿养成良好的生活习惯，保证充足的睡眠和合理的饮食，适当运动，增强免疫力。

3．注意症状　家长应了解过敏性紫癜的症状，如出现新的症状或原有症状加重，应及时就医。

4．其他指导　加强个人防护，随气候变化及时增减衣物，不去人多的公共场所。勤洗手，勿直接用手抠鼻、搓眼、擦嘴，以免发生感染。用药需慎重，特别是抗生素、阿司匹林、水杨酸钠、喹啉等，以免诱发疾病。出院后仍需服药的患儿，应严格遵医嘱服药，尤其是应用激素的患儿，切记不可擅自停药或改变剂量。

四、饮食指导

饮食宜清淡、易消化，不宜过冷、过硬、过热。避免进食过甜、过咸的食物，不宜进食辛辣、刺激性食物，如大蒜、洋葱、韭菜等。禁食鱼、虾、蟹、肉、牛奶、鸡等动物蛋白。多吃富含维生素C、维生素K的食物，如柚子、橙子、柑橘、西红柿、黄瓜、橘子、猕猴桃、苹果、柠檬、草莓及各种绿叶蔬菜等。

五、运动及康复指导

1．避免剧烈运动　过敏性紫癜可能会导致患儿出现关节疼痛和肿胀等症状，因此，患儿应避免剧烈运动和劳累，以免加重关节症状。

2．保持情绪稳定　过敏性紫癜是一种慢性疾病，需要长期治疗和护理。家长应注意对患儿进行心理疏导，鼓励患儿积极面对疾病，增强治疗信心。同时，家长也应保持情绪稳定，以便更好地应对患儿的情绪问题。

3．劳逸结合　病程前3个月避免剧烈运动，注意休息。3～6个月后，如病情稳定，可适当锻炼，如散步、慢跑等有氧运动，以增强机体抗病能力，但切忌过劳过累。

4．保持良好的生活环境　居住环境应空气清新，进行湿式清扫，避免尘土飞扬。室内禁止养花、使用地毯。避免接触有害气体和刺激物，如各种烟雾、烟土、煤气、香水等。禁止饲养猫、狗、鸽子等宠物。

5．做好皮肤护理　保持皮肤清洁，衣服（特别是内衣）应使用柔软、棉质的布料，以减轻对皮肤的刺激。床铺要保持整洁、无渣屑。避免搔抓皮肤，尤其是出现紫癜时，更应该避免抓破皮肤。

六、复诊与随访指导

1．出院后要注意观察患儿的尿色、尿量，

如尿液呈浓茶色、烟灰色或洗肉水样，为肉眼血尿，需即刻至医院复诊。即使无肉眼血尿，也应定期复查尿常规，病程3个月内每周复查1～2次，3～6个月每2周复查1次，6～12个月每个月复查1次。

2. 如患儿出现反复皮疹、关节肿痛、腹痛、肉眼血尿等症状，尤其是腹痛剧烈、有发生急腹症的可能，应及时就近就诊。

（陈瀚熙　钟玉娱）

第六节　脑炎患儿出院健康教育指引

一、疾病相关知识

脑炎是一种炎症性疾病，主要发生于脑部。它通常由病毒或细菌感染引起，这些病原体侵入脑部并引发炎症，可导致患儿出现一系列症状和体征。

二、用药指导

出院前应与责任护士及管床医师沟通并确认药物的使用方法及疗程，不可擅自减药、停药，以免引起严重后果。服用激素类药物时，需注意这类药物可能会引起不良反应，如糖尿病、高血压、胃溃疡、骨质疏松、感染等。需注意以下3点。

1. 控制饮食。在使用糖皮质激素后食欲会增加，避免进食过多，以免体重明显增加，从而透发糖尿病。

2. 服用激素类药物时需配合使用预防其不良反应的药物，例如，可同时使用钙片、抑酸护胃的药物，以减少骨质疏松、胃溃疡的发生。

3. 使用糖皮质激素易引起感染，平时要注意保暖，避免受凉。

三、疾病预防指导

1. 预防感染是预防脑炎的重要措施。家长应帮助患儿养成良好的卫生习惯，保持个人卫生，勤洗手，避免与感染的患者接触。同时，应保持室内空气流通，定期清洁和消毒家居用品和玩具。

2. 增强免疫力是预防脑炎的关键。家长应关注孩子的饮食健康，保证营养均衡，多吃水果、蔬菜及富含蛋白质的食物。同时，应鼓励患儿适当运动，增强体质，提高免疫力。

3. 接种疫苗是预防脑炎的有效措施。家长应按照医师的建议，及时带患儿接种相关的疫苗，以增强患儿免疫力，预防脑炎的发生。

4. 避免蚊虫叮咬。蚊虫叮咬是脑炎传播的重要途径之一。家长应采取措施（如使用蚊帐、电蚊拍、驱蚊液等），尽量避免患儿被蚊虫叮咬。特别是在流行病高发季节，更应加强防护措施。

5. 早发现、早治疗是提高脑炎治愈率和降低死亡率的关键。当患儿出现类似脑炎的症状时，家长应及时带患儿就诊，让患儿接受专业的检查和治疗。同时，应遵循医师的建议，让患儿按时、按量服药，完成治疗疗程。

四、饮食指导

1. 脑炎患儿出院后应注意合理膳食，补充足够营养。在脑炎患儿的漫长治疗中，某些药物会对消化系统带来影响，导致营养物质缺乏或代谢障碍。除合理饮食外，应注意补充这些营养物质，多食蔬菜、水果。鱼、虾、蛋、奶中含丰富的维生素D，并能促进钙的吸收，而绿色蔬菜含丰富的叶酸、维生素K。患儿不能偏食、挑食，必须均衡营养、合理饮食。

2. 脑炎患儿切忌过饥或过饱，勿暴饮暴食。过度饥饿会使血糖水平降低，而低血糖往往诱发脑炎发作，过饱则会使血糖水平迅速升高，体内胰岛素分泌增加，加速葡萄糖代谢，也会诱发脑炎。当出现腹泻、呕吐、大量失液后，应及时补充水分和电解质，以维持水和电解质平衡，以免诱发脑炎。

五、运动及康复指导

1. 参加适量的运动，如散步、慢跑，以及打羽毛球、网球、乒乓球等运动，若病情稳定，可以打篮球、踢足球等。适当的体育活动可增加神经细胞的稳定性。但运动不可过于剧烈，避免参加游泳、登山、跳水、赛车等运动，也尽量不骑自行车，以防脑炎发作时摔伤，或者出现交通事故。

2. 应避免劳累，保证充足的睡眠。睡眠不足可使大脑兴奋性增强，正常人若睡眠不足，脑电图监测也可有类似脑炎患者的活动。脑炎患儿应保证充足的睡眠，每天8～12 h。

3. 如果出现头痛、发热、呕吐、食欲缺乏、精神差、抽搐等症状，应尽快就医。

六、复诊与随访指导

1. 脑炎患儿应定期进行复查，以监测病情变化、评估治疗效果。建议在病程初期每周复查1次，随着病情的稳定可逐渐减少复查次数。定期复查内容包括医师评估、实验室检查、影像学检查等。

2. 根据复查结果和症状变化，医师可能会调整治疗方案。家长应严格按照医师的指导辅助患儿治疗，包括药物治疗、康复训练等。如对治疗方案有疑问或出现不良反应，应及时联系医师进行咨询和处理。

3. 家长应密切关注患儿脑炎症状的变化，如头痛、恶心、呕吐、意识改变、抽搐等。如发现症状加重或出现新的症状，应及时联系医师进行评估和治疗。

4. 脑炎患儿可能会出现并发症，如肺部感染、电解质紊乱等。家长应关注患儿的身体状况，让患儿定期接受身体检查和实验室检查，以及时发现并处理潜在的并发症。

5. 预防再次感染。脑炎具有传染性，患儿在康复期间仍需采取预防措施，以免传染给其他人或再次感染。家长应继续采取预防措施，如佩戴口罩、勤洗手、保持室内空气流通等。同时，应避免患儿与感染者接触，以降低再次感染的发生风险。

（陈瀚熙　钟玉娱　谢　飞）

第七节　脑瘫患儿出院健康教育指引

一、疾病相关知识

脑瘫是一种由多种原因引起的脑部非进行性病变，可导致运动和姿势发育异常，且常伴随不同程度的认知、语言和行为问题。脑瘫并非罕见疾病，其发病率为每千名存活婴儿中2～4例发病。脑瘫的病因多种多样，包括早产、低出生体重、窒息、缺氧、感染等。这些因素可能会导致胎儿脑部受损，从而引起脑瘫。此外，遗传因素和环境因素也可能对脑瘫的发生起一定作用。

二、药物指导

脑瘫无特效药物治疗，家长可根据家庭经济情况选择营养神经药物，注意遵医嘱服药。勿盲目迷信某些广告宣传，以免延误患儿的治疗时机。

三、疾病预防指导

1. 定期产检，孕妇应在妊娠期定期进行产检，以及早发现并处理潜在的健康问题。产检可以确保孕妇身体健康，同时也有助于预防胎儿发育异常。

2. 定期接种疫苗。按照医师的建议为孩子定期接种疫苗，以预防多种疾病，同时有助于增强免疫力，降低感染的发生风险。

3. 避免接触有害物质。接触有害物质可能会增加脑瘫的发生风险。家长应避免让孩子接触有害物质，如烟酒、毒品等。此外，应避免长时间暴露于污染的环境中，如二手烟、工业废气等。

4. 定期进行健康检查有助于及时发现和处理脑瘫患儿。家长应按照医师的建议定期带患儿去医院进行检查，以便及时调整治疗方案。

四、饮食指导

患儿由于咀嚼、吞咽、摄食功能障碍，大多数营养状况欠佳，因此饮食不容忽视，要给予高热量、高蛋白、高维生素、易消化的食物。建议到营养科门诊就诊，与营养师一起制定饮食方案。进食时注意安全，警惕因误咽而导致窒息或吸入性肺炎。

五、运动及康复指导

1. 应在专业康复师的指导下进行康复训练，包括语言功能训练、吞咽功能训练、运动功能训练、智能训练等。针对不同患儿需要制定不同的治疗方案，如运动功能训练时需要穿矫正鞋，并在医师指导下按摩。

2. 患儿由于精神发育迟缓，多表现为性格古怪、任性固执、以自我为中心、自卑、孤独、注意力不集中、感情脆弱、对各方面都有恐惧感等，因此，必须对患儿进行心理护理。父母要做到不歧视、不偏见，采取积极治疗的态度，经常鼓励患儿，耐心引导患儿，从各方面给予患儿幸福感及家庭温暖感。

六、复诊与随访指导

1. 脑瘫患儿需要定期复诊，以便及时评估病情、调整治疗方案和监测治疗效果。建议家长与医师共同制订复诊计划，根据孩子的具体情况确定复诊的频率和时间。通常情况下，确诊为脑瘫后应每3～6个月复诊1次。

2. 做好复诊时的准备。进行复诊前，家长应做好充分的准备，包括整理患儿的病史资料、记录患儿的症状变化、拍摄患儿的重要照片等。这些资料可以帮助医师更全面地了解患儿的病情，为制定下一步治疗方案提供依据。

3. 在复诊过程中，医师会根据患儿的具体情况给予随诊指导，包括病情监测、药物调整、康复训练等方面的建议。家长应认真听取医师的建议，并按照医师的指示进行随诊。

（陈瀚熙　钟玉娱）

第八节　热性惊厥患儿出院健康教育指引

一、疾病相关知识

热性惊厥是小儿常见急症，发病率为3%～5%，复发率为30%～40%。患儿起病急，如得不到及时的救治，惊厥时间过长或多次复发可使脑细胞受损，影响智力发育。

任何突发高热的感染均可引起热性惊厥，而且是小儿惊厥最常见的原因。多见于6个月至3岁的小儿，其发病机制尚未完全明确，可能因为6个月至3岁小儿的大脑发育不完善，分析、鉴别和抑制能力较差，以致较弱的刺激也能在大脑引起强烈的兴奋与扩散，导致神经细胞突然异常放电而发生惊厥。

二、用药指导

1. 家中应常备一些常用的解热药，并正确掌握药物的剂量及用法。药物剂量不足、服药后呕吐均达不到解热的目的。

2. 对于有高热惊厥史的患儿，体温在38 ℃时就应使用解热药，家中备苯巴比妥，以防惊厥复发。必要时服药后就近就医。

3. 观察用药效果。服解热药后家长应让患儿多饮水，1 h后测量体温，用药后不会立即退热，一般1 h后开始出汗，后逐渐退热，使用解热药后体温可暂时降至正常，药物作用消失后体温仍会升高。

4. 要随时关注患儿体温的变化，如体温再次升高，4～6 h后可重复使用解热药。正确掌握物理降温的方法，如温水擦浴或使用退热贴等。

三、疾病预防指导

1. 预防发热　发热是热性惊厥的主要诱因之一。家长应在患儿发热时密切监测其体温变化，及时采取降温措施，如物理降温、口服解热药等。同时，应注意观察，及早发现惊厥症状。

2. 预防脱水　脱水是热性惊厥的常见伴随症状之一。在患儿发热期间，应给予足够的液体摄入，如水、电解质饮料等，以预防脱水、辅助降温。同时，注意调整饮食，给予易消化、营养丰富的食物，避免过度刺激胃肠道。

3. 避免过度刺激　在患儿发热期间，应避免过度刺激患儿，如过度摇晃患儿、环境嘈杂等。同时，避免患儿过度劳累和情绪紧张，以免诱发热性惊厥。在康复期，应给予患儿安静、舒适的环境和温暖的氛围，以促进其身体恢复。

4. 定期接种疫苗　接种疫苗是预防感染性疾病的有效方式，可以接种的疫苗包括与热性惊厥相关的疫苗，如百日咳疫苗、流感疫苗等。家长应按照医师的建议，定期带患儿接种疫苗，以预防感染性疾病的发生。

5. 热性惊厥的紧急处理　①首先要保持冷静，虽然热性惊厥听起来有些可怕，但是大多数情况下，它是短暂且无害的。②将患儿置于安全的地方，避免其因抽搐而受伤。确保患儿没有接触任何尖锐的物品。将患儿头转向一侧，保持呼吸道通畅，有助于防止呕吐物或分泌物堵塞呼吸道。③开始记录抽搐持续的时间。④不要试图按住或束缚患儿的身体，这样做可能对患儿造成伤害，而且不会使抽搐停止。⑤如果患儿的体温过高，可以使用适当的解热药（如对乙酰氨基酚等），并确保按照药品说明书上的剂量和使用方法给患儿服用。⑥如果患儿抽搐时间较长，或者抽搐后意识不清，应立即拨打急救电话或带患儿就近就诊。⑦患儿发生惊厥时，应注意患儿的安全，谨防其坠床、撞伤，严禁拍打、摇晃、掐人中等刺激性行为。可以解开患儿的衣扣，让患儿取去枕平卧位且头偏向一侧。

四、饮食指导

1. 饮食规律　热性惊厥患儿的饮食应保持规律，每天定时进食，避免过度饥饿或暴饮暴食。家长应根据孩子的年龄和生长发育需求合理安排餐点和餐量，确保患儿获取足够的营养。

2. 避免刺激性食物　某些食物可能会刺激患儿的神经系统，诱发热性惊厥。家长应避免给患儿食用过多的含咖啡因、糖分、盐分等刺激性食物。此外，尽量避免让患儿过早地接触巧克力、咖啡等含咖啡因的食物。

3. 饮水充足　摄入充足的水分有助于降低患儿的体温，保持身体水分平衡。家长应确保患儿在日常生活中获取足够的水分，尤其是在发热期间，更应增加水分的摄入。

五、运动及康复指导

1. 评估病情　在指导热性惊厥患儿进行运动和康复之前，要对患儿的病情进行评估。专业医护人员应评估患儿的身体状况、运动能力、健康状况及潜在的并发症等。根据评估结果，制订适合患儿的运动和康复计划。

2. 保持活动　热性惊厥患儿保持日常活动非常重要。尽管患儿可能因疾病或其他原因感到疲劳或不适，但适当的活动可以促进其身体功能恢复和心理健康。在患儿感到舒适的范围内，鼓励其尽可能地参加日常活动。

3. 规律运动　规律运动可以帮助热性惊厥患儿增强体质，提高免疫力，减少疾病的发生。应根据患儿的年龄和健康状况选择合适的运动方式和强度。例如，可以进行散步、慢跑、游泳等轻度运动，或者进行瑜伽、舞蹈等中度运动，避免过度运动和剧烈运动。

六、复诊与随访指导

1. 记录初次发作情况　在患儿出现热性惊厥初次发作时，家长应详细记录发作时的具体情况，包括发作时间、体温、持续时间、症状表现等。这些信息对医师的诊断和治疗非常重要。

2. 记录家庭病史　了解家庭病史对诊断热性惊厥和评估热性惊厥的发生风险非常重要。家长应向医师提供家族成员中是否有热性惊厥或其他神经系统疾病病史者，有助于医师评估患儿的病情，并制定合适的治疗方案。

3. 定期复查脑电图　脑电图是评估神经系统功能的重要手段。在热性惊厥患儿的随访过程中，医师会建议患儿定期复查脑电图，以监测脑电活动的变化。家长应按照医师的建议定期带患儿进行脑电图检查。

4. 关注患儿的行为和认知　热性惊厥可能会对患儿的行为和认知产生一定的影响。家长应注意观察患儿的行为变化，如情绪波动、注意力不集中、学习困难等，并及时向医师反馈。医师可以通过心理测试和其他评估手段了解患儿的认知和行为状况，并制定相应的干预措施。

（陈瀚熙　钟玉娱　谢　飞）

第九节　肾病综合征患儿出院健康教育指引

一、疾病相关知识

肾病综合征是一种以肾小球炎症反应为主要病理变化的疾病，表现为大量蛋白尿、低白蛋白血症、高脂血症、水肿等症状。在儿童期，肾病综合征是一种较为常见的慢性疾病，此外，患儿可表现出营养不良、生长发育迟缓、抵抗力下降等症状。

二、用药指导

1. 激素治疗期间应注意观察每天尿液的量、颜色、性状等，注意观察药物不良反应，如库欣综合征、高血压、消化道溃疡、骨质疏松等。遵医嘱及时补充维生素D及钙质。

2. 应用利尿药时应注意观察尿量，定期复查血钾、血钠，尿量过多时应及时联系医师。

3. 使用免疫抑制剂治疗时，注意有无白细胞计数下降、脱发及胃肠道反应等。用药期间多饮水，定期检查血常规。

4. 使用肝素过程中应注意监测凝血时间及凝血酶原时间。

三、疾病预防指导

患儿由于免疫力低下，易继发感染，使病情加重或复发，严重感染可危及生命，因此，患儿应尽量避免到人多的公共场所。加强皮肤护理，注意保持患儿皮肤清洁、干燥，及时更换衣物。保持床铺清洁、整齐，被褥松软，卧床休息患儿应经常翻身。水肿严重的患儿，应对其臀部和四肢受压部位用枕头托起，避免压疮，皮肤破损处可涂碘伏以预防感染。

四、饮食指导

患儿一般不需要特别限制饮食，但因消化道黏膜水肿，使患儿的消化能力减弱，应注意减轻患儿的消化道负担，给予易消化的食物，如优质蛋白（乳类、蛋、鱼、家禽等）、少量脂肪、足够碳水化合物及高维生素饮食。激素治疗过程中食欲增加者应适当控制饮食量。一般不必限制水的摄入，水肿患儿应限制钠的摄入，一般为1～2 g/d，严重水肿者＜1 g/d，待水肿明显好转后逐渐增加食盐摄入量。

五、运动及康复指导

1. 一般不需要严格限制活动，无严重水肿、低血容量及感染的患儿无须卧床休息，严重水肿和高血压时需卧床休息，以减轻心脏和肾脏负担。卧床休息时应经常变换体位，以预防血管栓塞等并发症，待病情缓解后可逐渐增加活动量，但不要过度劳累，以免疾病复发。

2. 关心、爱护患儿，鼓励其说出内心的感受，给予心理支持，使其保持良好的心态。患儿在恢复期可适当参加一些轻松的娱乐活动，以增强患儿信心，使其积极配合治疗、坚持按计划用药。活动时应注意安全，避免奔跑、打闹，以防摔伤、骨折等。

六、复诊与随访指导

1. 在患儿出院前，由医师或护士为患儿预约复诊时间，确保定期进行复诊。

2. 按照预约时间，家长需带领患儿准时前往复诊，如有特殊情况需提前与医师沟通。

3. 与医师保持良好沟通，向医师详细描述患儿的病情变化、饮食、活动等方面的情况。

4. 如有疑问或担忧，可向医师提出，与医师共同探讨解决方案。

5. 学会倾听医师的建议和指导，并按照医师的建议进行后续治疗和护理。

（陈瀚熙　钟玉娱）

第十节　川崎病患儿出院健康教育指引

一、疾病相关知识

川崎病又名“皮肤黏膜淋巴结综合征”，是因全身血管发炎所致，以发热、皮疹、黏膜充血、淋巴结肿大为主要症状，是一种全身性疾病，可累及全身各系统器官，常见于5岁以下儿童。未经治疗的川崎病可分为4期，分别是急性发热期（第1～2周）、亚急性期（第2～4周）、恢复期（第4～8周）、慢性期（第8周以后、时间长短不同）。川崎病不会传染，但有一定的遗传易感性。

二、用药指导

1. 应在医师指导下按时、按量服药，避免漏服，勿自行增减药量。

2. 应用过免疫球蛋白的患儿3个月内勿接种麻疹、风疹、腮腺炎等疫苗。

3. 若口服阿司匹林，家长应严密监测患儿有无出血倾向，如牙龈出血、鼻出血、皮肤黏膜出血、消化道溃疡等，若发现异常，应及时就诊。若出现持续发热且抗感染治疗无效，或者持续心前区疼痛、心悸、气短，以及肝功能、凝血功能异常等紧急情况，需及时就诊。

三、疾病预防指导

1. 预防感染，勤洗手、勤通风、勤消毒，感染高发季节应佩戴口罩，以预防交叉感染。

2．常规接种疫苗。

3．家长应严密监测患儿的体温变化，若体温<38.5 ℃，应采取物理降温，勤饮水，保证充足水分的摄入，及时更换衣物，避免感冒，必要时用温水轻柔地擦拭身体。若体温>38.5 ℃，需在医师指导下服用解热药或冰敷降温。患儿应注意休息，避免剧烈运动，遵医嘱按时、按量服药，坚持长期治疗，并定期复查。

4．川崎病的控制有赖于早期诊断和早期治疗，因此，在有不明原因发热时，应及时就医。

5．家长需注意观察患儿的精神状况及病情变化，注意恢复期是否有面色苍白、精神萎靡、脉搏加快等现象，一旦发现异常情况，应及时到医院就诊。

6．密切观察患儿的皮肤黏膜情况，保持皮肤黏膜清洁，衣被质地柔软且清洁，避免穿着不透气的化纤布料衣服。每天用柔软的毛巾或纱布擦洗皮肤，勿用力擦拭，避免擦伤。便后清洗臀部，用干毛巾轻柔地拭干水分。

7．应勤修剪患儿的指甲且保持手部清洁，以免抓伤皮肤。患儿脱皮处不可撕脱，以免引起皮肤感染。勿用污染的手触碰眼睛，必要时涂抗生素眼膏。保持口腔清洁，鼓励患儿勤漱口，口唇干燥时可涂护唇油或金霉素鱼肝油。

四、饮食指导

合理安排饮食，少食多餐，给予患儿清淡的高热量、高蛋白、高维生素流食或半流食，让患儿多吃新鲜的水果、蔬菜等富含维生素C的食物，给予患儿充足的水分，让其勤喝水，保持大便通畅，提高自身免疫力。

五、运动及康复指导

1．**轻度运动**　在发病初期，患儿可以进行一些轻度的运动，如散步、慢跑等，以促进血液循环、提高免疫力。但需注意，运动时间不宜过长，以免过度疲劳。

2．**中度运动**　在发病后数周至数月，患儿可以进行一些中等强度的运动，如快走、骑车、游泳等。这些运动可以帮助患儿增强心肺功能、提高身体素质。但需注意，运动强度不宜过大，以免加重病情。

3．**重度运动**　对于一些病情较重、病程较长的患儿，需在医师指导下进行一些重度运动，这些运动可以帮助患儿增加肌肉力量，提高身体协调性。但需注意，运动时要避免剧烈动作，以免引起身体不适。

六、复诊与随访指导

1．服用阿司匹林的患儿应每周复查血常规、红细胞沉降率等指标，评估药物剂量，定期行心脏彩超等检查。

2．定期带患儿复查心电图、超声心动图等。

3．对于无冠状动脉病变的患儿，于出院后1个月、3个月、6个月及1年全面检查1次。

4．有冠状动脉损伤者按要求1～3个月复查1次心电图和心脏彩超，冠状动脉恢复正常后每6个月复查1次，连续3次正常后改为3年后复查。

（陈瀚熙　钟玉娱）

第十一节　糖尿病患儿出院健康教育指引

一、疾病相关知识

糖尿病是一种常见的慢性代谢性疾病，主要是由于胰岛素分泌不足或组织细胞对胰岛素反应不足，从而导致血糖过高。糖尿病对患儿的健康和生长发育有严重影响。

二、用药指导

（一）非胰岛素类药物

磺脲类药物应于早餐前30 min服用。双胍类药物应在餐中或餐后服用，从小剂量开始，可减轻胃肠道不良反应。α-糖苷酶抑制剂类药物应与第一口淀粉类食物同时嚼服。

（二）胰岛素

1．**胰岛素的保存**　未开封的胰岛素应置于2～8 ℃的环境中冷藏保存。正在使用的胰岛素在常温下（不超过25～30 ℃）可使用28～30天，无须放入冰箱，但应避免过冷、过热、太阳直晒、剧烈晃动等，否则可因蛋白质凝固变性而失效。

2．**胰岛素的注射部位**　宜选择皮肤疏松部位注射胰岛素，如上臂三角肌、臀大肌、大腿前侧、腹部脐周等。腹部胰岛素的吸收最快，其次是上臂、大腿和臀部。注射部位要经常轮换，长期注射同一部位可能导致局部皮下脂肪萎缩或增生、局部硬结。尽量每天同一时间在不同部位注射，并进行腹部、上臂、大腿外侧和臀部的“大轮换”，如餐时注射在腹部、晚上注射在上臂等。在同一部位注射时，也需要进行“小轮换”，即与每次注射点相距1 cm以上，且选择无硬结的部位，如产生硬结，可热敷，但要避免烫伤。

3. 血糖监测 注射胰岛素的患儿一般需常规监测血糖2～4次/天，如发现血糖水平波动过大或持续升高，应及时就医。

三、疾病预防指导

（一）合理饮食

1. 控制总热量的摄入 根据患儿的年龄、身高、体重及活动量，合理控制总热量的摄入。避免摄入过多的糖分和脂肪，以减少血糖波动和发生并发症的风险。

2. 均衡饮食 保证患儿每天摄入足够的蛋白质、脂肪、碳水化合物、维生素和矿物质。适量摄入高质量的蛋白质，如鱼、肉、蛋、奶豆类。

3. 定时、定量进餐 保持规律进餐，避免过度饥饿或暴饮暴食。合理分配餐次，尽量少吃零食，尤其是高糖、高脂食物。

（二）规律作息

1. 养成良好的作息习惯 保证充足的睡眠，避免熬夜和过度疲劳。

2. 建立规律的生活节奏 每天保持相同的生活节奏，有助于维持血糖稳定。

（三）适度运动

1. 每天进行适量的运动 选择适合患儿的运动方式，如散步、游泳、瑜伽等，以增强体质、提高免疫力。

2. 避免剧烈运动 避免剧烈运动，防止引起低血糖反应。运动时应有人陪伴，可携带糖块以便发生低血糖时及时食用。

（四）保持良好的卫生习惯

1. 保持个人卫生 勤洗手、洗脸、洗澡，保持皮肤清洁，预防感染。

2. 保持口腔卫生 每天刷牙2次，使用牙线清洁牙缝，定期进行口腔检查和洁治。

3. 保持足部卫生 每天清洗足部，检查足部是否有损伤或感染，避免穿小号鞋或紧的鞋。

（五）定期监测血糖

1. 学会使用血糖仪 家长应学会使用血糖仪监测患儿的血糖，了解患儿血糖的波动情况，及时调整治疗方案。

2. 定期进行血糖监测 根据医师建议定期监测血糖，及时发现血糖异常的情况。

（六）并发症的观察及处理

1. 酮症酸中毒

（1）观察：观察患儿有无嗜睡、呼吸深快、呼气有烂苹果味、精神不振、食欲减退、恶心、呕吐、口渴多饮、脱水等症状。

（2）处理：若出现上述症状，应立即就医，进行补液、纠正酸中毒等治疗。同时，应调整饮食结构，增加碳水化合物的摄入，减少脂肪的摄入。

2. 低血糖

（1）观察：观察患儿有无出汗、颤抖、面色苍白、嗜睡、软弱无力、心率加快、血压下降等症状。

（2）处理：若出现上述症状，应立即给予糖分，如口服糖水、糖果等，严重者需静脉注射葡萄糖溶液。同时，应调整饮食和药物治疗方案，预防低血糖的发生。

3. 高血糖高渗综合征

（1）观察：观察患儿有无多尿、多饮、脱水、精神萎靡或意识障碍等症状。

（2）处理：若出现上述症状，应立即就医，进行补液、胰岛素治疗等处理措施。同时，应调整饮食和药物治疗方案，预防高血糖高渗综合征的发生。

4. 眼部病变

（1）观察：观察患儿有无视力下降、视物模糊、眼痛等症状。

（2）处理：若出现上述症状，应立即就医，进行眼科检查和治疗。同时，注意保持眼部清洁卫生，避免用眼过度。

5. 神经系统并发症

（1）观察：观察患儿有无头痛、头晕、手足麻木、疼痛、肌无力等症状。

（2）处理：若出现上述症状，应立即就医，进行神经科检查和治疗。同时，应注意保持患儿情绪稳定，避免情绪波动过大。

6. 肾脏并发症

（1）观察：观察患儿有无尿蛋白、肾功能异常等症状。

（2）处理：若出现上述症状，应立即就医，进行肾内科检查和治疗。同时，应注意控制患儿的血糖和血压，预防肾脏并发症的发生。

（七）并发症的预防指导

1. 患儿及家长应严格执行糖尿病饮食及运动方案，了解糖尿病并发症的相关知识。

2. 定期带患儿去医院进行血糖、尿糖的监测，全面了解用药情况和血糖控制水平。也可采用便携式血糖仪进行血糖自我监测，经常测血压，检查血脂，定期检查眼底、眼压，防止视网膜病变等视力损害危机。

3. 鞋袜要合脚、卫生、透气，防止周围神经和血管病变致足损伤，不用热水烫脚及使用电热毯、热水袋等，以免烫伤。

4. 出现心慌、出汗、恶心、呕吐及明显的饥饿感等低血糖症状时，应立即喝糖水和进食，防止低血糖的发生。由于各种原因停用降糖药物或饮食过量，诱发酮症酸中毒，出现疲倦、食欲缺乏甚至昏迷等症状，应立即送医院进行救治。

四、饮食指导

（一）制定总热量

根据患儿的性别、年龄、理想体重［理想体重（kg）=身高（cm）−105］、生活习惯计算每天所需总热量。成年人休息状态下每天每千克理想体重应给予热量25～30 kcal，轻体力劳动者为30～35 kcal，中度体力劳动者为35～40 kcal，重体力劳动者为40 kcal以上。儿童可每天每千克体重酌情增加5 kcal，肥胖者酌情减少5 kcal。

（二）饮食原则

总的饮食原则是高碳水化合物、低脂肪、适量蛋白质和高纤维素膳食。对病情稳定的糖尿病患儿的主食分配可按每天3餐分别为1/5、2/5、2/5，或者各1/3来分配。

（三）饮食种类

超重者忌吃油炸、油煎类食物，炒菜宜使用植物油，少食动物内脏、蟹黄、虾子、鱼子等高胆固醇食物。每天食盐摄入量<6 g。严格限制各种甜食，包括各种食用糖、糖果、甜的点心、饼干及各种含糖饮料等。可使用非营养性甜味剂，如蛋白糖、木糖醇、甜菊片等。血糖控制接近正常范围者，可在两餐间或睡前加食水果，如苹果、橙子、梨等。

（四）测量体重

每周定期测量体重1次，如体重增加>2 kg，可进一步减少饮食总热量。

五、运动及康复指导

（一）运动方式

运动方式以有氧运动为主，如快走、骑自行车、做广播操、打太极拳、打乒乓球等。最佳运动时间是餐后1 h（从开始进食计时）。如无禁忌证，每周最好进行2次抗阻运动。

（二）运动量的选择

合适的运动强度为活动时的心率达个体60%的最大耗氧量（心率=170−年龄）。活动时间为每周至少150 min，每次30～40 min，包括运动前的准备活动时间和运动结束后的整理运动时间，运动时间可根据具体情况逐渐延长。肥胖者可适当增加活动次数。使用胰岛素或口服降糖药者最好每天定时活动。

（三）运动注意事项

运动中需要注意补充水分。在运动中若出现胸闷、胸痛、视物模糊等症状，应立即停止运动，并及时处理。运动前后要加强血糖监测，运动不宜在空腹时进行，防止发生低血糖。

六、复诊与随访指导

（一）血糖控制评估

1. 监测血糖　定期监测患儿的血糖，了解其血糖波动情况，以评估患儿的血糖控制情况。

2. 记录血糖数据　记录患儿的血糖数据，包括空腹血糖、餐后血糖、睡前血糖等，以便医师了解患儿的血糖控制情况。

（二）并发症筛查

1. 定期进行眼部检查 糖尿病患儿易发生眼部病变，定期进行眼部检查可以及时发现并处理眼部病变。

2. 进行肾功能检查 糖尿病患儿长期高血糖可导致肾脏损伤，定期进行肾功能检查可以及时发现并处理肾脏病变。

3. 关注感染 糖尿病患儿易发生感染，特别是足部感染。应定期检查足部，注意有无红肿、疼痛、破溃等现象，及时发现并处理感染。

（三）生长和发育评估

1. 测量身高和体重 定期测量患儿的身高和体重，了解患儿的生长发育情况。

2. 进行神经心理评估 糖尿病患儿易出现神经心理发育异常情况，应定期进行神经心理评估，可以及时发现并处理这些问题。

（陈瀚熙　钟玉娱）

第二章 新生儿科常见病患儿出院健康教育指引

第一节　黄疸患儿出院健康教育指引

一、疾病相关知识

黄疸是由于血液中胆红素水平升高而引起的皮肤、巩膜黄染。约90%的新生儿出生后会出现深浅不一的黄疸。引起皮肤黄疸的原因很多且复杂，其中大部分是生理性的，少数为伴随其他疾病而出现的症状。若黄疸较重且治疗不及时，胆红素会进入脑部，引起胆红素脑病（核黄疸），可危及生命或导致中枢神经系统永久性损害，使患儿留下智力落后、听力障碍等后遗症。

二、用药指导

1．婴儿生长发育快，易发生缺钙、贫血等现象，因此常需补充维生素D及钙、铁、锌等营养素。具体补充方法可咨询医护人员。

2．生理性黄疸、母乳性黄疸的新生儿出院时，若黄疸程度较轻、日龄已大，可不必再服用药物。若出院带药，应遵医嘱服用，不能随意增减药量。

3．若婴儿的黄疸是由其他疾病引起的，还应积极治疗原发病。肝炎综合征的病程较长，一般需4～6个月，出院后常需服用护肝药，同时加强脂溶性维生素（维生素A、维生素D、维生素E、维生素K）的补充。

4．患新生儿溶血病的婴儿，尤其应强调铁剂的补充。

5．红细胞葡萄糖-6-磷酸脱氢酶（glucose 6-phosphate dehydrogenase，G6PD）缺陷（又称"蚕豆病"）的婴儿，要禁食蚕豆及其制品，保管患儿衣服时勿放樟脑丸。

6．某些药物，如维生素K_3、磺胺类药物及新生霉素等可引起溶血和黄疸，乳母和婴儿都应避免使用。

三、疾病预防指导

1．出院后3天内每天门诊监测胆红素值的变化，之后每3天门诊监测胆红素值的变化。如黄疸加重，需及时就诊，再次安排住院治疗。

2．出生14天如仍有皮肤黄染，需门诊就诊。

四、饮食指导

1．首选母乳喂养，如无母乳或母乳不足，可选用配方奶粉。

2．按摩腹部，促进大便排出，减少胆红素肠肝循环的发生。

3．4～6个月可开始添加辅食，原则是从少到多、从稀到稠、从细到粗，注意饮食卫生。

4．按需喂养，小心喂奶，避免呛咳。如出现发热、精神不佳、肤色苍白、尖叫、抽搐、气促、发绀、反复呕吐、腹胀、血便、尿少、吃奶量减少、喂养欠佳及其他不适，应及时就诊。喂奶后可轻轻拍背，予以侧卧位，防止呛奶。

五、康复指导

（一）注意保暖

1．环境要求　室温24～26 ℃，相对湿度55%～65%，定时通风，保持空气新鲜。

2．衣着　衣被厚薄要适宜，以手足暖和、颈部后方和背部无出汗为宜。

（二）预防感染

1．避免去人多的地方，防止受凉。

2．护理患儿前应洗手。

3．做好奶瓶及餐具的消毒，避免肠道感染。

（三）预防接种

定期在社区进行预防接种。

（四）日常生活注意事项

1．依据天气情况适度外出晒太阳，预防佝偻病。出生后14天开始服用维生素A和维生素D滴剂（胶囊型），1次/天，每次1粒。

2．做好皮肤护理。每天沐浴1次，宜采用盆浴，水温为38～41 ℃，先加冷水，再加热水，防止烫伤。保持患儿皮肤清洁，选用棉质尿片，及时更换。

3．做好脐带护理。用75%的医用酒精自脐根部由内向外进行环状消毒，2次/天，直至脐带脱落、愈合。消毒后可用纱块覆盖，注意纱块要干燥、透气及避免覆盖尿片。若脐带或脐周出现红肿、渗血、渗液等情况，应及时就诊。

4．若为G6PD缺乏者，忌食蚕豆及其制品，保管患儿衣物时勿放樟脑丸，注意药物的选择，以免诱发溶血。若为母乳性黄疸，应待黄疸明显消退后才能继续母乳喂养。

六、复诊与随访指导

1．按出院小结的要求及时复诊。

2．复诊时应准备门诊病历、儿童保健手册、出院小结，以及相关的检验、检查结果等。

3．门诊监测患儿的生长发育情况，出院后第1、2、3、6、12个月各监测1次。

（陈瀚熙　钟玉娱）

第二节　肺炎患儿出院健康教育指引

一、疾病相关知识

肺炎通常是由各种病原体引起的肺部炎症，表现为发热、咳嗽、气促等。肺部听诊可闻及中细湿啰音，或者胸部X线片检查发现点片状阴影。大多数患儿起病较急，少数患儿起病较隐匿。多数肺炎为感染性疾病，致病原因为病原体通过呼吸道侵入肺部。幼儿（尤其是低出生体重儿）及先天性心脏病、缺铁性贫血、维生素D缺乏性佝偻病、免疫缺陷患儿易感染，秋冬寒冷季节、劳累、受凉等是常见的诱发因素。

二、用药指导

1．根据出院小结的要求带药并遵医嘱服药，不随意减量或停药，尤其是抗生素类药物。

2．镇咳化痰药应在饭后或睡前服用。

三、疾病预防指导

（一）气道管理

1．保持呼吸道通畅，痰液黏稠者可行超声雾化吸入，使痰液稀薄、利于排出。

2．学会叩背，五指并拢，稍向内合掌呈空心状，由下往上、由外往内地轻拍背部，促使肺泡及呼吸道的分泌物借助重力和振动作用排出体内。

（二）精心喂养

1．首选母乳喂养，如无母乳或母乳不足，可选用配方奶粉。

2．4～6个月开始添加辅食，原则是从少到多、从细到粗，注意饮食卫生。

3．注意观察患儿的喂养情况。按需喂养，小心喂奶，避免呛咳。如出现发热、精神反应不佳、肤色苍白、尖叫、抽搐、气促、发绀、反复呕吐、腹胀、血便、尿少、吃奶量减少、喂养欠佳及其他不适，应及时就诊。喂奶后可轻轻拍背，予以侧卧位，防止呛奶。

（三）注意保暖

1．保持室温24～26 ℃，相对湿度55%～65%，定时通风，保持空气新鲜。

2．患儿的衣被厚薄要适宜，不要过分捂热，以手足暖和、颈部无出汗为准。

（四）预防感染

1．避免去人多的地方，防止受凉。

2．护理患儿前洗手。

3．做好奶瓶及餐具的消毒，避免肠道感染。

四、饮食指导

患儿出院后应注意饮食调理，养成良好的饮食习惯，少量多次喂奶，避免过量喂奶，以免增加患儿的胃肠道负担，使病情加重。

1．提倡母乳喂养，因为母乳易消化、营养丰富，有助于患儿的生长发育，还能提高机体免疫力。

2．学会判断患儿吃饱的标准：①每次睡眠时间可以持续2～3 h；②每天大小便次数加起来超过8次，或每隔4小时可以尿满一片尿不湿；③吃完奶后面部表情满足。

3．若母乳量不够，需及时添加配方奶粉，以满足生长发育的需求。

4. 喂奶后应给患儿拍嗝，拍嗝后将其头偏向一侧或右侧卧位，以防止乳汁反流、吸入肺中。

5. 患儿吃奶时应注意其有无呛咳、口周青紫等表现，若出现异常，应立即暂停喂养，手呈空杯状给予由下到上、由外到内的拍背。

6. 注意患儿是否出现呕吐、腹胀、腹泻及血便等现象。

7. 每周监测患儿体重增长的情况，评估患儿营养是否符合增长的需求。

五、运动及康复指导

1. 依据天气情况适度外出晒太阳，预防佝偻病。

2. 做好皮肤护理。每天沐浴1次，宜采用盆浴，水温为38～41 ℃，先加冷水，再加热水，以防烫伤。保持患儿皮肤清洁，选用棉质尿片，及时更换。

3. 做好脐带护理。用75%的医用酒精自脐根部由内向外进行环状消毒，2次/天，直至脐带脱落，愈合。若脐带或脐周出现红肿、渗血、渗液等情况，应及时就诊。

4. 避免患儿哭闹，以减少氧的消耗。

六、复诊与随访指导

1. 按出院小结的要求及时复诊。

2. 复诊时准备门诊病历、儿童保健手册、出院小结，以及相关的检验、检查结果等。

3. 带患儿到儿保门诊监测其生长发育情况，出院后第1、2、3、6、12个月各监测1次。

（陈瀚熙　钟玉娱）

第三节　早产患儿出院健康教育指引

一、疾病相关知识

早产儿是指胎龄<37周出生的活产未成熟儿。早产儿由于呼吸器官发育不成熟、基础代谢率低、免疫力低下、神经系统发育不成熟等，易发生许多并发症，如缺氧、黄疸、酸中毒、低碳酸血症、感染等。

二、疾病预防指导

（一）注意保暖

1. 环境要求　早产儿对外界环境适应能力差，体温易随环境温度的变化而变化，应对其采取保暖措施，保持室温26～28 ℃，相对湿度55%～65%，定时通风，保持空气新鲜。

2. 衣着　早产儿的衣被厚薄要适宜，以手足暖和、颈部后方和背部无出汗为准。

（二）预防感染

1. 早产儿的机体抵抗力差，出院后发生感染的概率增高，应减少与外界接触的机会，保持呼吸道通畅，避免受凉。

2. 护理患儿前应洗手。

3. 做好奶瓶及餐具的消毒，避免发生肠道感染。

（三）预防接种

定期在社区进行预防接种。

三、饮食指导

1. 首选母乳喂养（注意补铁），如无母乳或母乳不足，可选用早产儿配方奶粉或早产儿出院后专用的配方奶粉。

2. 出生后2周后补充维生素D，1个月后补铁。

3. 4～6个月可以开始添加辅食，原则是从少到多、从稀到稠、从细到粗，注意饮食卫生。

4. 注意喂养观察。按需喂养，耐心喂奶，避免呛咳。如出现发热、精神反应不佳、肤色苍白、尖叫、抽搐、气促、发绀、反复呕吐、腹胀、血便、尿少、吃奶量减少、喂养欠佳及其他不适，应及时就诊。喂奶后可轻轻拍背，先予以侧卧位，防止呛奶。

四、康复指导

1. 依据天气情况适度外出晒太阳，预防佝偻病。

2. 做好皮肤护理。每天沐浴1次，宜采用盆浴，水温为38～41 ℃，先加冷水，再加热水，以防烫伤。保持患儿皮肤清洁，选用棉质尿片，及时更换。

3. 做好脐带护理。用75%的医用酒精自脐根部由内向外进行环状消毒，2次/天，直至脐带脱落、愈合。若脐带或脐周出现红肿、渗血、渗液等，要及时就诊。

4. 减少声音和光线的刺激，保证睡眠。

5. 做好婴儿抚触。

五、复诊与随访指导

1. 遵医嘱定时门诊随诊，进行生长发育评估和眼底检查。凡是经过氧疗，符合眼科筛查标准的早产儿，应在出生后4～6周或矫正胎龄32～34周时进行眼科早产儿视网膜病变筛查，以便早期发现、早期治疗早产儿视网膜病。

2. 准备复诊资料，如门诊病历、儿童保健手册、出院小结，以及相关的检验、检查结果等。

3. 于儿保门诊监测患儿生长发育情况，术后1个月、2个月、3个月、6个月、12个月各监测1次。

（陈瀚熙　钟玉娱）

第四节　先天性心脏病患儿出院健康教育指引

一、疾病相关知识

先天性心脏病简称“先心病”，是指心脏及大血管在胎儿时期发育异常引起出生时即存在的一类心血管畸形，为目前最常见的先天性畸形，也是引起婴幼儿死亡的首要原因。先心病是与环境相关的、由显性主基因参与的多基因遗传性疾病，即心脏大血管在胚胎发育过程中出现解剖异常，出生后引起血流动力学改变的心脏疾病。常见的先心病包括动脉导管未闭、主动脉狭窄、肺动脉狭窄、心房间隔缺损、心室间隔缺损、法洛四联症、二尖瓣狭窄或关闭不全、三尖瓣下移、主动脉窦瘤破裂等。

二、用药指导

1. 严格按照药物的服用方法，按时、按量服用，不能随意增减剂量和停药，以免影响治疗效果。

2. 每次服地高辛前，应在患儿安静状态下数脉搏，如心率<110次/分，应暂停1次。如需使用钙剂，应与地高辛间隔6 h服用。

三、疾病预防指导

（一）伤口护理

1. 拔除引流管后15天即可拆线，可在当地有条件的医院拆线。如想由原主管医师拆线，应在出院前与主管医师约好时间。

2. 术后1个月内需关注伤口愈合情况，保持伤口清洁、干燥，焦痂不要用手撕，待其自然脱落后可冲凉。

（二）注意保暖

1. 环境要求　保持室温24～26 ℃，相对湿度55%～65%，定时通风，保持空气新鲜。

2. 衣着　衣被厚薄要适宜，以手足暖和、颈部后方和背部无出汗为准。

（三）预防感染

1. 避免去人多的地方，防止受凉。

2. 护理患儿前应洗手。

3. 做好奶瓶及餐具的消毒，避免发生肠道感染。

（四）预防接种

建议术后3个月内暂不注射疫苗，3个月后可咨询当地的预防保健医师以决定是否注射。

（五）日常生活注意事项

1. 依据天气情况适度外出晒太阳，预防佝偻病。

2. 做好皮肤护理。每天沐浴1次，宜采用盆浴，水温为38～41 ℃，先加冷水，再加热水，以防烫伤。做好脐带护理，用75%的医用酒精自脐根部由内向外进行环状消毒，2次/天，直至脐带脱落、愈合。若脐带或脐周出现红肿、渗血、渗液等，要及时就诊。

3. 避免哭闹，及时安抚患儿。

四、饮食指导

1. 首选母乳喂养，如无母乳或母乳不足，可选用配方奶粉。4～6个月可开始添加辅食，原则是从少到多，从稀到稠，从细到粗，注意饮食卫生。

2．做好喂养观察。按需喂养，小心喂奶，避免呛咳。如出现发绀、气促、尿少、发热、精神疲倦、面色苍白、拒食、呕吐、呛奶、呕血、腹胀、血便等情况，应及时就诊。喂奶后可轻拍背，先予以侧卧位，防止呛奶。

五、运动及康复指导

1．依据天气情况适度外出晒太阳，预防佝偻病。

2．避免宝宝哭闹，以减少氧的消耗。

六、复诊与随访指导

1．术后第1、3、6、12个月各复查1次，之后每年复查1次。

2．出院后1个月需要复查心脏B超及心电图。

3．准备复诊资料，如门诊病历、儿童保健手册、出院小结，以及相关的检验、检查结果等。

4．于儿保门诊监测患儿的生长发育情况，术后第1、2、3、6、12个月各监测1次。

（陈瀚熙　罗思妮）

第五节　气管切开患儿出院健康教育指引

一、疾病相关知识

气管切开是治疗呼吸道梗阻的一种紧急抢救措施，能迅速解除呼吸道梗阻，缓解呼吸困难，使患儿能够正常呼吸，缓解其缺氧状态，抢救其生命，使患儿能够尽快恢复健康。气管切开是临床工作中常见的一种用于急危重症手术，主要通过切开颈段气管，置入金属气管套管或硅胶套管，以解除喉源性呼吸困难、呼吸功能失常或下呼吸道分泌物潴留所致呼吸困难的常见手术。

二、疾病预防指导

（一）气管切开护理

1．保持气道通畅　气管套管是维持患儿呼吸的唯一通道，套管入口应放置一层生理盐水湿润纱布，以防止其他异物遮挡。保持气道通畅，每小时滴入1～2滴生理盐水湿化气道。每4～6小时清洗内套管1次，分泌物较多或黏稠时可适当增加清洗内套管次数。

2．吸痰流程

（1）当气管切开套管口有明显的痰液、患儿烦躁、听诊有痰鸣音时应予以吸痰。

（2）根据内套管径选择吸痰管，吸痰前应测量内套管长度，并做好标记。

（3）调节吸痰负压，控制在100 mmHg。

（4）戴无菌手套。

（5）插入时不予负压，动作应轻柔、迅速，到达套管内口，放负压，旋转式上提吸痰，在痰液多处稍作停留，减少反复提插的次数。

（6）吸痰时严密观察患儿的反应、面色及痰液的性状和量的变化。痰液不能一次吸尽时，可待患儿症状缓解后再行吸引。

3．内套管清洗流程

（1）听诊肺部情况，评估内套管是否有痰液堵塞。

（2）旋转内套管缺口，对准后取出。

（3）内套管放入双氧水中浸泡20 min，用小刷子或20 ml注射器反复冲洗，去除痰痂。

（4）将冲洗干净的内套管用专用容器煮沸消毒30 min，待干备用。

4．注意事项

（1）当患儿出现呼吸困难、发绀、烦躁不安现象时，应立即拔出套管内管。

（2）保持患儿安静，患儿哭闹时应及时安抚患儿，加强体位管理及翻身拍背，以助于分泌物排出。

（3）气管套管上的系带要松紧适宜，以能容纳一根手指为宜。更换系带需在专业机构进行，以免脱管。

（二）注意保暖

1．环境要求　保持室温24～26 ℃，相对湿度55%～65%，定时通风，保持空气新鲜。

2．衣着　衣被厚薄要适宜，以手足暖和、颈部后方和背部无出汗为准。

（三）预防感染

1．避免去人多的地方，防止受凉。

2. 护理患儿前应洗手。

3. 做好奶瓶及餐具的消毒，避免肠道感染。

（四）预防接种

定期在社区进行预防接种。

三、饮食指导

1. 首选母乳喂养，如无母乳或母乳不足，可选用配方奶粉。

2. 4～6个月可开始添加辅食，原则是从少到多、从稀到稠、从细到粗，注意饮食卫生。

3. 做好喂养观察。按需喂养，耐心喂奶，奶嘴出孔不宜太大，避免呕吐、呛奶。如出现发热、精神反应不佳、肤色苍白、尖叫、抽搐、气促、发绀、反复呕吐、腹胀、血便、尿少、吃奶量减少、喂养欠佳及其他不适，应及时就诊。喂奶后可轻轻拍背，先予以侧卧位，防止呛奶。

四、运动及康复指导

1. 依据天气情况适度外出晒太阳，预防佝偻病。

2. 做好皮肤护理。每天沐浴1次，宜采用盆浴，水温为38～41 ℃，先加冷水，再加热水，防止烫伤。沐浴时避免气管套管进水。保持患儿皮肤清洁，选用棉质尿片，及时更换。

3. 做好脐带护理。用75%的医用酒精自脐根部由内向外进行环状消毒，2次/天，直至脐带脱落、愈合。若脐带或脐周出现红肿、渗血、渗液等，要及时就诊。

五、复诊与随访指导

出院半个月后复诊，有呼吸困难者及时就诊。

（陈瀚熙　钟玉娱）

第六节　肠造瘘患儿出院健康教育指引

一、疾病相关知识

新生儿肠造瘘多见于先天性直肠肛管畸形，以及各种感染和外伤所导致肠穿孔、肠坏死、先天性巨结肠等疾病，它与成人肠造瘘术后最大的区别是其具有临时性，而且新生儿各系统发育均未完善，免疫力低，易感染。

二、疾病预防指导

（一）肠造瘘护理

1. 观察　每天观察肠端血供情况，正常情况下应像嘴唇的颜色，呈肉红或淡红色，平滑且湿润。如果肠端颜色异常，如呈紫色、深棕色、黑色等，应立刻到医院就诊。

2. 脱垂　造瘘口一般凸出皮肤表面1～2 cm。如果出现肠脱垂现象，应先安抚患儿，患儿安静后若肠端不能自行回纳，要立刻就诊。

3. 换造瘘袋　更换造瘘袋时，应观察造口周围的皮肤情况，如有皮肤潮红、糜烂、破损等现象，应立刻到医院就诊。

4. 清洁造口袋

（1）打开排出口排气，清洁内容物，用生理盐水清洁造口。

（2）评估造口血供及黏膜情况。

（3）观察底盘是否泛白、松脱。

（4）观察大便的性状、量。

5. 更换造口袋的流程

（1）按摩腹部。

（2）自上而下取下污染的造口袋，用生理盐水或温开水清洁造口周围皮肤。制作造口袋底盘造口孔，应先测量造口，将造口袋排出口与患儿腰部垂直，避免剪错方向，接下来剪孔（大于造口半径2 mm）、磨平毛边。

（3）沿造口周围皮肤喷洒造口粉，均匀地涂抹成薄薄的半透明层，再用液体敷料喷洒2层，范围均以底盘大小为参考，注意避开造口。

（4）贴造口袋，由下向上粘贴，并用手指轻轻按压。

（5）用掌心捂热造口袋底盘，以增强其与皮肤之间的黏性。

（二）注意保暖

1. 环境要求　保持室温24～26 ℃，相对湿度55%～65%，定时通风，保持空气新鲜。

2. 衣着　衣被厚薄要适宜，以手足暖和、颈部后方和背部无出汗为宜。

（三）预防感染

1. 避免去人多的地方，防止受凉。

2. 护理患儿前应洗手。

3．做好奶瓶及餐具的消毒，避免肠道感染。

（四）预防接种

定期在社区进行预防接种。

三、饮食指导

1．首选母乳喂养，如无母乳或母乳不足，可选用配方奶粉。

2．4～6个月可开始添加辅食，原则是从少到多、从稀到稠、从细到粗，注意饮食卫生，避免粗纤维和胀气的食物。

3．做好喂养观察。按需喂养，小心喂奶，避免呛咳。如出现发热、精神反应不佳、肤色苍白、尖叫、抽搐、气促、发绀、反复呕吐、腹胀、血便、尿少、吃奶量减少、喂养欠佳及其他不适，应及时就诊。喂奶后可轻轻拍背，先予以侧卧位，防止呛奶。

四、运动及康复指导

1．依据天气情况适时外出晒太阳，预防佝偻病。

2．做好皮肤护理。每天沐浴1次，宜采用盆浴，水温为38～41 ℃，先加冷水，再加热水，以防烫伤。

3．做好脐带护理。用75%的医用酒精自脐根部由内向外进行环状消毒，2次/天，直至脐带脱落、愈合。若脐带或脐周出现红肿、渗血、渗液等，应及时就诊。

4．避免患儿哭闹，抱患儿时应避开其造口侧。

五、复诊与随访指导

1．按出院小结的要求及时复诊。

2．准备复诊资料，如门诊病历、儿童保健手册、出院小结，以及相关的检验、检查结果等。

3．于儿保门诊监测患儿的生长发育情况，分别于第1、2、3、6、12个月各监测1次。

（陈瀚熙　钟玉娱）

第六篇

肿瘤科常见病患者出院健康教育指引

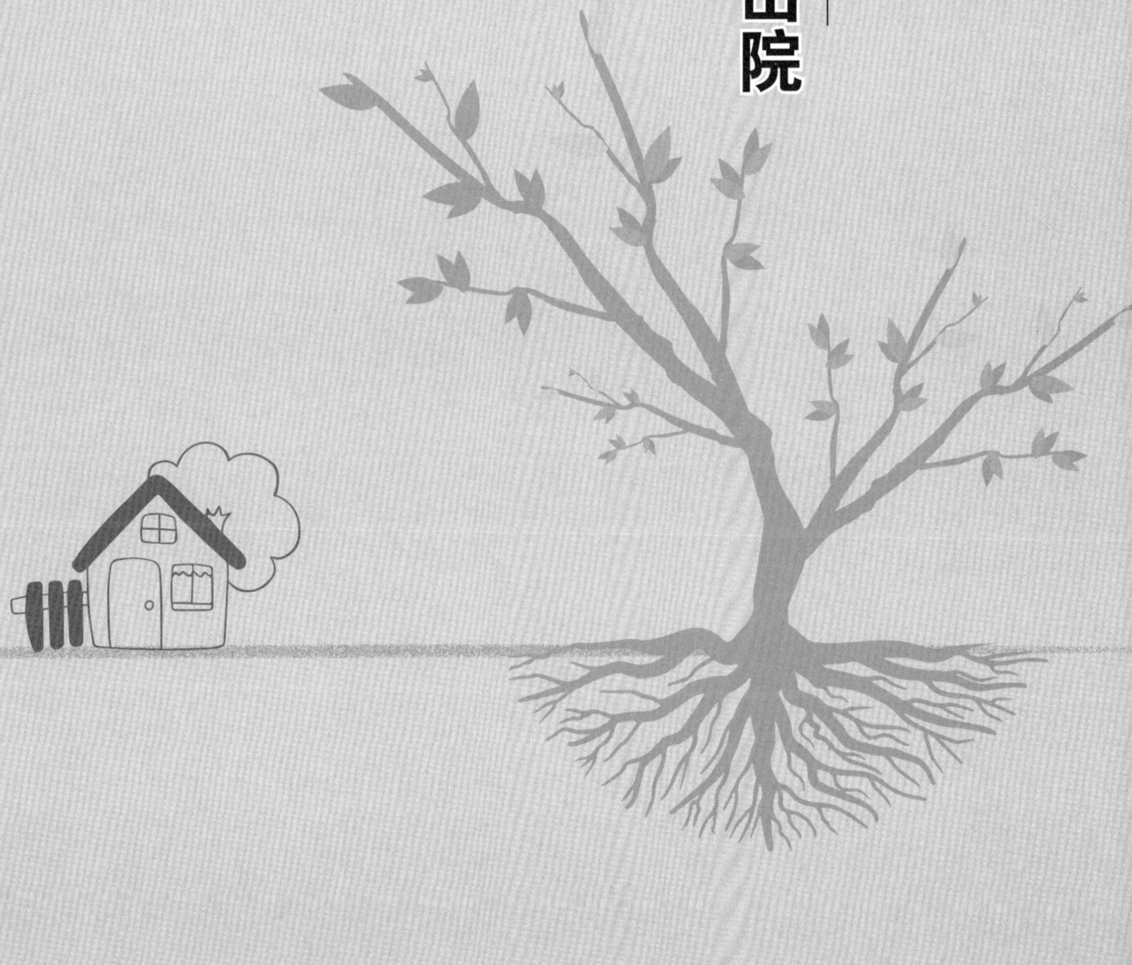

第一章 肿瘤放化疗、免疫治疗及靶向治疗患者出院健康教育指引

第一节　肺部肿瘤放化疗患者出院健康教育指引

一、疾病相关知识

肺部肿瘤放化疗是一种通过放射线和化学药物治疗肺部肿瘤的治疗方法。放射线可以杀死肿瘤细胞，化学药物可以抑制肿瘤细胞的生长和扩散。

二、放射野皮肤护理指导

1. 经常剪指甲、勤洗手，勿用手指搔抓局部皮肤或用手剥皮，不随意贴胶布。

2. 穿着宽松、棉质的衣服，避免粗糙衣物或首饰的刺激。

3. 放射标记模糊不清时，勿自行添划，应及时请医师补划，以保证放射治疗的正常进行。

4. 避免用肥皂之类的清洁剂清洗放射野皮肤，可用温水冲洗。

三、用药指导

1. 请在医师指导下使用药物，不要随意更改药物剂量或停药。

2. 如有不适症状，请及时就医，不要自行处理。

3. 如同时患有其他疾病，请在用药前告知医师，以便医师根据实际情况调整用药，避免药物相互作用。

四、管道护理指导

（一）PICC管道护理

1. PICC管居家护理

（1）可以淋浴，但要做好管道防水保护，避免盆浴、泡浴。

（2）可以做一般的家务，如煮饭、洗碗、扫地等。

（3）为促进血液循环，置管侧手臂可以做握拳、伸展等柔和的运动。

（4）衣服袖口不宜过紧。

（5）严禁游泳、打球、拖地、抱小孩、拄拐杖、托举哑铃或置管手臂支撑起床。

（6）严禁提5 kg以上的重物。

（7）严禁在置管侧手臂进行血压测量。

2. 需要立即就医的情况

（1）穿刺部位出现局部红肿、疼痛，有分泌物。

（2）输液接头脱落，或者贴膜松脱、潮湿、卷边、破损。

（3）穿刺口周围皮肤瘙痒或伴有红色皮疹、水疱、破损等。

（4）置管侧手臂麻木或颈部肿胀，臂围增大>2 cm。

（5）感觉气短或胸痛。

（6）导管体内部分滑出体外。

（7）导管内有回血，透明外露导管部分有红色或黑色液体贴在管壁内。

（8）穿刺点渗血且按压无效。

3. 突发紧急情况的处理　导管断裂或破损时应立即将可见的外露导管打折并用胶带固定，防止导管进入身体，立即去当地医院处理。

4. PICC管道的维护

（1）第一次维护时间为置管后第一个24 h。

（2）日常5～7天维护1次。

（3）选择就近的医院，优先选择有资质的医院和相对固定的医院。

（4）外出维护注意事项：①带维护本；②记录过敏史；③强调记录维护本。

（5）导管留置时间应≤1年。

5. 日常注意事项

（1）穿脱衣服时应注意防止导管脱出，穿衣时先穿置管侧手臂，脱衣先脱非置管侧手臂。

（2）置管后8 h开始每天做握拳锻炼3～4次，每次15 min，每次100下左右。

（3）普通导管禁用于CT、MRI检查高压注射。

（二）输液港居家护理

1. 在伤口完全愈合前穿刺侧上肢应尽量内

收，减少活动，避免负重。日常生活、工作及家务活动不受影响。术后第1周避免患侧卧位。

2．避免使用患侧手臂提过重的物品及过度活动等。

3．避免用置管侧手臂做引体向上、托举哑铃、打球、游泳等活动度较大的体育锻炼。

4．避免局部外力压迫、撞击埋藏的输液港，防止底座扭曲。

5．如输液港处的皮肤出现红、肿、热、痛，需及时就诊。

6．每4周到医院导管维护门诊或具有维护资质的医院进行护理。

7．保持注射部位皮肤清洁，以免摩擦底座周围。

五、急性放射性肺炎及食管炎的观察及处理

1．急性放射性肺炎是胸部放疗中较多见的并发症，一般发生在放疗中和放疗结束后3个月内，当出现咳嗽、咳痰、胸闷、气促、体温升高等不适时，应注意是否合并放射性肺炎。

2．放疗过程或放疗结束后注意观察有无胸骨后疼痛、进食后疼痛加剧或吞咽困难，伴胸后背疼痛，注意是否合并放射性食管炎。

3．如发生以上情况，应及时就医，联系主管医师。

六、预防复发指导

1．改变个人不良生活嗜好，戒烟、戒酒，同时避免吸烟（包括被动吸烟）。

2．避免接触有害物质和放射线，减少接触烟尘、汽车尾气等刺激性有害气体。

3．加强锻炼，防寒保暖，避免感冒和感染。

七、饮食指导

1．进食清淡、易消化、高蛋白、低脂肪及含丰富维生素的食物，避免吃煎炸及过热、过硬、过酸或过甜的刺激性食物，多吃蔬菜、水果，保持大便通畅。

2．每天总饮水量约3000 ml。

八、运动及康复指导

1．注意减轻精神压力，保持乐观情绪，改变不健康的生活方式，规律生活作息，保证充足的睡眠，避免疲劳和情绪波动。

2．进行深呼吸等呼吸功能锻炼，适度进行体育锻炼，如打太极拳、散步、慢跑、气功等，运动以力所能及、运动中和运动后不觉疲劳为宜，勿进行剧烈运动。

3．增强机体免疫力，预防感冒等呼吸道感染，如有不适应及时就医。

九、复诊与随访指导

1．不适随诊。

2．准备复诊资料，如门诊病历、出院小结，以及相关的检验、检查结果等。

（陈瀚熙　余红春　黄惠亭）

第二节　肺部肿瘤免疫治疗患者出院健康教育指引

一、疾病相关知识

肺部肿瘤免疫治疗是一种利用免疫系统来攻击肿瘤细胞的治疗方法。它通过激活患者自身免疫系统，使其能够识别和攻击肿瘤细胞，从而达到治疗目的。这种治疗方法近年来逐渐得到广泛的研究和应用，对于一些特定的肺部肿瘤患者，免疫治疗可以成为一种有效的治疗选择。

二、用药指导

1．按照医师的建议进行治疗，按时、按量服用药物，不要随意更改剂量或停药。

2．定期进行检查。每次免疫治疗前需抽血1次，检查血常规、肝肾功能、心功能、甲状腺功能等，3～6周行心电图检查1次，特殊情况遵医嘱处理。

3．注意身体状况，做好不良反应的观察及应对：①发热。体温<38.5 ℃，对症处理（多喝水、物理降温）即可，连续3天体温>38.5 ℃，应及时就诊。②皮疹。保持皮肤清洁，穿棉质透气的衣服，如有皮疹应避免晒太阳，若出现大片红斑、皮疹时应及时就医。③肺炎。出现咳嗽加重、气促、呼吸困难、咯血等，应及时就医。④心肌炎。观察心率情况，出现心悸、胸闷等症状应及时就医。⑤结肠炎。出现大便次数增多、血便等情况，

应保持肛周皮肤清洁，腹泻严重时应半流质饮食，适当补充水分，及时就医。⑥肝炎、肾炎。如有腹胀、恶心、呕吐、皮肤黄染、尿量减少等情况，应及时就医。

三、预防复发指导

1. 改变个人不良生活嗜好，戒烟、戒酒，同时避免吸烟（包括被动吸烟）。

2. 避免接触有害物质和放射线，减少接触烟尘、汽车尾气等刺激性有害气体。

3. 加强锻炼，防寒保暖，避免感冒和感染。

四、饮食指导

需进食易消化、营养丰富、品种多样化的食物，戒烟、戒酒，忌狗肉，少吃煎炸、油腻、难消化及辛辣刺激性食物。

五、运动及康复指导

劳逸结合，做舒缓的运动，如太极拳、八段锦、深呼吸锻炼、散步等。

六、复诊与随访指导

1. 不适随诊。

2. 准备复诊资料，如门诊病历、出院小结，以及相关的检验、检查结果等。

3. 治疗结束后患者应定期接受随访，以及时发现并处理可能出现的不良反应和并发症，并确定治疗效果及是否需要调整治疗方案。

4. 学会自我管理，包括情绪管理、压力管理、饮食管理等，保持良好的心态和生活习惯。

（陈瀚熙　余红春）

第三节　鼻咽肿瘤放化疗患者出院健康教育指引

一、疾病相关知识

鼻咽肿瘤放化疗是指通过放射线和化疗药物对鼻咽部肿瘤进行局部治疗。放射线可以杀死肿瘤细胞，而化疗药物可以抑制肿瘤细胞的生长和扩散。放化疗通常用于治疗鼻咽癌和其他头颈部肿瘤。

二、用药指导

遵医嘱服用辅助抗癌或减轻放化疗反应的药物。

三、管道护理指导

（一）PICC管道护理

参照肺部肿瘤放化疗患者出院健康教育指引的相关内容。

（二）输液港居家护理

参照肺部肿瘤放化疗患者出院健康教育指引的相关内容。

四、并发症的观察及处理

（一）注意口腔卫生

1. 加强对口腔、咽部的观察，保持口腔清洁。

2. 养成少量多次饮水的习惯，外出时携带水杯。

3. 出院后3年内勿拔牙，防止放射性骨髓炎的发生。

（二）照射野皮肤护理指导

照射部位的皮肤可能出现发痒、红斑、脱皮、水疱、溃破及放射性皮肤炎等症状。

1. 勤剪指甲、勤洗手，勿用手指搔抓局部皮肤或用手剥皮，不随意贴胶布。

2. 避免阳光直晒，避免过多出汗，使照射野皮肤干燥、透气。

3. 穿着宽松、棉质、V领的上衣，暴露放射野皮肤。

4. 用温水冲洗，不要过度清洗，然后用柔软的毛巾轻轻拍干，忌用力搓洗及使用肥皂、沐浴露、润肤露等化学用品。

5. 放射标记模糊不清时，勿自行添划，应及时请医师补划。

6. 未经医师同意勿使用其他药膏外涂。

（三）鼻咽部护理指导

1. 勿用手挖鼻，打喷嚏时不要过于用力。

2. 当天气干燥时为避免鼻腔干燥出血，可用鱼肝油滴鼻或使用空气加湿器湿化环境。

3. 如鼻腔中少量出血不必过于担心，若出血量较多时应及时就医。

（四）急性腮腺反应的处理

急性腮腺反应表现为放射侧腮腺区肿胀、疼痛、张口受限、局部压痛等，在刚接受放疗后的2～6 h即可发生，一般无须特殊处理，待放疗3～4次后可自行消失，其间注意口腔卫生，注意清淡饮食。

（五）恶心、呕吐的处理

如出现恶心、呕吐，可少量多餐，保持室内通风，避免异味，呕吐频繁时应及时就医，遵医嘱使用止呕药并补充电解质。

五、预防复发指导

鼻咽肿瘤可以通过避免接触过敏原、规律作息、预防感染等方式预防复发。

1. 避免接触过敏原。鼻咽肿瘤的发生可能与接触过敏原有关，如果经常接触花粉、粉尘等过敏原，可能会刺激鼻黏膜，从而引起复发。出门可以佩戴口罩，减少去人多的地方，避免吸烟（包括被动吸烟），以免接触过敏原。

2. 规律作息，合理饮食，避免吃辛辣、刺激性食物，如辣椒、芥末、大蒜等，以免对鼻黏膜造成刺激，导致鼻咽癌复发。避免过度劳累，同时注意保持情绪稳定，补充身体所需的营养物质，提高身体免疫力。

3. 日常注意预防感冒，避免感染。

六、饮食指导

进食清淡、易消化、高蛋白质、低脂肪及含丰富维生素的食物，避免吃煎炸及过热、过冷、过硬、过酸或过甜的刺激性食物，戒烟、戒酒，以减轻对口腔黏膜的刺激，少量多餐，保持大便通畅。放化疗期间每天测体重1次，如出现体重下降，必须增加营养的摄入，必要时于营养科就诊。

七、运动及康复指导

1. 保持乐观、开朗的情绪，规律生活作息，劳逸结合。

2. 放疗结束后，3个月内尽量避免重体力劳动，可适当进行打太极拳、散步、慢跑等轻体力活动，运动以力所能及、不使自己在运动中和运动后感觉过于辛苦和疲劳为度。

3. 预防感冒，注意保暖，恢复期少到公共场所。

4. 放疗结束后5年甚至终身，应做张口训练、按摩颞颌关节和颈部、叩齿运动、鼓腮运动、舌功能锻炼、空吞咽动作训练、颈部“米”字运动训练等功能锻炼（具体锻炼方法依据住院期间护士的指导），以预防头颈部和颞颌关节功能障碍。

5. 适度进行性生活。

八、复诊与随访指导

1. 定期复查。放疗期间每周复查血常规1次，放疗后第1年，第1、3、6、12个月各复查1次，第2～5年，每6个月复查1次。

2. 不适随诊，出现鼻出血、鼻塞、面部麻木、复视、颈部肿块时应立即就诊。

3. 准备复诊资料，如门诊病历、出院小结、检测登记本，以及相关的检验、检查结果等。

（陈瀚熙　余红春　黄惠亭）

第四节　食管肿瘤放化疗患者出院健康教育指引

一、疾病相关知识

食管肿瘤是一种严重的消化道疾病，患者通常需要接受放疗。放疗是治疗食管肿瘤的重要手段之一，但患者在出院后仍需接受长期的康复和护理，本节旨在为食管肿瘤放疗患者提供出院后的康复指导，以帮助患者更好地恢复身体健康。

二、用药指导

1. 按出院医嘱用药，有疑问及时咨询，慎用市场上成分不明的保健品。

2. 药物用完后应及时就诊，以明确该药物是否可以继续使用。服药过程中若有不适，应及时就诊。

三、管道护理指导

（一）PICC管道护理

参照肺部肿瘤放化疗患者出院健康教育指引的相关内容。

（二）输液港居家护理

参照肺部肿瘤放化疗患者出院健康教育指引的相关内容。

四、放射野皮肤护理指导

1．勤修剪指甲、勤洗手，勿用手指搔抓局部皮肤或用手剥皮，不允许随意贴胶布。

2．穿着宽松、棉质的衣服，避免粗糙衣物或首饰的刺激。

3．放射标记模糊不清时，勿自行添划，应及时请医师补划，以保证放射治疗的正常进行。

4．不允许用肥皂之类的清洁剂清洗放射野皮肤，应用温水冲洗，放疗结束1个月待皮肤功能损伤恢复后则不受影响。

五、并发症的观察及处理

1．放疗过程或放疗结束后注意观察有无胸骨后疼痛、进食后疼痛加剧或吞咽困难，伴胸后背疼痛，注意是否合并放射性食管炎和瘘。如发生以上情况，应及时就医，联系主管医师。

2．急性放射性肺炎是胸部放疗中较多见的并发症，一般发生在放疗中和放疗结束后3个月内。当出现咳嗽、咳痰、胸闷、气促、体温升高等不适时，应注意是否合并放射性肺炎，如发生以上情况，应及时就医并联系主管医师。

3．注意口腔卫生，保持口腔清洁。

六、预防复发指导

预防食管肿瘤的复发首先要建立健康的生活、饮食习惯，避免再次吸烟和长期大量饮酒，不要喝过热的水、茶，不要吃热粥，以免导致食管黏膜再次损伤，从而使食管癌复发。避免食用发霉的食物和含大量亚硝酸盐的食物。养成细嚼慢咽的习惯，不要狼吞虎咽，以免对食管黏膜造成长期的慢性损害。

七、饮食指导

1．加强营养，饮食均衡，宜进食营养丰富、清淡、易消化的食物，细嚼慢咽，少食多餐，定时定量，尽量注意食物的色、香、味及形，多食新鲜肉类、鱼类、蛋类、奶类，多食新鲜水果、蔬菜，保持大便通畅。

2．避免不良的饮食习惯，忌暴饮暴食，忌辛辣、过咸、过冷、过热、过硬、粗糙及刺激性食物，不吃腌制、霉变的食物，戒烟、戒酒。

3．进食前后饮适量温水，可以起到润滑和冲洗食管的作用。

八、运动及康复指导

1．练习深呼吸，劳逸结合，适当参加一些体育锻炼，如散步、八段锦、太极拳等，勿做剧烈的运动。

2．保持心情愉快，作息有规律，保证充足的睡眠，积极参加社会活动，树立战胜疾病的信心。

九、复诊与随访指导

1．一般出院后1个月复查，2年内每3个月门诊复查1次，第3年开始每6个月复查1次，5年后每年复查1次。

2．准备复诊资料，如门诊病历、出院小结、检测登记本，以及相关的检验、检查结果等。

（陈瀚熙　余红春）

第五节　消化道肿瘤放化疗患者出院健康教育指引

一、疾病相关知识

消化道肿瘤指主要发生在消化道的肿瘤性病变，包括食管癌、胃癌、肠癌等。

二、用药指导

消化道肿瘤的用药主要包括细胞毒性药物和分子靶向药物两大类。

（一）细胞毒性药物

细胞毒性药物包括氟尿嘧啶类、铂类、紫杉烷类、伊立替康、蒽环类、吉西他滨等药物。这些药物在发挥抗肿瘤作用的同时，也会对正常细胞造成一定的损害，从而引起一系列不良反应。例如：氟尿嘧啶类药物可能会引起口腔炎、胃炎、腹泻、便血等症状；铂类药物可能会引起肾毒性、耳毒性、神经毒性等症状；紫杉烷类药物可能会引起过敏反应、恶心、呕吐、腹泻等症状。

（二）分子靶向药物

分子靶向药物主要包括贝伐珠单抗、西妥昔单抗、曲妥珠单抗及阿帕替尼等。这些药物主要针对肿瘤细胞的特定靶点进行作用，从而尽可能地减少对正常细胞的损害。但是，靶向药物也会有一定的不良反应，如贝伐珠单抗可能会引起高血压、出血、血栓形成等，西妥昔单抗可能会引起皮疹、皮肤瘙痒、发热等，曲妥珠单抗可能会引起心功能不全、呼吸困难等，阿帕替尼可能会引起高血压、蛋白尿等。

三、伤口护理指导

1. 遵医嘱使用镇痛药。按照医师的建议按时、按量使用镇痛药，不要随意更改剂量或停药。

2. 术后可以选择舒适的体位，如半卧位、侧卧位等，以减轻伤口的疼痛和不适。

3. 术后避免剧烈活动，以免加重伤口疼痛和出血。

4. 及时更换敷料，保持伤口清洁、干燥，以预防感染和减轻疼痛。

四、居家护理指导

（一）观察造口

1. 观察造口的颜色和形状，正常情况下应为红色或粉红色，形状为椭圆形或圆形。如发现异常，应及时向医师报告。

2. 观察造口周围皮肤的情况，如出现红、肿、瘙痒、疼痛等症状，可能是皮肤过敏或感染，需及时处理。

3. 观察排泄物的颜色、性状和量等，如出现排泄物过多、过少或异常，应及时向医师报告。

（二）清洁造口

1. 使用温水和柔软的纸巾轻轻擦拭造口表面，注意避免使用刺激性强的清洁剂或消毒剂。

2. 擦拭时注意不要损伤造口周围皮肤，如发现皮肤破损，应暂停擦拭并寻求专业帮助。

3. 擦拭后可使用适量的造口护肤粉或其他皮肤保护剂，将其涂抹于造口周围皮肤，以保持皮肤干燥、柔软。

（三）保持造口周围皮肤干燥

1. 避免在造口周围使用化学药品或护肤品，以免刺激皮肤或引起过敏反应。

2. 在清洁后可使用适当的皮肤保护剂，以保持皮肤干燥和柔软。

3. 如皮肤出现瘙痒或疼痛，可使用抗过敏药物或向医师咨询。

（四）使用造口产品

1. 根据医师的建议选择合适的造口袋及相关产品。

2. 使用前先了解造口袋的正确使用方法，注意避免漏便或渗漏。

3. 如使用过程中出现不适或过敏反应，应立即停止使用并寻求专业帮助。

（五）避免刺激性食物

1. 避免摄入刺激性食物，如辛辣、油腻的食物及烟、酒等。

2. 多食用高营养、易消化的食物，保持饮食均衡。

3. 注意控制饮食量，避免过度饱食而导致肠胃不适。

（六）及时更换造口袋

1. 根据医师的建议定期更换造口袋，一般每3～5天更换1次。

2. 更换时注意清洁造口周围皮肤，避免感染和异味。

3. 如发现造口袋破损或不适，应及时更换并清洁造口周围皮肤。

（七）管道居家护理

1. PICC管道护理 参照肺部肿瘤放化疗患

者出院健康教育指引的相关内容。

2. 输液港居家护理　参照肺部肿瘤放化疗患者出院健康教育指引的相关内容。

五、并发症的观察及处理

(一)出血

观察是否有呕血、黑粪，记录出血量。维持静脉通道，防止休克。

1. 使用止血药、抑酸药，以减轻胃黏膜出血。
2. 通过输血补充血容量，纠正贫血。
3. 内镜下止血治疗（如止血夹、电凝等）。
4. 介入治疗（选择性血管造影及栓塞）。
5. 手术治疗。

(二)肠梗阻

观察是否有腹痛、呕吐、腹胀、停止排气和排便等症状。

1. 禁食、胃肠减压，减轻胃肠道负担。
2. 输液、纠正水和电解质失衡。
3. 应用抗生素防治感染。
4. 肠梗阻严重时需手术治疗。

(三)穿孔

观察是否有突发腹痛、腹膜刺激征等。

1. 禁食、胃肠减压，减轻胃肠道内容物对腹膜的刺激。
2. 输液、抗感染治疗，防止感染扩散。
3. 穿孔较小、症状较轻时，可采用保守治疗；穿孔较大、症状严重时，需手术治疗。

(四)恶病质

观察是否有体重下降、乏力、营养不良等表现。

1. 高蛋白、高热量、高维生素饮食，补充营养。
2. 肠内或肠外营养支持治疗。
3. 调整饮食结构，增加膳食纤维的摄入，促进肠道蠕动。
4. 在医师指导下使用改善食欲的药物。
5. 恶病质严重时，需到医院进行全面的检查和治疗。

(五)吻合口瘘

观察是否有发热、腹痛、腹部压痛等症状。

1. 禁食、胃肠减压，减轻胃肠道内容物对瘘口的刺激。
2. 输液、抗感染治疗，防止感染扩散。
3. 放置引流管，充分引流瘘口周围积液。

六、疾病预防指导

(一)饮食调整

消化道肿瘤的发生与饮食习惯有密切的关系，应避免高脂、高盐、熏制和腌制的食物，适量增加全谷物、蔬菜、水果和豆类的摄入，以提供机体足够的纤维素等营养素，同时应减少红肉和加工肉类的摄入。

(二)戒烟、限酒

吸烟和过量饮酒都会增加患消化道肿瘤的风险。戒烟和限制酒精摄入有助于预防消化道肿瘤。

(三)保持运动

适量的有氧运动可以增强机体免疫力，有助于预防消化道肿瘤。建议每周进行至少150 min的中等强度有氧运动。

(四)管理压力

长期精神压力可能会导致免疫功能下降，从而增加患消化道肿瘤的风险。因此，采取有效应对压力的策略（如冥想、瑜伽、深呼吸等），有助于预防消化道肿瘤的发生。

(五)定期检查

定期进行消化内镜检查是预防消化道肿瘤的重要措施。对于有消化道慢性疾病和癌症家族史的人群，应定期进行消化内镜检查，以便早期发现并治疗消化道肿瘤。

(六)接种疫苗

幽门螺杆菌感染患者，通过接种疫苗可以预防胃炎和胃癌的发生。

七、饮食指导

1. 遵循医师的饮食建议调整饮食，选择营养丰富、易消化的食物，避免刺激性食物和饮料。
2. 术后应逐步恢复饮食，先从流质食物开始，逐渐过渡到半流质食物和正常饮食。

3. 增加蛋白质的摄入，多吃富含蛋白质的食物，如鱼、肉、蛋、豆类等，以促进伤口愈合和身体恢复。

4. 控制盐分的摄入，避免过咸的食物，以免引起水肿和不适。

八、运动及康复指导

1. 遵循医师的建议进行适当的活动，以促进身体恢复和伤口愈合。

2. 逐步增加活动量。术后应逐步增加活动量，以适应身体状况的变化。

3. 注意休息，保持充足的睡眠和休息时间，以促进身体恢复和伤口愈合。

4. 避免过度劳累和剧烈运动，以免影响身体恢复和伤口愈合。

九、复诊与随访指导

1. 按照管床医师给予的出院小结上的提示定期返院复查。出院后2年内每1～2个月复查1次，2年后每3个月复查1次，有不适时随时回院就诊。

2. 患者要告知医师是否有新发的腹痛、食欲改变、体重迅速减轻等症状，以及是否有其他不适或异常情况。

（陈瀚熙　余红春）

第六节　乳腺肿瘤放化疗患者出院健康教育指引

一、疾病相关知识

乳腺肿瘤是女性最常见的肿瘤之一，通常发生在乳腺组织中。它可以是良性的，也可以是恶性的。乳腺肿瘤的发病原因尚不完全清楚，但与遗传、内分泌、环境等因素有关。良性乳腺肿瘤包括纤维腺瘤、脂肪瘤、导管内乳头状瘤等，恶性乳腺肿瘤则包括浸润性导管癌、浸润性小叶癌等。

二、伤口护理指导

1. 出院后伤口2～3天换药1次，直至伤口愈合。伤口常规无须拆线，如有特殊情况，医师会有交代。伤口纱布需保持干燥、清洁，如果伤口纱布潮湿，应及时换药。伤口愈合后才能洗澡。

2. 术后要避免伤口皮肤受过冷或过热的刺激，伤口上的痂皮不能强行撕除。伤口愈合过程中可能会出现周围皮肤瘙痒感和疼痛感，属正常现象，勿抓挠，如果疼痛难忍，可遵医嘱服用镇痛药。如果伤口出现红、肿、热、痛，应及时就医换药。

3. 带管出院者，每天早上8时倾倒伤口引流液1次，不同引流管的液体分开记录，引流液连续3天＜15 ml可以拔管。如发现引流管脱落或伤口渗血，应立即用干净的纱布覆盖伤口，选择就近医院及时处理，并告知随访护士或者联系病区。

4. 为避免长期重力不平衡而导致脊柱侧弯，使身体保持良好的体态，术后1个月即可佩戴“义乳”。

5. 术后1～3个月，如出现伤口瘢痕红肿或突出表面，应及时就诊。

6. 做好放射野皮肤的护理。照射部位的皮肤可能会出现瘙痒、红斑、脱皮、水疱、溃破及放射性皮肤炎等症状。护理措施如下：①勤剪指甲、勤洗手，勿用手指搔抓局部皮肤或用手剥皮。②穿棉质、宽松的内衣，保持皮肤干燥、透气，避免粗糙衣物或首饰的刺激。③不宜过多清洗照射部位皮肤，出汗较多或沐浴时可用温水冲洗，然后用柔软的毛巾轻轻拍干，忌用力搓洗，勿用肥皂、沐浴露、润肤露等化学物品。④放射标记模糊不清时，勿自行添划，应及时请医师补划，以保证放射治疗的正常进行。⑤可遵医嘱使用康复新、重组生长因子等药物外涂，未经医师同意勿使用其他药物。

三、用药指导

严格遵医嘱用药，不随意使用激素类药物。

四、居家护理指导

（一）术侧肢体注意事项

1. 坚持功能锻炼6～12个月，3～5次/天，每次10～15 min，循序渐进，量力而行。

2. 术后2年内避免在术侧肢体行静脉输液、抽血、量血压等操作。

3. 患侧手臂避免提重物（＞5 kg）。

4. 保持患侧肢体皮肤完整，避免蚊虫叮咬和戴过紧的饰品。

5. 具体功能锻炼内容应按医务人员的指引进行。

（二）PICC管道护理

参照肺部肿瘤放化疗患者出院健康教育指引的相关内容。

（三）输液港居家护理

参照肺部肿瘤放化疗患者出院健康教育指引的相关内容。

五、预防复发指导

乳腺肿瘤主要是由于内分泌激素失调所致，尤其是雌激素水平异常，可以通过调整心情、调整饮食、适当锻炼、定期复查等方法预防乳腺肿瘤复发。

六、饮食指导

1. 维持正常饮食，少食多餐，多吃蔬菜、水果、高蛋白食物（鸡蛋、牛奶）和白肉（鱼肉、家禽肉），适量吃红肉（牛肉、羊肉）和海鲜。以高热量、高维生素、粗纤维食物为宜，保持大便通畅。

2. 忌食富含雌激素类的食物，如蜂王浆、雪蛤等，戒烟、戒酒。多吃富含维生素的蔬菜和水果，尽量少吃油炸、油煎类食物。

3. 引流管拔除前勿喝汤。

七、运动及康复指导

1. 坚持渐进式的功能锻炼。

2. 避免患侧肢体受机械挤压，睡眠时避免压迫患肢，不可在患肢进行测血压、静脉穿刺等操作。

3. 避免重体力劳动，避免患肢过度负重和高强度锻炼。

4. 防止长时间将患肢置于低位。

5. 调整生活节奏，建立良好的生活习惯，保持心情愉悦，积极参加社会活动，坚持体育锻炼，以不劳累为度。

6. 在体力允许的情况下进行正常的性生活，5年内避免妊娠。

八、复诊与随访指导

1. 有不适应及时随诊。

2. 准备复诊资料，如门诊病历、出院小结、检测登记本，以及相关的检验、检查结果等。

（陈瀚熙　余红春）

第七节　颅内肿瘤放化疗患者出院健康教育指引

一、疾病相关知识

颅内肿瘤是指发生在颅腔内的神经系统肿瘤，包括良性和恶性2种类型。放化疗是治疗颅内肿瘤的重要手段之一，但患者在出院后仍需接受长期的康复治疗和护理。

二、用药指导

严格遵医嘱用药，替莫唑胺于晚餐后3 h或睡前空腹服用，主要不良反应为恶心、呕吐，服用前30 min服用止吐药。

三、管道护理指导

（一）PICC管道护理

参照肺部肿瘤放化疗患者出院健康教育指引的相关内容。

（二）输液港居家护理

参照肺部肿瘤放化疗患者出院健康教育指引的相关内容。

四、放射野皮肤护理指导

1. 保持放射野皮肤清洁、干燥，勿用肥皂擦洗及涂抹刺激性药物，勿摩擦、挠抓皮肤。夏天戴棉质的太阳帽，防止紫外线对皮肤的损伤。

2. 卧床期间定时翻身、变换体位，同一体位不超过2 h，受压位置可贴水胶体敷料或外涂液体敷料（如赛肤润等）。

五、预防复发指导

1. 放化疗后保持乐观、平稳的心态，避免过于焦虑、烦躁的情绪，预防内分泌系统紊乱，预防疾病复发。

2. 改变不良的生活习惯，如熬夜、吸烟等，以预防身体出现体重及视力下降。

3. 注意休息和补充营养，避免感染，通过锻炼促进身体新陈代谢，调节自身抵抗力和免疫力。

4. 注意定期检查，通过定期检查及时发现异常症状，并进行正确的治疗。

六、日常生活注意事项

1. 病情观察 密切观察意识及瞳孔反应，有无头晕、头痛、恶心、呕吐等，出现异常反应应及时就医。

2. 安全指导 外出、如厕、洗澡等应有专人陪护。卧床休息应加床栏保护。泡脚、洗澡时注意水温，防止跌倒、坠床、烫伤的发生。

七、饮食指导

以进食富含蛋白质且易消化的食物为原则，多食蔬菜、水果、深海鱼和菌类食品，注意保持大便通畅。避免进食刺激性食物、烟、酒、咖啡及可乐等碳酸饮料，避免高胆固醇食物。

八、运动及康复指导

1. 劳逸结合，每天保证足够的睡眠，康复锻炼应循序渐进地进行。

2. 用健侧肢体协助患侧肢体进行关节屈伸运动，每个动作重复20～30次，2～4次/天。

3. 主动进行肌肉收缩运动和关节屈伸运动。

4. 严禁单独外出和驾车。

5. 注意睡眠和休息，劳逸结合，保持情绪稳定。

九、复诊与随访指导

1. 有不适应随诊。

2. 准备复诊资料，如门诊病历、出院小结，以及相关的检验、检查结果等。

（陈瀚熙　余红春）

第八节　靶向治疗患者出院健康教育指引

一、疾病相关知识

靶向治疗是一种针对特定癌症基因或蛋白质的治疗方法，其目的是通过特异性地针对癌细胞而不影响正常细胞，从而提高治疗效果并降低不良反应。靶向治疗通常用于晚期癌症患者，以及那些已经对传统化疗药物产生耐药性的患者。

二、用药指导

1. 服药期间如有其他不适（新发咳嗽、血丝痰、头痛等），需及时就诊。

2. 需要特别注意的是，服用靶向药物过程中，尤其是服药的第1个月内，如果出现胸闷、呼吸困难、气促加重，有可能是间质性肺炎，如果出现上述情况应立即停药、就诊。

三、并发症的观察及处理

1. 皮疹 注意防晒，避免太阳直接照射局部皮肤及用过热的水冲凉、洗手。出现皮肤瘙痒可以使用无刺激性的润肤霜保持皮肤滋润、减轻瘙痒。出现皮疹可以采用金银花煮水外洗，也可口服氯雷他定10 mg，1次/天。如皮疹严重，应联系医师或在当地就诊。

2. 腹泻 可口服蒙脱石散，每次1包，3～4次/天，1包蒙脱石散要加入50 ml温水中，混匀后空腹服用。如果腹泻严重，可以每次使用2包蒙脱石散，加入100 ml温水溶解后服用。如单纯蒙脱石散控制不了腹泻，可加用盐酸洛哌丁胺，当天第1次口服时吃2粒，之后每腹泻一次再吃1粒盐酸洛哌丁胺，每天总剂量不超过6～8粒。如仍不能控制腹泻，应及时到门诊就诊。

3. 甲沟炎 可局部使用聚维酮碘，如病情严重，应到皮肤科门诊就诊。

四、饮食指导

忌食狗肉、葡萄、提子、柚子、蜂蜜、蜂王浆、燕窝等食物。

五、运动及康复指导

日常生活、活动不受影响，可适当运动，如散步、打太极拳等。对于有体力及锻炼条件的患者，建议将有氧运动与抗阻运动相结合，在能耐受的范围内选择自己喜欢的运动。锻炼中最重要的是避免运动性损伤，因此需注意以下事项。

1．严重贫血未改善者应推迟锻炼。

2．免疫力低下者（如化疗后白细胞降低）避免到公共场所锻炼。

3．乏力严重者应避免中等强度锻炼，建议日常锻炼时间为10 min。

4．进行阻抗训练时应避免导管脱离。

5．有皮肤损伤时避免暴露于泳池、河、海等可能发生感染的地方。

6．有末梢神经病变或共济失调者需有人保护，或者进行静态运动。

六、复诊与随访指导

1．服药1个月时复查胸部和上腹部CT以评估疗效，抽血复查血常规和肝肾功能。

2．每2～3个月复查胸部和上腹部CT以评估疗效，每个月抽血复查血常规和肝肾功能。

3．如有脑转移，需行头部MRI检查；如无脑转移，也应每6～8个月复查1次头部MRI。

（陈瀚熙　余红春　黄惠亭）

第二章 肿瘤微创介入治疗患者出院健康教育指引

第一节 碘-125粒子植入术患者出院健康教育指引

一、疾病相关知识

碘-125粒子植入术是一种使用放射性碘-125粒子治疗肿瘤的微创技术。通过将碘-125粒子植入肿瘤组织，利用其释放的放射性能量杀死肿瘤细胞，从而达到治疗的目的。该技术具有精准度高、不良反应小、恢复快等优点，是治疗某些类型肿瘤的有效手段之一。

二、伤口护理指导

伤口可正常淋浴，若伤口周围有片状瘀斑，可外涂多磺酸粘多糖乳膏，或者无须处理，待其自行消散即可。

三、饮食指导

1. 应少量多餐，忌油腻食物，清淡饮食，细嚼慢咽。

2. 选择高蛋白（血氨偏高者除外）、高热量、高维生素、低脂肪的食物，如鱼、鸡、瘦肉、牛奶、各种豆类制品（豆浆、豆腐等）、甜食、面条、米饭、新鲜蔬菜及自制果汁等。

3. 进食应以易消化的软食为主，忌坚硬及粗纤维过多的食物（如坚果类、青菜梗、大枣、山楂、韭菜、芹菜、燕麦、玉米等），避免发生上消化道出血。

4. 多食新鲜蔬菜、水果，建议饮用自制的果汁，如红萝卜汁、玉米汁、苹果汁等，补充维生素。

四、运动及康复指导

1. 可进行适量运动，如散步、打太极拳等，以活动后不劳累为宜。

2. 术后应穿铅衣3个月，以增加疗效及保护他人。粒子种植后4个月内，尤其是前2周内，儿童和孕妇（包括计划妊娠女性）不得与患者同住一个房间，患者避免抱小孩。

3. 因放射性粒子可以游走，故需定期行X线检查，术后1个月随访1次，之后一般3个月随访1次。

4. 患者或家属如发现粒子脱落、排出或咳出，应远离粒子脱出的环境并及时与主管医师取得联系。

5. 患者住院期间外出检查需穿铅衣。

6. 出院后3个月内需与配偶分床睡，6个月后无须防护。

五、复诊与随访指导

1. 遵医嘱定期复查。

2. 准备复诊资料，如门诊病历、出院小结、检测登记本，以及相关的检验、检查结果等。

（陈瀚熙　陈秀梅　余红春）

第二节 肝动脉栓塞术患者出院健康教育指引

一、疾病相关知识

肝动脉栓塞术是一种治疗肝脏肿瘤、血管瘤等肝脏疾病的有效方法。通过将栓塞剂注入肝动脉，阻断病变部位的血液供应，使病变组织坏死、萎缩或消失。该手术创伤小、恢复快、效果显著。

二、伤口护理指导

伤口可正常淋浴，伤口周围若有片状瘀斑，可外涂多磺酸粘多糖乳膏，或者无须处理，待其自行消散即可。

三、用药指导

口服抗病毒药物（恩替卡韦、拉米夫定、阿

德福韦等）需按时、按量、定时、长期口服（1片/天），不可随意停药，此类药物可抑制乙肝病毒复制，降低血清乙肝病毒脱氧核糖核酸（HBV-DNA）的水平。

四、并发症的观察及处理

1．如果有嗜睡、反应迟钝、胡言乱语等情况，应警惕肝性脑病的发生，及时就医，并注意低蛋白饮食。

2．若出现黑粪，应警惕消化道出血，及时就诊。

3．当出现镇痛药不能缓解的疼痛时应联系主管医师回院复查。

4．术后多数患者会出现栓塞综合征（发热、恶心、呕吐、腹痛等），一般持续3～7天症状可缓解。术后应监测体温，若是低热，无须特殊处理，多饮水即可（有腹水患者适量饮水，可采用冰敷等物理降温措施）。当体温>38.5 ℃时，可遵嘱服用塞来昔布等解热镇痛药。少量多餐，忌油腻食物，清淡饮食，可通过闻柠檬以减轻症状，若恶心、呕吐明显，应及时就诊。发生腹痛时，若为轻度疼痛（疼痛不影响睡眠），无须处理；若疼痛影响睡眠，需遵医嘱服用镇痛药。

五、饮食指导

1．应少量多餐，忌油腻食物，清淡饮食，细嚼慢咽。

2．选择高蛋白（血氨偏高者除外）、高热量、高维生素、低脂肪的饮食，如鱼、鸡、瘦肉、牛奶、各种豆制品（豆浆、豆腐等）、面条、米饭等。

3．进食应以易消化的软食为主，以免发生食管或胃底静脉破裂出血。忌坚硬、辛辣的食物，少食煎炸类食物，避免刺激性及粗纤维含量高的食物，如水果皮、坚果类、青菜梗、大枣、山楂、韭菜、芹菜、燕麦、玉米等。

4．多食新鲜的蔬菜、水果，饮用自制的果汁，如红萝卜汁、玉米汁等，补充维生素。

六、运动及康复指导

1．注意休息，保持充足的睡眠，忌熬夜，劳逸结合，注意保暖防寒，避免感染。

2．保持心情舒畅，避免心理压力。

3．适量运动，如散步、打太极拳等，以活动后不劳累为宜。

4．戒烟、戒酒。

七、复诊与随访指导

1．遵医嘱定期复查。

2．准备复诊资料，如门诊病历、出院小结、检测登记本，以及相关的检验、检查结果等。

（陈瀚熙　陈秀梅　余红春）

第七篇

重症病房常见病患者出院健康教育指引

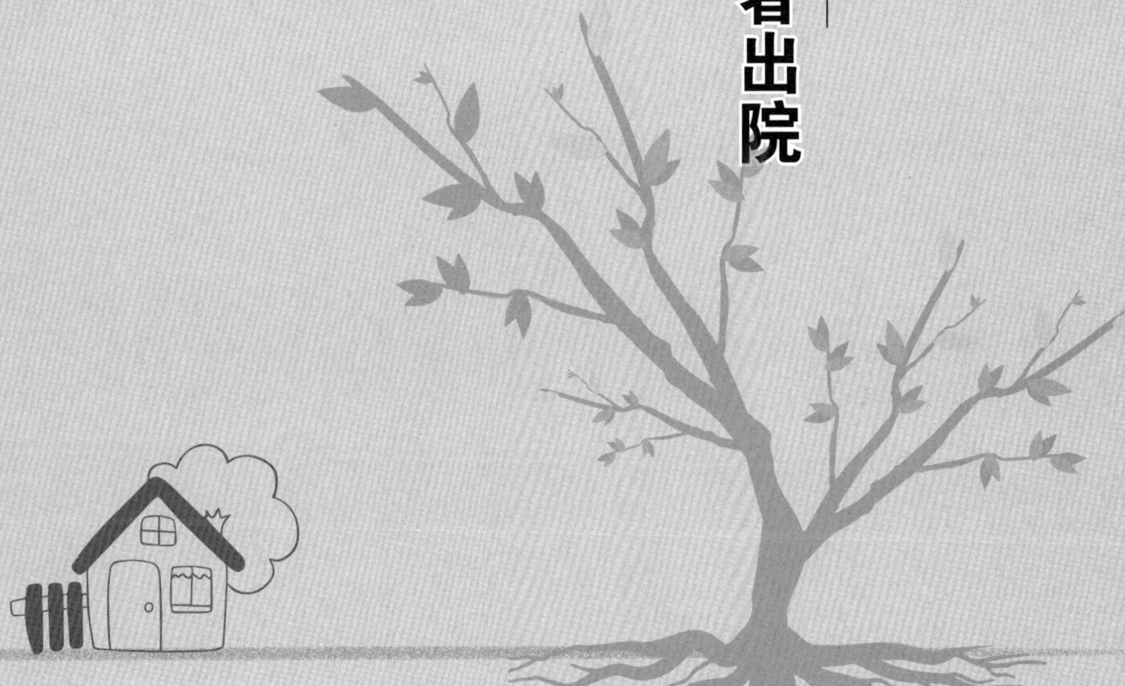

第一章 重症病房儿童患者出院健康教育指引

第一节　呼吸衰竭患儿出院健康教育指引

一、疾病相关知识

小儿呼吸衰竭，即患儿由于各种原因导致其换气及呼吸功能出现严重障碍，对患儿的生命安全造成较严重的威胁。呼吸困难在呼吸上的表现为频率、节奏等的改变。需要观察患儿的胸廓起伏情况及鼻翼是否扇动，若出现上述情况应及时就医。发绀多是由缺氧造成的典型症状，表现为口唇发绀、面色苍白、指端发紫。患儿可出现精神模糊、肌肉抽搐、昏睡不醒甚至昏迷等。

二、用药指导

根据出院医嘱按时服药，口服用药要保证剂量准确、足量，用药过程中如出现恶心、呕吐、颜面潮红、烦躁、肌肉抽搐、心律失常、皮疹等不良反应，应及时复诊。

三、疾病预防指导

1．保持呼吸道通畅，保证足够的休息时间，需卧床静养。

2．避免受凉，做好防寒、保暖措施，避免感冒影响呼吸道。

3．合理均衡地调控食物，饮食要定时、定量，多补充富有营养的食物，以清淡、易消化的食物为主，忌食肥腻、有刺激、辛辣、油炸类食物。

4．患其他易引发呼吸衰竭的呼吸道疾病时要及时治疗。

5．加强运动，增强体质，提高自身免疫力，避免与其他患者接触，积极预防呼吸道感染。

四、饮食指导

1．家属应为患儿提供易消化、高蛋白、富含营养的半流质或流质饮食，少食多餐，嘱患儿多喝水。

2．若为母乳喂养，应小心出现呛奶的问题。若出现喘憋症状，应暂停母乳喂养，改用小勺喂养。

五、运动及康复指导

（一）呼吸道护理指导

1．若患儿出现痰液黏稠的情况，家属应保持空气清新，定时开窗通风，保持房间相对湿度，避免过于干燥。

2．家属定时协助患儿翻身、拍背，拍背可促使痰液松动。将手掌微曲成弓形，五指并拢成空心状，以手腕为支点，借助上臂力量有节奏地叩拍患儿胸背部。注意力度不宜过大，不能造成患儿疼痛，以患儿皮肤稍微发红为宜，每个部位最好固定叩拍30 s左右，再扣拍下一个部位，移动顺序为由外向里、由下向上，每侧肺至少拍3～5 min，每天拍2～3次。注意不要在饭后1 h内拍背，避免食物反流，造成误吸。

3．及时对患儿口部、鼻部及咽部进行仔细观察，若有分泌物，应及时清理。

4．慢性缺氧患儿家中若有条件，可以考虑居家低流量氧疗。

（二）发热护理指导

部分患儿可能出现发热症状，将患儿衣服解开，在其流汗后尽快更换衣服，防止患儿感冒。若患儿高热不退，应及时就医。

（三）心理指导

患儿易产生紧张不安和恐惧的心理，患儿哭闹不止时应及时给予安抚，可通过讲故事或拿患儿喜欢的玩偶来分散其注意力，避免患儿缺氧。

六、复诊与随访指导

1．严格遵医嘱随访，以了解患儿心肺功能的情况。

2．出院后可定时监测患儿的生长发育，以了解患儿的生长状况。

七、小儿纤维支气管镜检查指导

（一）纤维支气管镜检查相关知识

1. 纤维支气管镜检查结束后，短时间内会有咽痛及声音嘶哑的现象，这是正常的，可自行恢复。短时间内减少讲话及咳嗽、清嗓子等会恢复得更快。

2. 患儿可出现恶心、呕吐。呕吐时，先把其头部偏向一侧，以防误吸导致窒息，待平稳后，予以清水漱口，继续观察。此种情况是由于麻醉药导致的，药效过后会逐渐消失。

3. 关注患儿有无发热。一般纤维支气管镜检查后会出现一过性体温升高，若体温超过38.5 ℃，且短时间内无下降趋势，应立即就医。

4. 注意观察患儿有无呼吸困难、气促、口唇发绀等情况，注意有无主诉胸痛，如有，应立即就医。

（二）日常生活护理

1. 可以进行与年龄相符的正常活动，若出现呼吸困难、气促、口唇发绀等情况，应立即就医。

2. 少食多餐，食物不宜太硬，注意吞咽情况，关注患儿是否出现吞咽困难。

3. 正常接种疫苗，若有特殊情况，可询问主管医师。

（三）用药指导

遵医嘱用药，出院后按说明服药，定时、定量，不可自行停药，若发生其他情况，应立即就医。

（四）心理护理

患儿可能会出现哭闹不止、烦躁等情况。应耐心安抚患儿，轻拍其背部，及时解决其生理需求。家长应对纤维支气管镜检查有一定的了解，不必过于紧张。

（五）复诊与随访指导

遵医嘱按时复诊，需提前挂号。

（陈瀚熙　钟玉娱）

第二节　肠套叠患儿出院健康教育指引

一、疾病相关认识

肠套叠是指部分肠管及其肠系膜套入邻近肠腔所致的一种绞窄性肠梗阻，是婴幼儿时期最常见的急腹症之一。约60%的患儿年龄在1岁以内，约80%的患儿年龄在2岁以内，但新生儿罕见；男孩发病率高于女孩，约为4∶1，健康的肥胖儿多见。临床表现为突然发作的剧烈阵发性腹痛、哭闹、呕吐、腹部包块、果酱样血便及全身情况改变。

（一）急性肠套叠

1. 改变饮食及饮食后剧烈运动可导致肠道功能紊乱，引起肠套叠。

2. 回盲部解剖因素及遗传因素。

3. 病毒感染，如肠道内腺病毒、轮状病毒感染等。

4. 肠痉挛及自主神经失调。由于各种食物、炎症、腹泻、细菌毒素等刺激肠道产生痉挛，使肠蠕动功能节律紊乱或出现逆蠕动而引起肠套叠。

5. 先天性肠管畸形和其他器质性疾病，如梅克尔憩室、先天性肠重复畸形等都是急性肠套叠的诱因。

（二）慢性复发性肠套叠

多见于年长儿及成人，其发生原因常为肠道存在器质性病变而引起继发性套叠，肠道器质性病变常见肠息肉、憩室、重复畸形、紫癜、肿瘤及结核等。

二、用药指导

出院后遵医嘱按时服药，口服用药要保证剂量准确、足量，若患儿服用后发生呕吐，要补喂相应的量。

三、疾病预防指导

（一）观察

患儿日常出现腹痛突然发作（阵发性腹痛）、哭闹不安、面色苍白、拒食等，持续数分钟，腹痛缓解，安静或入睡，间歇10 min左右，反复发作；或者呕吐乳汁、乳块、食物残渣及胃液等；

或者排出暗紫色凝冻样果酱样便，腹部可扪及腊肠样、表面光滑、稍可活动、有一定压痛的肿块，位于脐右上方。

（二）处理

如发现患儿有肠套叠的征兆，应立即停止喂食，患儿呕吐时，将其头偏一侧，保持右侧卧位，清理口腔分泌物，避免误吸。禁止给患儿服用任何镇痛药，以免影响医师对病情做出判断，立即送医院就诊。

四、饮食指导

肠功能恢复后，注意饮食卫生、种类，少量多餐，勿暴饮暴食，避免生冷、辛辣、胀气的食物，从流食过渡到正常饮食。给患儿添加辅食时，必须做到每次只增加1个品种，量由少到多。母乳喂养的小儿鼓励继续母乳喂养。

五、运动及康复指导

肠套叠术后患儿出院3个月内避免过度哭闹和饭后剧烈运动，3个月后鼓励患儿合理运动，饭后宜静卧1 h左右，以免增加腹压，再次诱发肠套叠。注意保暖，保护腹部不受寒。

（一）观察排便情况

注意观察患儿的排便情况，有便秘的患儿应及时给予缓泻剂，保持排便通畅。

（二）哺乳注意事项

1. 每次哺乳后应将婴儿竖直，头部紧靠在母亲肩上，用手掌轻拍其后背，以帮助其胃内气体呃出。

2. 哺乳后一般应将婴儿保持右侧卧位，防止呕吐造成窒息。进食后应避免患儿剧烈活动，宜静卧1 h左右。

（三）评估和观察

出院后若有腹痛、腹胀、停止排气和排便等不适，应及时就诊。避免腹泻、肠炎、高热等诱发肠套叠的因素。

（四）用药护理

做好伤口护理。出院后如伤口缝线未拆除，要保持伤口敷料干净，避免沾水，观察伤口有无渗血等。如果伤口已拆线，应保持伤口皮肤干净、清洁，洗澡时用清水洗净，选用柔软衣物，避免摩擦伤口。

六、复诊与随访指导

患儿出院后应按出院小结的要求服用药物。如未拆线，出院后1周内到医院拆线。如有不适，随时复诊。

（陈瀚熙 钟玉娱）

第三节 脑膜炎患儿出院健康教育指引

一、疾病相关知识

脑膜炎分为病毒性和细菌性，主要由嗜神经性病毒及化脓性细菌引起，是小儿常见的感染性疾病，常表现为头痛、发热及意识改变等症状。

二、用药指导

1. 按照医师的建议使用药物，不要随意更改剂量或停药。如果出现药物不良反应，应及时就医。

2. 在使用抗生素等药物时，要按照医师的指导正确使用，不要随意更改使用时间或剂量。

三、疾病预防指导

病毒或细菌侵犯的部位不固定，可遗留不同的后遗症，如遗留运动障碍，患儿可表现为肢体活动不好，或步态不稳；如遗留癫痫发作，患儿可表现为长期癫痫发作，甚至呼吸困难。癫痫发作时需要确保患儿所处的环境安全，并记录患儿发作时的表现（口唇情况，是否对称；意识是否丧失，发作前是否有口唇不自主运动及手的摸索动作）、持续时间、发作频率等。有条件者可用手机拍摄患儿癫痫发作时的视频，方便医师判断。如果出现精神萎靡、惊厥、嗜睡、吸吮力差、拒乳、呕吐、囟门膨隆时，应及时就诊。

四、饮食指导

1. 患儿病情恢复期间应多注意休息。

2. 患儿应进食高热量、高蛋白、高维生素、清淡、易消化的流质或半流质食物，病情恢复后逐渐过渡为普通饮食。

3．喂养患儿时应耐心，少量多餐，防止其呕吐。

五、运动及康复指导

1．鼓励和帮助患儿早期活动，先从起床开始训练，然后到患肢平衡、站立和行走等循序渐进的训练，逐渐增加活动范围和次数。

2．预防感冒。若出现发热，在体温上升阶段出现寒战时，要注意保暖工作。持续发热阶段，在服用解热药时应注意补充水分。在退热阶段，要及时把浸湿的衣服换掉，避免受寒。保证患儿充足的睡眠。

3．若存在神经系统后遗症，应根据患儿的实际情况结合医师的意见制定系统且行之有效的功能训练，以促进机体康复。

4．家长若发现患儿出现临床后遗症，应首先调整好自己的情绪，积极配合，多鼓励患儿，积极面对。

5．要让患儿勇敢地面对疾病，给予支持、鼓励，使其保持积极乐观的心态，鼓励患儿坚持治疗和训练，以促进身体恢复。

六、复诊与随访指导

出院后应定期带患儿复查，一般建议至少每个月复查1次。复查时，医师会评估患儿的病情恢复情况，了解患儿是否有后遗症或并发症，并根据需要调整治疗方案。

（陈瀚熙　钟玉娱）

第四节　颅内高压综合征患儿出院健康教育指引

一、疾病相关知识

颅内压为颅腔内容物产生的压力。若颅内压的增高超过颅腔代偿能力（全颅腔代偿空间仅为8%～15%），即出现颅内压增高的临床表现，称为颅内高压综合征。为了防止颅内压增高及脑疝的形成，早期诊断和及时治疗颅内高压是控制脑水肿、预防脑疝形成、降低病死率及致残率的重要措施之一。

二、用药指导

1．出院后要严格按照出院诊断书、出院医嘱的要求服用药物，按剂量、时间及方法的要求服用，不能随意停药及改量，如不理解，应及时前往最近的社区或门诊就诊、咨询。

2．喂药前注意查看药物的名称、剂量，避免出现喂错药的情况。若药物种类多且繁杂，建议分开包装，不要混放在一起，避免出错。

3．喂完药后注意观察患儿有无不良反应或异常情况。

4．药物要分装好并放在干燥、通风的地方。

三、疾病预防指导

出院后注意观察患儿的情况，若出现剧烈头痛、喷射性呕吐，拍打患儿手足时患儿不哭闹、不产生抵抗动作，或者表现为哭闹、烦躁不安、（婴儿）前囟隆起、肌张力改变、惊厥、呼吸不规则、体温调节障碍等情况，应立即就诊。

四、运动及康复指导

1．尽量减少外界相关因素的刺激，避免带患儿去人多嘈杂的地方，以防感染。患儿出汗后应及时更换其衣服，避免患儿着凉。

2．在家适当地给患儿听舒缓的音乐，给患儿讲故事，更好地促进患儿心智方面的恢复。

3．情况稳定后，可适当锻炼、增强体质，如爬山、慢跑等。

4．出现发热、咳嗽等感染症状时应及时就医，不可私自用药，以免延误病情。

5．进行康复锻炼。患儿病情变化带来的后遗症，要通过功能锻炼及适当运动改善机体的循环和代谢，促进身体康复。指导患儿按卧位—座位—站位—步行的顺序循序渐进地恢复肌力。家长可以给患儿进行肢体按摩，从远端关节开始，从短时小运动量开始，逐步增加。有条件者可以配合中医按摩等。坚持给患儿进行功能锻炼及康复，让患儿更好地恢复。

6．做好心理护理。出院的患儿心理未完全恢复，仍处于转换阶段，此阶段除了陪伴还需与患儿多沟通，引导患儿说出内心的想法，恢复患儿的分析和判断能力。可以采用鼓励法，患儿通过不断地被鼓励和赞扬，自身心理才能得到更好的恢复。若患儿出现其他心理异常情况，应及时就诊。

五、复诊与随访指导

1. 急性期　每1～2周随诊1次，以便及时调整治疗方案、控制病情。

2. 稳定期　每2～3个月随诊1次，以评估治疗效果及病情变化情况。

3. 长期随诊　根据患儿的病情及治疗效果定期进行随诊，以预防并发症的发生。

（陈瀚熙　钟玉娱）

第五节　急性中毒患儿出院健康教育指引

一、疾病相关知识

急性中毒是指人体因接触某种毒素或有害物质而引起的突发疾病。在小儿时期，急性中毒是一种常见的疾病，主要包括药物中毒、气体中毒、食物中毒、农药中毒、酒精中毒、工业中毒及意外中毒等。了解和预防急性中毒的类型，对保障小儿的健康至关重要。

二、用药指导

给患儿服药前应仔细阅读说明书或请教儿科医师，若有出院带药，应根据医嘱按时、按量服用，不可自行停药或减量。

三、疾病预防指导

（一）中毒预防策略

1. 居家安全

（1）将有毒物质存放在儿童无法触及的地方，如高处或带锁的柜子。

（2）使用儿童安全锁或安全盖，防止儿童打开含有有毒物质的容器。

（3）定期检查和清理家中的过期药物、化学物品、清洁剂等有毒物质。

（4）在儿童活动区域避免使用有毒植物或花卉。

2. 食品安全

（1）确保食物新鲜，避免食用过期、变质或来源不明的食品。

（2）避免让儿童接触和食用未经烹饪的豆类、坚果、种子等，以防食物中毒。

（3）妥善保存食品，避免儿童误食。

3. 个人卫生

（1）教育儿童养成良好的卫生习惯，如勤洗手、不随地捡拾物品等。

（2）注意个人卫生，定期更换床上用品、衣物等，防止细菌、病毒等病原体的滋生。

4. 教育与监护

（1）对儿童进行安全教育，告知其哪些物品有毒，哪些物品不能触碰或食用。

（2）加强对儿童的监护，避免其独自接触可能有毒的物品。

（3）在儿童参加活动时，确保有成人陪同，防止发生意外。

（二）应急处理措施

1. 一旦发现儿童中毒，应立即拨打急救电话，寻求专业医疗救助。

2. 在等待急救人员到来时，尽量保持儿童安静，避免其剧烈活动，以减少毒素的吸收和扩散。

3. 若有可能，尽量了解儿童中毒的原因，以便向急救人员提供详细信息，帮助其更好地为儿童制定治疗方案。

四、饮食指导

1. 根据儿童耐受情况予以喂养，逐步恢复正常饮食。注意观察儿童大便情况和消化情况。

2. 讲究科学卫生的饮食习惯，避免摄入腐败、变质的食物，肉类、海产品应充分加热煮熟后方可食用。少食多餐，勿暴饮暴食，形成良好的用餐习惯。

五、运动及康复指导

1. 合理锻炼　适当的锻炼可以增强患儿体质，提高患儿抵抗力。家长可以引导患儿进行适当的户外活动，如散步、游泳、瑜伽等。

2. 保持良好的作息习惯　良好的作息习惯可以促进患儿的生长发育、提高抵抗力。家长应引导患儿保持良好的作息习惯，如早睡早起、定时、定量等。

六、复诊与随访指导

1. 遵医嘱复诊，需提前挂号，定期进行儿童保健检查。

2. 指导患儿到专科医院进行后续的康复治疗。根据医师的指导进行家庭康复。

（钟玉娱　黄金焕）

第六节　心力衰竭患儿出院健康教育指引

一、疾病相关知识

1. 定义　心力衰竭是多种原因导致心脏结构和/或功能的异常改变，使心室收缩和/或舒张功能发生障碍，从而引起的一组复杂的临床综合征，主要表现为呼吸困难、疲乏及液体潴留（肺淤血、体循环淤血及外周水肿）等。

2. 症状监测　心力衰竭的主要症状是呼吸困难、运动耐量下降，家属应观察患儿是否有拒食、哭闹、烦躁、多汗、水肿、面色苍白、端坐呼吸不能平卧、呼吸困难、口唇发绀、水肿（尤其下肢）复发或加重等情况，若有，应及时就诊。必要时准备血氧检测仪，每天定时监测患儿的心率、血氧，及时发现患儿生命体征的异常。观察患儿咳嗽时是否有粉红色泡沫样痰，是否存在咯血，出现上述情况应立即就医。

二、用药指导

1. 详细了解药物名称、剂量、时间、频次、用药目的、不良反应、注意事项等。

2. 若患儿使用螺内酯、呋塞米，应观察其尿量，以及是否出现乏力、食欲减退、精神差等症状，必要时就医观察。若患儿使用地高辛，每次用药前应监测患儿的心率，心率＞100次/分才能给药。

三、疾病预防指导

1. 预防感染　每年按时接种疫苗，增强抵抗力，避免感染。

2. 皮肤指导　心力衰竭的患儿容易出汗，要及时更换其衣服，勤换尿片，避免感冒。

四、饮食指导

1. 少量多餐，均衡饮食，补充新鲜蔬菜、水果及优质蛋白。对于婴儿，可给予高热量、密度浓缩的配方奶。

2. 肥胖者应严格控制体重，避免摄入高糖、高脂、高胆固醇食物，以维持理想体重。消瘦的患儿应加强营养支持。

3. 准备有刻度的水杯、尿壶，每天记录患儿的饮水量、尿量，维持出入量的平衡。

4. 饮食要清淡、易消化，每餐不宜过饱，防止便秘。

五、运动及康复指导

1. 根据心功能分级决定活动量。心功能Ⅰ级者日常活动量不受限制，应避免剧烈运动和重体力劳动；心功能Ⅱ级者适当限制体力活动，不影响轻体力工作；心功能Ⅲ级者严格限制一般的体力活动，每天有充分的休息时间；心功能Ⅳ级者任何体力活动均会引起不适，应加强翻身，逐步过渡至下床活动。

2. 穿着舒适的服装，运动以有氧运动为主，记录患儿的运动时间、强度等，逐渐培养患儿定期进行运动训练的习惯。

3. 忌剧烈活动及饱餐后运动，如运动中出现胸痛、呼吸困难等症状，应立即停止运动，经休息或服药后症状仍无明显缓解者应立即就诊。

4. 患儿容易产生紧张不安和恐惧的心理。患儿哭闹不止时应及时给予安抚，以缓解其紧张、焦虑的情绪，对待患儿要亲切温和、耐心、细致。

六、复诊与随访指导

1. 严格遵医嘱进行随访，以了解患儿心功能情况，必要时对服用的药物进行调整。

2. 出院后可定时监测患儿的生长发育，以了解患儿的生长状况。

（陈瀚熙　罗思妮）

第七节 休克患儿出院健康教育指引

一、疾病相关知识

（一）休克的定义

休克是机体有效循环血量骤减、组织灌注不足引起的以微循环障碍、细胞代谢紊乱和功能受损为特征的病理生理综合征，是一种严重的全身性应激反应。

（二）休克的原因

小儿发生休克的病因有多种，常见病因有以下4点。

1. 低血容量性休克 大量失血与失液，如胃肠道出血、外伤大出血、严重腹泻等。

2. 心源性休克 心脏泵血功能异常，如心力衰竭、严重心律失常。

3. 分布性休克 常见败血症休克，如细菌、病毒引起的严重感染等。

4. 过敏性休克 如药物过敏、毒蜂叮咬等。

（三）休克的症状

休克的症状取决于休克的原因和严重程度，以下症状不一定全部出现：面色苍白或皮肤发绀、皮肤湿冷、呼吸急促、脉搏细弱、血压下降、恶心、呕吐、小便比平时少得多、精神萎靡或烦躁不安甚至昏迷等。

（四）休克的治疗

去除病因，纠正酸中毒，扩充血容量，应用血管活性药物，防止器官功能衰竭等。

二、药物指导

1. 当带药出院时，家长应了解药物的服用方法、作用及不良反应。

2. 遵医嘱定时服药，勿自行停药、减量。

三、疾病预防指导

（一）后遗症

遗留相关后遗症的患儿应到相应的专科或专科医院进行后续康复治疗，根据专科指导进行家庭康复。家长与患儿应保持积极乐观的心态面对疾病与生活。平时多注意日常保健及规律生活，保持良好的营养状况，保证充足的睡眠，适度运动，避免劳累。尽量避免休克的原因和诱因，及时治疗小儿腹泻、呕吐，若有感染，应积极抗感染治疗，积极治疗儿童心肌炎，避免引起过敏的药物、食物等。

（二）休克

尽早发现休克的早期症状，发生休克时让患儿平卧，头偏向一侧，解开其衣服、领扣、裤腰带，保持呼吸道通畅，腿部用毛毯等物品垫高，保持周围空气流通和环境安静，盖毛毯保暖，立即拨打“120”或送至就近医院急救。

四、饮食指导

1. 继续母乳或配方奶按需喂养，或者根据医嘱使用特殊的医学用途配方奶粉，以加强营养、提高机体免疫力。

2. 儿童饮食宜清淡、营养丰富、易消化，少量多餐，多食富含优质蛋白的食物，如乳类、肉类、鱼类、大豆等，提倡蒸、煮、炖的烹饪方式，避免煎、烤、炸等食物。

五、运动及康复指导

（一）休息与体位

1. 确保患儿在安静的环境中休息，避免外界刺激。

2. 根据患儿的病情选择合适的体位，如平卧位、半卧位等。

3. 避免剧烈运动或活动，以免加重病情。

（二）保持呼吸道通畅

1. 保持患儿呼吸道畅通，避免窒息或误吸。

2. 及时清除患儿口鼻中的分泌物，保持呼吸道通畅。

3. 如患儿呼吸困难，可给予吸氧等措施。

（三）循环支持

1. 监测患儿的生命体征，如心率、血压等。

2. 保证患儿有足够的循环血量，必要时可给予补液治疗。

3. 密切观察患儿的尿量变化，以评估其循环状态。

（四）营养支持

1. 给予患儿易消化、营养丰富的食物，以维持其良好的营养状态。

2. 对于无法进食的患儿，可给予静脉营养支持。

3. 密切观察患儿的食欲和消化情况，如有异常，及时处理。

（五）预防感染

1. 保持患儿生活环境的清洁、卫生，避免感染。

2. 定期更换尿布等用品，保持皮肤清洁、干燥。

3. 遵医嘱使用抗生素等药物，预防感染的发生。

（六）心理支持

1. 给予患儿关爱和安慰，减轻其紧张和恐惧感。

2. 与患儿沟通和交流，让其感到安心和信心。

3. 在康复过程中鼓励患儿积极面对困难和挑战。

六、复诊与随访指导

1. 定期检查患儿的身体状况，评估康复效果。

2. 根据评估结果，调整康复计划和措施，按时复诊，若有病情变化应及时就诊。

（陈瀚熙　钟玉娱）

第八节　脓毒症患儿出院健康教育指引

一、疾病相关知识

1. 定义和类型　脓毒症是指化脓性病菌侵入血流后，在其中大量繁殖，并通过血流扩散至宿主体内的其他组织或器官，产生新的化脓性炎症。根据感染的病菌类型和感染途径的不同，脓毒症可分为不同的类型。其中，以败血症性脓毒症最为严重，也最常见。

2. 感染途径　脓毒症的感染途径主要有5种：①通过皮肤、黏膜的伤口感染；②通过呼吸道、消化道、泌尿生殖道等感染；③通过血液循环感染；④通过神经系统感染；⑤通过寄生虫感染。

3. 症状与体征　脓毒症的症状和体征因个体差异而不同，但通常包括以下5种：①发热、寒战、头痛等感染性症状；②呼吸困难、咳嗽、胸痛等呼吸道症状；③恶心、呕吐、腹泻等消化道症状；④尿频、尿急、尿痛等泌尿系统症状；⑤关节肿痛、肌肉疼痛等全身症状。

4. 诊断与鉴别诊断　诊断脓毒症需要进行详细的病史采集、体格检查和实验室检查。其中，实验室检查包括血常规、尿常规、血培养等，可以帮助医师确定病菌类型和感染部位。同时，还需要与其他类似的感染性疾病进行鉴别诊断，如肺炎、急性胃肠炎等。

二、用药指导

1. 出院后要严格遵医嘱服用药物，不能随意停药及改量，复诊时与医师确认后方可停药。

2. 有关服药的时间、方法及要求，应在出院前咨询主管医师或责任护士。

3. 由于患儿用药剂量较少，涉及分药的问题，应务必掌握准确分药的方法，确保服用正确的剂量，出院时拿到药物后可要求责任护士指导分药。

三、疾病预防指导

1. 出院后注意观察患儿的情况。若出现面色苍白、精神萎靡、哭闹、不易安抚、气促、呼吸困难、发绀、尿量减少、发热、食欲减退等情况，应立即就诊。

2. 出现发热、咳嗽等感染的症状，应及时就医，不可私自用药，以免延误治疗。

3. 住院期间由于治疗的需要及环境的改变，患儿可能出现生物钟的颠倒，回家后需要家长耐心调整。

4. 出汗后应及时更换衣服，避免着凉。避免带患儿去人多的地方，避免感染。

5. 病情稳定后，可适当锻炼、增强体质。

四、饮食指导

1. 保持清淡饮食　以清淡、易消化的食物为主，避免过于油腻、刺激的食物，以免加重胃肠道负担。

2. 控制液体摄入　适当控制液体摄入量，以避免过多的水分对心脏和肾脏造成负担。同时，要注意保持水分平衡，防止脱水或水肿。

3. 避免刺激性食物　避免食用辛辣、刺激性食物，如辣椒、生姜、大蒜等，以及烟、酒等，以免加重炎症反应。

4. 增加蛋白质摄入　适当增加蛋白质的摄入量，以帮助身体修复受损组织、提高免疫力。建议食用富含优质蛋白的食物，如鱼、肉、蛋、奶等。

5. 补充维生素和矿物质　多吃富含维生素和矿物质的食物，如新鲜蔬菜、水果、全谷类等，以增强免疫力、促进身体恢复。

6. 规律饮食　保持规律的饮食习惯，避免暴饮暴食或过度饥饿，以免影响胃肠功能和营养素的吸收。

五、运动及康复指导

1. 合理运动　在病情允许的情况下进行适当的体育锻炼，以增强体质、提高免疫力。但应注意避免过度劳累，以免对身体造成不良影响。

2. 学会控制情绪　留意患儿的活动、学习、情绪控制能力的变化（如行动迟缓，与生病前的记忆力、独立活动能力、语言表达能力等相比变得更差或容易激动等），一旦发现异常，应及时到儿童神经专科就诊，并按要求进行康复治疗及功能锻炼。

3. 心理护理　家长在发现患儿出现临床后遗症时，应首先调整好自己的情绪，积极配合医师进行康复治疗，不要给患儿太大的心理压力。对患儿要有耐心，此时的患儿需要家长更多的心理支持。

六、复诊与随访指导

出院后待患儿情况稳定，按出院小结的要求定期复诊，并结合复诊时医师的建议进行后续的随诊治疗。出现病情变化时应及时就诊。

（陈瀚熙　钟玉娱）

第九节　多器官功能障碍综合征患儿出院健康教育指引

一、疾病相关知识

多器官功能障碍综合征（multiple organ dysfunction syndrome，MODS）是一种病因繁多、发病机制复杂、防治困难、病死率极高的临床综合征，通常发生在机体受到严重损害后，出现2个或2个以上器官功能障碍，甚至是功能衰竭综合征，常发生在严重疾病、外伤、手术、感染或休克后。

二、用药指导

遵医嘱按时、按量服药，不可自行停药或减量，监测药物的作用及不良反应。

三、疾病预防指导

1. 出院后要关注患儿的呼吸情况，若出现呼吸困难、满头大汗、口唇发绀等情况，应立即就医。出院时若需要吸氧，家中常备几个氧气袋，吸氧时按照氧气机说明书进行操作。康复过程中可根据患儿血氧饱和度的情况进行低流量吸氧，直至停氧。

2. 在家中要关注患儿的体温情况，若体温＞38.5 ℃，应立即就医。

3. 在生长发育方面，应关注患儿的体重、身高，定期监测并记录。

4. 关注患儿的尿量、大便情况，若有不适，立即就医。

5. 有脑损伤后遗症的患儿，应遵医嘱到专科或其他专科医院进行后续康复治疗，家庭康复应遵从专科指导。

四、饮食指导

在饮食方面，应加强营养。婴儿出院后应给予母乳或配方奶粉按需喂养，或者遵医嘱给予特殊医学用途配方奶粉，儿童宜清淡饮食，摄入营养丰富、易消化的食物，少食多餐。同时，要防止进食时误吸。

五、运动及康复指导

1. 家中定时通风，保持环境整洁，加强卫生，少去人多繁杂的地方，根据气温情况增减衣被，预防感染。

2. 做好心理护理。患儿可能会出现依赖性心理，家长应耐心安慰和鼓励患儿，家长也需要调整自己的心态，一起进入正常的工作、生活、学习中。

3. 保证充足的睡眠，劳逸结合，适当进行运动和阳光浴，避免剧烈运动及长期使用手机、电视等电子产品，防止过度疲劳。

4. 按时接种疫苗，如有特殊情况可向主管医师询问。

六、复诊与随访指导

1. 遵医嘱复诊，需提前挂号，定期进行儿童保健检查。

2. 有关伤口护理、气管切开套管护理、家庭氧疗护理、吸痰护理、胃管护理、肠造口护理、动静脉内瘘管护理等内容，可参考相关章节内容。

（陈瀚熙　钟玉娱）

第十节　体外膜氧合技术治疗患儿出院健康教育指引

一、疾病相关知识

（一）定义

体外膜氧合（extracorporeal membrane oxygenation, ECMO）是一种技术，即将血液通过体外循环系统中的膜肺氧合器进行氧合，然后输送回患者体内的一种循环支持技术。ECMO可以替代患者的心肺功能，向患者提供充足的氧气并去除二氧化碳，帮助患者度过危险期。

（二）ECMO的适应证与禁忌证

1. 适应证　ECMO主要用于治疗重症心肺功能衰竭、急性呼吸窘迫综合征、严重心肌炎及心脏移植前的支持治疗等。

2. 禁忌证　ECMO不适用于存在严重出血倾向、无法耐受体外循环的患者，以及预期生存时间较短的患者。

二、用药指导

1. 出院后要严格遵医嘱服药，不能随意停药及改量，复诊时与医师确认后方可停药。

2. 掌握出院带药的服药时间、方法及要求，出院前由责任护士进行药物相关知识的指导，若有疑问可咨询主管医师或责任护士。

3. 由于患儿用药剂量较少，往往不需要服用整颗药物，因此需要分出合适剂量的药物。务必掌握准确的分药方法，确保服用正确的剂量（尤其是卡托普利等降压药，若分药不准确，会导致血压波动）。

三、疾病预防指导

1. 住院期间由于治疗的需要及环境的改变，患儿可能会出现生物钟的颠倒，回家后需要家长耐心调整。

2. 注意患儿的喂养、保暖，预防感染。避免带患儿去人多的地方，预防感染。

3. 出现发热、咳嗽等症状时应及时就医，不可随意私自用药，以免延误治疗。

4. 出院后注意观察患儿的情况，如出现面色苍白、精神萎靡、哭闹不安、气促、呼吸困难、发绀、尿量减少、发热、食欲缺乏等情况，应立即就诊。

四、饮食指导

需注意饮食调理，遵医嘱进食，保持营养均衡。

五、运动及康复指导

（一）一般指导

身体恢复后可适当锻炼，以增强体质、减少感冒。感冒时出现乏力、胸痛、腹痛等症状应及时就医，并告知医师患儿有ECMO治疗史，配合医师进行检查和治疗。

（二）ECMO导管伤口护理

1. 保持ECMO导管伤口表面皮肤的清洁，

不要用手揉搓、抓挠或热敷伤口。

2．出院后检查伤口有无红、肿、热、痛、破溃、渗液、颜色异常、出血等现象，如有以上症状，应立即就诊。

3．伤口按时换药，伤口若无异常可2～3天换药1次。应到正规医院换药，勿自行换药。

4．出院时若伤口仍未拆线，应按出院小结要求的时间到儿科门诊挂号拆线。

六、复诊与随访指导

出院后待患儿情况稳定，应按出院小结的要求定期复诊，并结合复诊时医师的建议进行后续的随诊治疗。出现病情变化应及时就诊。

（陈瀚熙　钟玉娱）

第二章 重症病房成人患者出院健康教育指引

第一节 呼吸衰竭患者出院健康教育指引

一、疾病相关知识

当各种原因引起肺通气和换气功能障碍，使气体交换无法有效进行，导致机体缺氧伴（或不伴）二氧化碳潴留，从而引起一系列生理功能和代谢紊乱的临床综合征。

二、用药指导

呼吸衰竭的患者可以使用有效的抗生素控制呼吸道感染，观察各类药物作用和不良反应，尤其是呼吸兴奋剂，使用时应当注意保持气道通畅，否则会触发呼吸肌疲劳并加重二氧化碳潴留。烦躁不安、夜间失眠的患者，慎用镇静药，以免引起呼吸抑制。

三、疾病预防指导

保持呼吸道通畅、定期翻身拍背、注意口腔卫生等措施有助于预防肺部感染的发生和发展。已经发生肺部感染的患者，应及时进行抗感染治疗，避免病情恶化。

四、饮食指导

1. 饮食宜清淡，食材应新鲜，避免辛辣、油炸类等刺激性食物。

2. 戒烟、戒酒，并避免吸入二手烟，避免吸入刺激性及有毒的气体。

五、运动及康复指导

1. 根据心功能情况合理安排休息与活动，活动量以不引起胸闷、气短为度，避免重体力劳动或剧烈运动。呼吸困难明显时，一般采取半卧位或坐位，趴伏在床或桌子上，以利于呼吸。

2. 进行呼吸功能锻炼，如深呼吸、腹式呼吸、缩唇呼吸、有效咳嗽和咳痰等，提高自我护理能力，加速康复。

3. 避免接触呼吸道感染的患者，减少感染的风险。季节交换和流感季节少外出，少去公共场所。

4. 呼吸操是一种将呼吸锻炼和体操相结合的康复方法，可以改善患者的呼吸功能和生活质量。呼吸操包括深呼吸、扩胸运动、弯腰运动等，应根据患者的具体情况制定个性化的锻炼方案。

六、复诊与随访指导

1. 若咳嗽加剧，痰液增多和变黄，气短加重等变化，应尽早就医。

2. 根据条件行适宜的氧疗，了解氧疗在疾病治疗中的作用，Ⅱ型呼吸衰竭患者应行低浓度（25%～29%，即1～2 L/min）氧疗。

3. 定期复查胸部X线片和肝肾功能，以了解病情变化，及时调整治疗方案。出现呼吸困难，应尽早告知医师或责任护士。

（陈瀚熙　钟玉娱　曹玲玲）

第二节 急性呼吸窘迫综合征患者出院健康教育指引

一、疾病相关知识

急性呼吸窘迫综合征（acute respiratory distress syndrome，ARDS）是一种在短时间（1周内）发生的急性、弥漫性炎症性肺损伤，由严重感染、创伤、休克等各种肺内外致病因素导致，临床表现为呼吸窘迫、顽固性低氧血症和呼吸衰竭，为常见的危及人类健康的呼吸系统重症表现之一。

二、用药指导

1. 遵医嘱用药 患者必须严格按照医师的

处方用药，不可随意更改剂量或停药。

2. 了解药物知识　患者应了解所用药物的名称、剂量、用法、不良反应等，以便及时发现并处理可能出现的问题。

3. 按时用药　患者应按时服药，不可忘记或延误服药。

4. 注意药物保存　药物应保存在阴凉干燥处，避免阳光直射和高温。

三、并发症的观察及处理

1. 肺纤维化　急性呼吸窘迫综合征会诱发肺部纤维化。这种并发症的发生将导致呼吸困难和胸闷的症状。为了避免肺纤维化对健康造成更大的损害，必须通过对症治疗和药物治疗及时处理肺纤维化。在治疗过程中，还应注意通过良好的饮食、日常护理和保健措施来缓解相关的不适，有效地减轻因疾病引起的疼痛。

2. 深静脉血栓　深静脉血栓是一种严重的并发症，其发生主要由静脉回流受阻所致。这种并发症的发生会引起体温升高、肢体肿胀疼痛、肤色异常、呼吸困难、脉搏加快等异常症状。

四、疾病预防指导

1. 保持良好的生活习惯，如戒烟、限酒、规律作息等。

2. 加强锻炼，提高身体素质，提高免疫力。

3. 避免接触呼吸道感染患者。

4. 定期进行健康检查，及时发现并治疗呼吸系统疾病。

五、饮食指导

1. 饮食宜清淡、食材新鲜，避免辛辣、油腻、煎炸等刺激性食物。

2. 戒烟、戒酒，并避免吸入二手烟，避免吸入刺激性及有毒的气体。

3. 鼓励患者每天保持足够的饮水量。

六、运动及康复指导

1. 适当锻炼身体，避免劳累、情绪激动等不良因素的刺激。

2. 进行呼吸功能锻炼，如深呼吸、腹式呼吸、缩唇呼吸、有效咳嗽和咳痰等，提高自我护理能力，加速康复。

七、复诊与随访指导

预防上呼吸道感染，避免受凉和过多劳累。如出现呼吸道感染，及时就诊。

（陈瀚熙　钟玉娱　曹玲玲）

第三节　血气胸患者出院健康教育指引

一、疾病相关知识

（一）定义

血气胸是指胸腔内同时有血液和气体积聚的一种疾病。血液积聚在胸腔内，可进一步发展为血胸，而气体积聚则可形成气胸。血气胸通常由胸部损伤或肺部疾病引起。

（二）症状

1. 呼吸困难　由于胸腔内积聚了血液和气体，使肺无法正常扩张，导致呼吸困难。

2. 胸痛　由胸部损伤或肺部疾病引起，表现为尖锐的疼痛。

3. 心跳加快　由于血流量减少，身体试图通过加快心跳来维持氧气供应。

4. 咳嗽　通常为刺激性咳嗽，由胸腔内刺激引起。

5. 皮肤苍白　由于失血，皮肤可能变得苍白。

二、用药指导

出院后务必遵医嘱用药，不要随意更改药物剂量或停药。医师会根据具体情况开具相应的药物，包括抗生素、镇痛药、止血药等。若有任何疑问或不适，应及时咨询医师或专业医疗人员。

三、疾病预防指导

（一）预防感染

1. 保持良好的个人卫生习惯，勤洗手，避免接触呼吸道感染患者。

2. 保持室内空气流通，定期开窗通风，避免前往人群密集的场所。

3. 在季节变化或流感高发期，可以通过预防性使用药物或接种疫苗等措施来提高免疫力，预防感染的发生。

（二）健康饮食

1. 保持均衡的饮食，多吃高蛋白、低脂肪、易消化的食物，如鱼、肉、蛋、奶等。

2. 多吃新鲜蔬菜和水果，保持大便通畅。

3. 避免食用刺激性食物和饮料，如辛辣食品、咖啡、酒等。

（三）适度运动

1. 适当锻炼可以增强身体素质和免疫力，建议进行轻度的有氧运动，如散步、游泳等。

2. 避免剧烈运动和过度劳累，以免引起血气胸。

（四）避免烟雾

1. 避免吸烟和吸入二手烟，以免对肺部造成损害。

2. 避免在空气不流通的环境中长时间停留，如交通堵塞的马路、地下停车场等。

（五）定期体检

1. 定期进行胸部检查，及时发现并处理潜在的疾病或病变。

2. 定期进行全面体检，了解身体状况，及时发现潜在的健康问题。

（六）注意防护

1. 在进行胸部手术或侵入性检查时，遵循医师的建议和指导，配合做好防护措施。

2. 在进行高风险活动时，如高空作业、潜水等，应注意安全操作规程并配备必要的防护设备。

（七）预防过敏

1. 了解过敏原，避免接触过敏原。

2. 在过敏季节或过敏原较多的环境中做好防护措施（如佩戴口罩等）。

3. 如出现过敏反应，应及时就医并告知医师过敏史。

四、运动及康复指导

1. 急性期 在血气胸发作的急性期，应尽量卧床休息，避免剧烈运动或劳动，以减轻肺部负担和疼痛感。此时，活动应以休息为主，避免过度劳累。

2. 康复期 在血气胸症状得到控制并进入康复期后，患者可根据自身情况逐渐增加活动量。可以先从简单的散步开始，然后逐渐增加运动强度和运动时间。但要避免进行剧烈的体力活动，以免再次诱发血气胸。

五、复诊与随访指导

（一）复诊时间安排

1. 血气胸患者在出院后，应按照医师建议的时间定期复诊。通常建议在出院后1～2周进行第1次复诊，以确保病情稳定并评估治疗效果。

2. 在治疗过程中，患者应遵医嘱按时服药，并定期回医院进行随访，以便医师根据病情及时调整治疗方案。

3. 随访的频率可根据患者的具体情况而定。对于病情较重或治疗反应不佳的患者，医师可能会建议增加随访次数。

（二）症状监测

1. 血气胸患者应密切关注自身症状，如胸闷、胸痛、呼吸困难等，以及咳嗽、咳痰、咯血等症状。

2. 若上述症状加重或出现新发症状，应及时就医，以便医师及时调整治疗方案。

3. 在日常生活中，患者应注意避免诱发血气胸的因素，如过度劳累、剧烈运动、吸烟等。

（三）体征检查

1. 血气胸患者应定期进行体征检查，包括体温、心率、呼吸频率、血压等。

2. 体征检查可以反映患者的身体状况和病情变化情况，为医师调整治疗方案提供依据。

3. 若出现体征异常或病情变化，应及时就医。

（四）影像学检查

1. 影像学检查是血气胸复诊的重要手段，包括胸部X线片、CT等。

2. 通过影像学检查可以观察肺部病变的情况，评估治疗效果和判断病情进展。

3. 患者应按照医师建议的时间进行影像学检

查，并在检查后及时将结果告知医师。

（五）肺功能检查

1. 肺功能检查可以评估肺部通气功能和换气功能，以辅助医师判断病情的严重程度和治疗效果。

2. 患者在接受肺功能检查时应注意配合医师的指示，保持平静呼吸和配合测量。

3. 若出现肺功能异常或病情变化，应及时就医。

（六）并发症预防

1. 血气胸患者应注意预防并发症的发生，如肺部感染、胸腔积液等。

2. 在日常生活中，患者应注意保暖、避免感冒和感染的发生，同时应遵循医师的建议进行规范的治疗和随访。

3. 若出现并发症的症状或体征，应及时就医。

（钟玉娱　黄金焕　曹玲玲）

第四节　吸入性肺炎患者出院健康教育指引

一、疾病相关知识

吸入性肺炎（aspiration pneumonia，AP）指意外吸入酸性物质，如动物脂肪、食物、胃内容物，以及其他刺激性液体和挥发性的碳氢化合物后，引起的化学性肺炎，严重者可发生呼吸衰竭或呼吸窘迫综合征。

二、用药指导

尽可能将药物碾碎后口服或鼻饲，遵医嘱用药，不可随意停药或增减药量。

三、疾病预防指导

1. 加强口腔护理，注意及时排痰，不仅能清除口腔中的细菌、保护牙齿，还能促进口腔黏膜物质的释放，提高吞咽反射功能。对于咳嗽无力、无法顺利排痰的老年患者，应定时翻身拍背，必要时行负压吸痰。

2. 采取合适体位，保持呼吸道通畅。老年人睡眠或休息时，一般可取侧卧位，平卧时也尽量将头偏向一侧。对于长期卧床的患者，2 h协助其翻身1次，采取半卧位睡眠姿势，将头偏向一侧。

3. 增加食物的黏稠度，有胃管鼻饲者，采取正确的体位进行鼻饲。

四、饮食指导

1. 对于易发生呛咳和吞咽困难的患者，食物应以半流质为主，如粥、菜泥等。汤和水类易引起呛咳、误吸，干饭类难吞咽。水分的摄入应尽量混在半流质食物中，以减少误吸的发生。

2. 多摄入一些高纤维素及新鲜的蔬菜、水果，营养均衡。

3. 进食时抬高床头，取半坐卧位。进食过程中若发生呛咳，应将患者头偏向一侧。

五、运动及康复指导

1. 对于意识清楚的患者，可指导其进行各种吞咽功能训练，如舌肌训练、咽收缩练习、喉上抬训练等。

2. 老年患者常因失眠而服用镇静催眠类药物，在病情允许的情况下，应减少镇静药、安眠药的使用。

3. 高风险人群进餐及餐后1 h内应保持半坐卧位。

六、复诊与随访指导

根据出院小结的要求定期复诊与随访。

（陈瀚熙　钟玉娱　黄金焕）

第五节　重症哮喘患者出院健康教育指引

一、疾病相关知识

（一）定义

重症哮喘是指哮喘患者病情严重、影响日常生活，甚至可能导致死亡的一种哮喘类型。其特征为反复发作的喘息、气促、胸闷等症状，常在夜间或清晨加重，可伴有痰多、咳嗽、胸闷等表现。

（二）病因

重症哮喘的发病原因较为复杂，主要包括以下5个方面。

1. 过敏原 如花粉、尘螨、动物皮毛等，这些过敏原可能引起患者过敏反应，导致哮喘发作。

2. 呼吸道感染 如细菌、病毒等感染，可能导致支气管炎症，从而引发哮喘。

3. 空气污染 如雾霾、烟尘等空气污染也可能诱发哮喘。

4. 药物因素 部分药物（如阿司匹林等非甾体抗炎药）可能引起哮喘发作。

5. 遗传因素 哮喘有家族遗传倾向，若家族有哮喘病史，患病风险会相对较高。

二、用药指导

（一）继续使用哮喘控制药物

在出院后，患者应继续使用哮喘控制药物，如吸入性糖皮质激素、长效β_2受体激动剂、茶碱类药物等。这些药物可以有效控制哮喘症状，减轻哮喘发作，提高患者的生活质量。应根据医师建议使用适当的药物剂量和服药频率。

（二）正确使用吸入装置

使用吸入装置时应注意清洁和消毒，避免交叉感染，同时要掌握正确的使用方法，确保药物充分作用于气道。

（三）遵医嘱用药

患者在用药过程中应遵医嘱，勿随意停药或改变用药剂量。如果需要调整药物剂量或种类，应先咨询医师。

三、疾病预防指导

（一）避免诱发因素

重症哮喘患者出院后，应尽量避免接触诱发哮喘发作的因素，如吸烟、空气污染、过敏原等。应保持室内空气流通，避免接触花粉、尘螨等过敏原。此外，避免剧烈运动和情绪激动，以免诱发哮喘发作。

（二）保持呼吸道通畅

保持呼吸道通畅对于预防哮喘发作至关重要。患者应保持良好的生活习惯，如戒烟、避免长时间处于封闭环境中等。在日常生活中，应多饮水，保持口腔清洁，如有痰液，应尽量咳出。

（三）提高免疫力

提高免疫力是预防哮喘发作的重要措施。患者可采取以下方法提高免疫力。

1. 规律作息 保持充足的睡眠和规律的作息，有助于调整身体状态，提高免疫力。

2. 均衡饮食 保持营养均衡，多摄入富含维生素C、维生素E、维生素A等营养成分的食物，如新鲜蔬菜、水果、全谷类等。

3. 适当锻炼 适当锻炼有助于增强体质、提高免疫力。但需注意避免剧烈运动，以免诱发哮喘发作。

4. 避免感染 注意个人卫生，避免感冒、流感等。

（四）规律使用哮喘药物

患者应在医师指导下规律使用哮喘药物，如吸入性糖皮质激素、长效β_2受体激动剂等。不要随意停药或改变用药剂量，以免影响治疗效果。

四、饮食指导

（一）饮食清淡，少食辛辣食物

重症哮喘患者出院后，应保持清淡饮食，少食辛辣食物，避免呼吸道刺激而诱发哮喘发作。同时，应避免过于油腻、高盐、高糖的食物，以免影响身体健康。

（二）适当增加蛋白质的摄入

患者应适当增加蛋白质的摄入，以补充身体所需的营养素。富含蛋白质的食物包括瘦肉、鱼、蛋、豆类等，患者可适量食用。

（三）多吃蔬菜、水果，保持大便通畅

患者应多吃蔬菜、水果，以补充身体所需的维生素和矿物质。同时，蔬菜、水果中的膳食纤维有助于保持大便通畅，预防便秘。

（四）避免过敏原食物

患者应避免食用可能诱发哮喘发作的过敏食物，如海鲜、牛奶、豆类等。如有过敏史，应向医师咨询并记录在案，以避免过敏反应的发生。

（五）适量饮水

患者应适量饮水，保持身体水分平衡。多喝水有助于排痰和保持呼吸道湿润，预防哮喘发作。

（六）避免过饱

患者应避免过饱，以免加重胃肠负担、诱发哮喘发作。同时，过饱也可能导致呼吸困难和氧饱和度下降。

（七）避免烟酒

患者应避免吸烟和饮酒，以免刺激呼吸道，诱发哮喘发作。吸烟和饮酒也可能导致身体免疫力下降，影响治疗效果。

五、运动及康复指导

（一）规律锻炼

在避免诱发因素的前提下，患者可进行规律锻炼，以增强身体素质和免疫力。适当的运动锻炼有助于改善心肺功能和肺通气量，但需注意避免剧烈运动和过度疲劳。患者可选择慢跑、游泳、瑜伽等低强度运动，以不引起哮喘发作为宜。

（二）呼吸训练

呼吸训练是帮助患者提高呼吸功能的有效方法。患者可采取以下方法进行呼吸训练。

1．腹式呼吸 通过减缓呼吸频率和深度，增加膈肌活动度，改善肺通气量和氧合能力。

2．缩唇呼吸 通过缩小嘴唇的口径，减缓呼气速度，增加呼气时间，从而提高肺换气效率。

3．全身呼吸操 结合腹式呼吸和缩唇呼吸，同时配合肢体动作，增加肺活量和肺通气量。

（三）学会自我管理

患者应学会自我管理，了解哮喘的诱发因素和预防措施，正确使用吸入装置和药物。在日常生活中，注意保持室内空气流通，避免接触过敏原和刺激性气体。学会记录哮喘日记，包括症状变化、药物使用情况等，以便及时调整治疗方案。

（四）减轻心理压力

心理压力可能诱发或加重哮喘症状。患者应学会放松身心、减轻压力。可采取以下方法缓解心理压力。

1．放松训练 如渐进性肌肉放松法、瑜伽等，有助于放松身心、缓解焦虑和压力。

2．心理辅导 如有需要，可寻求专业心理辅导师的帮助，学习应对压力和焦虑的技巧。

3．与亲朋好友交流 与亲朋好友交流有助于分享感受和压力，获得他们的支持和理解。

六、复诊与随访指导

重症哮喘患者出院后，应定期到医院进行复诊。复诊时间间隔可根据患者病情的严重程度和医师的建议来确定，一般至少每1～3个月复诊1次。复诊时，患者应向医师提供详细的有关病情变化、药物使用情况等信息，以便医师及时调整治疗方案。

（陈瀚熙 钟玉娱）

第六节 空气栓塞患者出院健康教育指引

一、疾病相关知识

空气栓塞是一种严重的并发症，在液体介质和气体接触的情况下，溶于血液的气体因迅速气化而形成气泡，引起血管壁气泡堵塞，导致血流中断，从而引起一系列症状和后果。

（一）发生空气栓塞的情况

1．静脉损伤 如在静脉注射、手术操作、静脉导管置入等过程中可能会出现静脉壁损伤，从而形成气泡。

2．心脏或肺部疾病 如气胸、急性心力衰竭、心脏压塞等，可导致肺循环压力升高，气体从血液中析出并形成气泡。

3．其他情况 如正压静脉输液、人工气胸等，也可能导致空气栓塞。

（二）症状

空气栓塞的症状因栓塞的部位和程度而异。

1．呼吸困难 肺循环障碍可导致呼吸困难。

2. 胸痛 心脏或大血管受压可导致胸痛。

3. 晕厥 脑部供血不足可导致晕厥。

4. 其他症状 如抽搐、意识障碍等。

二、用药指导

（一）遵医嘱用药

出院后，空气栓塞患者需严格遵守医师的用药建议。医师会根据患者的具体情况和需求开具相应的药物，包括抗凝药物、溶栓药物等。患者需要按照医师的指示正确使用药物，不得随意更改剂量或停药。

（二）注意药物不良反应

使用抗凝药物和溶栓药物时，需要注意药物不良反应。抗凝药物可能导致出血，如牙龈出血、皮肤瘀斑等。溶栓药物可能导致过敏反应、出血等不良反应。因此，在使用药物时，需要密切关注身体反应，如有异常应及时就医。

三、疾病预防指导

（一）减少空气接触

空气栓塞患者出院后应尽量避免接触可能导致空气栓塞的环境或活动。例如，避免在气压较高的环境中停留过久，如乘坐飞机、登山、潜水等。此外，在日常生活中，应避免长时间保持同一姿势，如长时间静坐或躺卧，应适当活动并定期改变姿势，以减少空气在静脉中的滞留。

（二）避免剧烈运动

剧烈运动可能导致血液流速加快，增加空气栓塞的风险。因此，空气栓塞患者出院后应避免剧烈运动，可以选择适度的运动方式，如散步、慢跑、游泳等。在运动过程中如出现不适，应立即停止运动并及时就医。

（三）保持呼吸道通畅

保持呼吸道通畅是预防空气栓塞的重要措施之一。患者应避免在封闭的环境中停留过久，如佩戴口罩或处于密闭的房间内。如有需要，应使用空气净化器或通风设备，以保持室内空气流通。此外，在呼吸道疾病高发季节，应加强防护措施，如佩戴口罩、保持社交距离等。

（四）控制心率

控制心率可以降低空气栓塞的风险。患者应保持良好的心态，避免情绪波动及紧张、焦虑。如有需要，可在医师指导下通过药物来控制心率。

（五）预防感染

感染是导致空气栓塞的原因之一。患者应加强预防感染的措施，如保持个人卫生、避免接触感染源等。如出现感染症状，应及时就医并遵医嘱进行治疗。

（六）避免吸烟

吸烟会对血管产生不良影响，从而增加空气栓塞的风险。因此，患者应积极戒烟并避免吸入二手烟。如戒烟困难，可寻求专业戒烟机构的帮助。

四、饮食指导

（一）避免油腻食物

空气栓塞患者出院后，应尽量避免摄入油腻的食物。油腻食物可能导致血液黏稠度增加，从而加重病情。建议选择清淡、易消化的食物，如蔬菜、水果、瘦肉等。

（二）减少刺激

刺激性食物可能加重病情或引发过敏反应，因此，患者应减少辣椒、酒、咖啡等刺激性食物的摄入。同时，应避免在食物中添加过多的调味品，如盐、糖、味精等。

（三）增加膳食纤维的摄入

膳食纤维有助于改善肠道蠕动，促进排便，减少便秘的发生。患者可适当增加膳食纤维的摄入，如多吃蔬菜、水果、全谷类等。

（四）控制钠的摄入

过多钠的摄入可能导致水肿和血压升高，不利于患者康复。患者应控制钠的摄入，如减少盐、酱油等调味品的用量，避免食用腌制食品等高盐食物。

（五）补充优质蛋白

优质蛋白是身体修复和生长的重要营养素，患者应适当补充。可以选择瘦肉、鱼、蛋、豆类等食物作为蛋白质的来源。

（六）多吃蔬菜、水果

蔬菜、水果富含维生素和矿物质，有助于提高身体免疫力、促进康复。患者应多吃蔬菜、水果，保持饮食多样化。

（七）避免暴饮暴食

暴饮暴食可能导致消化系统负担过重，不利于患者康复。患者应避免暴饮暴食，选择适量的饮食，避免一次性摄入过多食物。

（八）细嚼慢咽

细嚼慢咽有助于消化和吸收食物中的营养物质，减轻消化系统负担。患者应养成细嚼慢咽的习惯，避免狼吞虎咽。

五、运动及康复指导

（一）适当运动

空气栓塞患者出院后，应根据医师的建议适当运动，逐渐增加活动量，以不引起胸痛为宜。适当的运动可以促进血液循环，提高身体免疫力，有助于身体康复。

（二）避免高压环境

空气栓塞患者在出院后应避免进入潜水、飞行等高压环境中，以减少复发的风险。同时，应限制剧烈运动和重体力劳动，以免加重病情或引发其他并发症。

六、复诊与随访指导

1．出院后，患者应定期进行体格检查，包括血压、心率、呼吸频率等生命体征。这些检查可以帮助患者及时发现身体异常情况，以便及时采取处理措施。建议至少每6个月进行1次体格检查。

2．心电图检查可以监测心脏功能，及时发现心脏异常情况，如心律失常等。建议出院患者定期进行心电图检查，一般6～12个月检查1次。

3．超声心动图检查可以评估心脏的结构和功能，对于早期发现心脏病变具有重要意义。如果心电图检查结果异常，建议进行超声心动图检查，以进一步了解心脏情况。

（陈瀚熙　钟玉娱）

第七节　肝性脑病患者出院健康教育指引

一、疾病相关知识

肝性脑病是指严重肝病或门-体分流引起的以代谢紊乱为基础的中枢神经系统功能失调综合征，轻者表现为轻微智力损害，重者可表现为意识障碍、行为失常和昏迷。

二、用药指导

1．在长期服用新霉素者中，少数会出现听力或肾损害，因此，服用新霉素不宜超过1个月，用药期间应监测听力和肾功能。

2．避免使用有肝损害的药物，同时避免使用镇静催眠药和麻醉药。水肿者慎用钠剂。

三、疾病预防指导

1．保持良好的生活习惯，按时服药，注意休息，避免劳累，保持大便通畅，必要时可使用润肠通便的药物。

2．合理安排饮食，避免摄入高蛋白饮食。

3．避免感染，注意季节变化，避免去人群密集的场所，保持房间通风良好。

4．戒烟、戒酒，合理休息。

四、饮食指导

（一）高热量饮食

保证每天摄入热量1200～1600 kcal。每天摄入液体总量以不超过2500 ml为宜，肝硬化腹水患者一般以每天1000 ml左右为标准来控制入液量。脂肪可延缓胃排空，应尽量少用。

（二）蛋白质的摄入

1．急性期首日禁蛋白饮食，可给予葡萄糖保证能量供应，昏迷者可鼻饲饮食。

2．慢性肝性脑病患者无禁食蛋白质的必要。

3．蛋白质摄入量为1.0～1.5 g/（kg·d）。

4．植物蛋白和奶制品蛋白优于动物蛋白。

（三）其他

限制钠的摄入，忌食粗糙、辛辣、生硬、刺激性食物。

五、运动及康复指导

1. 注意休息，规律作息。卧床休息可增加肝脏血流量，有助于肝细胞修复和再生。

2. 失代偿期肝硬化患者应绝对卧床休息，而代偿期肝硬化患者不强调卧床休息，但应适当减少活动，以不引起疲劳为原则。

3. 大量腹水者应严格卧床休息，加强生活护理，卧床期间要注意翻身拍背，活动四肢，防止发生压疮。

4. 保持大便通畅，以减少氨在肠道中的吸收。

六、复诊与随访指导

按照出院小结的要求定期复诊，如出现意识改变等情况，应及时就医。

（陈瀚熙　钟玉娱）

第八节　肝衰竭患者出院健康教育指引

一、疾病相关知识

肝衰竭是多种因素引起严重肝脏损害，导致其合成、解毒、排泄、生物转化等功能发生严重障碍或失代偿，出现凝血机制障碍，以及以黄疸、肝性脑病、腹水等为主要表现的一组临床症候群。

二、用药指导

1. 肝功能不好的患者需遵医嘱用药，避免自行停药、加药、减药、换药，以免加重肝脏负担。

2. 在使用保肝降酶药物的同时，要注意遵医嘱按需服用药物，避免漏服、加量、停药。若患者服用的保肝降酶药物剂量较大、疗程较长，需注意复查肝功能，避免肝功能异常，出现药物性肝损伤。

3. 在用药过程中要注意监测药物不良反应，如果出现乏力、食欲缺乏、面色发黄等药物不良反应，需注意及时停药，并及时就诊，遵医嘱更换其他药物。

4. 注意个人卫生，保持口腔清洁，预防口腔感染；注意会阴部清洁，注意保暖，避免受凉，避免上呼吸道感染，保持室内空气新鲜流通。

5. 按时、按量服药，保证遵医嘱服药。

6. 观察有无并发症，如足肿、腹胀、皮肤和牙龈出血、呕血、黑粪，以及小便颜色有无进行性变黄或变茶色等。

7. 保证大便通畅，预防便秘，以防引起肝性脑病。

三、并发症的观察及处理

1. 肝性脑病　应注意观察精神、神经症状，及时发现肝昏迷先兆。

2. 出血　观察出血的表现，如牙龈出血、鼻衄、皮肤瘀斑、呕血、便血及注射部位出血等，不要用手指挖鼻或用牙签剔牙，不用硬毛牙刷刷牙，刷牙后有出血者可用棉棒擦洗或用水漱口。

四、疾病预防指导

1. 保持健康、规律的生活方式。

2. 戒烟，少量饮酒，已有肝脏疾病的患者应严格忌酒。

3. 及时接种肝炎疫苗。

4. 避免共用针头、剃刀片或牙刷，性生活中使用安全套，避免感染病毒性肝炎。

5. 若出现病毒性肝炎的暴露风险，应及时就医并进行早期干预。

6. 遵循药物说明，遵从医嘱服药。因某项疾病就医时，应告知医师正在服用的药物、保健品、中药等。

7. 不吃野生蘑菇，不随意生食野外生物。

8. 接触化学毒物时，应确保房间通风，或者戴手套、帽子和口罩，穿长袖衣服，以减轻呼吸道、皮肤对毒物的吸收。

五、饮食指导

1. 合理营养，饮食应清淡、易消化，控制蛋白质的摄入，建议饮食以碳水化合物为主，如稀粥等。保证疾病恢复期的营养。

2．多吃新鲜水果和蔬菜，少吃高胆固醇及高脂肪的动物内脏和油类。

3．适当控制食盐和水的摄入量，保持大便通畅，减少肠道毒素的产生，减轻肝脏负担。

4．肝功能异常者应保持良好情绪，多吃真菌和新鲜的水果、蔬菜，避免饮酒、吸烟，避免高脂肪、油腻和油炸类食品，避免剧烈运动和服用有肝脏损害的药物。

六、运动及康复指导

1．保持环境安静、舒适，空气新鲜，注意保暖。

2．注意休息，适当锻炼，避免受凉，增强体质。睡眠时最好采用平卧位，以利于肝脏供血和肝功能恢复。

3．戒烟、戒酒。

4．保护皮肤，定时变换体位，避免局部长期受压。

七、复诊与随访指导

1．定期门诊随访，监测肝功能、凝血功能等。

2．注意药物对肝脏的损害。

3．积极治疗肝脏原发病。

4．胆红素持续升高且伴已升高的转氨酶下降，说明已发生急性肝衰竭，应及时治疗。

（陈瀚熙　钟玉娱）

第九节　急性肾衰竭患者出院健康教育指引

一、疾病相关知识

急性肾衰竭意味着肾脏突然停止工作和代谢废物，多余的液体和电解质堆积在体内，这种情况严重时可危及生命。

二、用药指导

急性肾衰竭的常用药物包括纠正酸中毒、降钾、利尿、降压、保肾等药物。停用影响肾灌注或有肾毒性的药物。

三、疾病预防指导

1．继续治疗引起急性肾衰竭的原发病，不要使用有肾毒性的药物，用药前要咨询医师，不可随便服用。

2．注意个人卫生，皮肤瘙痒时切勿用力搔抓，以免皮肤破损而引起感染。注意会阴部清洁，观察有无尿路刺激征（如尿频、尿急、尿痛等）。注意保暖，避免受凉，避免上呼吸道感染，保持室内空气新鲜、流通。

3．做好预防措施，慎用氨基糖苷类抗生素，尽量避免使用大剂量对比剂的X线检查，避免接触重金属、工业毒物等。

4．遵医嘱用药，准确记录每天的尿量、血压及体重。

四、饮食指导

1．严格控制出入量，摄入量遵循“量出为入、宁少勿多”的原则，每天体重不增加，若增加0.5 kg或以上，提示入量过多。

2．急性肾衰竭患者应优质蛋白饮食，如鸡蛋、牛奶、瘦肉等。蛋白质的摄入量早期限制为0.5 g/（kg·d），可适量补充必需氨基酸。接受透析的患者可高蛋白饮食，尽量少摄入植物蛋白，如花生、豆类等。戒烟、戒酒，禁食辛辣、刺激性食物。

3．限制钾、钠、镁、磷的摄入，如不宜吃香蕉、桃子、菠菜、蘑菇、油菜、木耳等。避免食用含磷高的动物内脏、脑等。

4．适当摄取钠盐。多尿期，因钠排出多，饮食上不必限制钠盐的摄入。另外，根据丢失水分的多少，适当补充营养素。

五、运动及康复指导

1．注意卧床休息，以降低新陈代谢率，使废物产生量减少，减轻肾脏负担。保持心情平静，有利于改善肾脏血流量，减少体内热能消耗。

2．每天保证睡眠时间8 h左右。进行短距离散步、看书、读报，做一些力所能及的家务等。

六、复诊与随访指导

1．急性期应卧床休息，保持安静。在家以静养为主。

2．恢复期当尿量增加、病情好转时，可进行适当的活动，但应注意避免劳累和重体力活动。

3. 积极预防各种感染，避免劳累和服用损害肾脏的药物，应在专科医师指导下用药。

4. 定期规律复查肾功能、电解质。

5. 出院后出现以下症状时应立即就诊：①排尿时少尿（<400 ml/24 h）甚至无尿（<100 ml/24 h）；②腿部和足部肿胀；③食欲减退，恶心、呕吐；④腹痛；⑤头晕、头痛、乏力、心悸、胸闷、气促、抽搐等。

（陈瀚熙　钟玉娱）

第十节　多发性创伤患者出院健康教育指引

一、疾病相关知识

多发性创伤是指在同一致伤因素作用下身体2个或2个以上解剖部位或器官遭受损伤，其中至少有1处损伤是危及生命的。

二、伤口护理指导

1. 受伤部位诊断明确，在病情许可的情况下，应配合护士活动躯干及四肢，防止深静脉血栓形成及压疮。

2. 做好感染防护，避免触碰创面及穿刺、引流部位。

3. 保持各引流管路的通畅，翻身活动时防止管道受压、打折、扭曲及脱出，以免影响引流效果。

4. 伤处有瘙痒感时避免搔抓，以免留下伤痕。损伤可能会导致部分面容受损，应保持心态平和，伤处会逐渐愈合。

三、用药指导

出院后按时服药，不要随意停药或增减药量，如有不适及时就诊。

四、疾病预防指导

1. 增强安全意识，避免车祸伤、高处坠落伤等。

2. 从事危险行业（如采矿、高空作业等）者，在工作前应做好相应的安全措施。

3. 多发伤术后患者应定期复查，以预防并发症的发生。

4. 注意个人卫生，保持伤口敷料干燥、清洁，以免引起感染。保持口腔卫生，预防口腔感染。注意会阴部清洁，注意保暖，避免受凉，避免上呼吸道感染，保持室内空气新鲜流通。遵医嘱用药，准确监测尿量、血压、体重的变化。

5. 做好心理护理。对重症创伤患者应给予更多的关心，使之与医护人员和家属保持较多的接触。告知患者伤情正在逐渐好转，对患者进行鼓励，有助于减轻焦虑情绪。伤口疼痛、兴奋、烦躁的患者可在医师指导下服用镇痛镇静药。

五、饮食指导

1. 急性期禁食禁饮。

2. 多吃香蕉、蔬菜等食物，保持大便通畅。

3. 如不能肠内营养，应早期行肠外营养，及时补充机体所需的各类营养物质。

六、运动及康复指导

1. 保证充足的睡眠，必要时使用适量的镇静药和催眠药。

2. 颈椎骨折者会使用颈托固定颈椎，翻身时注意身体成一条直线。

3. 肾挫伤患者早期应绝对卧床休息，可减轻疼痛，防止挫伤后继发出血或活动性出血等。

4. 注意休息，生活规律，避免劳累。鼓励长期卧床者坐起或被动运动。

5. 坚持呼吸功能锻炼，以改善肺功能、预防感染，注意避免各种应激因素。

6. 鼓励和督促患者早期活动并进行功能锻炼，以预防关节僵硬、肌肉萎缩等并发症的发生。提高患者生活质量，定期随访。

七、复诊与随访指导

1. 患者受伤的部位不同，休息时间也有长有短，应积极听从医师的出院嘱咐。饮食上注意清淡，多补充一些含钙较高的食物。

2. 定期门诊随访，监测伤口及骨折恢复情况。

（陈瀚熙　钟玉娱）

第十一节　颅脑损伤患者出院健康教育指引

一、疾病相关知识

颅脑损伤是外界暴力直接或间接作用于头部所造成的损伤，包括头部软组织损伤、颅骨骨折和脑损伤。其中脑损伤后果严重，常见于交通事故、工伤或火器操作等。

二、用药指导

遵医嘱继续服用健脑、抗癫痫、促进神经功能恢复的药物，不可擅自停药或改变剂量。

三、疾病预防指导

1. 加强营养，多摄入高蛋白、高维生素、高纤维素、易消化的食物。

2. 强化安全意识。防止坠床、跌倒及烫伤等意外事件的发生。如有颅骨缺损，应注意避免局部碰撞，保护缺损部位，外出戴帽子，尽量少去公共场所，以防意外事件的发生。

3. 预防癫痫，有癫痫发作者不能单独外出、攀高、游泳、骑车，遵医嘱长期定时服用抗癫痫药，随身携带疾病卡（注明姓名、诊断、地址、联系电话等）。家属应掌握癫痫发作时的紧急处理方法。

4. 如有剧烈头痛、频繁呕吐、视物模糊、高热、大小便失禁、意识不清等情况时应及时就诊。

四、饮食指导

1. 进食高热量、高蛋白、高维生素食物，如豆类、禽蛋类、奶制品、蔬菜、水果等。

2. 宜少量多餐，勿暴饮暴食。

3. 戒烟、戒酒，忌摄入辛辣、生冷等刺激性食物，勿饮咖啡、浓茶、可乐等兴奋大脑的饮品。

4. 鼻饲患者应少量多餐，每次鼻饲不超过200 ml为宜。鼻饲过程中如有恶心、呕吐，应将头偏向一侧，避免发生误吸。

五、运动及康复指导

1. 加强营养，增强体质。

2. 保持伤口清洁、干燥，勿洗头、抓挠头部。

3. 适当进行运动，以不出现心悸、气短、乏力等症状为宜。卧床者应保持肢体功能位，进行肢体主动或被动活动。

4. 有癫痫发作者不能单独外出，遵医嘱坚持用药。

5. 避免去人群聚集的场所，外出时戴帽子，避免头部碰撞。

6. 气管套管是维持气管切开患者呼吸的唯一通道，套管入口应覆盖一层生理盐水湿润纱布，防止其他异物遮挡。保持气道通畅，每小时滴入1～2滴生理盐水湿化气道。每4～6小时清洗内套管1次，分泌物较多或黏稠时可适当增加清洗内套管的次数。

7. 带套管出院患者的吸痰流程：①当气管切开套管口明显可见痰液、患者出现烦躁、听诊有痰鸣音时可予以吸痰；②根据内套管径选择吸痰管，吸痰前测量内套管长度，并做好标记；③调节吸痰负压，将其控制在100 mmHg；④戴无菌手套；⑤插入时不给予负压，动作轻柔、迅速，到达套管内口，放负压，旋转式上提吸痰，在痰液多处稍作停留，减少反复提插的次数；⑥吸痰时严密观察患者的反应、面色，以及痰液的性状和量的变化。痰液不能一次吸尽时，可待患者缓解后再行吸引。

8. 内套管清洗流程：①旋转内套管缺口，对准后取出；②将内套管置入过氧化氢溶液中浸泡20 min，用小刷子或20 ml注射器反复冲洗，去除痰痂；③将冲洗干净的内套管用专用容器煮沸消毒30 min，待干备用。确保所使用的工具和材料都是清洁的；在清洁前后认真洗手，以减少交叉感染。定期检查内套管的状态，如有损坏或磨损，应及时更换。

9. 注意事项：①当患者出现呼吸困难、发绀、烦躁不安等现象时应立即拔出套管内管。②加强体位管理及翻身拍背，有助于分泌物的排出。③气管套管上的系带松紧要适宜，以能容纳1根手指为宜。更换系带需在专业机构进行，以免脱管。

六、复诊与随访指导

1. 出院后3～6个月复诊，进行门诊影像学

（如CT等）检查，以了解病情变化。

2. 如有剧烈头痛、频繁呕吐、视物模糊、高热、大小便失禁、意识不清等情况，应及时就医。

（陈瀚熙　钟玉娱）

第十二节　暴发性心肌炎患者出院健康教育指引

一、疾病相关知识

（一）定义

暴发性心肌炎是一种由病毒感染引起的急性心肌炎症。其特点是起病急骤、病情发展迅速，可能导致心肌和心脏功能严重受损。这种疾病在公共卫生领域很重要，因为它不仅对个体健康构成威胁，还可能引起群体性暴发。此病多发于青壮年，是导致儿童和青壮年猝死的主要原因。

（二）病因

暴发性心肌炎的主要病因包括病毒感染和免疫系统紊乱。其中，病毒特别是柯萨奇病毒、流感病毒、副流感病毒感染是导致暴发性心肌炎的重要原因。这些病毒通过侵入人体，直接损伤心肌细胞，引发免疫反应，导致进一步的炎症和心肌损伤。

（三）症状

暴发性心肌炎患者通常会出现一系列典型的临床表现，包括发热、胸痛、呼吸困难、乏力、心慌等。此外，患者还可能出现各种心律失常、心力衰竭等症状。

二、用药指导

（一）出院康复期用药方案及注意事项

1. 轻中度暴发性心肌炎患者　以抗感染药物为主，辅以营养支持药物和利尿药。根据患者的具体情况适时添加抗心律失常药物。用药期间注意观察炎症反应是否得到有效控制，以及心脏功能是否逐渐恢复。

2. 重度暴发性心肌炎患者　在上述用药方案基础上，考虑使用免疫抑制剂和机械辅助循环装置（如人工心肺机等）以维持生命体征。对于出现心力衰竭症状的患者，应适当地使用利尿药和强心药。用药期间密切关注患者的生命体征和病情变化，及时调整治疗方案。

（二）评估

评估并调整个人用药计划。出院康复期间，患者应定期到医院复查，以评估治疗效果和身体功能恢复情况。医师会根据患者的具体情况调整用药计划，以达到最佳治疗效果。同时，患者应注意保持良好的生活习惯，包括充足的休息、均衡的饮食、适当的锻炼等，以促进身体功能的恢复。

（三）可能出现的不良反应及处理方法

药物治疗过程中可能出现的不良反应包括胃肠道反应、过敏反应、肝肾功能损害等。如出现不良反应，患者应及时告知医师，以便调整用药方案。对于长期使用药物的患者，应定期行肝肾功能检查，以确保药物的安全性和有效性。

（四）合理使用抗生素

暴发性心肌炎患者在出院康复期间应尽量避免滥用抗生素。只有在明确存在细菌感染的情况下才需使用抗生素进行治疗。滥用抗生素可能导致耐药菌株的产生，降低治疗效果。

（五）注意休息

患者在出院后需要多静养，避免过度劳累。保持充足的睡眠，避免熬夜。

三、疾病预防指导

（一）出院康复阶段注意事项

1. 遵循医师的建议逐步恢复锻炼。

2. 定期进行复查，以监测心脏功能和病情恢复情况。

3. 保持积极的生活态度，避免过度劳累和精神压力。

4. 及时调整饮食结构，保证营养均衡。

5. 遵医嘱用药，不得擅自更改药物剂量或停药。

（二）康复期应采取的预防措施

1. 调整生活方式　保持充足的休息和睡眠，避免过度劳累。合理饮食，增加营养素的摄入。适当进行低强度锻炼，如散步、瑜伽等。

2. 遵医嘱用药　患者应严格按照医师的建议用药，不得擅自更改药物剂量或停药。同时，应定期复查，以便及时调整用药方案。

3. 避免感染　暴发性心肌炎患者康复期间应尽量避免感染，特别是呼吸道感染和肠道感染。注意个人卫生，保持室内空气流通，避免与感染患者接触。

4. 做好情绪管理　保持积极乐观的心态，学会调节情绪，消除焦虑、抑郁等负面情绪。可与家人和朋友沟通、交流，寻求心理支持。

5. 避免不良习惯　戒烟、限酒，避免刺激性饮食等不良习惯，同时应避免接触有害物质（如辐射、毒品等）。

（三）长期疾病预防策略

为帮助患者更好地应对并发症的挑战，应向患者提供长期、有效且实用的预防方法和技巧。

1. 建立健康的生活方式　保持规律的作息，避免熬夜。保持合理的饮食结构，避免暴饮暴食。适当进行体育锻炼，增强体质。

2. 接种疫苗　及时接种相关疫苗，如流感疫苗、肺炎链球菌疫苗等，以预防感染。

3. 改善环境　尽量避免接触有害物质（如辐射、毒品等），保持室内空气流通，注意个人卫生，保持皮肤和口腔清洁。

4. 调整心态　学会自我调节，保持积极乐观的心态，可与家人和朋友沟通、交流，寻求心理支持。

5. 定期检查　定期进行体检和相关检查，以便及时发现并处理潜在的健康问题。

6. 遵医嘱用药　如有长期用药需求，应遵医嘱用药，不得擅自更改药物剂量或停药，同时，应定期复查，以便及时调整用药方案。

7. 关注自身健康状况　密切关注自身健康状况的变化，如出现不适，应及时就医进行检查和治疗。

8. 寻求社区支持与家庭护理　积极参与社区活动，建立良好的社会支持网络。家庭成员应了解基本的护理知识（如协助患者进行适当的锻炼和调整饮食结构等）以促进患者康复。通过家庭和社区支持为暴发性心肌炎患者提供便利条件，以利于患者更好地管理自身健康。

四、饮食指导

饮食方面要注意低盐、低脂、高蛋白、高维生素饮食，避免油腻性食物，多吃清淡、健康的食物，同时要保持足够水分的摄入，多吃水果和蔬菜，避免摄入刺激性食物和饮料。

五、运动及康复指导

（一）适当运动

在康复期间可以进行适当的运动（如散步、慢跑、瑜伽等），以助于增强体质和提高免疫力。但要注意不要进行剧烈的对抗性运动。轻度患者可以在医师指导下进行适量的有氧运动，如散步、慢跑等，以不引起疲劳为宜。中度患者在康复期间可以在有经验医师的指导下进行适量的肌力训练和有氧运动，如游泳、骑车等。重度患者则需要根据具体情况在专业医疗机构人员指导下进行康复训练。

（二）避免意外

指导患者在运动过程中避免加重病情或发生意外。首先，要遵循医师的建议进行锻炼，避免过度劳累；其次，应逐渐增加运动量，以适应身体状况；最后，应坚持规律锻炼，以达到最好的效果。

（三）康复训练

在专业医疗机构人员指导下进行康复训练或使用远程智能监控设备来监测,并确保安全、有效地执行锻炼计划，在专业医疗机构人员指导下进行康复训练是安全、有效的方式。医师会根据患者的具体情况制订个性化锻炼计划，并在训练过程中进行监督和指导，确保患者的安全。另外，一些医疗机构还使用远程智能监控设备来监测患者的锻炼情况，以便及时调整锻炼计划。

六、复诊与随访指导

（一）定期检查

根据医师的建议定期检查，如心电图检查、超声心动图检查、心肌酶检测等，以监测心脏功能和病情变化。按时就诊，按照医师的建议定期复诊，不得延误。

（二）保持联系方式畅通

患者应保持联系方式畅通，以便医师在需要时与患者进行沟通和联系。

如出现心绞痛、急性心力衰竭等紧急情况，患者应立即停止活动并就地平卧休息。如症状未缓解，应及时拨打急救电话或前往医院就诊。

（三）药物使用问题

如出现药物过敏或不良反应时，应立即停止使用该药物并咨询医师意见，如症状严重需及时就诊。

（陈瀚熙　罗思妮）

第十三节　弥散性血管内凝血患者出院健康教育指引

一、疾病相关知识

弥散性血管内凝血（disseminated intravascular coagulation，DIC）不是一种独立的疾病，而是许多疾病在进展过程中产生凝血功能障碍的最终共同途径，是一种临床病理综合征。临床主要表现为出血、低血压、休克、多发性微血管栓塞、溶血等症状。

二、用药指导

1．患者应在医师指导下服用药物，以免出现不良后果。

2．遵医嘱服用抗凝药、补充凝血因子、进行成分输血或抗纤溶药物治疗。掌握特殊药物剂量并正确、按时执行，严密观察治疗效果，预防不良反应，监测凝血时间等实验室指标。

三、并发症的观察及处理

（一）出血

监测生命体征、意识、出血部位、出血量等。

（二）微循环衰竭

观察肢体温度、尿量、皮肤、甲床色泽等情况。

（三）微血管栓塞

浅层栓塞需注意眼睑、四肢水肿情况；深部栓塞需注意肾、肺、脑等器官的衰竭程度。

四、疾病预防指导

（一）了解弥散性血管内凝血的治疗原则

DIC治疗具有序贯性、及时性、个体性及动态性的特点。去除诱因、治疗原发病是有效救治DIC患者的前提和基础，引起DIC的高发因素主要有感染、恶性肿瘤、医源性因素等，其中手术与创伤所致者最为常见。

（二）指导患者配合治疗

向患者及其家属解释疾病的可能成因、主要表现、临床诊断、治疗配合及预后等。特别要解释反复进行实验室检查的重要性和必要性，以及特殊治疗的目的、意义及不良反应。劝导家属多关怀和支持患者，以帮助患者缓解不良情绪，提高患者战胜疾病的信心，使其主动配合治疗。

五、饮食指导

1．饮食应清淡，以菜粥、面条汤等易消化吸收的食物为佳。

2．多食新鲜的水果和蔬菜，保证维生素的摄入。

六、运动及康复指导

（一）皮肤护理

1．保持口腔、皮肤清洁，预防感染，不要用手揉搓、抓挠、热敷原有注射穿刺的伤口部位及皮肤紫癜或瘀斑部位，皮肤颜色异常会随疾病的康复逐渐消退。

2．接触皮肤的衣物应选择柔软纯棉类，避免穿化纤类衣物，保持床铺和被单的清洁、干燥、平整。

（二）日常生活指导

1．根据患者原发疾病调整食物的营养成分和品种，向患者提供可口、易消化、易吸收、富含营养的食物，少量多餐，有消化道出血者暂禁食。

2. 禁用活血化瘀类药物及食物（如田七、丹参、鹿茸等），防止原有伤口出血及皮下瘀血加重。

3. 保证充足的休息和睡眠。循序渐进地增加运动量，促进身体康复，避免劳累和重体力活动。

（三）日常自我监测

1. 每天应观察并记录原皮肤出血点的面积大小、颜色深浅、软硬度、肢体末梢循环情况及皮肤颜色、温度等。

2. 出院后自行检查原伤口有无红、肿、热、痛、颜色异常、渗血或出血等，是否出现新的瘀斑，是否有口、鼻、牙龈出血，以及呕血、便血、咯血、头疼、关节肿胀疼痛等现象。如有以上症状，应立即就诊。

七、复诊与随访指导

监测血小板计数、凝血酶原时间、血浆纤维蛋白含量、血浆鱼精蛋白副凝试验等。

（陈瀚熙　钟玉娱　曹玲玲）

第十四节　多器官功能衰竭患者出院健康教育指引

一、疾病相关知识

多器官功能衰竭是由于严重感染、休克、创伤、急性药物中毒等因素，导致身体2个或2个以上器官功能同时或相继发生衰竭。

二、并发症的观察及处理

出现以下症状应立即就诊，或拨打120由专业医护人员护送至医院就诊。

1. 呼吸衰竭　呼吸困难、气促，有口唇和甲床发绀、意识障碍等。

2. 心力衰竭　出现疲乏、运动耐力明显减低、心率增加15～20次/分，出现呼吸困难、夜间阵发性呼吸困难、高枕睡眠等。

3. 突发严重呼吸困难　端坐呼吸、喘息不止、烦躁不安并有恐惧感，呼吸频率可达30～50次/分，频繁咳嗽并咳出大量粉红色泡沫样痰。

4. 低血压　收缩压降至90 mmHg以下，或原有高血压患者的收缩压降低值≥60 mmHg。皮肤湿冷、苍白、发绀伴紫色条纹。心动过速，心率＞110次/分。尿量明显减少（＜20 ml/h），甚至无尿。意识障碍，常有烦躁不安、激动、焦虑、恐惧和濒死感。

5. 肾衰竭　排尿时少尿（＜400 ml/24 h）甚至无尿（＜100 ml/24 h），腿部和足部肿胀，食欲缺乏，恶心、呕吐，腹痛，甚至出现头晕、头痛、乏力、心悸、胸闷、气促、抽搐等症状。

6. 严重消化道症状　腹痛、腹胀、恶心、食欲缺乏、呕吐、皮肤黏膜黄染进行性加重、尿色进行性加深等。

7. 严重凝血功能障碍　皮肤黏膜出血、鼻出血、牙龈出血、消化道出血、尿道出血等。

三、疾病预防指导

1. 注意器官功能的监测，防止发生器官衰竭，对于损伤范围广泛的重大手术，术前应对器官功能做全面的检查和评价。

2. 及时对重要器官予以支持，注意器官间互相关联的现象。多器官功能衰竭中某个器官功能不全以致衰竭，将导致其他器官像多米诺骨牌一样接连发生衰竭，因此，及时发现任一器官的功能不全而予以支持，对预防多器官衰竭有重要意义。

3. 预防感染是防止多个器官功能衰竭的重要途径，创伤患者多伴有感染且累及组织广泛，抗生素的应用多属必需。

四、饮食指导

1. 严格控制出入量，以“量出为入、宁少勿多”为原则，每天体重不增加，若增加0.5 kg或以上，提示入量过多。

2. 老年人若由于疾病而出现营养不良，应积极给予营养疗法。消化道出血患者可经静脉补充高营养。急性肾衰竭患者恢复期可高蛋白、高热量饮食，如鸡蛋、牛奶、瘦肉等。接受透析的患者可高蛋白饮食，尽量少摄入植物蛋白，如花生、豆类等。慢性肾衰竭患者应选择优质蛋白、低磷、高热量饮食。心力衰竭患者宜低脂、清淡饮食，忌饱餐和摄入刺激性食物。呼吸衰竭患者应进食高蛋白、高热量、低脂肪饮食。

3. 限制钾、钠、镁、磷的摄入，如不宜食用香蕉、桃子、菠菜、蘑菇、油菜、木耳等。避免食用含磷高的动物内脏、脑。

4. 适当摄取钠盐。多尿期因钠排出较多，不必限制钠盐的摄入。另外，根据丢失水分的多少，适当补充营养素。

5. 预防便秘，戒烟、戒酒。

五、运动及康复指导

1. 注意休息，生活规律，避免劳累。长期卧床者，鼓励其坐起或行被动运动。急性期应卧床休息，保持安静，以降低新陈代谢率，减轻肾脏负担。恢复期当尿量增加、病情好转时，可进行适当的活动，应避免劳累和从事重体力活动。

2. 增强自我保健意识，坚持呼吸锻炼，改善肺功能，预防感染，避免各种应激因素。

3. 在病情允许的情况下可适当进行身体锻炼，避免剧烈运动。适当的运动有利于提高心脏储备能力，提高活动耐受性，改善心理状态，提高生活质量。

4. 保持充足的睡眠，必要时使用适量的镇静药和催眠药。

六、复诊与随访指导

1. 做好预防措施。慎用氨基糖苷类抗生素，尽量避免使用大剂量对比剂的X线检查，避免接触重金属、工业毒物等。

2. 遵医嘱用药，准确监测尿量、血压、体重的变化，警惕腹泻、腹水、高钾血症等。

3. 定期门诊随访，监测肾功能、血清电解质等。

（陈瀚熙　钟玉娱）

第十五节　一氧化碳中毒患者出院健康教育指引

一、疾病相关知识

一氧化碳为含碳物质不完全燃烧所产生的一种无色、无臭、无味、无刺激性的气体。吸入过量一氧化碳引起的中毒称一氧化碳中毒，俗称“煤气中毒”。

二、用药指导

遵医嘱坚持服用出院所带药物，不得随意增减药量。

三、疾病预防指导

1. 加强宣教，增强一氧化碳中毒防范意识。

2. 居室内火炉要安装烟筒管道，防止管道漏气。

3. 使用燃气热水器、煤火炉，或者吃炭火火锅、烧烤时，要进行良好的通风。

4. 可以在相应的房间装一氧化碳监测报警装置。

5. 厂矿工作人员应认真执行安全操作规程，加强矿井下空气中一氧化碳浓度的监测和报警。进入高浓度一氧化碳环境时，要戴好防毒面具。

四、饮食指导

1. 多摄入高蛋白、高维生素和易消化的食物。

2. 进食高碳水化合物、低脂肪和含适量优质蛋白的食物。

3. 适量补充富含维生素A、维生素B、维生素C的食物。

五、运动及康复指导

1. 进行有计划的生活自理能力训练，训练内容包括如厕、修饰、进食、穿衣等。

2. 保持大便通畅，进行排便训练。

3. 重症患者取半卧位，注意翻身、拍背，避免胃内容物反流而引起误吸。保持肢体良肢位摆放，进行被动运动。

六、复诊与随访指导

根据出院小结的要求定期复诊。

（钟玉娱　黄金焕）

第十六节　有机磷农药中毒患者出院健康教育指引

一、疾病相关知识

有机磷农药是一种强烈的胆碱酯酶抑制剂，进入体内的有机磷化合物可以与胆碱酯酶相结合，使其失去分解乙酰胆碱的能力，造成乙酰胆碱聚积，引起神经功能紊乱。急性有机磷农药中毒是指有机磷农药短时间内大量进入人体后造成的以神经系统损害为主的一系列症状。

二、用药指导

1. 遵医嘱用药，勿随意停药或增减药量。
2. 避免使用对肝肾有损害的药物。

三、疾病预防指导

1. 喷打有机磷农药时，避免接触人体皮肤，建议穿长袖上衣、长裤，戴口罩，特别是喷打高毒农药时。
2. 高温时不宜喷洒农药，避免发生中毒，有机磷农药使用的浓度不要过大。
3. 家中存放的农药应妥善安置，严禁使用农药的包装袋放置粮食和衣物等。
4. 发现中毒现象，应及时就医。

四、饮食指导

1. 进食高蛋白、易消化、富含维生素C和B族维生素的食物。
2. 戒烟、戒酒。

五、运动及康复指导

1. 保持稳定的情绪、适当的活动和充足的睡眠，保持平和的心态，学会沟通和自我调节。
2. 合理休息，保持充足的睡眠。

六、复诊与随访指导

出院1周后复诊。

（钟玉娱　黄金焕）

第十七节　蛇咬伤患者出院健康教育指引

一、疾病相关知识

蛇咬伤（snake bite）以南方居多，多发生于夏、秋两季。蛇分为无毒蛇和毒蛇2类。蛇毒主要分为风毒（神经毒）、火毒（血液毒）、风火毒（混合毒）。中医所指蛇咬伤是指被蛇咬伤后，毒汁经创口侵入营血，内犯脏腑所致，以伤处红肿、麻木作痛，全身出现寒热、呕吐、头痛、眩晕，甚至出血、神昏抽搐等为主要表现的中毒类疾病。蛇咬伤患者出院并不意味着康复，仅代表患者的病情处于趋于稳定的状态，但仍存在潜在的风险，需要向患者提供干预措施。

二、伤口护理指导

1. 对于伤肢肿胀者，给予抬高伤肢15°～20°，以减少伤口渗血、渗液和肢体水肿。
2. 对于局部肿痛者，可用半边莲捣烂加雄黄外敷，或者七叶一枝花加醋外敷，或者双柏水加蜜调和外敷，均可消肿止痛、清热解毒。穿刺八邪穴可给邪气出路，从而缓解蛇毒积滞于伤肢局部造成的局部组织肿胀，同时可中和游离毒素，抑制其进一步吸收，保护肝肾等重要器官。
3. 伤口疼痛者，可选择神门、皮质下、交感耳穴，以胶布固定王不留行籽，每穴按压3～5 min，每天按压3次，以减轻疼痛感。
4. 注意咬伤处伤口的保护，伤口愈合前勿沾水。沾水后及时换药，避免感染。

三、用药指导

1. 遵医嘱按时、准确给药，并观察用药效果及反应。如服药及外敷药物期间发现伤口局部肿胀加重，周围皮肤或全身皮肤瘙痒，并出现皮疹等过敏反应，应立即停止内服及外敷，并尽快就近就医。
2. 使用解蛇毒中成药，常用南通蛇药、上海蛇药或广州蛇药等，可口服亦可局部敷贴。一些新鲜的草药，如半边莲、七叶一枝花、白花蛇舌草等也有解蛇毒的作用。外治药物应扩创排毒后外敷于伤口周围，切勿敷于伤口表面，注意暴露伤口，涂药范围超出肿胀范围约2 cm。

3. 中药汤剂不宜久煎。

4. 服药及外敷药物期间，如果发现伤口局部肿胀加重，周围皮肤或全身皮肤瘙痒，出现皮疹等过敏反应，应立即停止内服及外敷，并就近就医。

四、并发症的观察及处理

1. 观察患肢伤口有无渗血、渗液等情况，如有继续坏死或脓性分泌物等感染情况，应及时附近就医，进行创面评估及处理。

2. 观察患者有无呼吸困难、尿量减少、皮肤黏膜出血、患肢局部肿胀等并发症，若有，应及时到门诊排查。

五、疾病预防指导

1. 加强卫生宣传教育，强化自我防范意识。做好环境卫生，特别是清除杂草、填塞洞穴等，注意蛇的生活习性，勿轻易尝试抓蛇或玩蛇，防止被蛇咬伤。

2. 教会患者及其家属辨别毒蛇与无毒蛇咬伤的知识，并掌握一般的急救护理措施。如被咬伤，应保持清醒，勿惊慌、奔跑，毒蛇咬伤中毒发病急、致死率高，必须争取时间进行必要的处置，被蛇咬伤后应记住蛇的大小、颜色、花纹等，以便医师鉴别种类。咬伤处若低于心脏位置，不要走动，否则会加速毒素的吸收，可用井水、自来水、肥皂水冲洗伤口，并用手帕、布条等缚扎伤口上方肢体，并立即至就近医院治疗。

3. 到野外郊游或劳动时，必须做好防护工作，尽量不要裸露腿足，必要时穿长筒靴、戴帽子、拿棍等。最好随身携带蛇药片。露营时选择空旷、干燥的地面，晚上在营帐周围点燃火焰。

4. 从事捉蛇业的人员要戴好防护套，做好安全防护措施。

六、饮食指导

患者应摄入高能量、高蛋白、高维生素、易消化的饮食，多饮水，忌饮酒、浓茶、咖啡等刺激性饮料，以免加速血液循环、加快毒素吸收。

1. 风毒者要戒酒，因饮酒会迫血妄行，使中毒加深。饮食宜清淡，宜食新鲜菠菜、马齿苋、西洋菜、瘦肉汤等，忌牛肉、羊肉、雄鸡、鲤鱼、虾等腥荤发物，以及葱、蒜、辣椒、酒等刺激性食物。

2. 火毒者若有伤口出血，可定时服藕汁、荸荠汁等，3～4次/天，每次30～50 ml。疑有内脏出血者宜暂时禁食，病情稳定后可予以流质、半流质或普食。饮食宜瘦肉煲粥或瘦肉加绿豆煲汤，也可用半边莲、白茅根、白菊花、夏枯草等煎水代茶，以增加尿量，有助于排毒。

3. 对于风火毒者，可偏重风毒或火毒进行饮食护理。

七、运动及康复指导

1. 蛇咬伤初期叮嘱患者卧床休息，减少活动，待病情稳定后，可进行内旋和外展锻炼，2～5次/天，以防止肌肉萎缩和关节僵硬，促使自体功能恢复。

2. 保持大便通畅，防止蛇毒内结。

八、复诊与随访指导

1. 告知患者严格遵医嘱服药，向患者讲解药物不良反应及防护措施。坚持正规用药，用药过程中不要随意换药和停药。

2. 如发现伤口肿胀、疼痛加重、尿量明显减少等情况，应及时门诊复查。

（陈瀚熙　刘燕燕）

第八篇

精神心理科常见病患者出院健康教育指引

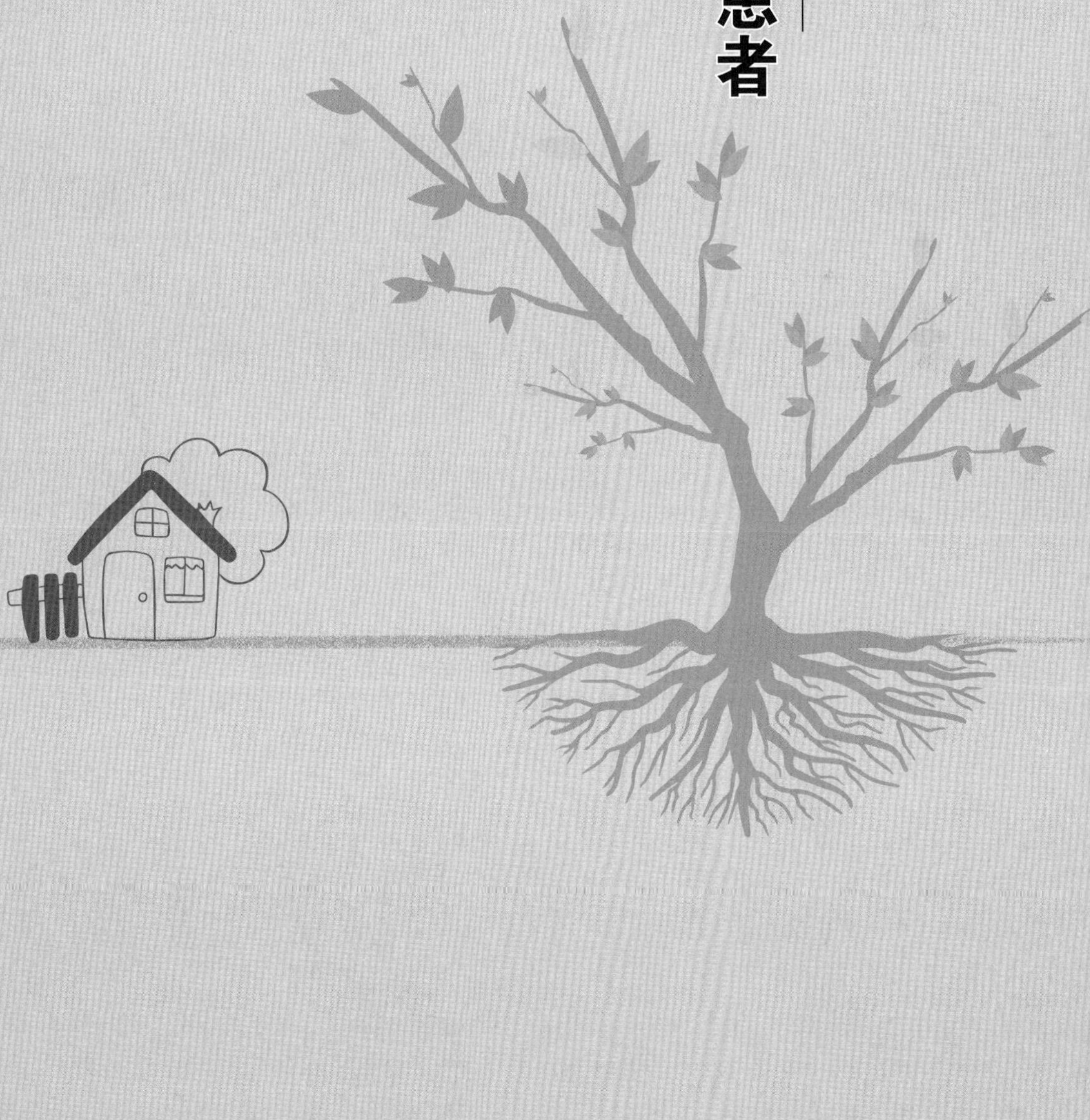

第一章 心理科常见病患者出院健康教育指引

第一节　抑郁障碍患者出院健康教育指引

一、疾病相关知识

抑郁障碍是一种常见的精神障碍，以情绪或心境低落为主要表现，可伴随不同程度的认知和行为改变。该病可能伴随精神病性症状，如幻觉、妄想等。抑郁障碍是一种可以治疗的疾病，通过适当的治疗和管理，患者可以恢复健康并回归正常的生活。

二、用药指导

1. 坚持用药　抑郁障碍是一种慢性疾病，需要长期治疗。患者需要按照医师的建议按时、按量服用药物，不能随意停药或改变剂量。如果需要调整药物剂量，应先咨询医师。

2. 注意药物不良反应　治疗抑郁障碍的药物可能会有一些不良反应，如头痛、口干、失眠等。患者应注意观察自身反应，若有不适，应及时咨询医师。

3. 避免药物相互作用　如果患者需要同时使用其他药物，应先咨询医师，避免药物相互作用而导致不良反应。

4. 定期检查肝功能和肾功能　治疗抑郁障碍的药物可能会对肝功能和肾功能造成一定的影响，因此，患者应定期检查肝功能和肾功能，以确保药物的安全使用。

5. 避免滥用药物　患者应避免滥用药物，严格按照医嘱的剂量、时间规律服用药物。

三、预防复发指导

1. 保持良好的心态，积极面对生活中的挑战和困难。

2. 努力培养兴趣爱好，做力所能及的事情，参加社会活动，学会倾诉，积极处理生活中不愉快的事情，提高应对生活压力的能力。

3. 建立良好的生活规律。抑郁障碍患者出院后，应尽可能地保持规律的生活方式，包括良好的作息时间、饮食和运动等，有助于调整身体状态，提高身体免疫力，缓解抑郁症状。

4. 积极参与社交活动。社交活动可以帮助患者减轻孤独感，增强自信心，缓解心理压力。患者可以参加一些自己感兴趣的社交活动，如社团、聚会等。

5. 培养兴趣爱好，可以分散注意力，缓解抑郁症状。患者可以选择一些自己喜欢的活动，如绘画、音乐、阅读等。

6. 学会放松自己。患者可以尝试一些放松技巧，如深呼吸、冥想、瑜伽等，这些技巧可以减轻紧张、焦虑的情绪，缓解抑郁症状。

7. 寻求专业帮助。如果患者的抑郁症状持续加重，或者出现自杀倾向等严重问题，应该及时寻求专业帮助，可以联系心理医师或精神科医师，接受专业的治疗和管理。

8. 避免不良刺激。患者应该避免不良刺激，如暴饮暴食、过度饮酒、吸烟等，这些刺激可能会加重抑郁症状，影响治疗效果。

9. 建立良好的人际关系，与家人和朋友保持良好的沟通，有助于患者获得更多的支持和帮助，减轻抑郁症状，促进身体康复。

四、饮食指导

1. 色氨酸是血清素的前体物质，血清素可以改善情绪。肉类、坚果及蛋白质丰富的食物富含色氨酸，如南瓜子、豆制品、猪肉、牛肉、鸡肉、鱼类、奶类等。

2. 不饱和脂肪酸是一种必需脂肪酸，可以改善情绪，主要来源于鱼类，如马哈鱼、金枪鱼、鲱鱼等。南瓜子、核桃、芝麻、葵花籽等食物也富含多种不饱和脂肪酸及色氨酸。

3. 碳水化合物有助于提高血清素水平，建议选择全麦面包、糙米、燕麦片等复合碳水化合物含量高的食物。

4. 维生素B_6、维生素B_{12}、叶酸、烟酸、镁、锌的缺乏会降低血清素水平，建议多吃绿色蔬菜及富含镁、锌的食物，如紫菜、谷类、豆类、牡蛎、动物肝脏、瘦肉等。

5. 加工类食品会增加患抑郁症的危险。应限制加工食品、膨化食品、快餐等食品的摄入。

五、运动及康复指导

1. 坚持规律的有氧运动。遵循循序渐进的原则，从可以接受的运动强度（如走路10 min）开始，逐渐增加运动时间和运动强度，逐渐达到每周不少于3次、每次不少于30 min的中等强度（最大心率的60%～70%）有氧运动。

2. 运动方式可以选择自己喜欢的、身体能承受的、易于坚持的运动项目，如快走、慢跑、骑行、健身操、游泳、瑜伽、球类等。

3. 建议中老年朋友做一些安全性较高的运动，如健步走、八段锦、太极拳、拍打操等。与喜欢的事情相结合（如边听音乐边运动），结伴运动，或者参加运动组织。一定要选择感兴趣的运动项目，并且从低强度开始，以便更好地坚持。

4. 积极参与家务劳动，如买菜、做饭、洗衣、整理内务等。

5. 运动、健身或做家务劳动时可以听喜欢的有节奏感、令人感到愉悦的音乐，以提高效率，降低疲劳感和不适感。

6. 定期参加社交活动，如每周与家人共同外出1次，可以购物、聚餐或郊游；每周跟朋友联络1次，或者每周参加1次朋友聚会。定期参加社区团体活动，如参加社区合唱团等。促进社交可以转移对疾病的关注，增加积极的体验，稳定情绪状态。

六、复诊与随访指导

1. 体验自己的情绪，注意是否存在无缘无故的心烦、沮丧、委屈、难过等体验，或者总是高兴不起来的感觉。观察自己是否存在休息后仍不能缓解的精力不足及疲乏倦怠感。可以将自己目前的状态与先前情绪平稳时的状态相比较，如果低落的情绪体验持续存在，需要立即复诊。

2. 一般在出院2周内复查，可进行必要的实验室检查及心理测评，以评估是否存在药物不良反应，并评估病情变化趋势。

3. 病情平稳后可1个月左右复查1次。居家过程中若出现如下情况须重视：睡眠障碍、情绪低落、疏远亲友、回避社交、食欲或性欲减退、体重减轻等。严重时可出现自杀观念和行为，应立即就诊。

（陈瀚熙　李惠平　肖爱祥）

第二节　焦虑障碍患者出院健康教育指引

一、疾病相关知识

焦虑障碍是以焦虑综合征为主要临床表现的一组精神障碍。焦虑综合征表现为精神症状和躯体症状。精神症状是指一种提心吊胆、恐惧和忧虑的内心体验，伴有紧张不安的情绪；躯体症状是在精神症状的基础上伴发自主神经系统功能亢进症状，如心慌、胸闷、气短、口干、出汗、肌紧张性震颤、寒战、颜面潮红或苍白等。遗传因素、个性特征及心理社会因素在焦虑障碍的发生中有重要作用。

二、用药指导

1. 遵医嘱用药　焦虑障碍患者需要长期服用药物，因此，必须按照医师的建议按时、按量服用。不能随意更改药物剂量或停止用药，以免影响治疗效果。

2. 注意药物不良反应　在使用苯二氮䓬类药物治疗焦虑障碍时，患者要注意药物不良反应，用药早期易出现头晕、困倦、乏力等，症状轻者注意休息即可，要预防跌倒。如果休息后症状不能缓解且持续加重，应及时就诊。服用苯二氮䓬类药物期间禁止驾驶机动车及高空作业。

3. 避免药物滥用　一些患者可能会通过滥用药物来缓解焦虑症状，这是不正确的。只有医师建议使用的药物才可以服用，不要自行购买或服用医师未曾建议的药物。

三、预防复发指导

1. 寻求专业帮助　如果焦虑症状严重影响了日常生活和工作，建议寻求专业心理医师的帮助，接受心理咨询和心理治疗。

2. 学会自我调节　焦虑障碍患者需要学会自我调节情绪，如通过冥想、呼吸训练等方式来缓解焦虑症状。

3. 建立支持系统　与家人和朋友分享自己

的感受和经历，建立支持系统，有助于缓解焦虑症状和提高治疗效果。

4. 接受现实　焦虑障碍患者需要接受现实，不要过于追求完美和过度担心未来。积极面对现实，寻找解决问题的方法。

5. 减少诱发因素　减少外界刺激因素导致的过度紧张和情绪激动。妥善处理生活中的应激事件，特别是有威胁性的事件，如人际关系问题、工作问题等。

6. 规律作息　焦虑障碍患者需要保持良好的作息习惯，每天保证充足的睡眠时间，避免熬夜和过度劳累。

7. 避免不良刺激　避免看恐怖片、听刺激性的音乐等，以免加重焦虑症状。

8. 及时发现病情波动的早期征兆　如注意力难以集中或头脑变得空白、感到紧张或坐立不安，出现睡眠紊乱（难以入睡或持续睡眠，睡眠质量不满意），应及时回医院就诊。

四、饮食指导

饮食应以清淡、易消化、营养丰富的食物为主，避免食用刺激性食物和饮料，如咖啡、浓茶等，避免饮酒和吸烟，保持身体健康和心理健康。

1. 患者应适量摄入糖类，以提供脑组织所需能量。避免摄入刺激性饮品，如咖啡、浓茶等，同时戒烟、限酒。

2. 患者应选择富含蛋白质和维生素的食物。蛋白质和维生素对于缓解焦虑症状有重要作用。例如，鸡蛋、鱼、鸡肉、豆类、绿叶蔬菜等都是不错的选择。此外，患者还可以食用一些富含B族维生素和维生素C的食物，如水果、蔬菜、全谷类食物等。

3. 如果患者出现胃肠道不适症状，应该及时就医并遵循医师的建议。胃肠道不适症状可能会影响患者的营养吸收和身体健康，从而加重焦虑症状。因此，患者应该及时就医并遵循医师的建议接受治疗，以缓解胃肠道不适症状。

五、运动及康复指导

通过适当的运动和全面的康复指导，可以帮助患者更好地恢复身体健康和心理健康，减少焦虑和抑郁症状，提高生活质量。对于焦虑障碍患者来说，出院后进行运动时需注意以下3点。

1. 适量运动　适量的运动可以缓解焦虑症状，增强身体素质。建议每天进行适量的有氧运动，如散步、慢跑、瑜伽等。

2. 选择适合自己的运动方式和强度　对于焦虑障碍患者来说，过于剧烈的运动可能会加重症状，因此，首先应该选择轻度到中度的有氧运动，如快走、慢跑、游泳等。其次，应该注意运动的时间和频率，一般来说，每天进行30 min左右的运动可以取得较好的效果。最后，应该注意运动的场地和环境。避免在人群密集的地方运动，避免竞争性运动，以免加重症状。

3. 接受全面的康复指导　康复指导包括心理治疗、社会支持等多个方面。在心理治疗方面，患者可以选择认知行为疗法、心理动力学疗法、放松训练等。在社会支持方面，患者可以参加一些支持小组或社区活动，与他人分享经验和感受，以获得更多的支持和帮助。

六、复诊与随访指导

建议出院后1～2周复诊，稳定期1个月至少复诊1次，原因是患者在出院后需要逐渐适应新的环境和生活方式，同时也需要逐渐减少对药物的依赖。通过复诊，医师可以了解患者的身体恢复情况，调整药物剂量和种类，并向患者提供必要的心理支持。可以根据医师的指导决定复诊的频率。定期复查血常规、血生化（血糖、血脂异常）、肝肾功能、心电图等，同时监测血药浓度。

（陈瀚熙　李惠平　肖爱祥）

第三节　强迫障碍患者出院健康教育指引

一、疾病相关知识

强迫障碍又称强迫性神经症，是一种以反复持久出现的强迫观念或强迫行为为基本特征的神经症性障碍。强迫观念是以刻板的形式反复进入患者意识领域的表象或意向，强迫动作则是反复出现的刻板行为或仪式动作。患者明知这些观念及动作没有现实意义，且有强烈的摆脱欲望，却无法控制，因而感到十分苦恼。这类疾病在神经症性障碍中以病因复杂、表现形式多样、病程迁延为突出特点。

二、用药指导

1. 遵医嘱用药 强迫障碍患者需要长期服用药物治疗，须按照医师的治疗方案足量、足疗程坚持治疗，勿私自减药、停药。服药后若有头晕、乏力等不适，需注意安全、预防跌倒。

2. 注意药物不良反应 用药期间定期复查血常规、肝肾功能和心电图，根据医嘱进行相关项目的复查，如果药物没有明显地改善病情，或者出现严重不良反应，如心血管及胃肠道反应、皮肤过敏、坐立难安等，应及时联系医师进行药物调整和治疗。

三、预防复发指导

1. 避免过度关注症状 过度关注症状易导致症状加重，应将注意力转移到其他事情上，如工作、学习、兴趣爱好等。

2. 保持健康的生活方式 保持充足的睡眠、健康的饮食和适度的锻炼，避免过度疲劳和压力过大。

3. 学会放松 在工作和学习之余，通过冥想、深呼吸、瑜伽等方式放松身心，减轻压力和焦虑。

4. 调整心态 学会接受自己的不完美和不足，避免过分追求完美和苛求自己。同时，也要学会积极应对困难和挑战，增强自信心和适应能力。

5. 寻找社会支持 与家人和朋友分享自己的感受和经历，寻求他们的支持和理解。同时，也可以参加强迫障碍支持团体，与其他患者交流经验和技巧。

6. 心理教育及自我监测 学习疾病相关知识，做好日常记录和自我监测，及早发现相关的症状。

7. 早期发现和治疗 如果发现自己的强迫观念或行为已经影响到日常生活和工作，应及时就医并寻求专业人员的治疗和建议。早期发现和治疗可以帮助患者更好地控制病情并减少并发症的发生。

8. 寻求专业帮助 强迫有行为和思维两方面的情况，如对“问题”进行反复思考、刨根问底，或者行为动作反复，不能约束和控制，则可能是病情复发的先兆，应及时就医并寻求专业心理咨询师或治疗师的帮助。

四、饮食指导

1. 多吃燕麦、蔬菜、牛奶、瘦肉等含维生素B_1的食物，以及洋葱、大蒜、海鲜等含硒较多的食物。根据体能适当增加体育运动。

2. 遵循平衡膳食、合理营养的饮食原则。适量进食，保持适宜的体重（BMI为18.5～23.9 kg/m^2）。每天的膳食应包括谷薯类、蔬菜和水果类、畜禽肉蛋奶类、大豆坚果类等食物。

3. 减少咖啡因的摄入。避免饮用含咖啡因的饮料，如咖啡、茶等，咖啡因会加重焦虑和失眠症状。

4. 避免饮酒。饮酒会加重病情并影响药物治疗效果。建议患者在治疗期间避免饮酒。

5. 适量食用深海鱼，以增加ω-3脂肪酸的摄入。

6. 日常零食可选择发酵乳品、坚果、新鲜水果等。避免食用饱和脂肪酸含量高的食物及膨化食品，如肥肉、动物油脂、汉堡、薯条等。

7. 注意饮食卫生。保持良好的饮食习惯有助于控制病情并提高治疗效果。建议患者在治疗期间注意饮食卫生，避免暴饮暴食和不洁食品的摄入。

五、运动及康复指导

1. 强迫障碍患者需要进行适当的运动和康复训练。可以选择适合自身的运动形式，运动时注意运动强度，避免剧烈运动及过度劳累。可在医护人员帮助下制订运动计划，保持规律的运动。

2. 坚持日常身体活动，每周至少进行5天中等强度的运动，累计150 min以上，主动性身体活动最好每天6000～10 000步。适当日晒可以获取更多的维生素D。

3. 积极参加一些有益的活动，如阅读、学习等，以促进康复。适当的运动和康复训练不仅可以提高身体素质，还有助于缓解心理压力和焦虑情绪。

4. 帮助患者避免过度关注自己的性格，做事不要追求完美，要学会接纳自己的不完美。

5. 维持和谐的家庭关系和良好的家庭氛围，帮助患者取得家属的关怀和理解。

六、复诊与随访指导

1. 建议出院后1～2周复诊，稳定期1个月至少复诊1次。定期复查血常规、血生化（血糖、血脂）、甲状腺功能、内分泌功能（如催乳素水平升高、性激素水平异常、性功能异常、月经紊乱等）、心电图等，监测血药浓度。如果病情有变化或出现不良反应，应及时就医。复诊是确保患者病情得到有效控制的重要步骤，通过定期复诊可以及时发现并处理可能出现的问题。

2. 可以用记事本记录自己的病情变化和服药后的体验，尝试用新的方法应对问题，如运动日记、药物日记、放松训练等。

3. 如发现强迫症状的持续时间延长、频率增加，应及时就诊。

（陈瀚熙　李惠平　肖爱祥）

第四节　睡眠障碍患者出院健康教育指引

一、疾病相关知识

睡眠障碍是各种心理社会因素引起的非器质性睡眠和觉醒障碍，包括失眠症、原发性睡眠过多、睡行症、夜惊、梦魇。这些病症可能会导致患者睡眠质量下降，影响患者的日常生活和工作。了解睡眠障碍的相关知识，包括成因、症状、治疗方法等，对于患者及其家属来说非常重要。

二、用药指导

1. 服药时避免使用茶水、酒精、可乐等饮品送服，以确保药物的疗效及安全性。

2. 遵医嘱坚持服药，勿骤减、骤增或自行停药。

3. 睡前上床后服药，避免在活动期间内服药，防止跌倒，避免从事高危作业。

三、预防复发指导

1. 建立良好的睡眠习惯，培养规律睡眠，避免熬夜和过度使用电子产品。

2. 创造舒适的睡眠环境。保障安全的睡眠环境，睡行症患者需注意保持室内安静、温暖、舒适，选择合适的床垫和枕头，光线柔和，温水泡脚、饮热牛奶等有助于睡眠。

3. 避免咖啡因、尼古丁的摄入，这些物质有可能影响睡眠质量。

4. 睡前聆听放松的音乐有助于安眠，建议选择喜欢的音乐风格，调至较小的音量并自动停播。放松音乐的标准是具备简单、重复、可预测的旋律，60～80次/分的稳定节拍，丰富的低频、和谐的和声等。

5. 培养良好的睡眠习惯，午睡时间不宜过长，一般控制在30 min内。睡前饮食不宜过饱或过少。尽量避免在床上看电视、吃东西、玩游戏等，如果15 min后仍不能入睡，不要躺在床上翻来覆去。睡前避免过度兴奋，如观看刺激性的电影或进行剧烈的运动等。

6. 对于由压力或焦虑引起的睡眠障碍患者，建议平时多听喜欢的音乐，多参加喜欢的音乐活动，如KTV、合唱团、器乐学习等，可释放情绪，转移对失眠的关注。

7. 放松身心，尝试进行深呼吸、瑜伽、冥想等放松技巧，以减轻压力和焦虑情绪。

8. 睡前坚持冥想练习-交替鼻孔呼吸。具体方法是在椅子上坐直，轻收下颌。闭上眼睛，专注眉心。用右手拇指和右手小指分别关闭不同的鼻孔。右手拇指轻按右侧鼻翼，深深地从左鼻孔吸气，吸满后松开拇指，用右小指关闭左鼻孔，然后从右鼻孔平稳地呼出。呼吸要完整、连续和平静，频率为5～6次/分，每次练习5～10 min。

9. 加强心理调节，学会应对压力和焦虑，避免情绪波动对睡眠的影响。

四、饮食指导

1. 多种B族维生素摄入不足会导致失眠，尤其是维生素B_6。因此，每天要摄入充足的B族维生素，多吃杂粮和蔬菜水果。

2. 长期缺乏钙和镁可能导致睡眠障碍。奶类制品富含钙，紫菜、谷类、豆类、绿色蔬菜富含镁，每天摄入充足的钙、镁，以助睡眠。

3. 晚餐避免辛辣、油腻的食物。尽量清淡饮食，可减轻消化系统负担。

4. 晚餐进餐时间不要太晚，吃得不要过饱。尤其是胃酸分泌过多者，夜间吃东西可能会造成胃酸反流，伤及食管，影响睡眠。

5. 每天16时以后避免喝浓茶和咖啡等刺激性饮料。

6. 睡前口渴可以少量饮水，湿润喉咙，不要大量饮水，避免起夜干扰睡眠。

五、运动及康复指导

1．运动对调理睡眠、提高睡眠质量来说是一种安全可行、积极有效的方法。建议每周至少3次、每次30～45 min中等强度（最大心率的60%～70%）的有氧运动。

2．从低强度活动开始，逐渐增加运动时间和强度。运动的方式应选择自己喜欢、身体能承受、易坚持的运动项目，如快走、慢跑、骑行、有氧健身操、游泳、瑜伽、球类等。建议中老年朋友做一些安全性较高的运动，如健步走、八段锦、太极拳、拍打操等。

3．注意劳逸结合，每天保持适当的运动，饭后和睡前以散步为宜，避免睡前1 h进行较剧烈的运动。

4．进行康复指导。针对不同类型的睡眠障碍患者，进行相应的康复训练，如认知行为疗法、睡眠认知重塑及放松技巧，学习并实践深呼吸、渐进性肌肉松弛等放松技巧，以减轻身心压力。

六、复诊与随访指导

1．定期复诊，以便医师针对病情做出客观的评价，对诊疗方案及时做出调整。

2．如果出现口干、乏力、便秘、视物模糊、宿醉等症状，应随时就诊。

3．及时发现病情波动的早期征兆，如入睡困难、半夜醒后无法再次入睡等，应及时回医院就诊。

4．出院后复诊周期为每1～2周1次。根据医师出诊的时间，提前2周预约挂号。

5．病情稳定可每个月复诊1次。病情波动时应随时复诊。

6．准备复诊资料，如身份证、医保卡、门诊病历、出院小结、最近的心理测量结果，以及相关的检验、检查结果等。

（陈瀚熙　李惠平）

第二章 精神科常见病患者出院健康教育指引

第一节　双相情感障碍患者出院健康教育指引

一、疾病相关知识

双相情感障碍是一类既有躁狂发作或轻躁狂发作，又有抑郁发作（典型特征）的常见精神障碍。躁狂发作常见情感高涨、言语活动增多、精力充沛，抑郁发作则多出现情绪低落、愉快感丧失、言语活动减少、疲劳迟钝等症状。

二、用药指导

1．遵医嘱按时、按量服药，妥善保管药物，防止丢失、误服，或者过量服用。

2．观察药物不良反应，如锥体外系不良反应（动作缓慢或运动不能、流涎、双眼上翻、斜颈、吐舌、反复来回地走动等）、镇定作用（多睡和白天嗜睡）等。

3．躁狂发作最常见的诱发因素是停用心境稳定剂，因此，正确认识自己所患的疾病、提高服药依从性非常重要。

4．定期监测血药浓度，如使用碳酸锂等药物时，需观察有无恶心、腹泻等不适，注意药物中毒症状。

三、预防复发指导

1．加强心理保健　保持积极乐观的心态，学会自我调节情绪，避免长期处于紧张、焦虑的状态。双相情感障碍患者需要定期接受心理咨询，以便处理情绪问题和提高生活质量。

2．改善生活方式　保持健康的生活方式，包括健康饮食、适量运动、规律作息等。

3．避免诱发因素　避免接触刺激性物质，如咖啡因、尼古丁等。避免长时间独处，多与家人和朋友交流。避免过度劳累和压力过大。

四、饮食指导

1．遵循平衡膳食、合理营养的饮食基本原则。

2．适量进食，保持适宜的体重（BMI为18.5～23.9 kg/m^2）。每天的膳食应包括谷薯类、蔬菜水果类、畜禽肉蛋奶类、大豆坚果类等食物。

3．谷物摄入以全谷类为主，保证充足的B族维生素的摄入。

4．适量食用深海鱼，以增加ω-3脂肪酸的摄入。

5．日常零食可多选择发酵乳品、坚果、新鲜水果等。避免食用饱和脂肪酸含量高的食物及膨化食品，如肥肉、动物油脂、汉堡、薯条等。忌食过量辛辣、腌熏类、酒类、咖啡、浓茶等刺激性食物及过度加工的食品。

6．服药期间禁止吸烟、饮酒，以免降低精神类药物的疗效及增加药物不良反应。

7．出现精神药物反应的患者，如肌肉紧张、震颤等，应注意防噎食，忌食大块、黏滞、不易咀嚼的食物。避免进食速度过快，未充分咀嚼而发生噎食。

8．有资料表明，适当增加B族维生素、维生素D及ω-3脂肪酸的摄入，对双相情感障碍有良好的辅助治疗作用。

五、运动及康复指导

1．坚持日常身体活动　每周至少进行5天中等强度的运动，运动时间累计150 min以上，主动性身体活动最好每天6000～10 000步。适当日晒可以帮助机体获取充足的维生素D。

2．适量运动　适量的有氧运动可以帮助患者释放压力、缓解情绪，如散步、慢跑、游泳等。但需注意，不要在躁狂发作时进行高强度运动。

3．康复训练　在医师指导下进行康复训练，包括认知行为疗法、心理教育等，帮助患者更好地应对双相情感障碍。

4．建立社会支持网络　与家人和朋友建立良好关系，寻求他们的支持和理解。参加支持小组，分享经验，互相学习。

5．学习应对策略　学习应对疾病的策略，如如何调节情绪、处理压力等。

6. 避免危险行为 在躁狂或抑郁发作期间，需避免危险行为，如过度消费、行为过度亲密、暴力行为等。

7. 避免独自外出 患者在躁狂发作期间可能会做出危险的行为，因此，应避免独自外出，尤其是在夜间。

六、复诊与随访指导

指导患者在医师指导下定期复诊，以便及时调整药物剂量和监测不良反应。

1. 建议出院后1～2周复诊，稳定期1个月至少复诊1次。定期复查血常规、血生化（血糖、血脂异常）、甲状腺功能、内分泌功能（如催乳素升高、性激素水平异常、性功能异常、月经紊乱等）及心电图，同时监测血药浓度。养成良好的生活习惯。

2. 保证睡眠充足，避免饮酒、饮浓茶或咖啡等刺激性饮料。

3. 家属应做好患者的家庭护理，尊重、理解、照顾患者，避免患者进行可引起情绪剧烈变化的活动。

（陈瀚熙　李惠平）

第二节　精神分裂症患者出院健康教育指引

一、疾病相关知识

精神分裂症是一种严重的精神障碍，其病因尚未完全明了。该疾病的特点是认知、思维、情感、行为等多方面的活动出现显著异常，导致职业和社会功能受到严重损害。精神分裂症患者常会出现幻觉、妄想、思维混乱等症状，这些症状不仅影响他们的日常生活和工作，还可能导致家庭和社会关系的破裂。

二、用药指导

1. 坚持服药，不可自行增加或减少药物剂量，更不能自行停药。必要时在医师指导下调整药物剂量，可定闹钟提醒服药，不要漏服药。

2. 宜用白开水送服药物，避免使用牛奶、茶等饮品，以免影响药物疗效。

3. 学会正确管理和使用所服的药物。

4. 尽量每天在同一时间服药。

5. 在药物自评量表上每天记录药物依从性、食欲、睡眠、心境等情况。

6. 学会识别药物不良反应并观察药物不良反应，如锥体外系等不良反应（动作缓慢或运动不能、流涎、双眼上翻、斜颈、吐舌、反复来回地走动等）、镇静作用（多睡和白天嗜睡）等，服药过程中如有不适，应立即就诊。

三、预防复发指导

1. 观察病情是否稳定，主要依据以下4个方面：①对疾病的认识是否动摇或缺乏，有无藏药行为；②睡眠时间是否减少或过多；③生活能力、工作效率是否下降；④是否出现精神症状，如幻觉、妄想、言谈举止异常等。

2. 保持情绪稳定和良好的心态，避免精神刺激。有压力或异常感受时可向亲属表达，寻找适宜的解决方法，避免采取伤害他人或自身的行为。

3. 保持良好的人际关系，正确对待并处理生活中的事件，适应并正确处理有关的社会矛盾，消除自卑与不满，树立坚强的意志。

4. 增强积极应对的意识。

5. 识别潜在的疾病诱发因素及先兆。

6. 面对疾病不要避讳就医，早发现、早诊断、早治疗、早康复。

四、饮食指导

1. 遵循平衡膳食、合理营养的饮食基本原则，保持大便通畅。

2. 适量进食，保持适宜的体重（BMI为18.5～23.9 kg/m^2）。每天的膳食应包括谷薯类、蔬菜水果类、畜禽肉蛋奶类、大豆坚果类等食物。

3. 谷物摄入以全谷类为主，以保证充足B族维生素的摄入。

4. 适量食用深海鱼，以增加ω-3脂肪酸的摄入。

5. 坚持日常身体活动，每周至少进行5天中等强度、累计150 min以上的运动，主动性身体活动最好每天6000～10 000步。适当日晒可以帮助机体获取充足的维生素D。

6. 日常零食可多选择发酵乳品、坚果、新鲜水果等。避免食用饱和脂肪酸含量高的食物及膨化食品，如肥肉、动物油脂、汉堡、薯条等。忌食过量辛辣、腌熏类、酒类、咖啡、浓茶等刺激性食物，以及过度加工的食品。

7. 服药期间禁止吸烟、饮酒，以免降低精神药物的疗效，增加药物不良反应。

8. 出现精神药物反应的患者，如肌肉紧张、震颤等，应注意防噎食，忌食大块、黏滞、不易咀嚼的食物。避免进食速度过快，因未充分咀嚼而发生噎食。

9. 有资料表明，适当增加B族维生素、维生素D及ω-3脂肪酸等的摄入，对精神分裂症有良好的辅助治疗作用。

五、运动及康复指导

1. 适当的运动可以帮助精神分裂症患者缓解症状和提高生活质量。患者可以选择适合自己的运动方式，如散步、慢跑、瑜伽等。

2. 训练日常生活技能，按时起床、洗漱、洗衣服、修剪指甲、按时服药等。

3. 训练家庭生活技能，可安排患者进行适当的劳动，如布置房间、打扫卫生、洗碗做饭等，改善懒散的行为，促进劳动能力的恢复。

4. 注意运动、娱乐和休闲。每天应进行适当的体育锻炼和娱乐活动，如听音乐、打扑克、跑步、打乒乓球、打羽毛球、练广播操等。

六、复诊与随访指导

1. 建议出院后1～2周复诊，稳定期1个月至少复诊1次。定期复查血常规、血生化（血糖、血脂异常）、甲状腺功能、内分泌功能（如催乳素升高、性激素水平异常、性功能异常、月经紊乱等）、心电图等，同时监测血药浓度。

2. 安全用药，定期监测血药浓度。复诊时患者本人应到场。定期复查莫忘记，健康指导要牢记。

3. 复发先兆宜记牢。复发先兆有拒药、失眠（易醒、早醒、睡眠少）、发脾气、疑心、懒散（个人卫生保持差）、饮食差等。

4. 最少保持每个月测量1次脉搏、血压等生命体征，有条件的家庭每天或每周测量1次，以动态地观察躯体状况。

（陈瀚熙　李惠平）

第三节　酒精依赖患者出院健康教育指引

一、疾病相关知识

酒精依赖是一种慢性精神疾病，患者常表现为对酒精的强烈渴求和无法控制的饮酒行为。长期大量饮酒会对身体健康造成严重危害，如肝功能损害、消化系统疾病、心血管疾病等。酒精依赖患者需要认识到疾病的严重性，积极配合治疗，逐步减少饮酒量，最终戒酒。

二、用药指导

1. 酒精依赖患者需要在医师指导下进行药物治疗，主要是针对戒断症状和心理依赖进行治疗。

2. 患者应按时、按量服药，不可擅自更改药物剂量或停药。如果出现药物不良反应，应及时就诊。

3. 若患者复饮，务必停用苯二氮䓬类药物（如奥沙西片、地西泮片等），因酒精会与药物发生化学反应，出现心悸、面色潮红、四肢无力等症状，此时应及时到专业机构复诊。

三、预防复发指导

1. 早期发现　患者家属应关注患者的饮酒行为和其他异常表现，如出现饮酒欲望无法克制、饮酒量增加等现象，应及时就诊。

2. 积极应对突发事件　遇到突发的生活事件，不要借酒消愁，及时与家属沟通，并采取正确的应对方式。

3. 健康教育　加强与酒精依赖有关的宣传和教育，提高公众对酒精依赖的认识和理解，减少社会对患者的歧视和排斥。

4. 注意情绪及病情变化　戒酒过程中如果出现心情差，做事缺乏兴趣，感到失望和无助，或者出现凭空视物、震颤、蚁行感等症状，应尽快就医。

5. 心理支持　酒精依赖患者常存在心理问题，如焦虑、抑郁等。家属和朋友应给予患者心理支持，帮助其减轻心理压力，克服心理障碍。家庭成员应和谐相处，充分了解患者的心理需求，鼓励患者遵医治疗，倾听患者的感受，为患者提供必要的帮助和支持，陪伴患者渡过难关。

四、饮食指导

1. 如停酒后出现食欲缺乏、恶心、呕吐，应选择清淡、细软、易消化的饮食，待有食欲后逐渐改为普通饮食。

2. 针对长期饮酒者，若有消化系统疾病，每天应少量多餐，以5～6餐为宜。

3. 消瘦者可选择高能量、高蛋白、低脂肪饮食。

4. 避免大量食用含果糖和蔗糖的食物，防止出现非酒精性脂肪肝。

5. 补充B族维生素、维生素C、维生素E、锌。谷类富含B族维生素，蔬菜、水果富含维生素C，动物肝脏、瘦肉富含锌。维生素A的补充应明确诊断，防止出现维生素A与酒精的相互作用。贫血患者需要补充叶酸。

6. 益生元、益生菌可以调节肠道菌群，改善肠道免疫屏障和机体免疫功能，在一定程度上保护肝脏，防止酒精性肝病的进展和并发症的发生。

7. 培养良好的饮食习惯，两餐间加水果，适当选择坚果为零食。

五、运动及康复指导

1. 逐步增加运动量 酒精依赖患者出院后应逐步增加运动量，以增强体质和免疫力。建议选择有氧运动，如散步、慢跑等。

2. 进行心理康复 酒精依赖患者常存在心理问题，需要接受心理康复治疗。家属应给予患者心理支持，帮助其减轻心理压力，克服心理障碍，可寻求专业心理咨询师的帮助。

3. 建立健康的生活方式 保持规律的作息时间，保证充足的睡眠，避免熬夜。保持良好的饮食习惯，努力培养生活中的兴趣爱好，转移对酒精的注意力。

4. 避免接触刺激性物质 酒精依赖患者出院后应避免接触含酒精的物质，如酒类、酒精饮料等。同时，也应避免接触其他刺激性物质，如咖啡因、尼古丁等。

六、复诊与随访指导

1. 坚持门诊复诊，遵医嘱服药。建议出院后1～2周到酒精、药物成瘾专科门诊复诊，以便医师及时发现并处理可能出现的问题。

2. 定期进行相关的检查，如血常规、肝功能、心电图等，以保证用药安全。

3. 尽量规避饮酒场合，面对劝酒的朋友及时向对方表明自己酒精依赖的现状，阻止对方的劝酒行为。

4. 注意情绪及病情变化，戒酒过程中如果出现心情差，做事缺乏兴趣，感到失望和无助，或者出现凭空视物、震颤、蚁行感等症状，应尽快就医。

（陈瀚熙　李惠平）

第九篇

其他科室常见病患者出院健康教育指引

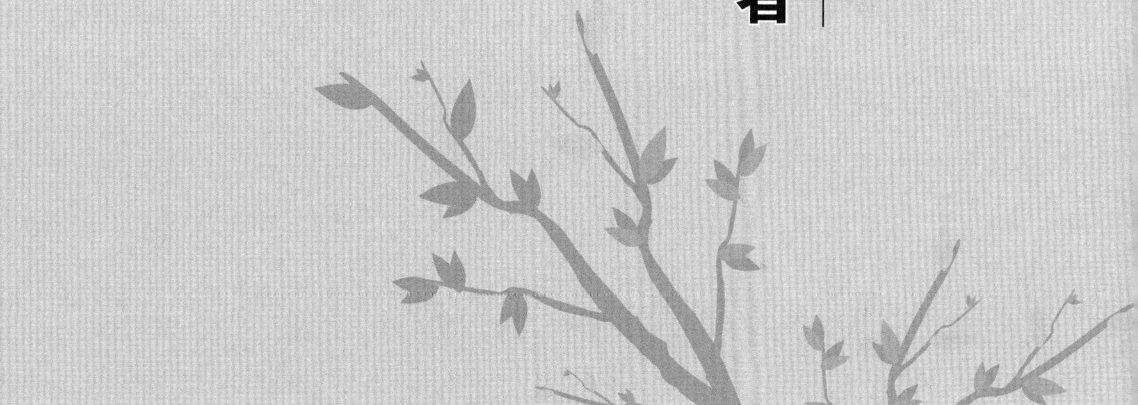

第一章 耳鼻喉科常见病患者出院健康教育指引

第一节 中耳炎患者出院健康教育指引

一、疾病相关知识

中耳炎（tympanitis）是累及中耳（包括咽鼓管、鼓室、鼓窦及乳突气房）全部或部分结构的炎性病变，好发于儿童，可分为非化脓性及化脓性两大类。非化脓性中耳炎包括分泌性中耳炎、气压损伤性中耳炎等，化脓性中耳炎分急性和慢性。特异性炎症少见，如结核性中耳炎等。

二、伤口护理指导

1. 每天术耳换药1次。

2. 耳屏处伤口用酒精棉签消毒，无须拆线。

3. 耳后伤口如有感染，应用酒精棉签消毒。如有缝线，遵医嘱术后1周拆线。

4. 术侧外耳道渗液不多时，外耳道可不放置棉球，渗液较多时及时更换无菌棉球。

三、用药指导

出院带药如为氧氟沙星眼药水，应滴术耳耳道，3次/天，每次2～3滴，每次滴完侧躺5 min，滴7天。

四、日常生活注意事项

1. 恢复期避免感冒。禁止擤鼻、挖耳，以免引起中耳炎复发。洗头、洗澡时注意保持耳部皮肤干洁，避免水进入术耳外耳道。术后6个月不宜游泳。

2. 鼓膜修补术患者术后3个月勿乘坐飞机、憋气、用力排便等，必要时张口呼吸，以免鼓膜内外气压增大，影响鼓膜愈合。

3. 听骨链重建患者3个月内避免剧烈运动，起身动作应缓慢，尽量避免打喷嚏等动作，勿进食过硬的食物，以免听骨松脱、移位。

4. 胆脂瘤术后患者，术耳耳道内填塞物不要自行取出，填塞物应在复查时由门诊医师拔除，以免外耳道闭锁。

五、并发症的观察及处理

1. 居家时注意观察有无面瘫、眩晕、恶心、呕吐等症状，发现异常及时就诊。

2. 注意患侧耳部伤口敷料有无渗血、渗液。如有，应观察渗出物的颜色、性状、量，并做好记录。

3. 如患者术后出现头晕、恶心、呕吐等症状，应指导患者减少头部独立运动，让患者卧床休息，待症状减轻后逐渐增加活动量。

六、疾病预防指导

积极治疗上呼吸道疾病，如慢性鼻窦炎、慢性扁桃体炎等。

七、饮食指导

进食清淡、易消化的食物，忌食辛辣、刺激性食物。

八、运动及康复指导

1. 沐浴时防止水进入外耳道，可先使用棉球填塞外耳道，若不慎进水，应及时擦干。

2. 锻炼身体，提高身体素质，积极预防和治疗上呼吸道感染，做好卫生宣教。出院后6个月内禁止游泳。

3. 安静休养，减少外界刺激，保证睡眠。

4. 勿用力擤鼻，以免增加中耳压力。

九、复诊与随访指导

1. 术后1～2周门诊复诊，需提前预约挂号，复诊时携带出院小结。

2. 定期复诊（出院后第3、6、12个月）。如出现听力下降、耳部流脓、面瘫等不适症状，应随诊。

（陈瀚熙　郑　莉）

第二节　突发性聋患者出院健康教育指引

一、疾病相关知识

急性特发性感音神经性听力损失称突发性聋（sudden hearing loss，SHL）或特发性突聋。突发性聋是一种易引起患者恐慌而让患者紧急求医的疾病，患者常伴有耳鸣和/或眩晕。

二、用药指导

1. 服用甲泼尼龙片时，遵医嘱逐渐减量，服用周期应足够，需饭后口服。

2. 奥美拉唑应饭前口服。

3. 甲钴胺、银杏叶等应饭后口服。

三、日常生活注意事项

1. 注意休息，保证充足的睡眠，增强体质，预防感冒。

2. 勿去环境嘈杂的场所，少戴耳机，减少外界环境对听力的影响。

3. 宜清淡饮食，勿进食辛辣、刺激性食物，戒烟、戒酒。

4. 本病可以自愈，应保持情绪稳定，避免过度焦虑，以免加重病情或引起疾病反复。

四、并发症的观察及处理

1. 防止跌倒。指导患者注意安全，伴有眩晕等平衡能力差的患者，变换体位时动作宜缓慢，尽量卧床休息，待眩晕感减轻，可逐渐开始下床活动。

2. 有高血压、糖尿病等基础疾病的患者，应积极治疗原发疾病，密切监测血压、血糖情况，如有异常，应及时就医。

五、疾病预防指导

1. 规律生活，保持乐观的态度，避免情绪波动，注意休息。

2. 积极治疗耳部疾病，如各种原因引发鼓膜穿孔，又发生了急性中耳炎，要防止形成慢性中耳炎，损害听力。

3. 避免强声、噪声的刺激。

六、饮食指导

1. 低盐、低脂饮食，多吃蔬菜、水果，保持大便通畅。

2. 不吃辛辣、刺激性食物，不喝浓茶、咖啡等，不吸烟、饮酒。

七、运动及康复指导

1. 在助听器验配师指导下学会正确使用助听器，并维护好助听功能。

2. 加强体育锻炼，增强体质，避免上呼吸道感染引起的分泌性中耳炎。

八、复诊与随访指导

出院后2周到门诊复诊，需提前预约挂号，复诊时带上出院小结。

（郑　莉　冯　茜）

第三节　人工耳蜗患者出院健康教育指引

一、疾病相关知识

人工耳蜗（cochlear implant）可以为患有严重感音神经性听力损失且传统助听器无效的患者提供人工听力，主要通过电刺激听神经，重新连接大脑和听觉场景，从而为患者提供听觉方面的信息。

二、伤口护理指导

1. 耳后伤口每天用酒精棉签换药1次。伤口常规术后第7天拆线。

2. 每天消毒时观察伤口有无红肿、流脓、裂开等现象。

三、用药指导

遵医嘱口服抗生素7周，服药过程中如有异常，应及时就医。禁用耳毒性药物。

四、日常生活注意事项

1. 预防感冒，避免剧烈活动及头部运动。

术后2周内避免洗头及搔挠植入体部位。

2. 植入体部位终身避免碰撞，一旦被撞，应立即查看是否出现头部肿胀及装置功能是否正常，如有异常，应及时与医护人员及人工耳蜗业务员联系。

3. 远离高电压、强磁场，在医师指导下做MRI、CT检查。外院就医时随身携带信息卡（记录耳蜗植入时间、型号）。

4. 避免强噪声场所，以保护残余的听觉末梢神经，更好地发挥人工耳蜗的功能。

5. 对于外机部件，应保持清洁，防止静电。避免潮湿、雨淋，人工耳蜗需要电池供电，注意及时更换。

五、并发症的观察及处理

1. 伤口感染　观察伤口有无异常及红肿等感染征象，监测体温变化。观察有无耳部异常疼痛。

2. 头部水肿、血肿　敷料包扎过紧可造成头部水肿，可适当放松，避免头部过低。观察头皮有无血肿，若质地比水肿硬，仅有少量皮下血肿，可自行吸收，若血肿较大应采用血肿穿刺抽吸，并加压包扎。

3. 面神经损伤、麻痹或面瘫　观察患者有无口角歪斜、眼睑闭合不全，发现异常及时通知医师。遵医嘱给予患者改善微循环及营养神经等药物治疗，并进行眼部保护，给予滴眼液、涂抗生素眼膏、睡眠加盖眼罩等护理措施，以促进恢复。

4. 眩晕　眩晕是人工耳蜗术后常见的并发症，多为一过性眩晕，大前庭导水管综合征、内耳畸形患者易出现眩晕，年龄越大的患者易出现眩晕，眩晕多发生于术后前3天，予以药物对症治疗后，眩晕均可缓解。

六、饮食指导

1. 合理膳食，术后宜软食，避免摄入过酸、过硬及刺激性强的食物。

2. 加强营养，保证维生素、蛋白质、纤维素的摄入，增强抵抗力，促进伤口愈合。

3. 保持大便通畅，防止颅内压增高。

七、运动及康复指导

进行语言康复训练。人工耳蜗植入后患者听到的声音是失真或畸变的，不能自然产生听懂言语和交流的技能，辨别声音和理解语言需要长期的训练和学习，必要时需要到专业机构进行长期的语言康复训练和学习。若为儿童患者，家长需纠正患儿看唇语的习惯，教育患儿以听声音并使用口语交流为主，从不同角度给予其声音刺激。

八、复诊与随访指导

1. 术后第4周返院复诊听力，进行首次开机调试。

2. 为确保开机后能听到更清晰的声音，每隔一段时间需要调机。

3. 开机后第3、6、12个月，以及第2年、3年需返院复诊听力，进行言语康复情况的测试和评估，以便在不同阶段的听力恢复和心理认知发展方面向患者提供科学的指导和帮助。

（郑　莉　冯　茜）

第四节　先天性小耳畸形患者出院健康教育指引

一、疾病相关知识

先天性小耳畸形（congenital microtia）是指由于胚胎发育异常导致一侧或双侧外耳、中耳、内耳不同程度的发育不全。主要表现为耳郭畸形、外耳道闭锁或狭窄、中耳畸形等，严重时可影响听力。

二、伤口护理指导

1. 换药　每天用酒精棉签轻轻消毒再造耳伤口处，切勿用力擦拭。

2. 拆线　一般术后7～10天拆线。

三、用药指导

遵医嘱常规口服抗生素1周，餐后服用。

四、日常生活注意事项

1. 保护再造耳。注意保护再造耳不受挤压、碰撞等外力损伤，寒冷季节还应注意保暖，防止再造耳冻伤。避免抓挠创面，以免抓破术区而继发感染。创面完全愈合后，再造耳方可湿水。保持耳部清洁，如出现再造耳耳郭感染，应及时就医。

2. 术后6个月内睡眠时避免压迫术耳。

3．防止瘢痕增生、挛缩。术后3～6个月是瘢痕增生的高峰期，是整复后耳郭外形塑形至关重要的阶段，应每个月复查并接受医师的指导，防止瘢痕增生、挛缩，以巩固或提高整复效果。

五、并发症的观察及处理

1．观察术耳伤口有无红、肿、热、痛、渗血、渗液等症状，发现异常，及时就医。

2．术后平卧位或头偏向健侧，以防压迫耳包，造成伤口挤压。保持头部缓慢活动。镫骨手术的患者应卧床3天，固定头部。

六、疾病预防指导

母亲妊娠期间应避免病毒感染，注意监测血压、血糖等指标。避免使用有机溶剂、农药、激素类物质及某些化学物质。父亲应避免烟酒、药物滥用及其他不良生活方式。

七、饮食指导

饮食宜清淡、易消化，避免过硬及辛辣刺激性食物。

八、运动及康复指导

1．术后3个月内勿乘飞机，以防气压变化影响手术效果。

2．保持耳部干燥、清洁。

3．视伤口愈合情况洗头，使用无刺激性的洗发水。洗头洗澡时注意保护术区，防止感染。

九、复诊与随访指导

1．对于分期手术者，应明确告知患者返院行二期手术的具体时间。

2．出院后2周复诊，需提前预约挂号，复诊时携带出院小结。

（陈瀚熙　郑　莉）

第五节　慢性鼻窦炎患者出院健康教育指引

一、疾病相关知识

慢性鼻窦炎（chronic sinusitis）是一种发生于鼻窦黏膜的慢性炎症性疾病，其病程一般在12周以上，常因急性鼻窦炎未得到及时或彻底治疗导致。患者主要表现为鼻塞、流脓涕、头面部胀痛、嗅觉减退或丧失，可伴有乏力、头晕等症状。多数患者通过药物和手术治疗后，症状可得到有效缓解。

二、鼻部护理指导

1．保护鼻腔，减少鼻腔刺激；避免挤压、碰撞鼻部，不可挖鼻、大力擤鼻。

2．冬春季节外出时应佩戴口罩，减少冷空气、花粉对鼻黏膜的刺激。

三、用药指导

1．遵医嘱正确使用喷鼻药，在鼻腔冲洗后喷鼻，每天喷1～2次，每次两侧鼻孔各喷1次。

2．术后保持鼻腔清洁。每天需冲洗1～2次，可根据冲洗出的痰量酌情增减次数。一般需冲洗至术后2～3个月。鼻腔冲洗可清理鼻腔鼻窦内的痂皮，防止感染和鼻腔粘连，以促进鼻腔黏膜功能的恢复。

3．遵医嘱口服抗生素1周。如有口服激素，建议早餐后30 min口服，应遵医嘱调整用量。注意药物不良反应，如有异常，应及时就医。

四、日常生活注意事项

1．适当锻炼及活动，勿剧烈运动，劳逸结合，2个月内避免游泳，活动时应远离过敏原。

2．指导患者正确擤鼻的方法，即压住一侧鼻孔擤另一侧，双侧交替进行，将鼻涕回吸至口腔后吐出。

3．保持工作环境和生活环境空气流通，温度、湿度适宜，室内空气清新。

4．饮食宜清淡，忌烟、酒，注意休息，避免感冒。

五、并发症的观察及处理

1．观察患者的生命体征，注意有无鼻腔渗血等情况，嘱患者有血流入咽部时吐出。若出血量较多，应及时通知医师处理。必要时遵医嘱使用止血药，床旁备好鼻止血包。

2．注意面部肿胀反应，疑有感染，应及时报告医师。

3．术后初期用冰袋做局部冷敷，可减轻术

后肿胀。术后第5天开始，应做局部热敷，以促进炎症吸收。

六、疾病预防指导

加强锻炼，增强体质。冬季增加户外活动，增强对寒冷天气的适应能力。生活有规律，注意劳逸结合，避免摄入辛辣、刺激性食物。疾病流行期间，避免到人员密集的场所，注意开窗通风。

七、饮食指导

指导患者合理进食，根据患者的身体状况，个性化、有针对性地指导患者进食，以清淡、易消化的饮食为主，避免进食酸辣、刺激性食物，注意饮食卫生。食物温度以接近体温为宜，以免因食物温度过高而使鼻部血液循环加快，从而导致鼻出血或渗血。

八、运动及康复指导

1. 注意天气变化，及时增减衣服，预防感冒。

2. 加强体育锻炼，增强体质，避免过度劳累，戒烟、戒酒。

3. 养成良好的卫生习惯，忌挖鼻孔。

4. 掌握鼻腔冲洗的方法，按时进行鼻腔冲洗。

九、复诊与随访指导

1. 患者术后定期返院复查，做好鼻内镜检查及清理，以便医师及时了解手术创面的恢复情况，并及时对术腔进行处置。

2. 一般出院1周复诊，需提前预约挂号，复诊时携带出院小结。

（陈瀚熙　黄颖雯）

第六节　声带息肉患者出院健康教育指引

一、疾病相关知识

声带息肉（polyp of vocal cord）是发生于声带固有层浅层的良性增生性病变，也是一种特殊类型的慢性喉炎，最主要的临床症状为声音嘶哑。通过喉镜检查可以做出临床诊断。治疗方式主要为手术切除。若经治疗好转后，患者仍暴露于用声过度、用声不当、吸烟等危险因素中，声带息肉则可再次出现。术后要避免可能的致病因素。

二、伤口护理指导

1. 术后噤声或限声1周，休声1个月，3个月内避免唱歌、大声叫喊等过度用声现象。

2. 术后噤声非常重要，如不注意噤声，可能导致复发。

三、用药护理

遵医嘱配合雾化吸入或口腔抗生素治疗。用药过程中如有不适，应及时就医。

四、日常生活指导

平时用声时要有节制，不要过度用声，更不要滥用嗓音或突然高声喊叫，改变不正确的发声方法及不良习惯，以免息肉复发，必要时可至门诊行嗓音训练。

五、并发症的观察及处理

1. 观察患者的呼吸状况，如有不适，及时与医师联系。嘱患者轻轻将口中分泌物吐出，观察其性状。

2. 术后避免剧烈咳嗽。

3. 术后休声2～4周，使声带充分休息，减轻声带充血、水肿。

六、疾病预防指导

加强锻炼、增强体质，预防感冒，避免粉尘、烟草及有害气体的刺激。

七、饮食指导

1. 指导患者戒烟、戒酒，禁食辛辣、刺激、煎炸类食物。

2. 勿暴饮暴食，尤其是睡前勿饱食，睡前勿饮用纯牛奶。

3. 少吃酸性食物，夏天少食冷饮。

4. 保证充足水分的摄入。机体缺水对咽喉黏膜的影响非常大，建议每天饮水1500～2000 ml。

八、运动及康复指导

1. 注意口腔卫生，养成按时刷牙和餐后漱口的习惯，预防口腔疾病。

2. 出院后进行深吸气练习6次/天，保持1周，防止声带粘连和瘢痕形成。

九、复诊与随访指导

1. 一般出院2～3周复诊，需提前预约挂号，复诊时携带出院小结。

2. 若出现进行性呼吸困难、发音无力、声音嘶哑、音调改变等现象，随时就诊。

（陈瀚熙　黄颖雯）

第七节　声带麻痹患者出院健康教育指引

一、疾病相关知识

声带麻痹（vocal cord paralysis）又称“喉麻痹”，是一种临床表现，而不是一种独立的疾病。当喉部运动神经（喉返神经）受到损害时，可出现声带外展、内收或肌张力松弛3种类型的麻痹。临床上因左侧喉返神经行程较长，故左侧声带麻痹多见。

二、伤口护理指导

1. 术后由于喉部水肿、假膜形成、声门裂增宽，声嘶可能较术前加重，嘱患者休声1～2周，以利于声带休息和愈合。

2. 注意保暖，预防上呼吸道感染，避免上呼吸道感染导致喉部炎症、水肿，影响伤口愈合。

三、日常生活注意事项

1. 指导患者正确排痰的方法，及时清理呼吸道分泌物，保持呼吸道通畅。

2. 保持生活环境温度、湿度适宜，多饮水，保持呼吸道湿润。

3. 加强锻炼，增强体质，预防感冒，避免粉尘、烟草及有害气体的刺激。

4. 注意口腔卫生，养成按时刷牙和餐后漱口的习惯，预防口腔疾患。

5. 出院后进行深吸气练习，6次/天，保持1周，防止声带粘连和瘢痕形成。

6. 如有气管切开，应做好气管切开居家护理。

四、并发症的观察及处理

1. 声带粘连　术后遵医嘱噤声及休声，定时复查。

2. 声带黏膜瘢痕愈合　发音痉挛时及时就医。

3. 舌下神经麻痹　表现为伸舌偏向一侧，应遵医嘱用药。

4. 舌咽神经麻痹　表现为味觉障碍，应遵医嘱用药，可辅以中医治疗。

5. 声音嘶哑　遵医嘱噤声及休声，定时复查，可在嗓音治疗师指导下进行嗓音康复治疗。

6. 呛咳、误吸及吞咽障碍　在护士指导下进行吞咽功能训练。

五、疾病预防指导

声带麻痹的病因复杂，诊断需综合多方面因素进行评估，其治疗方法较多，各自具有相应的特点和适应证。在保守治疗效果不佳时，有条件者可首选喉返神经修复，以使麻痹的声带内收肌获得神经再支配，从而恢复喉的生理性发音功能。

六、饮食指导

有呛咳者，鼓励其进食黏稠的食物，饮水时慢咽；无呛咳者，可进食清淡的饮食。

七、运动及康复指导

遵医嘱循序渐进地增加运动强度、延长运动时间，注意身体反应，术后4～6周应尽量避免重体力劳动及剧烈活动，以免引起术后出血。若有不适，应及时停止或就医，保持乐观的心态。

八、复诊与随访指导

1. 一般出院2～3周复诊，需提前预约挂号，复诊时携带出院小结。

2. 如出现呼吸困难、咽部不适，应随时就诊。

（陈瀚熙　黄颖雯）

第八节　喉乳头状瘤患者出院健康教育指引

一、疾病相关知识

喉乳头状瘤（laryngeal papillomatosis）为喉部常见的良性肿瘤，可能与人乳头状瘤病毒感染有关，术后易复发、易恶变，恶变者多见于中年以上的患者，应警惕。幼儿型喉乳头瘤与病毒感染及慢性刺激有关，青春期后有自行停止生长的趋势。主要临床症状为声嘶、呛咳，严重者可出现喉鸣及呼吸困难。

二、伤口护理指导

注意口腔卫生，养成按时刷牙和餐后漱口的习惯，预防口腔疾病，术后1个月内预防感冒。

三、用药指导

1．应用干扰素配合外科治疗对喉乳头状瘤有肯定的抑制作用。应用过程中会引起致热原反应、贫血、白细胞和血小板减少、转氨酶增高等并发症，因此，应注意观察。

2．应用过程中向患者介绍药物治疗的目的、意义、疗程，需坚持用药。如用药期间出现高热、皮疹等现象，嘱其不必紧张，多饮水，高热24 h后可自行退去。

3．用药期间监测肝功能和血常规。

四、并发症的观察及处理

1．做好气道护理，保持患者呼吸道通畅。嘱患者自行咳嗽排痰，以免阻塞呼吸道。

2．对于气管切开的患者，应做好气道护理，保持气管管道通畅、固定，定期换药。

3．气管套管护理步骤：①将气管内套管缺口旋转至外套管卡口处，固定外套管，顺其弧度将内套管轻轻取出。②换下的气管内套管，用小毛刷彻底清洗其内外壁，对光检查无痰痂残留后放入容器内，煮沸消毒30 min（或用蒸汽消毒锅消毒10 min），晾干后放入气管套管内，并卡住外套管，防止内套管脱落。③放入套管时应屏住呼吸，由家属手持消毒好的气管内套管，将其顺弧度轻轻插入外套管内。④注意气管套管系带要系死结，松紧度以系带与颈侧皮肤间能放入1指为宜。⑤用无菌棉签蘸75%的酒精消毒气管造瘘口周围皮肤，注意擦净痰液。酒精不宜过多，避免直接滴入气管内。⑥用消毒镊将无菌开口纱布垫于气管套管与造瘘口皮肤之间，并用胶布固定。注意动作轻柔、准确，以减少不良刺激。⑦气管内套管煮沸消毒每天至少2次，开口纱布每天更换2次，痰液或渗液较多时，应随时更换。⑧如出现呼吸困难，应及时取出内套管，内套管取出后如呼吸困难仍不能缓解，应立即就医。⑨气管套管系带每个月到医院更换1次。

五、疾病预防指导

1．注意保暖，预防上呼吸道感染。增加营养摄入，提高抵抗力。注意口腔卫生，养成按时刷牙和餐后漱口的习惯，预防口腔疾病。

2．保持生活环境温度、湿度适宜，多喝水，保持呼吸道湿润。

六、饮食指导

患者应建立良好的生活习惯，饮食清淡，避免过热、坚硬、带刺、刺激性的食物，戒烟、戒酒。

七、运动及康复指导

指导患者进行适当的体育锻炼，增强体质，避免因活动过度而加重呼吸困难。

注意保暖，预防感冒。适当进行体育锻炼，增强体质，但要避免活动过度，以免加重呼吸困难。加强营养，避免食用辛辣、刺激性食物。

八、复诊与随访指导

1．一般出院后1个月或遵医嘱门诊复诊，需提前预约挂号，复诊时携带出院小结。

2．喉乳头状瘤易复发，复诊非常重要。复诊时可早期发现喉乳头状瘤有无复发，以便及时治疗。

3．注意患者是否出现进行性呼吸困难、口唇和四肢发绀、三凹征及烦躁不安等现象，如有异常，随时就诊。

（陈瀚熙　郑　莉）

第九节　鼾症（腭咽成形术）患者出院健康教育指引

一、疾病相关知识

鼾症（snoring）是睡眠中上呼吸道发出的一种异常呼吸声。与呼吸时上气道周围软组织振动有关。通常发生在吸气时，也可能发生在呼气时。睡眠呼吸暂停是指在连续7 h睡眠中发生30次以上的呼吸暂停，每次气流终止10 s以上，或者平均每小时低通气次数（呼吸紊乱指数）超过5次，可引起严重的低氧血症及睡眠紊乱，其与高血压、心律失常、心脑血管疾病及呼吸衰竭等疾病的发生相关，少数患者可夜间猝死。

腭咽成形术（uvulopalatopharyngoplasty，UPPP）是通过切除部分肥厚的软腭组织、腭垂、多余的咽侧壁软组织及肥大的腭扁桃体，达到扩大咽腔、解除腭后平面阻塞目的的手术。

二、伤口护理指导

1. 注意口腔卫生，预防伤口感染，养成按时刷牙和餐后漱口的习惯，术后1个月内预防感冒。

2. 密切观察生命体征。遵医嘱给予持续心电监护，如有异常，及时通知医师。

3. 观察患者气道通畅情况及伤口恢复情况。因腭咽部软组织疏松，术后可能出现局部水肿，加之患者因伤口疼痛，口腔内分泌物不能及时咽下，使气道通气得不到改善，应嘱患者夜间睡眠时采取侧卧位或抬高床头15°～20°，观察患者硬腭黏骨膜瓣处皮肤颜色、缝线有无脱落等，如有异常，及时通知医师。

4. **疼痛护理**　评估患者术后伤口疼痛的程度，分散其注意力，使用冰袋局部冷敷。

三、用药指导

1. 遵医嘱口服抗生素1周，餐后口服。

2. 遵医嘱含漱漱口液，3～5次/天，坚持1周。餐后漱口，早晚刷牙。

四、日常生活指导

1.观察睡眠过程中有无打鼾、呼吸暂停及憋醒，有无晨起头痛、白天嗜睡、记忆力下降等症状。如有异常，应及时就医。

2. 鼾症患者白天易嗜睡，应尽量避免从事开车等高危活动或职业。

3. 控制体重，出院后适当锻炼。

五、并发症的观察及处理

1. **出血**　术后伤口恢复过程中，表面会覆盖一层白色伪膜，多在7～10天开始脱落，可能会有少量出血，多数为唾液中带血丝，无须治疗，或者口含冰块止血。如出血不止，应及时就医。

2. **感染**　观察患者有无体温升高、伤口异常等感染征象。遵医嘱给予抗生素，嘱患者多漱口，将头部仰起，漱到伤口部位，以保持口腔清洁。注意口腔卫生，进食后用淡盐水漱口，早晚刷牙。

3. **鼻腔反流**　嘱患者进食小口、慢咽。术中正常组织损伤较多，可引起腭咽关闭不全，进食时出现食物经鼻腔反流，一般在1个月内消失。

六、饮食指导

1. 术后1～3天冷全流质饮食，3～7天全流质饮食。手术1周后宜进食软食，2周后酌情进食常温普食，1个月内勿进食刺激性及粗糙食物，以免引起伤口出血。

2. 保持体重稳定，控制饮食，不食甜食、脂肪含量高的食物（如动物内脏），适当增加运动量。

七、运动及康复指导

1. 术后10天内禁止剧烈运动，避免伤口出血。

2. 积极治疗原发病，如高血压、心脏病等。注意睡眠时的体位，最好取侧卧位，以改善通气。

3. 戒烟、戒酒，鼓励患者多讲话，并做张口、闭口、伸舌动作，以减轻术后吞咽疼痛感，防止术区瘢痕痉挛。

八、复诊与随访指导

1. 一般出院后2周复诊，需提前预约挂号，复诊时携带出院小结。

2. 如出现出血、发热等异常现象，应及时就医。

（陈瀚熙　郑　莉）

第十节　甲状舌管囊肿和甲状舌管瘘患者出院健康教育指引

一、疾病相关知识

甲状舌管囊肿（thyroglossal duct cyst）和甲状舌管瘘（thyroglossal duct fistula）切除术（resection of thyroglossal duct cyst and thyroglossal duct fistula）用于颈部囊肿、瘘管手术治疗。甲状舌管囊肿为先天发育异常所致。如果囊肿位于婴儿舌根部可能引起窒息。甲状舌骨经舌骨前方向下至甲状腺。囊肿发生的部位多在舌盲孔与舌骨间、舌骨与喉间、喉下部气管前等部位。

二、伤口护理指导

1．每天用酒精棉签消毒伤口1次，或者在社区医院每天换药1次。

2．伤口术后1周拆线，可在社区医院或就诊医院门诊拆线。

三、用药指导

遵医嘱用药，服药过程中如出现恶心、呕吐等不适，应及时就医。

四、并发症的观察及处理

感染及复发是常见的并发症，应保持手术部位伤口清洁、干燥，如伤口红、肿、热、痛，应及时就医。

五、疾病预防指导

甲状腺舌管囊肿与瘘管是常见的颈部先天性疾病，目前以手术治疗为主，治疗需在非感染期进行。如短期内反复感染或形成脓肿，则需切开引流，待感染控制2～3周后再手术。

六、饮食指导

进食高蛋白、高维生素食物，多吃水果和蔬菜，忌辛辣、刺激性食物。

七、运动及康复指导

1．劳逸结合，适当锻炼，提高机体抵抗力。术后4～6周避免重体力劳动及剧烈活动，以免引起伤口出血。

2．日常洗漱时注意伤口勿沾水，保持伤口干燥、清洁。

3．加强颈部功能锻炼，防止伤口粘连及瘢痕挛缩所致功能异常。

4．注意休息，适当锻炼，增强体质，1个月内预防感冒。

八、复诊与随访指导

1．术后1个月复诊或遵医嘱复诊，需提前预约挂号，复诊时携带出院小结。

2．如颈部出现包块、红肿、渗液、疼痛、发热等现象，随时就诊。

（陈瀚熙　郑　莉）

第十一节　鼻咽纤维血管瘤患者出院健康教育指引

一、疾病相关知识

鼻咽纤维血管瘤（nasopharyngeal fibroangioma）为鼻咽部各种良性肿瘤中较常见者，常发生于10～25岁的男性青年，男女比例为19∶1。瘤中含有丰富的血管，易出血，故有“男性青春期出血性鼻咽纤维血管瘤”之称，可说明本病的特性。一般在25岁后可能停止生长，亦有术后复发未再处理、随访中发现肿瘤自然消失者。

二、伤口护理指导

1．保护鼻腔，减少鼻腔刺激，避免挤压、碰撞鼻部，不可挖鼻、大力擤鼻。

2．留置止血气囊和鼻腔填塞的患者，嘱患者不要擅自拔出，鼻腔填塞期间会有溢泪、畏光、头痛等症状，在撤除鼻腔填塞后可逐渐缓解。

3．冬春季外出时应佩戴口罩，减少冷空气、花粉对鼻黏膜的刺激。

4．保持口腔清洁，餐后漱口，每天至少进行2次口腔清洁，使用软毛牙刷和温开水清洁牙齿和口腔。在刷牙前，可用消毒液漱口，以减少口腔细菌的滋生。术后1～2周，可用漱口水或生理盐水漱口，以保持口腔清洁和湿润。

三、用药指导

遵医嘱规范用药。

四、并发症的观察及处理

1．感染 出院后若出现发热、头痛或手术部位疼痛剧烈、鼻出血不止等情况，应及时就医。

2．复发 鼻咽纤维血管瘤有易复发的特点，如有鼻腔出血或异常肿胀时，应及时就诊。

五、疾病预防指导

1．保持鼻腔清洁，勿用力挖鼻及擤鼻。掌握正确擤鼻的方法，即压住一侧鼻孔后擤另一侧，双侧交替进行，或者将鼻涕回吸至口腔后吐出。预防并发症。

2．保持工作及生活环境空气流通，温度、湿度适宜，室内空气清新。

六、饮食指导

多饮水，饮食清淡，选择富含维生素、蛋白质及纤维素的食物，保持大便通畅。戒烟、戒酒，注意休息，避免感冒。

七、运动及康复指导

下地活动时应循序渐进，活动适量，勿剧烈活动。术后4～6周应尽量避免重体力劳动，避免剧烈活动，以免引起术后出血。劳逸结合。2个月内避免游泳，活动时应远离过敏原。

八、复诊与随访指导

1．一般出院1周到门诊进行第1次复诊，需提前预约挂号，复诊时携带出院小结。

2．术后遵医嘱定期返院复查，做好鼻内镜检查及清理，以便医师了解手术创面的恢复情况，并及时对术腔进行处置。

3．鼻咽纤维血管瘤有易复发的特点，如有鼻腔出血或异常肿胀，应及时就诊。

（陈瀚熙　郑　莉）

第十二节　鼻颅底肿瘤患者出院健康教育指引

一、疾病相关知识

颅底肿瘤（skull base tumor）是指源自脑底、颅底骨上、颅底骨本身及颅底骨下的肿瘤，可以向头端发展，侵入颅内，也可向尾端延伸，累及眼眶、鼻窦、鼻腔、颞下窝、咽旁间隙等区域，其中累及鼻部者为鼻颅底肿瘤（nasal skull base tumor）。

二、伤口护理指导

1．保护鼻腔，减少对鼻腔的刺激；避免挤压、碰撞鼻部；不可挖鼻、大力擤鼻。

2．留置止血气囊和鼻腔填塞的患者，不要擅自拔除，鼻腔填塞期间会有溢泪、畏光、头痛等症状，在撤除鼻腔填塞后可逐渐缓解。

3．冬春季外出时应戴口罩，以减少冷空气、花粉对鼻黏膜的刺激。

三、用药指导

1．遵医嘱使用口服药及喷鼻药。

2．术后需要放/化疗的患者，遵医嘱进行治疗。

四、并发症的观察及处理

1． 出院后若出现发热、头痛、手术部位疼痛剧烈、鼻出血不止等情况，应及时就医。

2． 颅底肿瘤有易复发的特点，如有鼻腔出血或异常肿胀时，应及时就诊。

五、疾病预防指导

1．保持鼻腔清洁，勿用力挖鼻及擤鼻，勿让不洁物体、液体进入鼻腔。指导患者正确擤鼻的方法，预防并发症。

2．保持工作及生活环境空气流通，温度、湿度适宜，室内空气清新。

六、饮食指导

多饮水，饮食清淡，选择富含维生素、蛋白质及纤维素的食物，保持大便通畅。戒烟、戒酒，注意休息，避免感冒。

七、运动及康复指导

1. 下地活动时应循序渐进，活动适量，勿进行剧烈活动。术后6周内尽量避免重体力劳动和剧烈活动，以免引起术后出血。劳逸结合，2个月内避免游泳。

2. 保持口腔清洁。餐后漱口，每天至少进行2次口腔清洁，使用软毛牙刷和温开水清洁牙齿和口腔。在刷牙前，可用消毒液漱口，以减少口腔内细菌的滋生。术后1～2周，可用漱口水或生理盐水漱口，以保持口腔清洁和湿润。

八、复诊与随访指导

1. 一般出院1周进行第1次复诊，需提前预约挂号，复诊时携带出院小结。

2. 术后遵医嘱定期返院复查，做好鼻内镜检查及清理，以便医师及时了解手术创面的恢复情况，并及时对术腔进行处置。

3. 恢复期间，如有鼻腔出血、异常肿胀、视力异常时，应及时就诊。

（陈瀚熙　郑　莉）

第十三节　腺样体扁桃体切除术患者出院健康教育指引

一、疾病相关知识

腺样体扁桃体切除术（adenotonsillectomy）是指切除扁桃体和腺样体，恢复上气道畅通的手术。

二、伤口护理指导

1. 注意口腔卫生，预防伤口感染，养成按时刷牙和餐后漱口的习惯，术后1个月内预防感冒。

2. 术后伤口恢复过程中，表面会覆盖一层白色伪膜，伪膜在7～10天开始脱落，可能会有少量出血，多数为唾液中带血丝或一两块小血块，无须治疗，或者口含冰块即可自行止血。

3. 勿用力咳嗽，勿大声喊叫或过度讲话。儿童患者应避免大声喧闹，以免牵拉伤口，引起伤口出血。

三、用药护理

1. 遵医嘱口服抗生素1周，餐后口服。

2. 遵医嘱含漱漱口液，3～5次/天，坚持1周。

四、并发症的观察及处理

嘱患者观察鼻腔分泌物的颜色、性状、量，勿用力擤鼻，减少鼻咽部活动。术后若出现鼻腔或口腔有鲜血不停地流出或伴有鲜血从口中大口地吐出即为大量活动性出血，家属应辅助患者立即坐起，用冰袋冷敷前额并及时就医。

五、疾病预防指导

1. 交替季节时注意不要感冒，避免因感冒诱发扁桃体炎。

2. 养成良好的生活习惯，保证充足的睡眠，劳逸结合，防止受凉及过度劳累。

3. 注意口腔卫生，饭后漱口，早晚刷牙，以减少口腔内细菌感染的机会。

六、饮食指导

1. 扁桃体切除患者术后1～3天冷的全流质饮食，3～7天半流质饮食，1周后宜进食软食，2周后酌情进食常温普食，1个月内勿进食刺激性及粗糙的食物，以免引起伤口出血。

2. 腺样体切除后1个月内避免进食油炸、辛辣的食物。

3. 疾病恢复期可进食富含维生素、蛋白质的食物，多饮水，增强体质，保持大便通畅，促进康复。

七、运动及康复指导

1. 注意休息和适当锻炼，劳逸结合，生活规律，增强体质和抗病能力。

2. 嘱患者睡眠时取侧卧位或抬高床头15°～20°。夜间加强巡视，若患者睡眠时打鼾、憋气，应取合适的睡眠姿势，以减轻或缓解阻塞症状。憋气时间过长，应将其唤醒。

3. 睡眠时伴有张口呼吸的患者，可用湿纱布覆盖口腔，以湿化空气，避免口腔干燥带来不适感。

八、复诊与随访指导

1. 一般出院后2周复诊，需提前预约挂号，复诊时携带出院小结。

2. 如出现出血、发热等异常现象，应及时就医。

（陈瀚熙　郑　莉）

第十四节　全喉、半喉切除术患者出院健康教育指引

一、疾病相关知识

全喉切除术（total laryngectomy）是治疗喉癌使用较广、疗效较高、应用最早的手术。全喉切除术最大的缺点是术后患者终身失去喉部，造成永久失音及颈前气管造瘘。尽管如此，全喉切除术仍不失为治疗喉癌的主要方法。

半喉切除术（hemilaryngectomy）的目的是既能切除喉部肿瘤，又能保留发声的功能，但其适用范围较窄，应严格掌握，切不可为了保留喉的生理功能而遗留肿瘤，造成不可挽救的复发。

二、气管切开护理

1. 按要求居家做好气管护理，做好内套管的清洗和消毒，保持套管通畅。

2. 用纱布遮盖气管造瘘口，防止异物进入气管。

3. 注意观察套管系带的松紧度，以伸入1根手指为宜，防止套管脱出。

三、用药指导

遵医嘱口服（或胃管内注入）硫糖铝口服混悬液10 ml，3次/天，饭前1 h或空腹服用。疗程为4～6周。

四、日常生活指导

1. 全喉切除者需佩戴全喉管3～6个月，或者遵医嘱佩戴。除清洁及换管，患者及家属不可自行拔管，同时应注意系带的松紧度及牢固情况。部分喉切除患者出院后可能仍需佩戴气管套管，患者及其家属应学会气管切开的日常护理。若护理不当，可导致气管套管堵管式脱管，有可能造成呼吸困难或窒息。

2. 沐浴时防止水进入套管，禁止游泳。

3. 适当活动，保持良好的心态，戒烟、戒酒，促进疾病康复。

4. 坚持发音训练，从单字、单句到语句，增强信心。

5. 保持安静、舒适的休养环境，定期开窗通风，避免感冒。

6. 家属应多关心、鼓励患者，加强沟通和交流，促进疾病康复。

五、并发症的观察及处理

（一）呼吸困难、气管套管脱管及堵管

气管套管系带松紧度以带子与颈部间可放入1根手指为宜。出现呼吸困难时，如气管套管带有内套管，应立即拔除内套管。如憋气症状缓解，则为痰液堵塞，此时清洗内套管即可。如呼吸困难症状仍不缓解，应立即就医。

（二）咽瘘、气管食管瘘

做好造瘘口周围皮肤的清洁护理，定时更换气管垫，如发现气管切开伤口有大量口腔、咽部分泌物，或者出现进食呛咳、气管切开伤口内可见食物，应立即停止经口进食，及时就医。

六、疾病预防指导

喉癌的病因尚不十分明确，但不良生活习惯极大增加了发生风险。据统计，吸烟者患喉癌的概率较普通人高3～9倍，男性喉癌患者90%以上有长期吸烟史。在已确诊的喉癌患者中，如果是重度吸烟者，其死亡率也会大大升高。此外，酗酒与喉癌也有关系，长期吸烟、酗酒者，更容易患喉癌。另外，空气污染、病毒感染等因素也会增加喉癌的发生风险。

喉癌的预防主要是保持良好、健康的生活习惯。尤其是高危人群，当出现咽喉部症状时，应尽早到医院耳鼻咽喉科完善相关检查，做到早发现、早诊断、早治疗。

七、饮食指导

1. 合理饮食，勿食辛辣、刺激性食物，多食高蛋白、高维生素食物。

2. 气管套管拔除后，应少食多餐，避免吞咽过急或进食时谈笑，从而引起呛咳。忌食过硬、过大的食物，以防窒息，加强吞咽训练。

3．带胃管出院的患者，鼻饲前需回抽胃液，见胃液后方可注入鼻饲液。鼻饲时注意温度，以38～41 ℃为宜，少量多餐。

4．嘱患者多饮水，室内空气注意加湿，以防痰液结痂。如气道内有痂皮，及时去医院清理。

八、运动及康复指导

（一）全身运动

运动应循序渐进，适当的有氧运动及抗阻运动可提高生活质量。

（二）肩颈功能锻炼

肩颈功能锻炼包括患肢抬高、外展、内收、回旋等。开始运动时幅度宜小，逐渐增加运动量，必要时由家属协助患者完成。

（三）发音康复

喉切除术后，有3种不同的方法可以帮助患者重建发音功能。

1．食管发音　食管发音是最经济、最简便的方法，其基本原理：经过训练后，患者把吞咽入食管的空气从食管中冲出，产生声音，再经咽腔和口腔动作调节后构成语言。具体方法：全身放松，抬头、张口、舌根放低，收腹、提肩并快速吸气、吞咽，使空气进入食管，然后再排出这些空气，引起食管入口处黏膜的震动而发出声音，即呃逆音，同时配合口型讲话。开始时先练习单字音，逐渐练习词组、短句，如此反复训练。

2．电子喉发音　电子喉发音也是全喉切除患者常用的交流方式。具体方法：讲话时将电子喉置于患者颏部或颈部，利用音频振荡器产生声音，即可发出声音，但声音欠自然。

3．食管气管造瘘术　通过外科手术在气管后壁与食管前壁之间造瘘，插入发音钮（单向阀）。发音机制为当患者吸气后，气体堵在气管造口，使呼出的气体通过单向阀进入食管上端和下咽部，通过产生震动而发音，患者配合口腔、舌、牙齿、嘴唇的动作形成语言。

九、复诊与随访指导

1．出院后定期复查，分别于第1、3、6、12个月复查1次，或者遵医嘱复查。需提前预约挂号，复诊时带上出院小结。

2．如发现颈部包块、呼吸困难、吞咽困难等不适，随时就诊。

3．遵医嘱做好放疗、化疗等综合治疗，注意血常规改变。如有异常，及时就诊。

（陈瀚熙　陈思茵）

第十五节　二氧化碳激光喉肿物切除术患者出院健康教育指引

一、疾病相关知识

二氧化碳（carbon dioxide，CO_2）激光治疗仪是一种主要用于人体组织切割、汽化、碳化、凝固及照射，以达到治疗目的的医疗器械，广泛应用于耳鼻喉科、皮肤科、美容科、妇科、神经外科等手术治疗中，主要治疗血管性皮肤病、色素性皮肤病、恶性肿瘤、良性肿瘤或囊肿、角化、增生及其他皮肤病等。

二、伤口护理指导

1．注意口腔卫生，养成按时刷牙和餐后漱口的习惯，预防口腔疾病，术后1个月内预防感冒。

2．注意保暖，多饮水，防止上呼吸道感染。

三、用药指导

控制呼吸道炎症，预防感冒，术后遵医嘱配合雾化吸入或口服抗生素治疗。用药过程中如有不适应及时就医。

四、日常生活指导

充分水化。机体缺水对咽喉黏膜的影响非常大，每天饮水1500～2000 ml，避免摄入浓茶、咖啡、烟酒等。运动后或晨起时要及时补充水分，减少说话，避免大声喊叫。

五、并发症的观察及处理

声音嘶哑明显、喉狭窄、呼吸困难时，遵医嘱使用药物及雾化治疗，定期复查，发现不适，及时就医。

六、疾病预防指导

适当进行体育锻炼，增强体质，但要避免剧烈活动，以免加重呼吸困难。

七、饮食指导

1. 选择合适的食物。饮食对咽喉疾病的影响很大，平时应以易消化的清淡饮食为主，避免辛辣、刺激性食物。饮食适量，少吃夜宵，防止过饱而出现嗳气、反酸等胃食管反流症状，加重对咽喉黏膜的损伤。

2. 避免摄入过热、过硬、过烫的食物，保持口腔卫生。

3. 加强营养，选择富含维生素、优质蛋白的食物，提高免疫力。

八、运动及康复指导

1. 遵循医师的建议，循序渐进地增加运动强度和时间，注意身体反应，术后6周内尽量避免重体力劳动，避免剧烈活动，以免引起出血。发生不适，应及时停止运动并就医，保持积极的心态。

2. 如果是声带相关的手术，术后应噤声1周、休声1个月，多做深呼吸动作。术后1个月注意节制发音、不发高音。感冒时尽量少语，让声带休息，并积极治疗。术后2个月内少用手机、电话。家属应协助患者做好休声的监督工作，2个月后可逐渐恢复至正常讲话。

3. 正确的发音方式是防治嗓音疾病的基本方法，如果需要专业的嗓音治疗，可到专科门诊咨询。

4. 在演讲、讲课、做报告等连续用嗓后2 h内，不要立即进食。在经常用声或在用声较多时，不宜吃过辣、过烫的食物。

九、复诊与随访指导

1. 一般出院后1个月或遵医嘱复诊，需提前预约挂号，复诊时携带出院小结。

2. 恢复期要注意有无进行性呼吸困难、口唇和四肢末梢发绀、三凹征及烦躁不安等现象，如有异常，随时就诊。

3. 复诊非常重要，复诊过程中可早期发现有无疾病复发，以便及时治疗。

（陈瀚熙　陈思茵）

第二章 乳腺科常见病患者出院健康教育指引

第一节 乳腺肿物患者出院健康教育指引

一、疾病相关知识

临床常见的乳腺肿物有乳腺纤维瘤、乳管内乳头状瘤、乳腺癌。乳腺纤维瘤是年轻女性常见的良性肿瘤，是来源于乳腺小叶内纤维组织和腺上皮的一种良性双向分化的肿瘤，一般缓慢增长，少数可能增长较快。乳管内乳头状瘤多见于40～50岁的女性，75%发生在大乳管近乳头壶腹部，瘤体很小，且有很多壁薄的血管，容易出血。乳腺癌是起源于各级导管和腺泡上皮，由腺上皮增生到不典型增生，逐渐发展为原位癌、早期浸润癌乃至浸润性癌的一种女性常见的恶性肿瘤。

二、伤口护理指导

1．出院后伤口2～3天换1次药，直至伤口愈合。伤口常规无须拆线，如有特殊情况，医师会特别交代。伤口纱布需保持干燥、清洁，如果伤口纱布潮湿，应及时换药。伤口愈合后才能洗澡。

2．术后要避免伤口皮肤受过冷或过热的刺激，伤口上的痂皮不能强行撕除。伤口愈合过程中可能出现周围皮肤瘙痒感和疼痛感，属正常现象，勿抓挠。如果疼痛难忍，可遵医嘱服用镇痛药。如果伤口出现红、肿、热、痛，应及时就医换药。

3．带管出院者每天早8时倾倒伤口引流液1次，不同引流管的液体分开记录，引流液连续3天＜15 ml即可拔管。如发现引流管脱落或伤口渗血，应立即用干净的纱布捂住伤口，选择就近医院及时处理。

4．术后第1天即需佩戴文胸，以承托乳房，避免乳房下垂影响伤口愈合。内衣尽量柔软、舒适，勿过紧或过松。

三、并发症的观察及处理

1．疼痛 术后疼痛可能会影响患者的生活质量，合理镇痛和早期镇痛可减轻患者的痛苦。若疼痛影响正常的生活，应及时就医或遵医嘱使用镇痛药。

2．咳嗽、咳痰 全麻后可能出现咳嗽、咳痰症状，建议患者行深呼吸锻炼，有助于增加肺活量、强化呼吸肌、提升咳嗽能力，从而降低术后并发症，预防肺不张，有助于排痰。

3．疲乏 术后疲乏多以情绪消极、精神差、休息多为特点，常伴生理和心理上的不适，易使患者产生消极情绪，而适当的锻炼和积极的心态有助于缓解疲乏状态。

4．发热 术后发热与手术组织损伤、伤口感染、肺炎、深静脉血栓形成等因素有关。若体温＜38 ℃，不伴其他不适，可以多喝水继续观察；若体温＞38 ℃，并伴有其他不适，应及时就医。

四、饮食指导

1．原则上多吃蔬菜、水果、高蛋白食物（鸡蛋、牛奶）、白肉（鱼肉、家禽肉），适量吃红肉（牛肉、羊肉）和海鲜。

2．以高热量、高维生素、高纤维食物为宜，保证大便通畅。

五、运动及康复指导

劳逸结合，活动宜循序渐进，根据自身情况进行散步、快走、慢跑、爬楼梯等有氧锻炼，也可做些力所能及的家务，注意误碰撞伤口，引流管拔除前勿喝汤。

六、复诊指导

出院半个月后进行第1次复诊并查看病理报告，应参照出院小结的指引按时复查，携带相关的检查结果，医师会根据实际情况给出下一步治疗方案或复查时间。

（陈瀚熙　郑　莉　冯　茜）

第二节　乳腺良性肿瘤患者出院健康教育指引

一、疾病相关知识

乳腺良性肿瘤在年轻女性中的发病率较高，包括纤维腺瘤、叶状肿瘤、导管内乳头状瘤等。

二、伤口护理指导

1. 伤口拆线前每3～4天返院换药，未拆线前勿湿水，同时保持伤口清洁、干燥，特别是在夏季，要避免出汗。

2. 伤口拆线后如医师无特殊交代需再次换药，同时保持伤口清洁、干燥。

3. 敷料拆除后伤口若无异常，2周内只可用清水沐浴，伤口处不可使用肥皂、沐浴露等碱性化学品，更不可硬搓，待伤口完全愈合1个月后可正常沐浴。

4. 乳腺术后带管出院者需注意保持引流管通畅，维持良好的负压吸引（负压引流瓶处于负压状态），勿使导管扭曲、受压，理顺好导管并将其固定，防止拉扯造成引流管脱位甚至脱管。发现引流管位置不正确，要及时回院复查。

5. 保持引流球低于伤口位置，下床活动时将高负压引流瓶放入蓝色袋子中。

6. 每天定时记录引流量，按医师的指引返院换药及拔管。

7. 带管期间保持伤口卫生，若出现伤口红、肿、热、痛、有血性或脓性引流液及引流液量发生变化，需及时返院检查。

8. 如发生引流管脱落，应立即用干净的纱布捂住伤口，选择就近的医院及时处理，并联系主治医师。

9. 带管出院者每天早上8时倾倒伤口引流液1次，不同引流管的液体分开记录，引流液连续3天＜15 ml即可拔管。

三、疾病预防指导

1. 家属对患者的支持和关怀非常重要，但不要过分紧张，容易给患者带来压力，应轻松愉快地陪伴患者克服困难。

2. 患者的心态也会影响治疗效果，开朗、有信心、合理饮食和休息、适当运动等都有益于提高机体免疫力，巩固治疗效果。

四、饮食指导

1. 术后若无其他禁忌，可选择清淡、富含蛋白质的食物，如瘦肉、鸡肉、牛奶、鸡蛋，以及新鲜的蔬菜、水果，以促进伤口愈合。

2. 忌食富含雌激素的食物，如蜂王浆、雪蛤等，戒烟、戒酒。多吃富含维生素的蔬菜和水果，如卷心菜、荠菜、蘑菇、红萝卜等。多吃粗粮、玉米、豆类等，常吃干果类食物，如芝麻、南瓜子、西瓜子、花生、葡萄干等。少吃精米、精面，少吃腌制、烟熏、火烤、焦化、变质的食物。

3. 进食时尽量定时、定量，不可暴饮暴食及偏食。

4. 在烹调时多用蒸、煮、炖，尽量少吃油炸、油煎类食物。

五、运动及康复指导

如果手术有淋巴结清扫，可能因淋巴回流受阻而产生术侧上肢淋巴水肿、淋巴管炎，出现患侧肢体肿胀，应注意以下6点。

1. 卧床休息时患侧肢体下方垫小枕，将整条手臂垫高，避免压迫伤口，保持肢体功能位以减轻肿胀、促进淋巴回流，避免肢体长时间受压。

2. 下床活动时患肢应避免长时间下垂，散步时用健侧手扶托患侧手。

3. 坚持功能锻炼，要循序渐进、量力而行，切忌粗暴、快速、急于求成。功能锻炼至少坚持6～12个月。

4. 避免在患肢抽血、输液、测量血压。

5. 避免患肢提拉重物及皮肤破损或感染，避免冷、热对肢体的过度刺激。

6. 术后2周内不能用患侧肢体撑床、提重物、抓单杠等。

7. 对于行单纯乳房切除及改良根治术后的患者，建议其术后戴义乳，以保持良好的体形。

六、复诊与随访指导

1. 根据患者的情况由主管医师确定复查时间。

2. 乳腺癌患者术后5年内需要密切随访，以减少癌症复发、转移的风险，建议从术后当月开始计算，前2年每3个月复查1次，第3～4年每6个月复查1次，第5年后每年复查1次至终身。

3．复查时准备好门诊病历、出院小结，以及相关的检验、检查结果等。

（陈瀚熙　郑　莉　冯　茜）

第三节　乳腺恶性肿瘤患者出院健康教育指引

一、疾病相关知识

乳腺恶性肿瘤以来自乳腺导管和小叶上皮的乳腺癌为主，其占乳腺恶性肿瘤的95%以上，其次是来自乳腺间叶组织的软组织肉瘤等，占比不足5%。

二、伤口护理指导

1．出院后伤口每2～3天换药1次，直至伤口愈合。伤口常规无须拆线，如有特殊情况，医师会特别交代。伤口纱布需保持干燥、清洁，如果伤口纱布潮湿，应及时换药。伤口愈合后才能洗澡。

2．术后要避免伤口皮肤受过冷或过热的刺激，伤口上的痂皮不能强行撕除。伤口愈合过程中可能会出现周围皮肤瘙痒感和疼痛感，属正常现象，勿抓挠。如果疼痛难忍，可遵医嘱服用镇痛药。如果伤口出现红、肿、热、痛，应及时换药。

3．带管出院者每天早上8时倾倒伤口引流液1次，不同引流管的液体分开记录，引流液连续3天<15 ml即可拔管。如发现引流管脱落或伤口渗血，应立即用干净的纱布捂住伤口，选择就近医院及时处理，并告知随访护士或联系病区。

4．为避免长期重力不平衡而导致脊柱侧弯，以及保持良好的体态，术后1个月即可佩戴“义乳”。

三、用药指导

1．乳腺癌的内分泌治疗药物主要包括雌激素拮抗药（如三苯氧胺）和芳香化酶抑制药（如来曲唑、阿那曲唑、依西美坦等）。三苯氧胺是一种抗雌激素药物，可造成子宫内膜增厚，因此，患者应定期进行妇科检查。芳香化酶抑制药会造成体内血钙的合成减少，服用前要检查骨密度，服药同时补充钙剂。

2．生物靶向治疗（曲妥珠单抗）对心脏功能有一定的影响，患者应每3个月进行1次心脏超声检查，确保心功能正常方可进一步治疗。

3．乳腺血管肉瘤的原发灶和转移灶对化疗不敏感，患者很难从化疗中获益。多西紫杉醇具有较强的抑制血管肉瘤增殖的作用，以该药物为主的化疗可提高患者的生存率。

4．首次输注曲妥珠单抗时约40%的患者可出现不良反应，因此，首次输注时应严密观察患者的不良反应，最常见的症状为寒战和发热，可使用解热镇痛药（如对乙酰氨基酚）对症处理。

5．曲妥珠单抗具有潜在的心脏毒性，因此，在治疗过程中应每3个月复查超声心动图，以检测心功能。

四、并发症的观察及处理

1．疼痛　术后疼痛可能会影响患者的生活质量，合理镇痛和早期镇痛可减轻痛苦。当疼痛已经影响患者的生活时，应及时就医或遵医嘱使用镇痛药。

2．咳嗽、咳痰　全麻后可能出现咳嗽、咳痰的症状，患者应进行深呼吸锻炼，有助于增加肺活量、强化呼吸肌、提升咳嗽能力，从而降低术后并发症，预防肺不张，有助于排痰。

3．疲乏　术后疲乏多以情绪消极、精神差、休息多为特点，常伴有生理和心理上的不适感，易使患者产生消极情绪，进行适当的锻炼和保持积极的心态有助于缓解疲乏的状态。

4．发热　术后发热与手术组织损伤、伤口感染、肺炎、深静脉血栓形成等原因有关。若体温<38 ℃，不伴其他不适，可以多喝水继续观察；若体温>38 ℃或伴有其他不适，请及时就医。

五、疾病预防指导

避免熬夜，作息规律，保障睡眠质量，保持心情舒畅，注意个人卫生，坚持进行适当的有氧锻炼。

六、饮食指导

1．维持正常饮食，少食多餐，原则上多吃蔬菜、水果、高蛋白食物（鸡蛋、牛奶）和白肉（鱼肉、家禽肉），适量吃红肉（牛肉、羊肉）和海鲜。饮食以高热量、高维生素、粗纤维食物为宜，保证大便通畅。

2．忌食富含雌激素的食物，如蜂王浆、雪蛤等，戒烟、戒酒。多吃富含维生素的蔬菜和水果，尽量少吃油炸、油煎类食物。引流管拔除前勿喝汤。

七、运动及康复指导

劳逸结合，活动宜循序渐进，根据自身情况进行散步、快走、慢跑、爬楼梯等有氧锻炼，也可做些力所能及的家务，注意勿碰撞、过度牵拉伤口，以及进行打球、引体向上、俯卧撑等剧烈运动。

1．坚持功能锻炼6～12个月，3～5次/天，每次10～15 min，循序渐进，量力而行。

2．术后2年内避免在术侧肢体行静脉输液、抽血、量血压等。

3．患侧手臂避免提重物（需＜5 kg）。

4．保持患侧肢体皮肤完整，避免蚊虫叮咬、戴过紧的饰品。

5．具体功能锻炼内容应遵循医务人员的指引。

八、复诊与随访指导

参照出院小结的指引按时复查，携带相关的检查结果，医师会根据具体情况给出下一步治疗方案或复查时间。

（陈瀚熙　郑　莉　冯　茜）

第四节　乳腺癌化疗患者出院健康教育指引

一、疾病相关知识

化疗是使用化学治疗药物杀死肿瘤细胞、抑制肿瘤细胞的生长繁殖及促进肿瘤细胞分化的一种治疗方式。化疗会导致身体不同部位出现不良反应，但是，患者的不良反应有很大的个体差异，与治疗效果并无直接关系。常见不良反应为骨髓抑制（白细胞、中性粒细胞、血红蛋白、血小板等指标的下降）、感染、出血、贫血、恶心、呕吐、腹泻、便秘、脱发、口腔溃疡、疲劳、手指麻木感或麻刺感、食欲缺乏等。

二、伤口护理指导

1．加压包扎　手术部位常规使用敷料覆盖，外用胸带或弹性绷带加压包扎，使皮瓣紧贴胸壁，防止积液、积气。包扎松紧度以能容纳1根手指、能维持正常血运且不影响呼吸为宜，特别注意腋窝包扎的松紧度。包扎期间告知患者不能自行松解绷带，局部皮肤出现瘙痒时不能将手指伸入敷料下搔抓。

2．监测血常规　定期抽血化验，复查血常规、电解质、肝肾功能，当血常规指标降低时，及时与主管医师或随访护士联系。根据医师的要求使用升白针（长效升白针需在化疗后24～48 h使用）。

3．观察皮瓣血液循环　正常情况下，患侧皮瓣的温度较健侧略低，颜色红润，并与胸壁紧贴。若皮瓣颜色暗红，提示血液循环欠佳，有可能发生坏死。

4．及时调整绷带位置及松紧度　若出现手指发麻、皮肤发绀、皮温下降等，提示腋窝部位血管受压。若肢端血液循环受损，应及时调整弹性绷带的位置及松紧度。

三、用药指导

1．乳腺癌常用的化疗方案包括多柔比星＋环磷酰胺、多西他赛＋环磷酰胺、多柔比星＋环磷酰胺序贯多西他赛等。

2．首次输注曲妥珠单抗时约40%的患者可能会出现不良反应，因此，首次输注时应严密观察患者的反应，最常见的症状为寒战和发热，可使用解热镇痛药（如对乙酰氨基酚）对症处理。

3．曲妥珠单抗具有潜在的心脏毒性，因此，在治疗过程中应每3个月复查超声心动图以检测心功能。

四、并发症的观察及处理

1．脱发　大部分乳腺癌化疗患者会脱发，一般脱发经常在化疗开始的2～3周出现，可以提前剪短头发或剃光头发，这样会方便保持清洁、卫生。化疗完全停止后2～3个月，头发会重新长出来，因此，建议化疗期间可戴假发、使用头巾或戴帽子，利于保持良好的形象。

2．腹泻或便秘　腹泻患者应该补充水分、电解质，摄入无刺激的食物，如米饭、面包等，多饮水。为避免便秘，应多吃富含膳食纤维的食物，如水果、蔬菜、全麦面包、番薯等。

3．口腔疾病　化疗期间要注意保持口腔卫生，进餐后要用淡盐水或清水漱口。刷牙时使用软毛牙刷，且不要太用力。如果出现口腔溃疡，可用康复新溶液或西吡氯铵含漱液漱口，服用复合B族维生素，将喉风散或溃疡散喷在溃疡面上，如果不能控制病情，应及时告知管床医师及随访护士。

4. 手脚麻痹　化疗后可能会引起手脚麻痹的现象，这是紫杉醇类药物产生的不良反应，按摩可以部分缓解，但要注意手足的保暖，并注意防止烫伤。可根据医师的指导服用营养神经的药物，如复合维生素B_1和维生素B_{12}、甲钴胺胶囊等，如果出现刺痛感及行走困难，须及时告知医师对症处理。

5. 皮疹　化疗后可能引起皮疹，洗澡时应使用温和的沐浴露，穿棉质、宽松、无刺激性的衣服。如出现过敏反应（如身体出现风团、皮疹、皮肤瘙痒等），应及时去就近医院处理，并与主管医师或随访护士联系。

6. 其他　使用蒽环类药物期间，尿液、汗液、唾液可能会呈红色，属于正常现象，无须担心。

五、疾病预防指导

1. 避免过多摄入高动物蛋白和高脂肪食物，少喝咖啡，不饮酒，不滥用保健品。

2. 精神紧张、忧伤、工作压力大、过度劳累等也是影响内分泌的重要因素。应保持愉快、乐观、健康的心态，劳逸结合，积极地面对人生。

六、饮食指导

1. 术后初期，应指导患者从清淡的流食逐渐过渡到半流食及普食。该阶段的饮食原则以恢复体质为主，除了补充足够的营养及热量，还应让患者多食蛋白质及维生素含量高的易消化食物，并指导患者多吃鱼虾、鸡肉、鸡蛋、瘦猪肉、豆制品等具有振胃气、调节脾胃功能作用的食物。

2. 康复阶段的肉食以猪肉为主，少吃牛羊肉。如果食用人参，切忌服用红参，以西洋参、白参为主。

3. 豆腐有良好的解毒清热的功效，术后出现水肿或有热象的患者可经常食用。此外，患者可适当多食用有抗癌效果的食物，如大蒜、蘑菇等，以及对体内雌激素可起到平衡作用的食物，如大豆及相关的豆制品等。

七、运动及康复指导

1. 减少感染的机会。勤洗手，避免去人多密集的地方，远离患传染性疾病的人群，如感冒或流感患者。

2. 预防出血或低血小板。注意是否存在出血倾向，如流鼻血、牙龈出血，皮肤瘀斑等。若有出血倾向，应及时联系主管医师。避免剧烈活动和碰撞，避免皮肤割伤、擦伤或划伤。多吃富含铁的食物，如红枣、肉类等。

3. 增进食欲，少食多餐，按需进食，如饼干、水果、面包、豆浆、白粥、肉粥等，避免油腻、油炸、辛辣或过甜的食物。

八、复诊与随访指导

1. 化疗是周期性的治疗，医师会根据患者的病情制订治疗计划，并出具详细的治疗计划表，患者应认真阅读并妥善保管。牢记下次返院的治疗时间，主管医师或随访护士会提前1周通知。

2. 做好返院准备。提前1天复查血常规、电解质、肝肾功能。

3. 治疗期间的验血结果应及时告知主管医师或随访护士。

4. 复诊时携带门诊病历、出院小结、治疗计划表，以及相关的检查、检验报告等。

（陈瀚熙　郑　莉　冯　茜）

第五节　乳腺微创介入治疗患者出院健康教育指引

一、疾病相关知识

乳腺微创介入治疗是一种针对乳腺肿瘤、乳腺增生等疾病的手术方式，也是一种创伤小、恢复快、美容效果好的手术方式。它采用微创技术，通过小切口让穿刺针进入体内，局部切除肿瘤或病变组织，同时保留乳腺的大部分组织结构和功能。

二、伤口护理指导

1. 术后伤口需予以弹性绷带加压包扎72 h。

2. 72 h后自行拆除弹性绷带，拆除绷带后即刻戴上胸围并佩戴内衣（晚上睡眠时最好佩戴胸围至少1周时间），当天即可冲凉。

3. 伤口无须拆线。

4. 术后要避免伤口皮肤受过冷或过热的刺激，伤口上的痂皮不能强行撕除，伤口愈合过程中可能会出现周围皮肤瘙痒感和疼痛感，属正常现象，勿抓挠。

三、用药护理

1. 术后遵医嘱服用抗菌药物，能够有效预防伤口感染，加速伤口愈合。

2. 术后乳房可能会出现轻微淤血、肿胀等症状。患者可遵医嘱服用活血化瘀的药物以加速淤血的消散。

3. 用药期间若有不良反应，应及时就诊。

四、并发症的观察及处理

1. 术后观察30 min，连接心电监护，观察术区有无红肿、皮肤冻伤等并发症。术后嘱患者按压术区30 min以免渗血。若术后渗血，应及时更换敷料并消毒。对于出现皮肤冻伤的患者，应及时给予局部温热敷处理。

2. 术区乳腺变硬为炎症反应，属正常现象。应避免劳累，注意保持伤口清洁、干燥。若出现高热，应及时就诊。

3. 术后疼痛可能会影响患者的生活质量，合理镇痛和早期镇痛可减轻痛苦。若疼痛已影响正常的生活，应及时就医或遵医嘱使用镇痛药。

4. 若伤口出血，应压迫止血，如提前拆除绷带或碰撞到伤口，或者剧烈运动牵拉到伤口，都可能导致出血。如术侧乳房肿胀明显或敷料外有鲜血溢出，需按压伤口，立即联系主管医师，并返院查看伤口情况。

5. 使用弹性绷带包扎伤口会有少许压迫感，属正常现象。夜间睡眠时可垫高背部以缓解压迫感。

6. 如果伤口出现红、肿、热、痛，应及时就医换药。

五、疾病预防指导

避免熬夜，作息规律，保障睡眠质量，注意个人卫生，适当进行有氧锻炼。

六、饮食指导

正常饮食，多吃蔬菜、水果、高蛋白食物（鸡蛋、牛奶）和白肉（鱼肉、家禽肉），以高热量、高维生素、粗纤维含量高的食物为宜。忌辛辣、刺激性食物。

七、运动及康复指导

1. 术后2周避免重体力劳动（如洗衣、拖地、晾衣服、抱小孩等），患侧手提物不超过1.5 kg。

2. 避免剧烈的上肢运动、扩胸运动，如打球、扩胸、甩手臂等牵拉乳腺的运动。

3. 术后1个月内尽量不驾车、骑自行车和驾驶摩托车，避免乳房被牵拉、碰撞。

八、复诊与随访指导

出院1周后进行第1次复查并查看病理报告。医师会根据实际情况制定下一步治疗方案及复查时间。

（陈瀚熙　郑　莉　冯　茜）

第六节　乳腺脂肪移植患者出院健康教育指引

一、疾病相关知识

自体脂肪移植是指对自体脂肪组织进行抽吸、分离等技术处理后，注射到自体所需部位的整形技术。目前，自体脂肪移植已经从早期小乳症矫正发展至假体隆乳形态不良修复、乳腺癌术后乳房重建或形态不良整复、Poland综合征矫正、乳头内陷治疗、乳腺癌术后并发症防治及乳房下垂矫正等多个治疗领域。

二、伤口护理指导

1. 出院后伤口2～3天换药1次，直至伤口愈合。伤口常规无须拆线，如有特殊情况，医师会特别交代。伤口纱布需保持干燥、清洁。如果伤口纱布潮湿，应及时换药。伤口愈合后才能洗澡。

2. 术后要避免伤口皮肤受过冷或过热的刺激，伤口上的痂皮不能强行撕除。伤口愈合过程中可能会出现周围皮肤瘙痒感和疼痛感，属正常现象，勿抓挠。如果疼痛难忍，可遵医嘱服用镇痛药。如果伤口出现红、肿、热、痛，应及时就医换药。

3. 带管出院者，每天早上8时倾倒伤口引流液1次，不同引流管的液体分开记录，引流液连续3天＜15 ml即可拔管。如发现引流管脱落或伤口渗血，应立即用干净的纱布捂住伤口，选择就近的医院及时处理，并告知随访护士或联系病区。

4. 术后第1天即可佩戴文胸，文胸可以承托乳房，避免乳房下垂、牵拉，从而影响乳房形态及伤口愈合，尽量选柔软、舒适、有支撑力的棉质内衣或专业压力内衣。

5. 术后如需进行放疗，可在放疗期间涂抹人表皮生长因子凝胶＋三乙醇胺乳膏，以修复皮肤。

6. 吸脂部位术后3个月坚持穿戴腹带，可辅助收紧皮肤，防止术区出血及皮肤凹凸不平。

7. 术后14天开始涂抹硅酮霜＋瘢痕贴（3次/天，涂抹硅酮霜，吸收后贴上瘢痕贴）。术后3个月复查伤口情况，如有需要，可打瘢痕针治疗。

三、并发症的观察及处理

1. 疼痛　术后疼痛可能会影响患者的生活质量，合理镇痛和早期镇痛可以减轻痛苦。当疼痛已经影响正常生活时，应及时就医或遵医嘱使用镇痛药。

2. 咳嗽、咳痰　全麻后可能出现咳嗽、咳痰症状，进行深呼吸锻炼有助于增加肺活量、强化呼吸肌、提升咳嗽能力，从而降低术后并发症，预防肺不张，有助于排痰。

3. 疲乏　术后疲乏多以情绪消极、精神差、休息多为特点，常伴有生理和心理上的不适感，易使患者产生消极情绪，适当的锻炼和积极的心态有助于缓解疲乏状态。

4. 发热　术后发热与手术组织损伤、伤口感染、肺炎、深静脉血栓形成等原因有关。若体温低于38 ℃，不伴其他不适，可以多喝水继续观察；若体温高于38 ℃，或者伴有其他不适，应及时就医。

5. 抽脂部位水肿或淤青　7～14天抽脂部位水肿可自行吸收，如有加重趋势，应联系医师。

四、疾病预防指导

避免熬夜，规律作息，保障睡眠质量，保持心情舒畅，注意个人卫生，坚持进行适当的有氧锻炼。

五、饮食指导

正常饮食，少食多餐，多吃高蛋白食物（鸡蛋、牛奶）和白肉（鱼肉、家禽肉），以及米面类含淀粉丰富的食物，保证大便通畅，戒烟、戒酒。多吃富含维生素的蔬菜和水果，尽量少吃油炸、油煎类食物。引流管拔除前勿喝汤。

六、运动及康复指导

劳逸结合，活动宜循序渐进，根据自身情况进行散步、快走、慢跑、爬楼梯等有氧锻炼，也可做些力所能及的家务，注意勿碰撞、过度牵拉伤口，不要进行打球、引体向上、俯卧撑等剧烈的上肢运动。

七、复诊与随访指导

术后1～3个月到医院复查。

（陈瀚熙　郑　莉　冯　茜）

第七节　乳房系列整形患者出院健康教育指引

一、疾病相关知识

乳房系列整形术是一种针对乳房形态、大小、位置等进行全面调整和改善的手术方法。其目的在于提高乳房的美观度、改善乳房的形态、满足患者对美的追求，同时提高患者的生活质量。乳房系列整形术不仅对单侧或双侧乳房的大小、位置、形态进行改造，还可以对乳头、乳晕进行美化，包括假体植入、自体脂肪移植、乳头和乳晕整形、副乳切除术等。

二、伤口护理指导

1. 密切观察乳头和乳晕的颜色、感觉及乳头勃起功能，以明确是否有血运障碍和神经损伤。

2. 出院初期避免出入人群密集的场所，减少意外事件的发生。

3. 术后首月应遵医师的指示穿着合身、柔软的胸围或定位胸带，或者不穿胸围、胸带，让胸部组织自然成形。

4. 术后2～3周避免性行为，避免大力揉捏乳房。

5．术后6个月内不穿着有铁线的胸围，以防胸部变形，从而导致包膜弯缩（包膜纤维硬化）。

6．如准备妊娠，最好在手术6个月后，待乳房形状稳定后再妊娠。隆胸手术一般不会影响哺乳。

7．伤口瘢痕在手术后3个月内会凸起、泛红，这是正常的生理现象，但约6个月后，多数会消退，甚至不留明显的痕迹。

8．少数患者术后乳头可能会有麻痹的感觉，但数月后便会恢复正常。

9．保持伤口表面皮肤的清洁，不要用手揉搓、抓挠或热敷伤口。

10．出院后自行检查伤口有无红、肿、热、痛、破溃、渗液、颜色异常、出血等现象，如有以上症状，应立即就诊。

11．乳房伤口2～3天换药1次。应到正规医院换药，勿自行换药。

12．一般情况下，术后伤口7～10天门诊拆线，拆线后仍要注意保护伤口，避免外伤。应到正规医院拆线，勿自行拆线。

三、用药指导

1．遵医嘱使用抗生素（如头孢菌素类、青霉素类药物），以预防感染。

2．遵医嘱使用镇痛药，如布洛芬、塞来昔布等，可缓解术后疼痛。

3．遵医嘱使用消肿药物（如迈之灵等），以减轻术后局部肿胀。

4．伤口完全愈合后，可遵医嘱适当进行伤口按摩或使用祛疤药物，以预防瘢痕增生。

四、并发症的观察及处理

（一）血肿

避免盲视下粗暴地钝性分离，术中确切止血。内镜技术可以有效减轻血管损伤并确切止血。术后引流可有效避免血肿的发生。伤口内留置负压引流管和局部可靠的加压包扎可防止术后伤口内形成血肿。血肿较大时，应及时开放伤口，清除淤血后重新止血，防止感染。

（二）感染

围手术期应预防性地应用抗生素，术中严格无菌操作可预防感染的发生。伤口延期愈合、伤口发红或分泌物异常时，应将分泌物送细菌培养，同时使用敏感抗生素治疗。

（三）脂肪液化

脂肪液化是由于局部张力过大、脂肪组织受压、血供受影响所致。预防的关键在于减轻脂肪组织承受的张力。发生脂肪液化时伤口局部裂开，需要局部湿敷引流以预防感染，待液化完成后伤口可自行愈合，或者清创缝合伤口。

五、饮食指导

1．戒烟、戒酒。避免饮酒和吸烟，以免影响伤口愈合。

2．术后应避免进食刺激性食物和饮料。

3．多食富含蛋白质的食物，蛋白质是美胸的物质基础，每天进食畜禽肉类50 g，并适量进食猪蹄等富含胶原蛋白的食物，可让胸部结实、富有弹性。每周进食2～3次鱼类，包括黄鱼、带鱼、三文鱼、金枪鱼、海参、鱿鱼等，可为美胸提供必需的蛋白质。

4．多食富含维生素的食物，如维生素A、B族维生素、维生素C、维生素D、维生素E等，以保护乳腺，促进伤口愈合。

六、运动及康复指导

（一）活动指导

1．双上肢避免上举或外展动作，1个月内避免上肢剧烈运动。

2．2个月后在医师指导下逐渐恢复正常运动。

（二）居家指导

1．乳房按摩　在医师指导下，如可按摩，术后3个月内应坚持每天进行乳房按摩，2～3次/天，每次15～30 min，以防止假体纤维囊的形成。

2．腋下切口　以乳房为中心旋转按摩，然后向内、向外、向下按摩，不能向上按摩，以防乳房形态不良，即乳房位置过高。

3．乳晕下切口　由中间开始向周围旋转按摩。

4．乳房下皱褶切口　首先以乳房为中心旋转按摩，然后向内、向外、向上按摩，按摩时另一只手应在下方稍托住乳房，不能向下按摩，以防乳房下垂。

七、复诊与随访指导

1. 如果乳房形态发生改变，如乳房位置过高或下垂、体积增大或缩窄成管状，或者乳房扪及硬块时，应尽快复诊。

2. 3个月后返院复诊。

3. 准备复诊资料，如门诊病历、出院小结、检测登记本，以及相关的检验、检查结果等。

（陈瀚熙　郑　莉　冯　茜）

第三章 口腔、颌面外科常见病患者出院健康教育指引

第一节 颌间牵引患者出院健康教育指引

一、疾病相关知识

颌间牵引（intermaxillary traction）是指上下颌牙列分别安置带钩的牙弓夹板，然后根据骨折复位的方向，在上下颌弓夹板的挂钩上挂橡皮圈牵引，使其恢复正常咬合，如此，既有牵引作用，又有固定作用。

二、口腔外伤伤口护理指导

1. 保持伤口皮肤清洁，不要用手揉搓、抓挠或热敷伤口。

2. 颌间牵引后会感觉牙齿微痛或酸软无力，但很快便会习惯这种情况，不舒服的感觉会逐渐减轻。如果感觉持续不舒服或疼痛加重，应立刻回院就诊。出院后自行检查伤口有无红、肿、热、痛、破溃、渗液、颜色异常、出血等现象，如有以上症状，应立即就诊。

3. 如果正在服用抗凝药（拜阿司匹林、硫酸氢氯吡格雷片、利伐沙班、达比加群酯胶囊、华法林等），要更加注意观察伤口情况。

4. 伤口按时换药，若无异常，可2～3天换药1次。应到正规医院换药，勿自行换药。

三、用药指导

遵医嘱服药，勿擅自停药。

四、饮食指导

术后应避免进食任何损坏口内牵引钉及牙弓夹板的食物及胶黏性食物（如口香糖等），应尽量减少咀嚼，饮食以流食、半流食为主，避免过硬的食物。

1. 可给予患者鼻饲管喂流质饮食或口饲管喂流质、半流质饮食。

2. 选用鼻饲管喂饮食。但由于进食的方法单一，只能给予流质饮食。应避免选择太过油腻的炖品，可搭配营养丰富的饮食，少食多餐才能保证营养素的充分摄入。

3. 患者应多饮水，将新鲜蔬菜、水果制作成羹状或流质后食用，以补充膳食纤维。

五、运动及康复指导

应注意口腔清洁。

1. 由于患者张口受限，使食物残渣残留于口腔中不易清除。若口腔清洁程度差，可在常规口腔护理操作后辅以口腔冲洗。冲洗液可选择在生理盐水250 ml中加入50 ml聚维酮碘溶液，也可选择加入20 ml康复新液，可搭配使用冲牙器及间隙刷。

2. 口腔内有特殊感染的患者可根据酸碱度检测结果选择相应的漱口液。

3. 含漱法适用于清醒、自理程度较高的患者。患者在每天进食后，可先用温开水漱口，将口腔内的食物残渣吐出后，再将口腔含漱液含漱2～3 min后吐出。晚间睡前加强1次，可以有效减少口腔细菌的数目及菌斑的形成，预防伤口感染，促进愈合。

4. 日常口腔护理时注意观察咬合关系有无异常。

5. 注意观察口腔内的夹板、结扎丝、牵引钉有无脱落、断开、移位以及是否损伤牙龈或唇、颊黏膜等。

6. 检查咬合关系是否正常，一旦发现异常应立即通知医师进行调整。

7. 颌间牵引复位的患者拆除时间：下颌骨固定4～6周后，上颌骨固定3～4周后。

六、复诊与随访指导

1. 术后定期回医院复诊，查看术后恢复情况。

2. 出院后根据出院小结记录的复查时间按时复查。如果术后有植入的钛板，医师会告知取出钛板的时间，应按时回院取出。

3. 准备复诊资料，如门诊病历、出院小结，以及相关的检验、检查结果等。

（郑　莉　冯　茜）

第二节 腮腺肿瘤患者出院健康教育指引

一、疾病相关知识

腮腺肿瘤（parotid tumor）是发生在腮腺的良性和恶性肿瘤的总称。腮腺位于外耳道前下方，面神经穿过腮腺腺体，将腮腺分为深、浅两部分，即深、浅两叶。多数腮腺肿瘤位于浅叶，即表现为耳下、耳前区肿物。

二、伤口护理指导

1．出院后自行检查伤口有无红、肿、热、痛、破溃、渗液、颜色异常、出血等现象，如有以上症状，应立即就诊。

2．术后7～10天拆线，拆线后继续加压包扎1周。

3．如果正在服用抗凝药（如拜阿司匹林、硫酸氢氯吡格雷片、利伐沙班、华法林等），要更加注重观察伤口情况。

4．采用弹性绷带加压包扎伤口，松紧度以在患者下颌区放入示指为宜，如果包扎过紧或过松，应及时告知医护人员。

5．如果伤口敷料渗湿或有渗液，应按时换药。若伤口无异常，可2～3天换药1次，务必到正规医院换药，勿自行换药，以免伤口感染或愈合不良。

三、用药指导

1．遵医嘱服药，勿擅自停药。

2．出院后需餐前30 min服用阿托品1～2周，注意坚持服药。

3．暂时性面瘫患者可配合口服维生素B_1、维生素B_{12}及物理治疗。

4．口服阿托品后可能出现口干、舌燥、面色潮红、心率加快等症状，这是正常反应，无须担心。口干者可多饮水。

四、并发症的观察及处理

1．面神经麻痹 面神经可有不同程度的损伤，但面神经结构只要保持完整，一般可在3～6个月内恢复。其间可辅以物理治疗、使用营养神经药物等治疗方式，并配合表情肌功能训练，以预防面肌萎缩。

2．眼睑闭合不全 若出现眼睑闭合不全，应注意眼的保护，可用眼膏涂敷，晚间以油纱布覆盖，以防暴露性角膜炎的发生。

3．下唇麻木 下唇麻木者鼓颊时会出现口角歪斜，要注意预防咬伤下唇及流涎污染绷带，避免进食过烫的食物，以免引起口腔软组织烫伤。

4．味觉性出汗综合征 又称“弗雷综合征”，其临床表现为当有味觉刺激存在，尤其是伴咀嚼运动时，患侧皮肤可出现潮红及出汗的现象。症状出现的时间早晚不一，最早者可在术后即刻出现，晚者在手术1年后出现，绝大多数在3～6个月出现。皮肤出汗或潮红的范围较常见于耳前区及颞部，也可见于鼻、上唇、耳后及上颈部。出汗程度亦轻重不等，轻者可见少量汗点，重者则可见大量汗水流淌。若出现上述情况，应及时返院治疗。

五、饮食指导

1．3个月内禁食酸辣、刺激性食物，避免反复进食而促进唾液分泌，注意防止涎液滞留，影响伤口愈合。

2．进食高热量、高蛋白、高维生素、低脂肪、易消化的半流质饮食或软食，保持规律进食。

六、运动及康复指导

1．加强锻炼，增强体质，防止感冒。

2．术后清淡饮食1个月，以利于伤口愈合。

3．一般情况下需佩戴腮腺套出院，平时不可自行取下，如有松脱应及时返院重新佩戴；佩戴时在不影响颜面部血运的情况下会感觉紧是正常现象，不可自行放松，如感觉特别不适，可垫纱布或干净的纸巾，注意伤口处不可垫纱布或纸巾。

七、复诊与随访指导

1．根据出院小结记录的复诊要求按时复诊。原则上1周左右复查，复查时由医师评估是否需要继续佩戴腮腺套。

2．如果进食时手术区流出透明液体，应及时返院就诊。若有不适，应随时复查、随访。

3．准备复诊资料，如门诊病历、出院小结，以及相关的检验、检查结果等。

（陈瀚熙 郑 莉）

第三节　舌癌患者出院健康教育指引

一、疾病相关知识

舌癌（tongue cancer）是常见的口腔癌，98%以上为鳞状细胞癌，腺癌较少。舌癌占口腔鳞状细胞癌的37%～53%。舌癌的主要治疗模式以手术为主，根据病理特征再加以术后治疗。

二、伤口护理指导

1. 保持口腔清洁，每次进食后用漱口水漱口，每天至少5次。保持伤口干燥，洗脸时勿触及伤口，洗头时头稍向后倾，避免水污染伤口。

2. 出院后自行检查伤口有无红、肿、热、痛、破溃、渗液、颜色异常、出血等现象，如有以上症状，应立即就诊。

3. 如果正在服用抗凝药（如拜阿司匹林、硫酸氢氯吡格雷片、利伐沙班、达比加群酯胶囊、华法林等），要更加注意观察伤口情况。

三、用药指导

遵医嘱服药，勿擅自停药。应了解与掌握出院所带药物的作用、用法、不良反应及处理方法。

四、日常生活注意事项

1. 出院后可继续日常活动。
2. 用柔软的牙刷刷牙，每餐后漱口。
3. 避免压迫、撞击术区。
4. 睡眠时适当抬高头部。

五、疾病预防指导

出院后出现下列情况之一应立即返院检查：①呼吸困难，伤口出血、裂开、肿胀；②发热，体温超过38 ℃；③出现任何异常症状且症状持续不缓解。

六、饮食指导

1. 出院1个月内避免进食辛辣、过硬的食物。

2. 进食高营养、高维生素、高蛋白质饮食，以利于身体恢复。

七、运动及康复指导

（一）吞咽训练

1. 对于行全舌切除伴/不伴喉切除的患者，应直接将食物放入其咽部并开始吞咽。具体方法：将流质饮食吸入60 ml注射器内再接上塑料接管，将接管放置于患者咽腔部。全舌切除未行喉切除的患者可能会引起误吸，因此，进食前应指导患者屏气。此外，嘱患者在吞咽后、吸气前通过咳嗽去除积聚在声带上的食物，以防止误吸。

2. 教会患者“声门上吞咽”的训练方法，以减少误吸。具体方法：①通过咳嗽清除气道内的分泌物；②吸气；③屏气关闭声带；④将食物放入口内；⑤努力吞咽食物，使其进入咽部；⑥通过咳嗽去除声带上积聚的食物；⑦吞咽；⑧呼吸。

3. 通过上述步骤，可减少患者的误吸。为确保操作过程准确、无误，训练初期指导者应站在患者身边，帮助患者掌握正确的训练方法。

（二）改善构音训练

针对患者的言语表现进行治疗，按评定结果选择治疗顺序及适当的治疗方法和强度。患者的改善构音训练方法可以从伤口基本愈合时（即术后4周）开始训练，主要包括呼吸训练和构音改善的训练。

1. 呼吸训练　呼吸训练是改善发声的基础。口腔颌面-头颈肿瘤患者术后由于组织结构的缺损，部分为重度构音障碍患者，可出现呼吸差、呼气相短而弱。因此，未行气管切开的患者可进行口鼻呼吸训练，而行气管切开的患者可考虑经气管套管呼吸。当伤口愈合到一定程度，建议患者练习腹式呼吸法。

2. 构音改善的训练

（1）下颌、唇、舌的训练

1）训练原则：患者治疗后的训练原则是尽可能发挥残留组织的力量，减轻组织器官失用而引起的肌肉萎缩及运动障碍。舌可以进行前、后、左、右、上、下各方向的运动。

2）舌体运动：指导患者手术后第3周开始练习，建议每天早、中、晚各练习1次，每次4个动作，循环练习30 min。

3）伸舌运动：将舌向前伸出口腔。用舌尖舔下唇后转舔上唇。舌左右运动摆向口角。

4）缩舌运动：用吸管吸饮料，将舌缩至口腔后部。接下来舌在口腔内卷起，再在口腔内上、下、左、右运动。

5）顶舌运动：舌尖交替顶上、下前牙内侧。

6）弹舌运动：用舌尖顶住硬腭并弹舌，发出/de，de/的声音。

7）注意事项：对于因组织缺损无法完成这些动作的患者，康复师可以戴上指套或用压舌板协助患者，尽量调动唇颊和舌的动作。另外，可以进行冰块刺激训练。

（2）语音训练

1）练习时间：指导患者术后第4周开始练习，建议每天早、中、晚各练习1次，每次各种发音循环练习30 min。

2）双唇加压练习：深吸气、双唇紧闭，屏气达到一定压力，突然暴发，双唇尽力阻止气流冲出。

3）伸舌练习：舌尖伸出齿列，上下齿轻咬舌体，发/θ/音。

4）舌尖发音练习：舌尖前音为/c/、/z/，相应的汉字为“四”“次”“自”；舌尖中音为/t/、/d/，相应的汉字为“特”“得”；舌尖后音为/sh/、/ch/、/zh/，相应的汉字为“石”“吃”“纸”。

5）舌根发音练习：/k/、/g/，相应的汉字为“克”“各”。

6）顶舌运动：舌尖交替顶上下前牙内侧。

（3）减慢言语速度训练：患者接受治疗后由于身体和心理因素的影响，言语速度虽与术前无异，但语音明显不清，因此，需嘱患者放慢语速，一个字一个词地学说清楚。练习时可同时照镜子，以纠正舌体位置和口型。

（4）音辨别训练：患者术后对自己发音的改变不是很了解，可以通过口述或放录音的方法，也可以采取小组训练的形式，即由一位患者说一段话，其他患者评议，最后由康复师纠正患者的发音。

（三）肢体功能锻炼

行颈淋巴结清扫术的患者，会出现组织纤维化，可导致运动受限、肌力下降或垂肩综合征，可通过适度的锻炼进行肢体功能恢复。

1. 术后第1天，练习患侧肘部屈伸运动、屈腕运动，患侧手握拳或握弹力橡胶圈，每次5～10 min，5次/天。

2. 术后第2天，练习患侧手梳头运动，颈部直立，肘部自然抬高，手触及枕部，每次5～10 min，5次/天。

3. 术后第3天，用健侧手握住患侧手，弯曲肘关节，触及健侧肩部，每次10～20 min，每间隔2 h练习1次。

4. 术后第4天，患侧手越过头顶触摸健侧耳，每次10～20 min，每间隔2 h练习1次。

5. 术后第5天，练习肩前屈、肩关节旋转活动，进行前举、后伸、侧举、内收、内旋和外转运动，每次10～20 min，5次/天。

6. 术后第6天，练习颈部运动，包括前屈、后仰、左右侧弯转动头部等动作，每个动作5～10次，10～20次/分，5次/天。

7. 坚持不懈的训练可预防运动能力的下降，防止畸形。

8. 训练需在专业人员指导下进行，应循序渐进，注意适度，不可因用力过猛而造成损伤。

八、复诊与随访指导

1. 根据出院小结记录的复诊要求按时复诊。若有不适，随时复查、随访。

2. 准备复诊资料，如门诊病历、出院小结、检测登记本，以及相关的检验、检查结果等。

（陈瀚熙　郑　莉）

第四节　腭裂患儿出院健康教育指引

一、疾病相关知识

腭裂（cleft palate）是一种多基因遗传病。不仅有软组织畸形，大部分患者还伴有不同程度的骨组织缺损。由于颌骨生长发育障碍，常导致面中部塌陷，严重者呈碟形脸，咬合错乱。

二、伤口护理指导

腭裂手术患者出院后，每次进餐后应喝一些清水，保持伤口清洁。除非儿童特别用力地打喷嚏、咳嗽等情况，伤口不应再出血，如有异常出血，应及时返院复查。注意不要让患儿把手指、玩具等放到口腔里，以免伤口裂开。

三、用药指导

遵医嘱服药，勿擅自停药。

四、并发症的观察及护理

1. 伤口裂开或穿孔 多在术后1周左右出现，与缝合张力过大有关，或者因饮食不当等外因所致。如果只是口腔侧黏膜裂开，术后1～2个月多能自行愈合。全层裂开会形成腭瘘，须行二期（6～12个月）整复手术。

2. 继发腭咽闭合不全 软腭长度不足或运动能力下降导致腭咽闭合功能障碍，可影响语音功能，需要再次手术以恢复腭咽闭合功能。

五、疾病预防指导

1. 对于腭裂患儿，术后需要观察其伤口愈合情况、软腭功能恢复情况、语音发育状态、语音功能恢复情况，以及与腭裂密切相关的上颌骨发育情况、中耳功能和听力状况等。

2. 对于年龄较大的腭裂患儿，或者腭咽闭合不全的患儿，需要在术后1、3、6个月密切随访，以便指导患儿后期行软腭功能训练，评估腭咽闭合状态和语音功能，必要时患儿可接受语音训练治疗。

3. 对于咽成形术后患儿，需要密切观察其睡眠呼吸情况，若出现睡眠呼吸通气障碍，应积极进行干预，改善其睡眠通气情况。同时，对于术后远期依然存在过高鼻音或鼻漏气的患儿，若经腭咽闭合功能评估后依然存在腭咽闭合不全，可能需要再次手术以进行矫正。

4. 注意保暖，增强抵抗力，预防上呼吸道感染。严禁患儿大哭或将手指、玩具等纳入口内，以防伤口裂开，造成腭漏。

六、饮食指导

术后2周内全流质饮食，第3周半流质饮食，1个月后普通饮食，避免进食质硬的食物。

注意婴幼儿喂养技巧。应予以适当的汤匙喂养。喂养时，喂养工具不应超过牙床的界限，不能接触新修补的腭面，每次喂养后应喂少许清水以清洁口腔。

七、运动及康复指导

1. 语音训练 患儿三岁半至四岁，腭裂修复术后3个月左右可以开始语音训练，持续6个月至1年。最好在专业人员的指导下进行。在家可练习发“啊”音或高声唱歌等，以增强腭咽闭合功能。可以让患儿练习吹奏口琴、喇叭、笛子等乐器，或者吹水泡、吹气球等增强节制呼气功能的锻炼。最后进行发音练习。

2. 心理指导 多数患儿往往因发音缺陷、发音不清而形成孤僻、内向的性格。家长在日常生活中多鼓励患儿并创造机会让患儿与同龄孩子一起活动，坚持与孩子一起进行语言训练。

八、复诊与随访指导

1. 根据出院小结记录的复诊要求按时复诊。一般是术后14天复诊，医师可查看伤口愈合情况，定期了解患者的语音训练情况，若有不适，随时复查、随访。

2. 准备复诊资料，如门诊病历、出院小结，以及相关的检验、检查结果等。

（陈瀚熙　郑　莉）

第四章 皮肤科常见病患者出院健康教育指引

第一节 带状疱疹患者出院健康教育指引

一、疾病相关知识

（一）定义

带状疱疹（herpes zoster）是由水痘-带状疱疹病毒引起，以沿单侧周围神经分布的簇集性小水疱为特征的皮肤病，常伴有或遗留明显的神经痛，俗称“蛇丹疮”。

（二）传播途径

带状疱疹病毒可经飞沫或接触传播。

二、伤口护理指导

1. 在患病期间，保持皮肤清洁、干燥至关重要。洗澡时，应用温水轻轻清洗患处，避免使用肥皂或沐浴露。洗完澡后，用干净、柔软的毛巾轻轻拍干患处，避免摩擦和擦拭。同时，应保持床单和衣物清洁、干燥，避免细菌滋生。

2. 患处可能会出现水疱和瘙痒的症状，应避免抓挠水疱，以免感染和留下瘢痕。如果水疱破裂或出现感染，应立即就医。

3. 使用柔软的衣物和床单，以减少对皮肤的摩擦。避免穿紧身衣物，以免对患处造成刺激。

4. 在患病期间，避免在患处使用化妆品和护肤品，以免刺激皮肤、加重病情。

5. 尽量避免日晒患处，以免加重病情、留下色素沉着。如需外出，应涂抹防晒霜或使用遮阳伞。

6. 遵医嘱使用药膏和药物，以促进皮肤恢复。根据医师的建议适当使用药膏和药物来治疗带状疱疹。按时、按量用药，不要随意更改剂量或停药。如果在使用药物过程中出现不适或过敏反应，应立即告知医师。

三、用药指导

（一）全身治疗

应用抗病毒药、镇痛药、营养神经药等药物时，重者（如疼痛剧烈）、皮疹发生于头面部及老年患者等可应用糖皮质激素和增强免疫力的药物。

（二）局部治疗

局部保持干燥。水疱未破，可外用炉甘石洗剂、阿昔洛韦乳膏。水疱破溃后可用3%的硼酸溶液湿敷，或1∶5000的呋喃西林溶液湿敷。合并眼部损伤，可外用阿昔洛韦眼膏、阿昔洛韦滴眼液。另外，可采用物理治疗，如红外线光照治疗、威伐光照射治疗等。

四、疾病预防指导

（一）保持卫生

保持个人卫生是预防带状疱疹的关键。经常洗手，特别是在接触患处或接触公共物品后。避免与他人共用毛巾、衣物及个人护理用品。

（二）提高免疫力

强大的免疫系统有助于抵抗病毒侵袭。

（三）保持健康的生活方式

保持充足的睡眠、均衡饮食、适量运动和减轻压力可以提高免疫力。避免与感染带状疱疹的患者接触，特别是在水疱破裂时。

（四）预防接种

接种带状疱疹疫苗可以增强免疫力并降低感染风险。

（五）避免疲劳和压力

疲劳和压力可能会导致免疫系统功能减弱，增加感染风险。应尽量保持充足的睡眠、减轻压力。

（六）及时就医

如果怀疑带状疱疹，应尽快就医。医师可根据实际情况制定适当的治疗方案。及早治疗可减轻症状并缩短病程。

五、饮食指导

1. 宜进食清淡、易消化的高维生素、高蛋白、高热量、高纤维素、低脂饮食，如瘦肉、鸡蛋、黑木耳、大豆、玉米等。多吃水果，保持大便通畅。

2. 忌食辛辣、刺激、油炸、烧烤、高脂肪食物，如羊肉、鱼、虾、蟹、葱、蒜、胡椒、辣椒等。

3. 多饮水，保持充足水分的摄入，有助于排毒和促进皮肤恢复。

六、运动及康复指导

（一）一般指导

一般来说，带状疱疹患者在发病期间应该避免剧烈运动，特别是可能引起疼痛和疲劳的运动。在恢复期间，可以选择一些轻度的有氧运动，如散步、慢跑、瑜伽等，以提高身体素质和免疫力。

（二）康复指导

带状疱疹的康复过程需要一段时间，并且需要进行适当的管理以促进身体恢复。

1. 保持皮肤清洁、干燥 保持患处皮肤清洁、干燥可以预防感染、促进愈合。在洗澡时，避免使用刺激性的沐浴露或肥皂，并避免用力擦洗患处。在户外活动时，避免患处暴露在阳光下，以免引起疼痛。

2. 避免触摸眼睛 避免触摸眼睛，因为手可能接触病毒并传播至眼部，导致角膜炎或其他眼部问题。

3. 注意休息 充分的休息有助于身体恢复、减轻疼痛。应避免过度劳累和压力，并尽可能地保持充足的睡眠时间。

4. 合理饮食 合理饮食可以帮助身体获得所需的营养，并提高机体免疫力。建议选择富含蛋白质、维生素和矿物质的食物，如水果、蔬菜、全谷类和瘦肉。避免食用辛辣、刺激性食物，戒酒。

5. 疼痛管理 带状疱疹患者可能会经历不同程度的疼痛。如果疼痛严重，可以在医师建议下使用适当的镇痛药进行疼痛管理。此外，通过放松技巧、冥想或物理治疗等方法也可以缓解疼痛。

七、复诊与随访指导

（一）关注病情变化

复诊时，医师会根据患者的皮损表现、神经痛的严重程度及具体的用药方案对其进行评估。如果带状疱疹经过治疗后没有及时得到缓解，神经痛仍然很明显，疱疹也没有明显消退，需要及时告知医师，以便医师尽快调整治疗方案。

（二）定期检查

血常规是检查白细胞总数和淋巴细胞数目是否减少的一种常规检查，有助于判断是否有病毒感染的可能及病情的发展。复诊时，医师通常会要求患者进行血常规检查，以便及时了解病情的变化情况。

（三）心理调适

带状疱疹患者可能会经历不同程度的疼痛和皮肤症状，因而会对日常生活产生一定的影响，从而影响其情绪。复诊时，医师也会关注患者的心理状态，向其提供必要的心理支持和建议。

（四）预防并发症

带状疱疹如果没有得到及时治疗，可能会引起一些并发症，如视神经炎、脑炎等。复诊时，医师会关注患者是否有并发症的迹象，并及时采取相应的治疗措施。

（五）预防再次感染

带状疱疹具有传染性，因此，在治疗期间和康复后，患者需要注意个人卫生，避免与他人共用毛巾、衣物及个人护理用品等，以防再次感染。

总之，需要注意病情变化，定期检查，做好心理调适，预防并发症和再次感染。通过与医师进行密切的沟通与合作，患者可以更好地恢复健康并预防并发症的发生。

（陈瀚熙　任晓晓）

第二节 湿疹患者出院健康教育指引

一、疾病相关知识

湿疹是由多种内、外因素引起的一种具有明显渗出倾向的皮肤炎症反应。皮疹呈多样性，慢性期局限，有浸润和肥厚，瘙痒剧烈，易复发。

二、用药指导

（一）内用药物

1. 抗组胺药物 常用左西替利嗪、氯雷他定、咪唑斯汀、依巴斯汀、盐酸异丙嗪等。

2. 镇静催眠药 地西泮（痒是自觉症状，患者往往因瘙痒妨碍休息及睡眠而焦躁不安）、氯氮卓等镇静催眠药，必要时可用氯丙嗪或沙利度胺等镇静药。

3. 免疫抑制药 甲氨蝶呤，用于顽固性病例。

4. 抗生素 如四环素。

5. 皮质类固醇 可使用冲击疗法。

6. 其他 如维生素C等钱币形湿疹可选用维生素A。

（二）外用药物

1. 急性阶段 用粉剂、振荡剂或霜剂，如炉甘石洗剂、鱼石脂或氢化可的松等药物，也可加入薄荷脑及苯酚等止痒药。

2. 有水疱、糜烂及渗出液 宜选用湿敷法。

3. 渗出液少而结痂的亚急性阶段 选用泥膏或泥剂。如氧化锌油或氧化锌膏，2次/天，如1%的氢化可的松、0.1%的氟氢可的松、0.1%的倍他米松、0.1%的曲安西龙等。也可局部应用各种皮质类固醇及煤焦油类制剂，有时加入尿素或维A酸等药物以增强疗效，涂药后用塑料薄膜覆盖，疗效往往会更好。

三、疾病预防指导

1. 治疗基础疾病，如慢性胆囊炎、扁桃体炎、肠寄生虫病、分泌及代谢改变（如月经紊乱、神经精神紧张等）、静脉曲张等。

2. 有过敏体质者除了在衣食住行等方面尽量避免接触易引起过敏的物质，还应加强身体锻炼，改善过敏体质状态。

3. 衣着宜宽松，以减少对皮肤的摩擦和刺激，化纤及毛织品勿直接接触皮肤。

4. 避免各种外界刺激，如热水烫洗、搔抓、日晒等，尽量避免易致敏和刺激性的食物。

5. 控制室内的温度和湿度，夏季保证空气流通，冬季维持室内相对湿度。

6. 保持愉悦心情，避免负面情绪。

7. 皮肤保湿是治疗湿疹的关键。为保持皮肤水分，可每天使用润肤剂2次，沐浴或洗手后立即使用。

四、饮食指导

（一）忌食物

忌辛辣、刺激、过于油腻的食物，如辣椒、姜、蒜、酒、咖啡、红肉等，会加重湿疹的症状，不利于病情恢复。同时，湿疹患者也要避免食用发物，如海鲜、牛肉、羊肉、鱼、虾等，可能会引起过敏反应、加重病情。

（二）适宜食物

湿疹患者应多进食新鲜的蔬菜和水果，如白菜、南瓜、黄瓜、苹果、香蕉、西瓜等，这些食物富含维生素和矿物质，有助于提高机体免疫力。同时，患者也可以适当补充蛋白质，如猪肉、鸡肉、蛋黄等，以帮助身体修复受损的组织。

（三）饮食调理

湿疹患者在饮食上应清淡，做到节制饮食，避免过度饮食和暴饮暴食。患者可以适当补充益生菌（如酸奶等）以调节肠道菌群、提高免疫力。

五、运动及康复指导

1. 湿疹患者应尽量避免剧烈运动，特别是导致出汗较多的运动，如跑步、游泳等。剧烈运动可能导致汗液刺激皮肤，引发或加重湿疹症状。

2. 湿疹患者可以选择一些轻度运动，如散步、瑜伽、慢跑等，这些运动可以增强体质、提高免疫力，且不会过多地刺激皮肤。此外，户外运动还可以让患者接触自然环境，有利于病情的恢复。

3. 运动后应及时洗澡更衣，避免汗液、灰尘等刺激皮肤。

六、复诊与随访指导

1. 定期复诊。

2. 关注病情变化，如瘙痒程度、皮疹的颜色和范围等。如果出现异常，应及时就医。

3. 复诊时要告知医师所有正在使用的药物及治疗方法，包括中药、偏方等，有助于医师全面了解患者的病情和治疗情况，从而更好地制定治疗方案。

（陈瀚熙　任晓晓）

第三节　丹毒患者出院健康教育指引

一、疾病相关知识

1. 定义　丹毒（erysipelas）俗称“流火”，大多数丹毒是由乙型溶血性链球菌引起的皮肤及网状淋巴管的急性感染，可影响皮肤表层、皮下组织内淋巴管及周围软组织。本病多发于年轻人、老年人、过劳者及有淋巴水肿和慢性皮肤溃疡的人群，女性比较常见。足癣、鼻炎、小腿溃疡、慢性湿疹、长期酗酒、抵抗力低下、下肢淋巴阻塞、水肿是常见的诱因。

2. 症状表现　丹毒的典型表现为起病急，初起常有寒战、高热、头痛等全身症状，继而局部出现有边界的水肿性鲜红斑，有灼热感，疼痛或压痛明显，手指按压可使红色消退，手指离开后，红色可迅速恢复。常好发于小腿和面部，也可发生于足背，多为单侧。

二、用药指导

1. 药物治疗　首选青霉素。青霉素过敏者，可使用大环内酯类（如红霉素）、喹诺酮类药物。应在全身和局部症状消失3～5天才能停用抗生素，以免丹毒复发。可外用硫酸镁或呋喃西林溶液湿敷，并外用抗生素软膏（如莫匹罗星软膏等）。

2. 物理治疗　紫外线照射、威伐光照射等治疗方法有一定的疗效。

三、疾病预防指导

1. 急性期注意休息，限制活动并抬高患肢，以减轻局部肿胀。

2. 加强锻炼，提高抵抗力，注意个人卫生。

3. 改正不良习惯，如过度挖鼻、挖耳等。

4. 积极治疗相关疾病，如糖尿病患者需控制血糖，足癣患者需治疗足癣，可外用抗真菌药膏，严重者可遵医嘱口服抗真菌药物。注意不要穿过紧、不透气的鞋袜，当感觉足部出汗、鞋子潮湿时，要及时更换。洗脚后要注意擦净足趾及趾缝，保持足部清洁、干燥。

5. 禁止搔抓，禁用肥皂水、热水等，以免刺激局部皮肤。洗浴盆应单独使用，鞋袜应定时清洗、暴晒。避免接触刺激性物质，如化妆品、香料等。

6. 已形成慢性淋巴水肿的患者，避免长时间行走、站立，休息时应抬高患侧肢体，平时穿着弹力袜，并配合口服药物，以改善淋巴回流。

四、饮食指导

合理的饮食有助于保持身体健康，预防丹毒复发。建议多吃蔬菜、水果，摄取足够的维生素和矿物质，避免食用过多油腻、辛辣、刺激性食物。日常饮食以清淡为主，牛肉、羊肉、海鲜及辛辣的食物在发病时忌食。

五、运动及康复指导

一般来说，丹毒患者在发病期间应避免剧烈运动，特别是可能引起疼痛和疲劳的运动。如果疼痛严重，可在医师建议下使用适当的镇痛药进行疼痛管理。此外，通过放松技巧、冥想或物理治疗等方法也可以缓解疼痛。在恢复期，可以选择一些轻度有氧运动，如散步、慢跑、瑜伽等，以提高身体素质和免疫力。

六、复诊与随访指导

丹毒患者在复诊时，医师需要评估其炎症控制情况、检查感染源、评估其全身状况、调整治疗方案。通过定期复诊及与医师密切沟通，患者可以更好地恢复健康并预防并发症的发生。

（陈瀚熙　任晓晓）

第四节　臭汗症患者出院健康教育指引

一、疾病相关知识

臭汗症（bromhidrosis）是汗腺分泌液（汗液）中具有特殊臭味的现象。臭汗症发生于腋处称腋臭（俗称“狐臭”），发生于足底称足臭。常与局部多汗并存。

二、伤口护理指导

1. 保持伤口表面皮肤清洁，不要用手揉搓、抓挠或热敷伤口。

2. 出院后自行检查伤口有无红、肿、热、痛、破溃、渗液、颜色异常、出血等现象，如有以上症状，应立即就诊。

3. 伤口2～3天换药1次，注意不要沾水。应到正规医院换药，勿自行换药。

4. 一般情况下伤口术后7～10天拆线，拆线后仍要注意保护伤口，避免外伤。应到正规医院拆线，勿自行拆线。

三、用药指导

遵医嘱使用药物，勿擅自服用其他药物或停药。

1. 对于腋下有其他感染病灶或有皮肤病的患者，需要治愈这些疾病后方可进行臭汗症根治手术。

2. 女性患者需避开生理期进行手术。术前需将腋部进行洗浴、备皮。

3. 完善血常规及凝血酶原时间等相关检查。

四、并发症的观察及处理

（一）血肿

患者术后需要制动患肢，勿乱摆动手臂，避免患肢负重。当患者术后出现剧烈疼痛时，可能是出血所致，此时需立即重新加压包扎。

（二）表皮坏死

若因皮下巨大血肿而导致大面积表皮坏死，需及时清理、换药，待清洁伤口后再行植皮手术。

（三）感染

保持伤口表面皮肤的清洁，如出现红、肿、热、痛、破溃、渗液、颜色异常及出血等现象，应立即就诊。

五、疾病预防指导

（一）定期锻炼

增加运动量可以促进身体新陈代谢，有利于减少汗液分泌和减轻异味，同时，运动还可以提高身体免疫力。

（二）保持良好的情绪

情绪稳定可以减少汗液分泌和异味的产生，因此，建议保持良好的心态和生活态度。

（三）穿透气性好的衣物

选择透气性好的棉质衣物可以促进汗液蒸发，减轻异味的产生。

（四）避免过度使用止汗剂

虽然止汗剂可以暂时抑制汗液分泌，但过度使用可能导致皮肤过敏或感染。因此，在使用止汗剂时要遵循产品说明书的建议。

（五）避免长时间处于高温环境

高温环境可能导致汗液分泌增多和异味产生，因此，建议患者避免长时间处于高温环境中。

六、饮食指导

1. 合理饮食，减少油腻食物的摄入，多吃水果、蔬菜等富含纤维素的食物，有助于调节身体内分泌功能，减轻异味的产生。

2. 患者宜进食富含优质蛋白和维生素、易消化的食物。

七、运动及康复指导

（一）活动指导

1. 主动约束自己的行为，如提重物、梳头、玩手机、洗脸、进食等容易使术区皮肤张力过大的动作。

2. 起床排便、适量活动时，应与家属共同协助患者，严禁用手支撑起床。

3．术后48～72 h由家属照料患者的生活起居。男性患者的腋下血管较丰富，应尽量避免双上肢尤其是肩关节的活动，如穿开衫衣服、洗脸、梳头等动作。

（二）居家指导

1．穿宽松、柔软、棉质的开襟上衣。

2．避免出汗，保持伤口清洁、干燥。

八、复诊与随访指导

1．术后遵医嘱定期复查。

2．准备复诊资料，如门诊病历、出院小结、检测登记本，及相关的检验、检查结果等。

（陈瀚熙　任晓晓）

参考文献

[1] 刘影，周丽娟，安莹，等．应用智能移动宣教系统推进医院健康教育管理创新模式［J］．中国健康教育，2022，38（9）：859-863．

[2] 刘晨．“健康中国”视角下我国大学生健康管理体系构建现状及发展探讨［J］．吉林工程技术师范学院学报，2020，36（7）：55-57．

[3] 王平，陈红宇，刘娅林．综合医院专业化护理健康教育的实施与管理［J］．中国健康教育，2020，36（7）：678-679．

[4] 田桂林．大型中医医院的健康教育管理模式［J］．中医药管理杂志，2018，26（16）：167-168．

[5] 王亚琴．社区健康教育系统的设计与实现［D］．秦皇岛：燕山大学，2015．

[6] 张金华．护理学导论［M］．北京：人民卫生出版社，2018．

[7] 徐倩倩，丁十戈，朱莹莹，等．宁波健康教育云平台构建及应用［J］．预防医学，2018，30（12）：1291-1293．

[8] 高萍．三级公立医院开展健康教育的创新与实践［J］．中国药物与临床，2019，19（3）：508-509．

[9] 翟向阳．健康教育学［M］．重庆：重庆大学出版社，2018．

[10] 王盛强．医院健康教育管理规范［M］．宁波：宁波出版社，2018．

[11] 武鸣，李小宁．社区健康教育指导手册［M］．苏州：苏州大学出版社，2016．

[12] 童玲，王慧珍，王秀娟，等．我国慢性病防治健康教育研究及开展现状［J］．中国健康教育，2022，38（1）：72-75．

[13] 苏义冬，莫懿晗，董欣，等．健康教育棋盘游戏在护理领域中的研究进展［J］．中华护理教育，2022，19（6）：572-576．

[14] 刘美丽，朱丽辉．健康教育“知信行模式”在疾病预防保健及护理中的应用进展［J］．当代护士（下旬刊），2019，26（3）：9-12．

[15] 张泉，耿爱生．国外社区健康教育研究进展与启示［J］．中国健康教育，2021，37（6）：541-544．

[16] 叶海春，李丽，高先连．回授法在护理健康教育中的研究进展［J］．中华护理教育，2019，16（7）：547-550．

[17] 贺天锋，孙昕霙．健康教育应用实务［M］．北京：人民卫生出版社，2022．

[18] 杜维婧，田向阳．慢性病健康教育与健康促进［M］．北京：人民卫生出版社，2023．

[19] 陈阳，程雪莲，唐贵忠，等．基于《“健康中国2030”规划纲要》背景的健康教育创新机制探讨［J］．中国健康教育，2018，34（1）：71-73．

[20] 吕书红．国内健康教育健康促进科学研究进展综述［J］．中国健康教育，2016，32（12）：1119-1122．

[21] 苏义冬，莫懿晗，董欣，等．健康教育棋盘游戏在护理领域中的研究进展［J］．中华护理教育，2022，19（6）：572-576．

[22] 王晓冉，李玉伶，赵孟淑，等．肠造口患者健康教育及需求的研究现状［J］．天津护理，2022，30（5）：618-620．

[23] 王芊鹭，刘红霞，王瑞婷，等．等待肾移植患者健康教育需求及教育方式的研究进展［J］．护理研究，2023，37（8）：1435-1438．

[24] 冯曦兮，袁静，李暄，等．我国社区健康教育研究［J］．成都医学院学报，2021，16（2）：270-272．

[25] 邱玉梅．医院护理健康教育指导手册（上册）［M］．兰州：甘肃科学技术出版社，2015．

[26] 胡伟，许亮文．医院健康教育与健康促进［M］．北京：人民卫生出版社，2016．

[27] 程玉兰，侯培森，田本淳．美国健康教育工作规范简介［J］．中国健康教育，2002，18（4）：229-231．

[28] 林清然．美国医院系统化健康教育的启示［J］．广东医学，2008，29（7）：1232-1233．

[29] 陆萍．内科疾病健康教育手册［M］．杭州：浙江大学出版社，2018．

[30] 王华，于兰贞．内科疾病健康教育指导［M］．北京：军事医学科学出版社，2010．

[31] 尤黎明，吴瑛．内科护理学［M］．7版．北京：人民卫生出版社，2021．

[32] 葛均波，徐永健，王辰．内科学［M］．9版．北京：人民卫生出版社，2018．

[33] 陈运英．上消化道出血患者健康教育需求和宣教后影响［J］．护理实践与研究，2008（7）：81-82．

[34] 何梓平，柳韦华，张桂芹，等．首发脑卒中患者对出院计划服务需求的质性研究［J］．循证护理，2019，5（1）：28-32．

[35] 邹海，陈臻瑶，贺西淦，等．社区开展重症医学知识科普创新模式的探讨与实践［J/OL］．中国全科医学．DOI:10.12114/j.issn.1007-9572.2023.0535．

[36] 惠丽雅，丁晓．“互联网+”线上联合线下结构化健康教育模式对妊娠期糖尿病患者的影响［J］．当代护士（中旬刊），2023，30（8）：60-64．

[37] 张凤，孙仁芳，景琦，等．延伸护理模式在PICC健康教育中的应用效果观察［J］．贵州医药，2023，47（10）：

1671-1672.
[38] 李乐之，路潜．外科护理学［M］. 7版．北京：人民卫生出版社，2021.
[39] 陈孝平，汪建平，赵继宗．外科学［M］. 8版．北京：人民卫生出版社，2018.
[40] 路潜，李建民．外科护理学［M］. 北京：北京大学医学出版社，2006.
[41] 梁廷波．加速康复外科理论与实践［M］. 北京：人民卫生出版社，2018.
[42] 尹安春，史铁英．外科护理健康教育路径［M］. 北京：人民卫生出版社，2014.
[43] 柳丽爽，孙怡．现代医院健康教育管理模式的实践及探讨［J］. 中国医院，2013，17（11）：43-44.
[44] 李馨宇，肖清．类风湿关节炎健康教育管理的研究进展［J］. 风湿病与关节炎，2022，11（10）：64-67.
[45] 赵丽婷，郭庆峰．护士主导的“互联网+”健康教育管理模式设计［J］. 中国民间疗法，2020，28（10）：107-108.
[46] 王现，玄泽亮，沈红，等．基于网络的健康教育工作综合管理信息系统的构建［J］. 健康教育与健康促进，2018，13（6）：565-566.
[47] 潘凤梅，王信娟，王君芬．应用临床护理路径开展患者健康教育管理的价值［J］. 中医药管理杂志，2018，26（16）：169-170.
[48] 李沛霖，邓莉莹，岳月娟，等．加速康复外科理念结合健康教育对老年胃癌手术患者出院准备度及生活质量的影响［J］. 中国老年学杂志，2022，42（12）：2909-2912.
[49] 孙海鹰，范晓文，曹文婷，等．原发性肝癌行介入治疗患者出院健康教育需求的调查［J］. 解放军护理杂志，2014，23：74-76.
[50] 申晓云，贾爱红，田齐．健康教育在神经外科护理工作中的应用——评《神经外科疾病护理常规》［J］. 应用化工，2023，52（7）：9.
[51] 李楠楠，黄丽敏，张小华．急性冠状动脉综合征患者出院一年内主要不良心血管事件发生情况及危险因素研究［J］. 华南预防医学，2023，49（9）：1119-1123.
[52] 黄英杰．CHADS-P2A2RC联合BRIC评分在高风险CCS下调MACE事件和减少出血事件的临床应用［J］. 中国实用医药，2023，18（10）：173-176.
[53] 吐尔逊阿依·阿不力克木，周贤惠，虞彬，等．2018—2021年乌鲁木齐市三级医院心血管疾病出院患者疾病谱及住院费用分析［J］. 华南预防医学，2023，49（5）：611-614.
[54] 张丽华，蒲博轩，陈腾，等．急性心力衰竭住院患者出院后2年内生存情况分析［J］. 中国循环杂志，2023，38（3）：284-290.
[55] 奚春艳，杜佩珊，王琪，等．血清Sulfatide、DcR3与急性ST段抬高型心肌梗死患者心肌损伤和出院后短期主要不良心血管事件的关系［J］. 疑难病杂志，2023，22（1）：1-7.
[56] 丁焕．社区-家庭一体化护理模式在出院后冠心病患者中的应用效果［J］. 中国民康医学，2022，34（23）：179-182.
[57] 鲜彦彦，周旭旭．CHF患者出院时NT-proBNP、hs-CRP、Hcy水平预测心血管事件的价值［J］. 深圳中西医结合杂志，2022，32（13）：16-18.
[58] 李雪燕，陈华，叶严丽，等．Staccato型和legato型心房颤动患者出院后2年内心血管事件对比分析［J］. 中国循证心血管医学杂志，2022，14（2）：210-213.
[59] 徐波，陆宇晗．肿瘤专科护理［M］. 北京：人民卫生出版社，2018.
[60] 刘淑娟，邹静，程丽，等．临床中医护理健康宣教实用指南［M］. 济南：山东科学技术出版社，2020.
[61] 王晓稼．肿瘤居家康复指导［M］. 北京：电子工业出版社，2020.
[62] 柳丽爽，孙怡．现代医院健康教育管理模式的实践及探讨［J］. 中国医院，2013，17（11）：43-44.
[63] 刘书哲，卢红梅．肿瘤内科护理［M］. 郑州：河南科学技术出版社，2017.
[64] 赵丽婷，郭庆峰．护士主导的“互联网+”健康教育管理模式设计［J］. 中国民间疗法，2020，28（10）：107-108.
[65] 王现，玄泽亮，沈红，等．基于网络的健康教育工作综合管理信息系统的构建［J］. 健康教育与健康促进，2018，13（6）：565-566.
[66] 郝伟，陆林．精神病学［M］. 8版．北京：人民卫生出版社，2018.
[67] 梁龙腾，张宗顺，孔凡奇．常见精神疾病的诊治和护理［M］. 上海：上海交通大学出版社，2015.
[68] 雷慧．精神科护理学［M］. 5版．北京：人民卫生出版社，2021.
[69] Springhouse工作室．轻松精神病护理［M］. 张本，译．北京：北京大学医学出版社，2013.
[70] 许玉华，曹英娟，巩天玲．临床护理健康教育［M］. 济南：山东科学技术出版社，2010.
[71] 丁园．健康教育处方集［M］. 上海：复旦大学出版社，2018.
[72] 许曙青，汪晴．心理健康教育［M］. 北京：电子工业出版社，2018.
[73]《教育心理学》编写组．教育心理学［M］. 西安：西北大学出版社，2021.
[74] 范恒，李存兰．心理健康教育［M］. 昆明：云南大学出版社，2020.

[75] 贾守梅，郭瑛．精神健康护理学［M］．上海：复旦大学出版社，2017.
[76] 胡秀英，肖惠敏．老年护理学［M］．7版．北京：人民卫生出版社，2022.
[77] 陈砚．老年患者健康教育的现状研究［J］．中西医结合心血管病电子杂志，2018，6（20）：2.
[78] 陈萍．老年糖尿病患者胰岛素注射健康教育方法的研究现状［J］．当代护士（下旬刊），2016，12：26-29.
[79] 王丽芬．老年患者健康教育的问题与实施［J］．实用临床护理学电子杂志，2017，2（52）：195.
[80] 王莉萍．内科老年患者健康教育效果和护士健康宣教的相关性分析［J］．当代护士（中旬刊），2020，27（6）：133-135.
[81] 张越，李玉荣．老年患者健康教育方法和影响因素［J］．实用临床护理学电子杂志，2020，5（7）：195，198.
[82] 霍舒婷，郑迎燕，邓少娜，等．信息-知识-信念-行为健康教育模式对中山市社区居民和小学生华支睾吸虫病防治效果［J/OL］．中国血吸虫病防治杂志．DOI:10.16250/j.32.1374.2023023.
[83] 章莹．回授法在慢性病患者健康教育中的研究进展［J］．名医，2020，12：375-376.
[84] 温旭．提高护士健康教育能力的实践方式研究［J］．佳木斯职业学院学报，2022，38（1）：149-151.
[85] 叶肖容，陈娟，林丽霞．学龄前住院患儿家属儿童健康保健知识水平及其健康教育需求［J］．数理医药学杂志，2019，32（11）：1644-1646.
[86] 黎燕婷，沈天珍，梁婷，等．多元化沟通健康教育模式在儿科住院患儿疾病管理中的应用效果［J］．中国健康教育，2022，38（12）：1139-1143.
[87] 龙弦弦，廖婵，林琳．四位一体知信行健康教育模式在儿童13C-尿素呼气试验检测中的应用研究［J］．基层医学论坛，2023，27（21）：94-97.
[88] 程君．出院健康教育计划应用于重症肺炎患儿的临床效果分析［J］．现代诊断与治疗，2021，32（22）：3669-3670.
[89] 张洁，叶艳华．微信健康教育对先天性心脏病术后患儿出院家庭对应的影响［J］．临床医药文献电子杂志，2019，6（26）：115，118.
[90] 窦佳宁，徐景霞，吕伟．规范化回访在高热惊厥患儿出院健康教育中的应用［J］．实用临床护理学电子杂志，2019，4（29）：186，197.
[91] 丁梦贞，夏群伟，安静娜．基于知-信-行健康教育模式的延续性护理对出院后长期服药患者的影响［J］．中国乡村医药，2023，30（12）：57-59.
[92] 戴莹，张孝静，章旭萍，等．多媒体健康教育在优化中医院危重症护理质量管理中的应用［J］．中医药管理杂志，2022，30（20）：79-81.
[93] 王焕东，孔深柯，押燕锋，等．多元化健康教育对冠心病患者PCI术后自我行为管理及自我效能的作用［J］．护理实践与研究，2022，19（3）：321-325.
[94] 刘祥敏，薛秒，王丹，等．汉藏双语动画视频联合回授法健康宣教对藏族住院结核病患者健康教育效果研究［J］．新发传染病电子杂志，2021，6（2）：163-166.
[95] 周志娟，王同生．基于微信平台的健康教育对提高慢性阻塞性肺疾病患者自我管理能力效果分析［J］．黑龙江医学，2023，47（20）：2504-2507.
[96] 马瑞雯．延续性综合健康教育对冠心病经皮冠状动脉支架植入术后患者自护能力及MACE发生率的影响［J］．内蒙古医科大学学报，2019，41（S2）：299-301.
[97] 陈松英．一对一健康教育结合微信平台延续性护理对高血压患者治疗依从性、血压水平的影响［J］．中国医药指南，2023，21（24）：168-170.
[98] 杨雪，张馨，黄晓武，等．医学职业素养融入妇产科案例分析在临床见习中的探索研究［J］．中国医刊，2023，58（12）：1387-1389.
[99] 王方珍．线上挂号、缴费对改善妇产科患者就医体验的效果探析［J］．襄阳职业技术学院学报，2023，22（4）：110-113.
[100] 吴阿棉．人性化护理措施在妇产科手术患者护理中的应用研究［J］．中国医药指南，2023，21（16）：183-185，189.
[101] 刘江婷．对妇产科患者术后疼痛行综合护理干预的效果评价［J］．实用妇科内分泌电子杂志，2019，6（27）：20，146.
[102] 彭园枝．妇产科患者手术切口的护理与观察［J］．世界最新医学信息文摘，2019，19（27）：221，226.
[103] 李艳．妇产科患者术后疼痛行综合护理干预的效果观察［J］．当代医学，2018，24（13）：56-58.
[104] 邵瑜．对妇产科患者进行风险防范护理的临床效果分析［J］．当代医药论丛，2014，17：75.
[105] 卢丽君．妇产科患者人性化护理分析［J］．中国保健营养，2022，22（22）：5178-5179.
[106] 李蕾，朱玉秀．浅谈妇产科患者腹部手术并发症的护理［J］．世界最新医学信息文摘，2019，15（99）：251-252.
[107] 郑桂荣．妇产科患者40例人性化护理［J］．齐鲁护理杂志，2021，17（21）：55-56.
[108] 李亚荣．健康教育在基层医院妇产科患者中的应用体会［J］．母婴世界，2021，20：14.

[109] 吴楠，田雪筠．孕期健康教育在妇产科护理中的临床分析［J］．实用妇科内分泌电子杂志，2022，9（28）：101-103.

[110] 于海平，魏代娇．健康教育和优质护理服务在基层医院妇产科患者护理中的应用［J］．健康之友，2021，14：239-240.

[111] 安力彬，陆虹．妇产科护理学［M］．7版．北京：人民卫生出版社，2022.

[112] 谢幸，孔北华，段涛．妇产科学［M］．9版．北京：人民卫生出版社，2018.

[113] 王旦，冯莺，黄雪燕，等．中医康复护士中医护理能力及培训需求调查［J］．护理学杂志，2019，34（6）：65-68.

[114] 杨正，马明越，王济，等．“辨体-辨病-辨证”诊疗模式的创建与临床应用［J］．现代中医临床，2017，24（3）：9-12.

[115] 许明，张泓，谭洁，等．基于现代康复医学理论体系对中医康复的应用与研究之思考［J］．湖南中医药大学学报，2017，37（10）：1161-1165.

[116] 郝保华，陈海涛，李伟泽，等．中医时间医学的独特性：节气时令物候观念与临床康复［J］．中国临床康复，2006，10（31）：145-147.

[117] 于云东．中医辨证施治能力提升数字化研究康复医学优势病种的应用效果［J］．中医药管理杂志，2023，31（21）：221-223.

[118] 王萌．中医护理发展的难点分析与对策［C］．中华医学会疼痛学分会第十九届学术年会论文汇编，2023.

[119] 徐桂华，张先庚．中医临床护理学［M］．2版．北京：人民卫生出版社，2017.

[120] 陈佩仪．中医护理学基础［M］．2版．北京：人民卫生出版社，2017.

[121] 郭瑞华．中医饮食调护［M］．北京：人民卫生出版社，2006.

[122] 全小明．中医常见病护理健康教育和康复指导［M］．北京：人民卫生出版社，2021.

[123] 李其斌，吕传柱，梁子敬，等．2018年中国蛇伤救治专家共识［J］．蛇志，2018，30（4）：561-567.

[124] 李果，高云水，容伟明，等．中西医治疗毒蛇咬伤的研究进展［J］．中国中医急症，2023，32（9）：1681-1684，1692.

[125] 童红霞．急救护理路径在毒蛇咬伤患者急救护理中的应用［J］．全科医学临床与教育，2021，19（5）：478-480.

[126] 陈小敏，吴建华，阴慧华．中西医结合护理在蛇咬伤患者中的应用效果［J］．中西医结合护理（中英文），2022，8（12）：45-48.

[127] 王镜英，袁艳霞，唐荣．综合护理干预对蛇咬伤患者疼痛及生活质量的影响［C］．2022年首届华南精准医学论坛暨现代临床与护理研究进展学术交流宣读论文，2022.

[128] 罗金平，唐国辉，黄志强，等．规范化中医治疗方案治疗蝮蛇咬伤合并肝肾功能损害的效果分析［J］．医学理论与实践，2022，35（13）：2176-2179，2171.

[129] 张泷丹，黄周，黄东凌，等．三种常见神经毒类毒蛇咬伤中毒的临床特征分析［J］．蛇志，2022，34（1）：7-10.

[130] 汤玉林，姚洁，芦煜．中药外敷护理对蝮蛇咬伤患者治疗预后的影响［J］．中医外治杂志，2022，31（1）：111-112.

[131] 曾莉，刘珍玲，黄金华，等．改良敷药法配合中医特色护理对毒蛇咬伤患者肢体肿胀及疼痛的影响［J］．护理实践与研究，2021，18（16）：2492-2494.

[132] 李安棋，文丹，何卫东．毒蛇咬伤致局部组织坏死的机理研究进展［J］．蛇志，2022，34（2）：150-154.

[133] 谢娟，陆维嘉，范惠萍，等．延续护理信息平台的研发与应用［J］．护理学杂志，2017，32（11）：1-4.

[134] 安力彬，陆虹．妇产科护理学［M］．6版．北京：人民卫生出版社，2017.

[135] 国家卫生健康委关于印发《全国护理事业发展规划（2021—2025年）》的通知［EB/OL］．（2022-04-29）［2024-02-10］.https://www.gov.cn/zhengce/zhengceku/2022-05/09/content_5689354.htm?eqid=89a1eabf00048c8a000000066462e387.

[136] 中共中央 国务院印发《“健康中国2030”规划纲要》［EB/OL］．（2016-10-25）［2024-02-15］．https://www.gov.cn/zhengce/2016-10/25/content_5124174.htm?eqid=b4d7529b0031b496000000000066462cb17.

[137] 李春燕，汪敏，王霜．基于“S-O-R”模式联合“Heider平衡理论”的健康教育在妇科肿瘤患者术后延续护理中的应用［J］．齐鲁护理杂志，2020，26（24）：20-23.

[138] 汪晖，王冰花，杨纯子，等．707例住院患者出院指导质量分析［J］．护理管理杂志，2017，17（9）：651-653，659.

[139] 张俊清，王巧红，高万里．北京市大兴区孕妇对孕妇学校健康教育需求现状调查［J］．实用预防医学，2019，26（5）：581-583.

[140] 吴晓兵，程晓芸，裴素云，等．北京市东城区976例孕产妇健康信息需求调查［J］．护理研究，2020，34（20）：3715-3718.

[141] 曹开群．二胎孕妇孕产期保健知识需求调查［J］．中国社区医师，2019，35（32）：162，164.

[142] 程晓芸，张志力，裴素云，等．基于目标群体指数和对应分析的孕产妇母婴保健信息需要研究［J］．中国全科

医学，2020，23（10）：1305-1310.
[143] 李冰莹，杜莉，梁鹏飞，等. 上海市中心城区产后妇女避孕需求及产后避孕服务利用调查［J］. 中华生殖与避孕杂志，2021，41（2）：137-142.
[144] 成全，邓婷燕. 在线母婴社区的用户健康信息需求挖掘——基于妈妈网的实证［J］. 现代情报，2022，42（5）：50-57.
[145] 魏丽，潘红英，黄晨，等. 基于互联网云平台的新生儿护理咨询门诊实施效果［J］. 中国护理管理，2021，21（12）：1890-1893.
[146] 原志芳，林梅，李星，等. 母婴延续性健康管理平台的构建及应用［J］. 中华护理杂志，2022，57（18）：2212-2216.
[147] 陈颖. 基于Snyder希望理论对高危妊娠产妇产后创伤后应激障碍健康教育方案的构建［D］. 扬州：扬州大学，2022.
[148] 周临，张晶，陈丹丹，等. 以家庭为中心的群组式孕期保健模式的应用及效果研究［J］. 中华护理杂志，2019，54（3）：401-405.
[149] 陈元元. 加速康复外科模式下妇科恶性肿瘤手术患者出院准备度现状及影响因素分析［D］. 荆州：长江大学，2022.
[150] 林莹静，李君，王翠红. 妇科日间手术患者出院准备度及出院指导质量的相关性研究［J］. 中国医药指南，2024，22（6）：117-119，123.
[151] ALBANO M G，GAGNAYRE R，DE ANDRADE V，et al. Discharge education，a new type of therapeutic patient education. Quality criteria and perspective of application to our context [J]. Rech Soins Infirm，2020，141：70-77.
[152] Rodriguez V A，Boggs E F，Verre M C，et al. Hospital discharge instructions: characteristics，accessibility，and national guideline adherence [J]. Hosp Pediatr，2022，12（11）：959-970.
[153] 中国医院协会血液净化中心分会血管通路工作组. 中国血液透析用血管通路专家共识（第2版）［J］. 中国血液净化，2019，18（6）：365-381.
[154] 陈香美. 血液净化标准操作规程［M］. 北京：人民卫生出版社，2021.
[155] World Health Organization. Global tuberculosis report 2023 [R]. Geneva: World Health Organization, 2023.
[156] 中国疾病预防控制中心专家组. 中国结核病预防控制工作技术规范（2020年版）［M］. 北京：人民卫生出版社，2020.
[157] SHAH GUPTA R, KOTECI A, MORGAN A, et al. Incidence and prevalence of interstitial lung diseases worldwide: a systematic literature review [J]. BMJ Open Respir Res, 2023, 10 (1): e001291.
[158] 中华医学会呼吸病学分会，中国医师协会呼吸医师分会. 间质性肺疾病多学科讨论规范中国专家共识［J］. 中华结核和呼吸杂志，2023，46（12）：1176-1188.